常见心脑血管相关疾病的中西医诊治

王颖　韩慧　张民　主编

北方联合出版传媒（集团）股份有限公司

辽宁科学技术出版社

图书在版编目（ＣＩＰ）数据

常见心脑血管相关疾病的中西医诊治 / 王颖，韩慧，张民主编. —沈阳：辽宁科学技术出版社，2023.12
　　ISBN 978-7-5591-3506-3

　　Ⅰ.①常… Ⅱ.①王… ②韩… ③张… Ⅲ.①心脏血管疾病—中西医结合疗法②脑血管疾病—中西医结合
Ⅳ.①R540.5②R743.05

中国国家版本馆 CIP 数据核字(2024)第 061871 号

出版发行：辽宁科学技术出版社
　　　　　　（地址：沈阳市和平区十一纬路 25 号　邮编：110003）
印　刷　者：济南大地图文快印有限公司
经　销　者：各地新华书店
幅面尺寸：185mm×260mm
印　　　张：22.5
字　　　数：350 千字
出版时间：2025 年 3 月第 1 版
印刷时间：2025 年 3 月第 1 次印刷
策划编辑：王玉宝
责任编辑：康　倩
责任校对：于　芳

书　　　号：ISBN 978-7-5591-3506-3
定　　　价：68.00 元

编写委员会

主　编：王　颖　韩　慧　张　民
副主编：张子环　李洪斌　马　啸
编　委：陈　静　于小洁　吉　丽　张　琳　马　超

前　言

随着社会的发展和人们生活方式的改变，心脑血管疾病的患病率正逐年增加，尤其是脑血管疾病，已经成为危及生命的"第一杀手"。虽然该病呈发病逐渐年轻化趋势，给患者及其家庭带来了沉重的精神和经济负担，但其所造成的负担并非无法控制，遏制心血管疾病发病上升的趋势，消除其对我国居民健康的影响，降低心脑血管疾病事件的发生率，是心脑血管疾病防治的重点。国家建立三级预防体系，将一级预防和二级预防落脚在危险因素的管控上，使之成为降低发病风险的基石。基层医生应正确诊断，规范治疗，同时结合中医为患者提供预防保健措施，防患于未然。

笔者团队长期从事心脑血管疾病的临床工作，总结了大量治疗、预防、保健经验。本书以百姓特别关注的常见病、慢性病为主，如脑梗死、高血压、冠心病、高脂血症、睡眠障碍、记忆力减退等，结合中医的养生保健精髓，从发病特点、病理生理、诊断及鉴别诊断、相关检查化验、规范治疗、预防、养生保健等方面进行阐述。

本书以医学科普读物的形式向广大读者详细介绍了心脑血管疾病的概念、发病情况与危害，不良生活方式对心脑血管疾病的有害影响或心脑血管疾病的危害因素、防治概要等，旨在帮助患者更好地管理和控制心脑血管疾病。本书通俗易懂，内容实用，是一本非常实用的参考书，适合心脑血管病患者及患病高危人群阅读，同时，该书也适合于广大基层医务工作者和全科医生阅读。通过阅读本书不仅可以增加人们对心脑血管疾病的了解，还可以帮助人们更好地预防和治疗这些疾病。

本书共涉及 18 种临床常见病，由天津市北辰区中医医院王颖（编写脑梗死、冠心病、高血压、痴呆的内容）、天津市北辰区中医医院韩慧（编写偏头痛、紧张性头痛、丛集性头痛、面瘫、癫痫的内容）、天津市中医药研究院附属医院张民（整理修改部分内容）、天津市北辰区中医医院李洪斌（编写高脂血症、帕金森病、睡眠障碍的内容）、天津市北辰区中医医院张子环（编写高同型半胱氨酸血症、颈椎病、良性位置性眩晕的内容）、天津市南开医院马啸（编写 2 型糖尿病、肥胖、三叉神经痛的内容）共同编撰而成，由天津市北辰区中医医院陈静、于小洁、吉丽、张琳、马超协助校对。由于时间比较仓促，加之笔者水平有限，编写过程中难免出现纰漏，敬请谅解。

目　录

第一章　缺血性脑卒中

一、概述

缺血性脑卒中（CIS），又俗称脑梗死或脑中风，是各种原因导致的脑组织血液供应障碍，并由此产生缺血缺氧性坏死，从而引起脑功能障碍的一类疾病。CIS 可分为四期，即急性期、亚急性期、恢复期、后遗症期。发病 24 小时之内为 CIS 的急性期；24 小时到 72 小时之内是亚急性期，此时可能出现脑组织的水肿、颅内压增高等情况；发病之后的 6 个月为恢复期；6 个月以上患者如果遗留神经功能缺损，则称为后遗症期。

CIS 是导致人类致死、致残的重大疾病之一，是我国第三大死亡原因。我国的卒中发病率仍在持续上升，每年新发病例占全球的 1/4，全球疾病负担（GBD）研究结果显示，2019 年，我国新发卒中 394 万例，卒中患者达到 2876 万例，卒中死亡人数为 219 万例。缺血性脑梗死是最常见的类型，在卒中患者中的比例超过 80%。它的高发病率、高致残率、高死亡率以及高复发率给患者家庭带来沉重的负担，导致各种社会问题的出现。

二、脑部及脑血管的解剖结构

（一）脑部解剖

人脑分为大脑（端脑）、小脑和脑干 3 部分。其中大脑占脑容量的 80%，分为 2 个半球（左脑和右脑）。

1. 大脑（端脑）

大脑是脑的最高级部位，由左、右 2 个大脑半球、内腔及半球间连合构成。大脑半球表面的灰质层称大脑皮质，深部的白质称髓质。埋在大脑髓质内的灰质核团称为基底核。大脑半球内的腔隙称为侧脑室。

端脑在颅内发育时，表面积增大速度较颅骨快，而且因大脑半球内各部生长速度不同，导致外表凹凸不平。凹陷处称大脑沟，沟之间形成长短不一的隆起称大脑回。每个大脑半球的外部形态可以概括为 3 个面、3 个缘、4 个极、5 个叶。

（1）大脑半球的 3 个面：①背外侧面，为膨隆的凸面，与颅顶内侧面相平行。②内侧面，为两半球相对的一面，内侧面垂直且比较平坦。③底面，凹凸不平，与颅底内侧面适应，前部在颅前窝及颅中窝，后部在小脑幕上方。

（2）大脑半球的 3 个缘：①背内侧缘，界于背外侧面与内侧面之间。②腹外侧缘，位于背外侧面和底面之间，此缘自后极水平向前约 4cm 处比较凹陷，称为枕前切迹。③腹内侧缘，位于内侧面与底面之间，但其界限不规则，可分为内眶缘（为腹内缘的前部，位于内侧面与眶面之间）和内枕缘（为腹内缘的后部，位于内侧面与小脑幕面之间）。

（3）大脑半球的 4 个极：①额极，位于额叶的最前端。②颞极。位于颞叶的最前端。

③枕极，位于枕叶的最末端。④岛极，位于岛叶的前端，相当于岛域，隐藏在颞叶深处。

（4）大脑半球的4个叶：①额叶，位于中央沟的前方及外侧裂的上方。功能与随意运动和高级精神活动有关。②颞叶，位于外侧裂的下方，顶枕裂与枕前切迹连线的前方。功能与听觉、语言和记忆有关。③顶叶，位于中央沟的后方，外侧裂的上方，顶枕裂的前方。其功能与感觉、语言等相关。④枕叶，在半球的内侧面上，此叶位于顶枕裂的后方，在半球的背外侧面上，位于顶枕裂上端与枕前切迹连线的后方。其功能主要与视觉相关。⑤岛叶，呈三角形岛状，位于外侧沟的深面，被额叶、顶叶、颞叶掩盖。其功能与内脏感觉、运动有关。

2. 脑干

脑干位于脊髓和间脑之间的较小部分，自下而上由延髓、脑桥和中脑三部分组成。由延髓、脑桥和小脑围成的腔隙为第四脑室。脑干表面附有第Ⅲ～Ⅻ对脑神经。（图1-1）

（1）延髓。延髓下部的外形与脊髓相似，脊髓表面的各条纵行沟、裂向上延续到延髓。盐水腹侧的锥体由大脑皮质发出的下行锥体束（主要是皮质脊髓束）纤维构成。大部分皮质脊髓束纤维左右交叉，形成发辫状的锥体交叉。延髓中有12对颅神经中的舌下神经、舌咽神经、迷走神经、副神经。背侧内侧面为薄束结节，外上者为楔束结节，二者与脊髓的薄束、楔束相延续，其深面分别含有薄束核和楔束核。延髓损伤形成延髓内侧综合征和延髓背外侧综合征。

（2）脑桥。脑桥下端以延髓脑桥沟与延髓为界，沟内自中线向外侧依次连有展神经、面神经、前庭蜗神经。脑桥基底部与小脑中脚的交界处连有三叉神经根，包括粗大的感觉根和其前内侧细小的运动根。脑桥损伤形成脑桥腹内侧综合征、脑桥腹外侧综合征和脑桥被盖部综合征。

（3）中脑。上界为视神经束，下界为脑桥上缘。中脑两侧各有一个粗大的纵行柱状隆起，称大脑脚，主要由大脑皮质发出的下行纤维构成。两侧大脑脚之间的凹陷为脚间窝，动眼神经根连于脚尖窝的下部。下丘的下方有滑车神经根出脑，是唯一自脑干背侧面出脑的脑神经。中脑损伤形成红核综合征、大脑脚综合征和四叠体综合征。

（4）脑干内灰质核团包括脑神经核和非神经核。脑神经核直接与第Ⅲ～Ⅻ对脑神经相连。非脑神经核包括中继核和网状核。

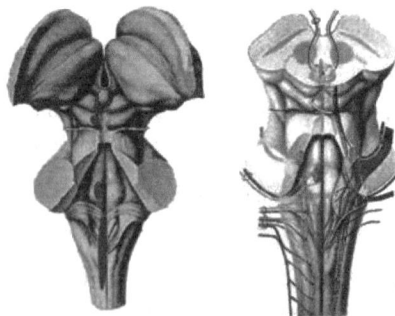

图1-1 脑干

（二）脑血管解剖

脑血管系统分为动脉系统和静脉系统。

1. 脑的动脉

脑的动脉来源于颈内动脉和椎动脉。以顶枕沟为界，大脑半球的前 2/3 和部分间脑由颈内动脉供应，大脑半球后 1/3 及部分间脑、脑干和小脑由椎动脉供应。故可将脑的动脉归纳为颈内动脉系和椎－基底动脉系。此两系动脉在大脑的分支为皮质支和中央支。前者营养大脑皮质及其深面的髓质，后者供应基底核、内囊及间脑等。

（1）颈内动脉系统。起自颈总动脉，自颈部向上至颅底，经颞骨岩部的颈动脉管进入颅内，紧贴海绵窦的内侧壁穿海绵窦腔前上方，至前床突的内侧又向上弯转并穿出海绵窦，形成分支。颈内动脉按其行程可分为 4 个部分，即颈部、岩部、海绵窦部和前床突上部。其中海绵窦部和前床突上部合称为虹吸部，常呈 U 形或 V 形弯曲，是动脉硬化的好发部位。颈内动脉在穿出海绵窦处发出眼动脉。颈内动脉的主要分支有大脑前动脉、大脑中动脉、脉络丛前动脉、后交通动脉和眼动脉，营养脑和视器。

（2）椎-基底动脉系统。椎动脉起自锁骨下动脉第 1 段，穿第 6 至第 1 颈椎横突孔，经枕骨大孔进入颅腔，入颅后左、右椎动脉至延髓脑桥沟平面逐渐靠拢合成一条基底动脉，后者沿脑桥腹侧的基底沟上行，至脑桥上缘分为左、右大脑后动脉两大终支。左右椎动脉的粗细不等，左侧较粗。椎动脉的主要分支为脊髓前、后动脉，小脑下后动脉。基底动脉的主要分支为脑桥支、内听动脉、小脑前下动脉、小脑上动脉、大脑后动脉。

颈内动脉系统和椎-基底动脉系统两个动脉系统在颅腔的脑底部吻合成大脑动脉环（Willis 环）。大脑动脉环由前交通动脉、两侧大脑前动脉始段、两侧颈内动脉末段、两侧后交通动脉和两侧大脑后动脉始段吻合而成，沟通了颈内动脉系统和椎-基地动脉系统。

2. 脑的静脉

脑的静脉不与动脉伴行，壁薄且无瓣膜，可分浅、深两组，两组静脉之间有吻合，主要收集大脑皮质及邻近髓质的静脉血，自皮质穿出的小静脉吻合成软脑膜静脉网，再汇集成较大的静脉，穿蛛网膜下隙注入硬脑膜窦。

大脑浅静脉收集大脑半球背外侧面及部分内侧面和底面的静脉；大脑深静脉主要收集基底核区、深部髓质和脑室旁的静脉血，其特点是从周围流向中央，最后汇集成大脑大静脉（又称 Galen 静脉），在胼胝体压部的后下方向后注入直窦。

脑静脉窦位于两层坚固的硬脑膜之间，壁内有很多的毛细血管和小动脉，窦的内面有一层扁平细胞，是和静脉相连的内皮细胞，各静脉窦之间互相沟通。脑静脉窦分为上、下矢状窦，直窦，左右成对的横窦，海绵窦，乙状窦。（图 1-2）

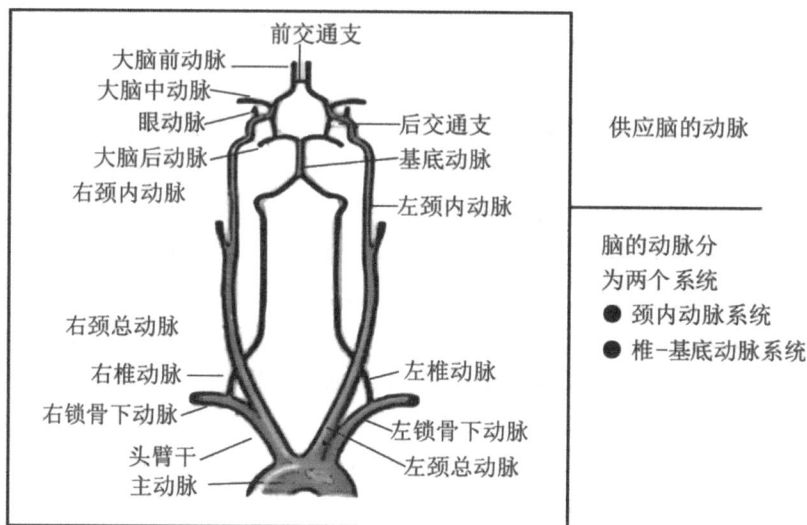

图 1-2 脑的静脉

三、CIS 的症状表现

脑梗死的症状表现多种多样，根据梗死部位不同，表现也不相同。总体来说包括如下症状。

（1）肢体症状：一侧肢体或单支出现的无力，甚至瘫痪、面瘫。

（2）语言症状：言语含糊、失语等。

（3）感觉症状：一侧肢体或面部等麻木、酸痛等感觉。

（4）认知症状：失读，失认、记忆力减退，计算力减退等。

（5）视觉症状：复视、无偏侧视物不能。

（6）其他症状：吞咽呛咳、强哭强笑、头痛、头晕、走路不稳等。

四、CIS 的病因分型

脑梗死的病因分型对缺血性脑梗死的临床治疗选择及预后判断有重要价值。不同的分型依据可得到脑梗死的不同分型。目前，临床上常用的脑梗死病因分型有 TOAST 分型和中国缺血性卒中亚型，即 CISS 分型。

1. TOAST 分型特点

TOAST 分型是 1993 年由美国学者制定的，被国际广泛认可。

TOAST 分型的意义。首先，TOAST 分型第 1 次将辅助检查作为分型的重要依据，影像学在脑梗死病因分型中的作用越来越重要。其次，TOAST 分型首次明确传递了一个重要信号，即缺血性卒中不是一种病，而是一个综合征。最后，TOAST 分型奠定了不同的卒中亚型将采取完全不同的二级预防策略的基础。

TOAST 分型将脑梗死分为 5 型，即大动脉粥样硬化、心源性栓塞、小动脉闭塞、其他病因和不明原因型。

（1）大动脉粥样硬化。它分为原位血栓形成、穿支动脉闭塞、动脉栓塞和低灌注4个亚型。颈部血管超声提示颈动脉闭塞或狭窄（狭窄大于等于动脉横截面的50%）。血管造影或磁共振血管成像（MRA）检查显示颈动脉、大脑前动脉、大脑中动脉、大脑后动脉、椎-基底动脉狭窄程度大于等于50%。其发生是由于动脉粥样硬化所致。

①临床表现：曾多次出现短暂性脑缺血发作（TIA），多为同一动脉供血区内的多次发作。患者出现失语、忽视、运动功能受损等皮层损害或有小脑、脑干受损的局灶性神经系统症状。②颅脑影像学（CT或MRI检查）证实，大脑皮质、脑干、小脑或半球皮质下梗死灶直径大于1.5cm。③辅助检查：如颈动脉超声或全脑血管造影术（DSA）检查证实，颅内或颅外大动脉狭窄大于50%，但应排除心源性栓塞的可能。若血管影像无异常或狭窄程度轻微，则该型诊断不能成立。

（2）心源性栓塞。它包括多种可以产生心源性栓子的心脏疾病所引起的脑栓塞。①病史中有多次及多个脑血管供应区的TIA或卒中以及其他部位栓塞（肠道、四肢）。②有引起心源性栓子的原因，至少存在一种心源性疾病。③小动脉闭塞，也可以称为腔隙性脑梗死。

（3）患者临床及影像学表现具有以下3项之一即可确诊。

①有典型的腔隙性梗死的临床表现，影像学检查有与临床症状相对应的卒中病灶，其最大直径小于1.5cm。②临床上有非典型的腔隙梗死的表现，但影像学上未发现有相对应的病灶。③临床上具有非典型的腔隙性梗死的表现，而经影像学检查后发现有与临床症状相符的小于1.5cm的病灶。

患者一般无皮层损害证据。糖尿病及高血压病史支持诊断脑干或大脑半球皮层下的病灶。

临床表现为腔隙综合征，包括纯运动性卒中、纯感觉性卒中、共济失调轻偏瘫综合征、构音障碍手笨拙综合征等，无大脑皮质受累的表现。若患者存在潜在心源性栓子或同侧颈内动脉颅外段狭窄大于50%，应排除该型诊断。

（4）其他病因。临床上较少见，如感染性、免疫性、非免疫血管病、高凝状态、血液病、遗传性血管病以及吸毒等所致急性脑梗死。这类患者应具有临床、CT或MRI检查显示急性缺血性卒中病灶。

血液病患者可进行血液学检查，并应排除大、小动脉病变以及心源性所致的卒中。

（5）病因不明。全面检查仍未能发现病因，或检查不全而病因不明确的患者，或者检查发现存在多种病因而不能确诊者。

2. CISS分型

2011年，王拥军教授联合高山教授等学者，提出了中国缺血性卒中亚型——CISS分型，这很大程度上针对TOAST分型的缺点进行了改良，并在大动脉粥样硬化性病因中提出了发病机制分型。

该分型分为2个部分，第一部分是病因分型，分为大动脉粥样硬化（LAA）性、心源性卒中（CS）、穿支动脉疾病（PAD）、其他病因（OE）和病因不确定（UE）。

第二部分是发病机制分型,对 LAA 亚型中颅内外大动脉粥样硬化所致缺血性脑梗死的潜在发病机制进行分型。大动脉粥样硬化(LAA)分为主动脉弓粥样硬化和颅内外大动脉粥样硬化 2 种。其中主动脉弓粥样硬化诊断标准包括以下几点:①急性多发梗死病灶,特别是累及双侧前循环和/或前后循环同时受累。②没有与之相对应的颅内或颅外大动脉粥样硬化性病变(易损斑块或狭窄大于等于 50%)的证据。③没有心源性卒中(CS)潜在病因的证据。④没有可以引起急性多发梗死灶的其他病因如血管炎、凝血异常以及肿瘤性栓塞的证据。⑤存在潜在病因的主动脉弓动脉粥样硬化证据(经高分辨 MRI/MRA 检查和/或经食道超声证实的主动脉弓斑块大于等于 4mm 和/或表面有血栓)。

颅内外大动脉粥样硬化诊断标准如下。

(1)无论何种类型梗死灶(除外了穿支动脉区孤立梗死灶),有相应颅内或颅外大动脉粥样硬化证据(易损斑块或狭窄大于等于 50%)。

(2)对于穿支动脉区孤立梗死灶类型,以下情形也归到此类:其载体动脉有粥样硬化斑块(经 HR-MRI 检查)或任何程度的粥样硬化性狭窄(经 TCD、MRA、CTA 或 DSA 检查)。

(3)需排除心源性卒中。

(4)排除其他可能的病因。

在 LAA 分型中按发病机制将颅内大动脉粥样硬化型细分为 4 个型。

(1)动脉-动脉栓塞。影像学表现为在粥样硬化的颅内外大动脉分布区内的皮层小梗死灶或单发的区域性梗死灶,且不存在与之相关的分水岭区梗死。如果病灶为多发,或者虽为单一梗死病灶,但经颅多普勒超声(TCD)检查发现微栓子信号,则该诊断可以明确。若即使皮层梗死病灶为单发,或者虽有流域性梗死,但 TCD 检查未发现微栓子信号,也可以诊断动脉-动脉栓塞。

(2)载体动脉(斑块或血栓)阻塞穿支动脉。其为穿支动脉分布区的急性孤立梗死灶,载体动脉存在斑块或任何程度狭窄的证据。推断病灶是由载体动脉的斑块突出后堵塞了穿支动脉的血流所致。

(3)低灌注/栓子清除下降。梗死病灶仅位于分水岭区。在病变血管分布区内没有急性皮层梗死灶或区域性梗死灶,与临床症状相对应的颅内或颅外血管狭窄程度通常小于 70%,伴有或不伴有低灌注或侧支代偿不好的证据。

(4)混合机制。上述 2 种或 2 种以上机制同时存在,主要包括以下分型。

①心源性卒中(CS)。急性多发梗死灶,特别是累及双侧前循环或前后循环共存的、在时间上很接近的、包括皮层在内的梗死灶,无相应颅内外大动脉粥样硬化证据,不存在能引起急性多发梗死灶的其他原因,如血管炎、凝血系统疾病、肿瘤性栓塞等,有心源性卒中证据,如果排除主动脉弓粥样硬化,为肯定心源性;如果不能排除,则考虑为可能心源性。②穿支动脉疾病(PAD)。CISS 分型的穿支动脉的病理并非都是玻璃样变,穿支动脉梗死除了载体动脉粥样硬化和小动脉玻璃样变之外,还有可能是穿支动脉粥样硬化所致。③其他病因(OE)。该病变累及与临床相吻合的脑动脉,如血管相关的、感染性、遗传性、血液系统相关的、血管炎相关的以及其他原因等。④病因不明(UE)。

因含有 2 种以上病因、未发现明确原因或检查欠缺导致的证据不足，难以确定与哪一种卒中类型有关的病因分型。

CISS 分型更具有以下优点。

①更符合大动脉及小动脉粥样硬化性脑梗死的病理改变，显著减少不明原因卒中的诊断，增加脑梗死病因诊断的准确性及可靠性。②明确各危险因素的对应关系。③建立以发病机制分型的类型，将不容易分类的急性脑梗死（ACI）更加细分。

3. 除此之外，临床还可以根据脑梗死 CT 分型，如根据病灶大小和多少分型

大梗死：病灶超过 1 个脑叶 5.0cm 以上。

中梗死：病灶小于 1 个脑叶 3.1～5.0cm。

小梗死：病灶为 1.6～3.0cm。

腔隙性脑梗死：病灶小于 1.5cm。

多发梗死：多个中、小血管及腔隙性梗死。

4. OCSP 分型法

英国牛津郡社区脑梗死规划提出 OCSP 分型法。它完全根据患者临床表现分型，不依赖于影像结果。

（1）完全前循环梗死。

完全前循环梗死表现为 3 联征，即完全大脑中动脉综合征的表现：大脑及高级神经活动障碍（意识障碍、失语、失算、空间定向力障碍等）；同向偏盲或同向偏视；对侧 3 个部位（面、上与下肢）的运动和（或）感觉障碍。如果患者存在意识障碍而不能进行脑的高级功能检查及视野检查，则假定其存在上述这些缺陷。

（2）部分前循环梗死。

有以上 3 联征中的两个，或只有高级神经活动障碍，或感觉运动缺损较完全前循环梗死（TACI）局限，提示大脑中动脉远端主干、各级分支或大脑前动脉及分支闭塞引起的中、小梗死。但也可能是大脑中动脉近端主干闭塞，而从同侧大脑前后动脉经大脑表面的侧支循环代偿完全，故只引起基底节梗死，而没有大脑中动脉皮层支供血区梗死。

（3）后循环梗死。

后循环梗死表现为各种程度的椎-基底动脉综合征。同侧脑神经瘫痪及对侧感觉运动障碍（交叉）；双侧感觉、运动障碍；双眼协同活动及小脑功能障碍。由椎-基底动脉及分支闭塞引起的大小不等的脑干、小脑梗死。

（4）腔隙性梗死。

腔隙性梗死表现为腔隙综合征，如纯运动性轻偏瘫、纯感觉性脑梗死、共济失调性轻偏瘫、构音障碍手笨拙综合征等。大多是供应基底节、皮质下白质或脑桥的小穿通支病变引起的小腔隙灶（直径小于 1.5cm）。

根据不同依据，分型也有多种，但在临床中常用的分型仍旧是 TOAST 分型和 CISS 分型。

五、CIS 的危险因素

1. 不可干预的危险因素

年龄、性别、种族、遗传及低出生体重等，具有这些不可干预的危险因素者，则更需要重视其他可干预危险因素的筛查与干预。

（1）年龄与 CIS 的关系十分密切。随着年龄的增长，动脉硬化的程度越来越重，CIS 的发病率也趋向增高。据有关资料统计，70 岁以上的老年人的发病率是 50 岁以下的 20 倍。在该病患者中，脑血栓形成多见于 60 岁以上的老年人，而脑栓塞多见于青壮年；在出血性的 CIS 患者中，发病者多为 50～60 岁；蛛网膜下腔出血者则多为年青人。CIS 患者的死亡率也有随年龄增长而呈上升的趋势。

（2）性别与 CIS 的关系。一般来说，男性患者多于女性患者。原因可能与男性高血压患者多于女性、男性吸烟与饮酒者多于女性、男性生活方式与女性有一定差别有关，男性多从事体力劳动，因而与突然用力的概率较多等因素有关。

（3）CIS 的发病率也因种族不同。如黑种人脑血管疾病的发生率明显高于白种人。亚洲人群脑血管病发病率也相对较高。

（4）遗传因素也影响着 CIS 的发生率。家族中有脑血管疾病者，其子女发生脑血管疾病的可能性明显升高。

2. 可干预的危险因素

可干预因素包括干预后可以明确获益的危险因素，如高血压、心脏病、血脂异常、糖尿病、无症状颈动脉狭窄、超重与肥胖、缺乏身体活动、饮食和营养、吸烟、饮酒等，以及一些干预后可能潜在获益的危险因素，如高同型半胱氨酸血症、代谢综合征、高凝状态、口服避孕药、偏头痛、炎症与感染、阻塞性睡眠呼吸暂停、绝经后激素治疗及药物滥用等。

（1）高血压。

通过各种途径筛查、发现高血压患者，并对高血压患者予以适当治疗，包括改善生活方式和药物治疗。对于高血压前期的患者，即收缩压为 120～139mmHg（1mmHg≈0.133kPa）或舒张压为 80～89mmHg，应每年进行血压复查及高血压相关的检查。对无合并症、年龄小于 60 岁的患者，可进一步将血压目标控制到小于 130/80mmHg。年龄大于等于 60 岁的患者，血压控制目标为小于 150/90mmHg。

（2）糖代谢异常。

糖尿病和糖尿病前期是卒中发病的独立危险因素，社区人群，尤其是有脑血管病危险因素的人应定期检测血糖，必要时测定 HbA1c 或 OGTT，及早识别糖尿病和糖尿病前期。糖尿病和糖尿病前期患者应积极改进生活方式，包括合理膳食、增加身体活动、控制体重、合理摄入蔬菜水果、不吸烟或戒烟等，以降低心脑血管事件风险。糖尿病患者血糖控制目标值为 HbA1c 小于 7.0%，以降低心脑血管事件风险。糖尿病合并高血压患者应严格控制血压小于 130/80mmHg，可依据个体耐受性进一步降低。糖尿病患者在严格控制血糖、血压的基础上，联合他汀类调脂药可有效降低脑血管病风险。

（3）血脂异常。

动脉粥样硬化性脑血管病风险高危或极高危者，除了治疗性生活方式的改变外，可使用他汀类药物进行卒中的一级预防。监测低密度脂蛋白（LDL-C）为首要干预靶点。根据脑血管病风险评估设定 LDL-C 目标值，即极高危者 LDL-C 小于 1.8mmol/L（70mg/dL）；高危者 LDL-C 小于 2.6mmol/L（100mg/dL）。如果是 LDL-C 基线值较高不能达标者，LDL-C 至少应降低 50%。极高危患者 LDL-C 基线在目标值以内者，LDL-C 仍应降低 30% 左右。

脑血管病风险高危或极高危者起始宜应用中等强度他汀类药物，根据个体调脂疗效和耐受情况，适当调整剂量，若胆固醇水平不能达标，要联合其他降脂药，如依折麦布等。或者考虑使用 PCSK9 抑制剂进行治疗。

（4）心房颤动。

社区卫生服务机构或基层医院对 65 岁以上的老年人应行积极的心房颤动筛查,定期监测心电图。高危患者长时程心电监测可以提高心房颤动检出率。如果发现房颤，应进行 CHA2DS2-VASc 评分，男性分数大于 1 分和女性分数大于 2 分的非瓣膜心房颤动患者，如果出血风险较低且既往无抗栓治疗，可以考虑抗凝治疗。

此外，除心房颤动外，患者有与卒中相关的其他类型心脏疾病包括急性心肌梗死、心力衰竭、瓣膜性心脏病、主动脉粥样硬化等，应积极治疗原发病，如瓣膜性心脏病应使用维生素 K 拮抗剂抗凝抗凝治疗，以防血栓形成。

（5）吸烟。

吸烟是脑梗死的危险因素，吸烟可增加脑血管病的发生风险和死亡率，戒烟可降低脑血管病的发病率并改善预后，降低复发率。烟雾中含有一氧化碳，其浓度可达 3%～5%，一氧化碳经肺吸收到血液里，可与红细胞的血红蛋白结合成碳氧血红蛋白。碳氧血红蛋白失去了携带氧的能力，这样会使血中的含氧量大大降低，会造成血管壁内皮细胞缺氧，因而会引起脑血管和脑组织缺氧，使血管弹性降低，动脉发生硬化；同时，烟草中的一些有害物质直接损害血管的内皮，加速动脉粥样硬化。烟草中的尼古丁可促进红细胞聚集，白细胞沉积，使血液黏度增高，血流变慢，这样就容易引起脑血栓。有研究发现，熬夜时吸烟，会使血液的黏稠度比正常状态下的黏稠度升高 8 倍以上。因此，吸烟者应戒烟。不吸烟者应避免被动吸二手烟。

（6）饮酒。

饮酒不会直接导致脑梗死，但长期饮酒可导致高血压、房颤、颈动脉斑块、叶酸缺乏，这些因素都可能诱发脑梗死。酒精还会干扰血脂代谢，会使血压升高，从而损害血管内皮，造成颈动脉斑块，如没有及时处理，也会演变成 CIS。酒精还会加速叶酸在体内的流失，并且影响叶酸的吸收，而叶酸一旦缺乏，很容易诱发 H 型高血压，如没有及时处理，也会发展成 CIS。因此，饮酒者的饮酒量应适度，男性每天饮酒的酒精含量不应超过 25g，女性减半。

（7）高同型半胱氨酸血症。

高同型半胱氨酸（Hcy）是存在于血浆中的一种含硫氨基酸，为蛋氨酸和半胱氨酸代谢的中间产物，作为维持人体正常运行的产物，其浓度一般维持在 5～15μmol/L 范围内。体内 Hcy 的含量水平与饮食状况、营养状态、遗传因素、生活习惯和合并用药等密切相关。正常水平的 Hcy 具有生理功效，在提供一碳单位的甲基化通路中起着重要的作用，还可以与 NO 反应扩张血管，并参与一些酶、激素和重要蛋白以及核酸的合成。但 Hcy 含量水平过度就会对人体产生诸多的危害。Hcy 是国内外公认的心脑血管疾病、神经精神疾病及出生缺陷的风险标志物。高同型半胱氨酸血症是引发脑梗死的独立性危险因素，Hcy 高于 10.50μmol/L 的人群的卒中风险可增加到 4.2 倍。Hcy 每升高 5μmol/L，CIS 风险升高 59%。采用叶酸或叶酸联合维生素 B_6 和维生素 B_{12} 可以降低高同型半胱氨酸血症患者的卒中风险。

（8）超重和肥胖。

评估肥胖的重要指标是体重指数即 BMI。BMI 是体重（kg）除以身高（m）的平方，依据世界卫生组织（WHO）针对亚洲人群推荐 BMI 数值标准，BMI 小于 18.5kg/m² 为消瘦；18.5～23.9kg/m² 为正常；24.0～27.9kg/m² 为超重；大于等于 28kg/m² 为肥胖。

BMI 增高和腹型肥胖均是脑梗死的独立危险因素。人们应积极通过健康的生活方式、良好的饮食习惯、增加身体活动等措施减轻体重，从而有利于控制血压，减少 CIS 发病中风险。

（9）呼吸睡眠暂停综合征。

睡眠呼吸暂停综合征是指在夜间 7 小时睡眠中有超过 30 次以上的呼吸暂停或者是低通气，每次超过 10s 以上，并伴随打鼾的症状。临床上分为 3 种类型：中枢型睡眠呼吸暂停综合征（CSAS）、阻塞型睡眠呼吸暂停综合征（OSAS）和混合型睡眠呼吸暂停综合征（MSAS）。其中 OSAS 最常见，它与 CIS 的发生及预后密切相关。OSAS 与 CIS 互为因果关系。OSAS 通过改变血压、血液流变学、脑血流量及血管内皮素而影响 CIS 的发生、发展及预后。它可能是 CIS 发生或复发的独立危险因素。而许多 CIS 患者又可继发睡眠呼吸障碍，主要表现为 OSAS，也可使原有的 OSAS 进一步加重，进而增加脑梗死的致残率和死亡率。

（10）无症状颅内、外动脉狭窄。

在高危人群（如男性、年龄 60 岁以上、合并 2 个或以上卒中主要危险因素）中开展颈动脉筛。对中度以上（狭窄大于等于 50%）无症状颈动脉狭窄患者，应当进一步评估动脉粥样硬化性心血管疾病（ASCVD）10 年发病风险，给予最佳内科治疗，包括使用他汀类和（或）抗血小板药物，同时开展高血压、糖尿病等危险因素的管理以及健康生活方式的综合干预。对重度（狭窄大于等于 70%）无症状颈动脉狭窄患者，在预期寿命大于 5 年的情况下，建议在有条件的医院（围手术期 CIS 和死亡发生率小于 3%）行颈动脉内膜剥脱术或颈动脉支架置入术。

六、CIS 的血化验及影像学检查

（一）血化验检查

对疑似 CIS 患者应进行常规实验室检查，以便排除类卒中或其他病因。

1. 所有患者都应做的检查

血糖、血脂、同型半胱氨酸（Hcy）检查，以发现 CIS 的危险因素，如糖尿病、高脂血症、高同型半胱氨酸血症等。

（1）血糖水平的升高会对全身的血管，特别是细小血管造成伤害，使得血管狭窄、硬化速度加快、血栓形成。高血糖可引起血管内的细胞损伤，而血液中的血小板在受损的细胞上黏附聚集，易形成血栓，血栓一旦掉落，可能会引起 CIS。在脑梗死急性期增加症状性脑出血的风险和不良预后。而以 CIS 为表现的低血糖在临床中也不少见。由于低血糖导致葡萄糖摄入不足产生的急性脑细胞代谢或功能抑制，可以表现出言语不利、肢体不遂甚至是意识障碍等，需要与 CIS 相鉴别。

（2）高同型半胱氨酸血症是导致脑动脉粥样硬化的危险因素之一，现在越来越引起人们的关注。同型半胱氨酸是一种含硫氨基酸，为蛋氨酸和半胱氨酸代谢过程中产生的重要中间产物。在正常情况下，同型半胱氨酸在体内能被分解代谢，浓度维持在较低水平。但如果同型半胱氨酸增高可以使血管内皮细胞损伤，导致血管平滑肌细胞的增殖，并且还有增强血小板功能的作用，从而导致血栓的形成。

（3）肝肾功能和电解质。肝肾功能可以提示肝肾的情况，对于应用降脂药肝损伤及其他药物的肝肾损伤做出监测。检测电解质可排查周期性麻痹、电解质紊乱导致的相关症状，作为鉴别。

（4）全血计数包括血小板计数以及排查血小板计数情况，这可利于安全地使用抗血小板聚集的药物。血小板聚集实验或血小板弹力图是监测血小板功能的检查，利于排查血小板抵抗问题。

（5）凝血酶原时间（PT）/国际标准化比值（INR）和活化部分凝血活酶时间（APTT）。了解使用抗凝药物患者是否抗凝达标，也可以排查高凝状态下导致的 CIS 发生。

2. 部分患者选择性的检查

若考虑存在血管炎导致的 CIS，应进行类风湿因子、血沉、免疫球蛋白等检查；房颤伴有心功能不全的患者，需要查心肌酶、B 型钠尿肽等；对于顽固性高血压的患者，要筛查高血压全项，排除继发性高血压的存在；存在意识障碍者，需查血气分析、血氨、毒物分析等以便做鉴别诊断。

（二）脑梗死的影像学检查

1. 头颅 CT 检查

头颅 CT 检查是我们用来诊断 CIS 最常用的辅助检查，在缺血性脑卒中发病 24 小时内，头颅 CT 平扫一般没有明显的影像学改变，平扫的主要意义在于排除出血性疾病等其他颅内病变，排除溶栓禁忌证。

（1）超急性期。（发病 6 小时以内）部分患者的头颅 CT 平扫影像也可发现一些早期征象。这些征象包括早期低密度改变、大脑中动脉高密度征、皮质白质分解不清，以及脑沟回消失、脑室变形和中线移位等。缺血性卒中头颅 CT 平扫影像的早期改变通常提示梗死灶较大，脑水肿严重，预后不良。

（2）急性期。一般把发病后前 5 天作为急性期。病变区水分增加在 CT 图像上造成

2 种效应：一种是病变区密度减低，皮质和髓质缺乏密度差异，早期这种密度减低一般不显著，多呈楔形，与受累动脉的供血范围一致，边界模糊；另一种是由于水分增加使病变区体积变大而造成的占位效应或肿块效应，轻的表现为病变区脑组织肿胀，脑沟、脑油消失，重的表现为中线结构向对侧移位，即所谓脑内疝，占位效应的程度与脑梗塞面积有关，面积越大，占位效应越显著。上述 2 种效应一般在发病后第 3～5 天达到极点。

（3）亚急性期。亚急性期指发病后第 6～21 天，水肿被明显吸收，占位效应减弱或消失。多数情况下也是低密度，边界较急性期清楚，但有少数患者表现等密度病变，不易被发现，即所谓的"雾"状效应，原因是病变区内一些密度高低不同的成分混合在一起引发的平均效应（水、类脂质、空腔等低密度物质混合血液、钙化、铁质等高密度成分）。此时做增强扫描，非常有助于诊断。在注射造影剂以后，典型的 CIS 表现为脑回样增强，梗死区大脑皮质的脑回和基底神经节的神经核团增强。

（4）慢性期。在 21 天以后，缺血坏死的脑组织被吞噬细胞清除，遗留含脑脊液的空腔，合并胶质增生，病变区仍为低密度，与脑脊液相似，边界清楚，但体积缩小，表现为患侧脑室扩大，蛛网膜下腔包括脑裂、沟、池增深、增宽，皮质萎缩。

2. 头颅 MRI 检查

头颅 MRI 检查相比较头颅 CT 检查更加敏感，具有多方向切层、多参数成像的特点，能更精准地显示病变部位、范围、组织学特征。MRI 的图像采用灰阶方式显示，反映的是人体组织磁共振信号强度或人体组织弛豫时间的长短。其特点是磁共振信号越强，则亮度越大；磁共振信号越弱，则亮度越小。磁共振信号从高到低，在图像上表现为从白色、灰色到黑色。不同的组织在 MRI 灰阶的表现不尽相同，同样的组织在不同磁共振序列上信号特点（灰度）也不一样。

MRI 扫描序列很多，包括 T2 加权成像（T2WI）、T1 加权成像（T1WI）、扩散加权成像（DWI）、液体翻转恢复衰减序列（FLAIR）、T1WI 增强扫描、磁敏感加权成像（SWI）、动脉自旋标记灌注成像（ASL）、灌注成像（PWI）、磁共振波谱成像（MRS）、颅脑动脉成像（MRA）、颅脑静脉成像（MRV）等。临床中常用 T2WI、T1WI、DWI、FLAIR 表示。

不同时期 CIS 在 MRI 图像上的表现。

（1）超急性期：小于 6 小时，细胞毒性水肿，病理上无明显改变，在 MRI 图像的 T2WI、T1WI、FLAIR 序列可无异常表现，DWI 序列可出现高信号，脑组织中每个像素内水的弥散系数（ADC）呈低信号。此时期提示 DWI 和 FLAIR 错配，可以进静脉溶栓治疗，减轻病症减低致残率。

（2）急性期：6 小时到 2 周，神经元细胞坏死，脱髓鞘，血脑屏障破坏，血管源性水肿，占位效应明显。在 MRI 图像上表现为 T1WI 呈低信号，T2WI 高信号，FLAIR 为高信号，DWI 为高信号，ADC 为低信号。

（3）恢复期：2 周到 6 个月，水肿和占位效应开始消退，坏死组织开始吸收，吞噬细胞增多。在 MRI 图像上，T1WI 呈低信号，T2WI 呈高信号，FLAIR 呈高信号，DWI 呈低信号或等信号。

（4）后遗症期：6个月以上，坏死组织被液化或清除，最终只留下囊腔，周围是胶质瘢痕，局部脑皮质萎缩。在 MRI 图像上，T1WI、DWI 呈低信号，T2WI 呈高信号。

3. 颈动脉彩超检查

颈动脉彩超检查可为动脉粥样硬化的诊断提供无创、简便、重复性好的方法，是诊断颈动脉壁病变的有效手段。颈动脉彩超不仅能清晰显示血管中膜是否增厚、有无斑块形成、斑块形成的部位和大小、是否有血管狭窄及狭窄程度、有无闭塞等详细情况，还能进行准确的测量及定位，对检测动脉的血流动力学结果进行分析。特别是其可检测早期颈动脉粥样硬化病变的存在，使患者得到及时预防和治疗。对于中重度颈动脉狭窄和闭塞的及时确诊，其可以作为临床选用颈动脉内膜剥脱术治疗的有力依据。

4. TCD 检查

TCD 就是经颅多普勒超声，是一种无创性的脑血管疾病检查方法，可透过颅骨（主要是两侧骨质比较薄弱的颞骨或眼部），利用多普勒超声原理来检测颅内动脉的血管情况，从而协助诊断脑动脉狭窄、闭塞，颅内血管狭窄部位及程度的评估，颅内外侧支循环建立，交通支开放的评估，卵圆孔未闭的筛查（发泡实验）脑血流微栓子监测，锁骨下动脉盗血的诊断，蛛网膜下腔出血导致脑血管痉挛的监测，颈动脉内膜剥脱术的术中监护，术后血流评估，溶栓取栓术后血流的评估，颅内压增高和脑死亡评估。更重要的是它可以提供 MRI、DSA、SPECT 等影像技术所测不到的重要血液动力学资料。

TCD 检查可以探查的血管包括颅内动脉（双侧大脑中动脉、双侧大脑前动脉、双侧大脑后动脉、双侧颈内动脉终末段、双侧颈内动脉虹吸段、眼动脉、椎动脉颅内段、基底动脉全段）和颅外动脉（颈总动脉、颈内动脉颅外段、颈外动脉起始段、锁骨下动脉、椎动脉寰枢段、滑车动脉）。

TCD 检查中的发泡实验用于筛查卵圆孔未闭、右向左分流，为隐源性卒中的病因诊断提供有力的证据，具有高敏感性、高特异性的优势。发泡实验通过激活混血生理盐水中的微气泡来观测脑动脉血流中有无微栓子信号。如果有则代表心脏卵圆孔未闭合，发泡试验结果呈阳性；如果没有则代表卵圆孔已闭合，结果呈阴性。

5. 磁共振血管成像（MRA）检查和计算机成像血管造影（CTA）检查

此类检查方法简单快捷、无创伤、无辐射，可以清晰地显示与之相应的颅内病变，显示绝大部分脑血管疾病，诊断以及排除一些血管性质类的疾病，如可以诊断脑部动脉瘤、动静脉畸形、动静脉瘘、海绵状血管瘤等。MRA 检查可以三维图像任意旋转图像，以多角度观察病变的形态，如动脉瘤的瘤颈形态，有助于临床医生选择最恰当的治疗方式。

MRA 检查与 CT 血管成像检查、介入科的血管造影相比，它无辐射，无须注射造影剂，利用血液的流动效应就可以进行脑动脉的成像，可以作为一种常规的筛查手段，且短期内的重复、多次检查也不会对身体造成损害。

6. CT 血管成像（CTA）检查

CT 血管成像（CTA）是一种无创的血管成像技术。其基本原理是静脉注射含碘造影剂后，利用多层螺旋 CT 对受检靶血管进行扫描，经过三维重建清晰显示颅内血管系统。CTA 检查能多角度观察病变血管的一种技术。头颈部 CTA 检查是目前诊断头颈部血管病变、观察血管解剖和血管病变以外其他疾病血供来源的重要影像学方法，可提供有关血管的形态、闭塞部位及范围、侧支循环等信息。颅内、外血管病变检查有助于了解脑梗死的发病机制及病因，指导治疗方法的选择。头颈部 CTA 检查是血管再通及预后的重要判断因素，在条件许可的情况下，CIS 受检者应尽量行头颈部 CTA 检查。

7. 数字减影血管造影（DSA）检查

脑动脉的 DSA 是广泛应用于临床的一种 X 线检查技术，是评价颅内外动脉血管病变最准确的诊断手段。DSA 检查的方法是通过右侧股动脉穿刺（也可通过桡动脉，具体穿刺部位根据医生的评估），经腹部、胸、颈部大血管，注入造影剂。DSA 检查不但能清楚地显示颈内动脉、椎基底动脉、颅内大血管及大脑半球的血管图像，还可测定动脉的血流量。对于缺血性脑血管病、颅内动脉瘤、动静脉畸形、动脉瘤等疾病的诊断及治疗具有重要意义，所以目前已被广泛应用于脑血管病检查和治疗，被称为脑血管病诊断的金标准。它也是血管内干预前反映脑血管病变最可靠的依据。DSA 检查属于有创性检查，通常其致残及致死率不超过 1%，已经成为目前一种临床常规检查技术。

尽管 CTA、MRA 的成像技术已经取得了长足的进步，但也只能大致排查"有没有问题"，临床中有较高的假阳性率，DSA 检查仍是诊断脑血管疾病的金标准，对于 CTA 检查和 MRA 检查诊断不清的情况仍是不可替代的重要检查。

存在以下情况的患者，不建议进行 DSA 检查：①造影剂过敏。患者术前进行过敏试验。即使过敏，蛛网膜下腔出血患者使用激素后还应该造影。②肾功能不全。③低血压或严重高血压。④凝血功能障碍。⑤充血性心力衰竭。⑥糖尿病不是禁忌证，但服用二甲双胍的患者，造影前应停用该药物，直到术后 48 小时肾功能完全正常。

8. 脑灌注检查和脑功能评定

灌注是血流通过毛细血管网，将携带的氧和营养物质输送给组织细胞的重要功能。灌注成像是建立在流动效应基础上的成像方法。目的在于评估脑动脉血流在不同脑区域的分布情况，发病早期快速完成的灌注影像检查可区分核心梗死区和缺血半暗带区域，从而有助于再灌注治疗，此外，其还有评估神经保护剂疗效、手术干预前评估等作用。目前临床上较常用的脑灌注检查方法有多模式 MRI/PWI、多模式 CT/CTP、SPECT 和 PET 等。

（1）磁共振灌注成像（MRP）。

动态磁敏感性对比增强磁共振成像的成像对象为含造影剂的血液（短 T2*）；动脉自旋回波标记（ASL）；成像的对象为磁化标记的血液中的氢质子；可得到只包含灌注信息的 CBF 图，不需外源性对比剂。

（2）CT 灌注成像（CTP）。

静脉注射对比剂同时进行连续多次同层扫描，以获得脑组织的时间密度曲线（TDC），反映的是对比剂在脑组织中浓度的变化，间接反映脑灌注量的变化。

急性脑梗死成像的主要目的是区别梗死组织（无法挽救的区域）和半暗带（如不治疗有梗死风险的区域）以判断组织活性 CTP 分析脑血液动力学改变，通过评价 TTP、MTT、CBF、CBV 来描述早期缺血性脑梗死患者梗死区、缺血半暗带区及脑血流低灌注区，由此获得较完整的早期卒中的诊断信息。

七、诊断及鉴别诊断

（一）诊断

急性起病；局灶神经功能缺损（一侧面部或肢体无力或麻木，语言障碍等），少数为全面神经功能缺损；症状或体征持续时间不限（当影像学显示有责任缺血性病灶时），或持续 24 小时以上（当缺乏影像学显示有责任病灶时）；排除非血管性病因；脑 CT 或 MRI 排除脑出血。

（二）鉴别诊断

（1）脑出血。CIS 有时与少量脑出血的临床表现相似，对少数脑出血但活动中起病，病情进展快，发病当时血压显著升高，应高度可疑脑出血。头颅 CT 检查对急性脑出血更为敏感，可以作为鉴别的依据。脑出血的 CT 影像提示高密度影，而 CIS 超急性期和急性期等 CT 影像提示低密度影。

（2）颅内占位性病变颅内肿瘤、硬膜下血肿和脑脓肿可呈卒中样发病，出现偏瘫等局灶性体征，颅内压增高征象不明显时，易与 CIS 混淆，须提高警惕，CT 或 MRI 检查有助确诊。

八、CIS 的治疗

CIS 的治疗按照发病时间不同，治疗的侧重有所不同。如超急性期应考虑静脉溶栓及血管内治疗，恢复期应积极进行康复锻炼，后遗症期应做好二级预防避免病情反复。

超急性期和急性期的治疗

1. 溶栓及血管内治疗

静脉溶栓是目前最重要的恢复急性 CIS 患者脑血流的措施之一，目前国际上通常使用的药物为重组组织型纤溶酶原激活剂（rt-PA）和替奈普酶，而我国目前常用的药物为 rt-PA 和尿激酶，替奈普酶目前正在进行 CIS 溶栓的临床验证试验。目前公认的静脉溶栓的时间窗为发病 4.5～6 小时内。

发病 4.5 小时之内的超急性期患者，应即刻安排头颅 CT 检查，以排除脑出血，避免选择核磁及多模影像以避免延误静脉溶栓治疗。溶栓治疗可选取阿替普酶或者替奈普酶进行静脉溶栓治疗。

（1）静脉溶栓的适应证、禁忌证及相对禁忌证。

适应证如下。

小于 3 小时静脉溶栓适应证：①有神经功能缺损症状。②症状出现小于 3 小时。③年龄大于等于 18 岁。④患者或家属签署知情同意书。

3～4.5 小时静脉溶栓适应证：①缺血性卒中导致的神经功能缺损。②症状出现 3～4.5 小时。③年龄大于等于 18 岁。④患者或家属签署知情同意书。

禁忌证如下。

小于 3 小时静脉溶栓禁忌证和 3～4.5 小时静脉溶栓禁忌证：①颅内出血（包括脑实

质出血、脑室内出血、蛛网膜下腔出血、硬膜下/外血肿等）。②既往有颅内出血。③近3个月有严重头颅外伤或卒中史。④颅内肿瘤，动静脉畸形、巨大颅内动脉瘤。⑤近期（3个月）有颅内或椎管内手术。⑥近2周有大型外科手术。⑦近3周有胃肠或泌尿系统出血。⑧活动性内脏出血。⑨主动脉弓夹层。⑩近1周有在不易压迫止血部位的动脉穿刺。⑪血压升高，收缩压大于180mmHg或舒张压大于100mmHg。⑫急性出血倾向，包括血小板计数低于 $100×10^9$/L 或其他情况。⑬24小时内接受过肝素治疗。⑭口服抗凝剂者 INR 大于1.7或 PT 大于15秒。⑮48小时内使用凝血酶抑制剂或 Xa 因子抑制剂，各种敏感的实验室检查异常（如 APTT、INR、血小板计数、ECT、TT 或恰当的 Xa 因子活性测定等）。⑯血糖小于2.8mmol/L或大于22.2mmol/L。⑰CT 检查提示多脑叶梗死（密度大于1/3大脑半球）。⑱细菌性心内膜炎或心包炎/急性胰腺炎。

相对禁忌证如下。

小于3小时静脉溶栓相对禁忌证。下列情况需谨慎考虑和权衡溶栓的风险与获益（即虽然存在1项或多项相对禁忌证，但并非绝对不能溶栓）：①轻型非致残性卒中。②症状迅速改善的卒中。③惊厥发作后出现的神经功能损害（与此次卒中发生相关）。④颅外段颈部动脉夹层。⑤近2周有大型外壳手术或严重外伤。⑥近3周有胃肠或泌尿系统出血。⑦近3个月心肌梗死。⑧孕产妇。⑨痴呆。⑩既往疾病遗留较重神经功能残疾。⑪未破裂且未经治疗的动静脉畸形、颅内小动脉瘤（小于10mm）。⑫少量脑内微出血（1～10个）。⑬使用违禁药物。⑭类卒中。

3～4.5小时静脉溶栓相对禁忌证同小于3小时。下列情况需谨慎考虑和权衡溶栓的风险与获益（即虽然存在1项或多项相对禁忌证，但并非绝对不能溶栓）：①使用抗凝药物，INR 小于等于1.7，PT 小于等于15秒。②严重卒中（NIHSS 评分大于25分）。

阿替普酶使用方法：0.9mg/kg（最大剂量为90mg）静脉滴注。选取其中10%，1分钟缓慢静脉推注完毕，剩余90%的药物持续1小时静脉滴注完毕。低剂量使用方法，0.6mg/kg（最大剂量为60mg）其中总量的15%在最初1分钟内静脉推注，剩余的85%以输液泵入，持续静脉滴注1小时。

替奈普酶使用方法：0.25mg/kg 静脉注射，最大剂量不超过25mg，5～10秒静脉推注完毕。

对于发病时间不明但距离最后正常时间大于4.5小时，或醒后卒中患者，完善 MRI 检查来确定 DWI 阳性/FLAIR 阴性的区域有助于评估患者是否能从静脉溶栓中获益或者进行 CTA+CTP 检查或 MRA+MRI 检查，以此来评估溶栓或机械取栓是否获益。

近年来，急诊血管内治疗（动脉溶栓、机械再通、血管成形术）显示了良好的应用前景，一些新的血管内治疗器械相继应用于临床，显著提高了闭塞血管的开通率，为大动脉闭塞患者提供了一种新的治疗选择。目前认为，对于大动脉闭塞患者进行药物溶栓和血管内机械取栓的桥接治疗是急性缺血性卒中的一线治疗方法，对于有静脉溶栓禁忌证的患者，直接进行机械取栓是合理的。从症状出现到实现再灌注的时间越短，患者的临床转归越好，应尽量减少治疗前的延误。

适应证如下。

①年龄大于等于 18 岁。②发病时间在 24 小时以内，神经系统功能症状持续未缓解（NIHSS 评分大于等于 6 分），快速影像学检查证实大血管闭塞且无明确禁忌证的急性脑梗死患者。③静脉溶栓禁忌证。④影像学检查排除颅内出血，且无早期大面积脑梗死影像学改变（ASPECTS 大于等于 6 分，不超过大脑中动脉供血区的 1/3）。⑤签署知情同意书。

禁忌证如下。

①有出血性脑血管病史，活动性出血或已知有出血倾向病史者。②6 个月内有严重脑梗死或颅脑、脊柱手术史。③严重心、肝、肾功能不全。④难以控制的高血压（大于 180/100mmHg）。⑤有明确的造影剂过敏史。⑥妊娠。

（2）动脉溶栓。

发病 6 小时内由大脑中动脉闭塞导致的严重脑梗死且不适合静脉溶栓的患者，经过严格选择后，可在有条件的医院进行动脉溶栓；对于后循环动脉闭塞导致的严重脑梗死且不适合静脉溶栓的患者，可相对延长时间窗至 24 小时。动脉内溶栓药物可选择尿激酶和 rt-PA。发病 6 小时内大脑中动脉溶栓再通率为 66%，症状性脑出血发生率为 10%。

支架取栓技术：采用支架样取栓器治疗急性前循环血管闭塞所致的卒中较采用静脉溶栓，能明确增加患者的血管再通率、改善预后且安全终点事件无明显增加。

血栓抽吸技术：近年来，随着抽吸导管在通过性、抗打折性和抽吸效率上的进步，ADAPT（A Direct Aspiration First Pass Technique）技术也在不断成熟。这项技术倾向于单用导管抽吸，完成血管再通。理论上，其能够降低支架样取栓器对血管造成的直接切割和牵拉，降低血管内治疗并发症。对负荷较大、质地较硬的血栓栓塞，直接抽吸的取栓效果可能更具优势。近年来，多种血栓抽吸联合支架取栓的取栓技术也逐渐出现，显示出良好的血管再通效率，不仅可用于单纯机械取栓或血栓抽吸失败后的补救治疗，更越来越多地被临床作为首次再通方案使用。

急性期血管成形术及支架植入术：血管成形及支架植入术常用于大血管闭塞卒中取栓失败的补救治疗。对于机械取栓失败，或伴原位狭窄的急性颈内动脉颅内段，或大脑中动脉 M1 段闭塞卒中患者，植入支架可能是可行的补救措施。

2. 抗血小板聚集治疗

抗血小板聚集治疗是缺血性脑梗死急性期及长期二级预防治疗中的基石。抗血小板聚集常用药物包括阿司匹林、氯吡格雷、奥扎格雷钠等。

（1）环氧化酶抑制剂。

阿司匹林作为临床上应用最为广泛的抗血小板聚集药物，主要通过不可逆抑制环氧化酶（COX-1），阻止血栓素 A2 的合成及释放，抑制血小板聚集。其主要不良反应为出血、胃肠道不适。吲哚布芬作为一种可逆的抑制 COX-1 的药物，因其对前列腺素的抑制率较低、胃肠道反应较小、出血风险较低，可作为出血及胃溃疡风险高等阿司匹林不耐受患者的替代治疗药物。

（2）血栓烷 A2 合成酶抑制剂。

血栓烷 A2（TXA2）合成酶抑制剂可选择性地抑制 TXA2 合成酶，减少 TXA2 的生成，进而抑制血小板的聚集。此类药物主要包括奥扎格雷、达唑氧苯。奥扎格雷是临床常用的注射剂抗血小板药物。严重的心、肺、肝、肾功能不全、血液病、出血或有出血倾向者禁止使用。

（3）P2Y12 受体拮抗剂。

氯吡格雷、普拉格雷属于噻吩吡啶类 P2Y12 受体拮抗剂，为无活性前体药物，需经肝细胞色素 P450 酶代谢，转变为有活性的代谢物而发挥作用。

替格瑞洛是一种新型环戊基三唑嘧啶类化合物，是首个可供口服的可逆性 P2Y12 受体拮抗剂，无须代谢激活，直接与 P2Y12 受体可逆性地结合，从而发挥抗血小板作用。

（4））血小板糖蛋白 Ⅱ b/Ⅲa 受体拮抗剂。

目前，临床上应用的血小板糖蛋白 Ⅱ b/Ⅲa（GP Ⅱ b/Ⅲa）受体拮抗剂可分为 3 类，即单克隆抗体拮抗剂如阿昔单抗，非肽类抑制剂如替罗非班、拉米非班，合成肽类抑制剂如依替巴肽等。替罗非班是目前临床中心血管疾病常用的抗血小板聚集的药物。目前，也将其应用在脑血管的治疗中获得了很好的预后。

（5）磷酸二酯酶抑制剂。

双嘧达莫不可逆地抑制磷酸二酯酶活性，从而使血小板内环磷酸腺苷（cAMP）浓度上升，抑制血小板聚集。西洛他唑是一种可逆的磷酸二酯酶Ⅲ抑制剂，可抑制磷酸二酯酶，升高 cAMP 水平，从而扩张动脉，抑制血小板聚集。

在进行静脉溶栓后 24 小时，头颅 CT 检查或核磁检查排除出血后，可给予抗血小板聚集治疗。阿司匹林（每天 50～325mg）或氯吡格雷（每天 75mg）单药治疗均可以作为首选抗血小板药物治疗方法。对于阿司匹林不耐受（有胃肠反应或过敏等）及高出血风险的 CIS 患者，使用吲哚布芬（每次 100mg，每天 2 次）。替罗非班对桥接治疗或血管内治疗围手术期安全性较好，建议剂量每分钟 0.1～0.2μg/kg，持续泵入不超过 24 小时。对于未接受静脉溶栓治疗的轻型卒中及高危 TIA 患者，在发病 24 小时内启动双重抗血小板治疗[阿司匹林每天 100mg，联合氯吡格雷每天 75mg（首日负荷剂量为 300mg）]，并持续 21 天，后可改成单药氯吡格雷每天 75mg，能显著降低 90 天的卒中复发。

3. 降压治疗

在急性 CIS 进行 rt-PA 静脉溶栓治疗前，血压应控制在 180/105mmHg 以内，并且在静脉溶栓后的 24 小时内维持这一血压水平。对于未接受血管再通治疗且无合并症的患者，若血压大于 220/120mmHg，脑梗死发病后最初的 24 小时内血压降低 15% 可能是合理的。

4. 降脂治疗

对于非心源性急性脑梗死患者，如果 LDL-C 水平大于等于 2.6mmol/L（1000mg/L），推荐给予高强度他汀治疗（阿托伐他汀 40～80mg 或瑞舒伐他汀 20mg），以降低卒中复发风险；对于合并颅内外大动脉粥样硬化证据的非心源性缺血性卒中患者，给予高强度他汀治疗后 LDL-C 水平仍不能很好地控制在 1.8mmol/L（700mg/L）以下，需要联合依折麦布；对于他汀不耐受或他汀治疗有禁忌证的患者，根据 LDL-C 水平目标值，可考虑使用 PCSK9 抑制剂或依折麦。在启用他汀类药物 4～12 周后，药物治疗的依从性和安全性需要评估。

5. 其他治疗

（1）抗凝治疗。

一般不推荐急性期应用抗凝药来预防卒中复发、阻止病情恶化或改善预后。房颤相关 CIS 早期复发率高，脑梗死后 7～14 天内，应用非口服抗凝药不会降低卒中复发率，但会显著增加出血风险。因此，房颤患者脑梗死后急性期启用抗凝药的时机取决于脑梗死的严重性，在未启用抗凝药前，可应用抗血小板药。具体建议依照"1—3—6—12"法则：①短暂性缺血患者，第 1 天时启用抗凝药。②轻度 CIS（NIHSS 评分小于 8 分）患者，第 3 天启用抗凝药。③中度 CIS（NIHSS 评分 8～15 分）患者，第 6 天影像学评估未见出血转化时，启用抗凝药。④重度 CIS（NIHSS 评分大于等于 16 分）患者，第 12 天影像学评估未见出血转化时，启用抗凝药。

（2）扩容。

扩容治疗仅对于低血压或脑血流低灌注所致的急性 CIS 如分水岭梗死可考虑扩容治疗，但应注意可能会加重脑水肿、心力衰竭等并发症。扩容适用于血流动力学机制所致的 CIS。

（3）改善脑血液循环和脑保护治疗。

除了恢复大血管再通外，脑侧支循环代偿程度与急性缺血性脑卒中预后密切相关。丁基苯酞可以改善脑缺血区的微循环，促进缺血区血管新生，增加缺血区脑血流。胞磷胆碱等药物可以改善脑组织代谢、促进大脑功能恢复的作用。

6. 并发症的处理

（1）脑梗死后出血转化：对药物相关的症状性脑出血，可根据病因选用逆转药物，冷沉淀、抗纤维蛋白溶解剂（氨基己酸）适于所有类型的症状性出血，华法林相关出血可选用新鲜冰冻血浆、凝血酶原复合物、维生素 K 等。无症状性出血转化者可参照我国脑出血诊治指南，控制血压，脱水药物改善出血周围的脑组织水肿等。

（2）脑水肿与颅内压增高：出现颅内压增高、卧床的脑梗死患者，采用抬高头位的方式，通常抬高床头大于 30°。甘露醇和高张盐水可明显减轻脑水肿、降低颅内压、减少脑疝的发生风险，可根据患者的具体情况选择药物种类、治疗剂量及给药次数。必要时，也可选用甘油果糖或呋塞米。经积极药物治疗病情仍加重，尤其是意识水平降低的患者，可请神经外科会诊考虑是否行减压术，手术治疗可降低死亡率，减少残疾率，提高生活自理率。

（3）肺感染：CIS 患者合并肺炎，误吸是主要原因。意识障碍、吞咽困难是导致误吸的主要危险因素，其他还包括呕吐、不活动等。肺炎是 CIS 患者死亡的主要原因之一，15%～25% 的 CIS 患者死于细菌性肺炎。早期应评估和处理吞咽困难、误吸问题，必要时胃管辅助进食，避免误吸。尤其是对意识障碍患者应特别注意预防肺炎。对于已有肺炎患者应给予抗感染治疗，但不推荐预防性使用抗感染药物。

（4）深静脉血栓形成和肺栓塞：深静脉血栓形成（Deep Vein Thrombosis，DVT）

的危险因素包括静脉血流瘀滞、静脉系统内皮损伤和血液高凝状态。瘫痪重、年老及心房颤动者发生 DVT 的比例更高，症状性 DVT 发生率为 2%。DVT 最重要的并发症为肺栓塞。鼓励患者尽早活动、抬高下肢；尽量避免下肢（尤其是瘫痪侧）静脉输液。有条件可行下肢压力波治疗。不建议给予抗凝治疗，以增加出血风险。

7.恢复期的治疗

（1）一般治疗：脑梗死进入恢复期后的治疗同急性期治疗，给予抗血小板聚集，控制血压、血脂、血糖等危险因素。此期间要积极进行康复功能的锻炼，促进 CIS 症状恢复，提升言语、肢体以及认真功能，提高生活质量，建立患者信心，使轻症患者尽快回归社会，重症患者功能恢复。

（2）康复治疗：康复训练强度应该以循序渐进的方式进行，在 CIS 康复开始阶段，患者每天接受至少 45 分钟的相关康复训练，能够提高患者的功能目标，在一定范围内，相对增加训练强度可提高训练效果，但要考虑患者的安全性。在患者能耐受的情况下，开展每天 3 小时、每周 5 天的康复训练是可行的，包括物理治疗、作业疗法、言语训练以及必要的康复护理。

脑梗死早期良肢位摆放、体位转移和关节活动度训练：脑梗死急性期卧床患者的良肢位摆放、床上体位转移技术、关节活动度训练技术，是脑梗死康复护理的基础和早期康复介入的重要方面，早期良好的肢位摆放和适当的关节活动度训练，能够减少并发症、提高护理质量、加快患者的康复速度。良肢位摆放是利用各种软性靠垫将患者置于舒适的抗痉挛体位，正确的体位摆放应该贯穿在偏瘫后的各个时期，注意定时改变体位，一般每 2 小时体位转换 1 次。鼓励患侧卧位，该体位增加了患肢的感觉刺激，并使整个患侧被拉长，从而减少痉挛，且健手能自由活动；适当健侧卧位；应尽量避免半卧位，因半卧位能引起对称性颈紧张性反射，增加肢体上肢屈曲、下肢伸直的异常痉挛模式；尽可能少采用仰卧位，因为这种体位受颈紧张性反射和迷路反射的影响，会加重异常运动模式和引发骶尾部、足跟和外踝处褥疮的发生。

床上体位转移：应当由治疗师、患者、家属和其他陪护人员共同参与，主要包括被动体位转移、辅助体位转移和主动体位转移等方式，训练的原则应该按照完全被动、辅助和完全主动的顺序进行。体位转移的训练内容包括患者床上侧面移动、前后方向移动、被动健侧翻身、患侧翻身起坐训练、辅助和主动翻身起坐训练、床上搭桥训练以及床上到轮椅、轮椅到床上的转移训练等。床上体位转移技术的实施要注意转移过程的安全性问题，在身体条件允许的前提下，应尽早离床。

关节活动度训练：可以维持关节正常的活动范围，有效防止肌肉废用性萎缩的发生，促进全身功能恢复。关节活动度训练开始时可以完全被动形式进行、以后可以过渡到辅助和完全主动的方式进行。一般每个关节每天活动 2~3 次。开始肢体软瘫时关节活动范围应在正常范围的 2/3 以内，特别是肩关节，并注意保护关节，避免不必要的损伤，防止异位骨化。关节活动度训练不仅包括肢体关节，还包括躯干的脊柱关节活动度训练，训练以患侧为主，长期卧床者要兼顾健侧肢体。

运动疗法或物理疗法：PT 即运动疗法或物理疗法（Physio Therapy）。运动疗法或者物理疗法是利用人体肌肉关节运动，达到治愈疾病、促进身心功能恢复和发展的一种方法，分为2类。一类是运动疗法，是指利用器械、徒手或患者自身力量，通过某些运动方式（主动或被动运动等），使患者获得全身或局部运动功能、感觉功能恢复的训练方法。着重进行躯干、感觉、平衡等功能的训练，包括关节功能训练、肌力训练、平衡训练、有氧训练、步行训练等。另一类是以各种物理因子为主要手段，又称为理疗，通过力、电、光、声、磁和热动力等来帮助经络通畅，达到活血化瘀、恢复萎缩肌肉、松弛痉挛肌群、调节神经传导功能等作用。

作业疗法：OT 即作业治疗（Occupational Therapy）。作业疗法是应用经过选择的作业活动，对身体、精神、发育有功能障碍的，或者由于残疾丧失生活自理能力的患者进行训练，帮助其重返社会的一种方法。主要针对患者的功能障碍，特别是上肢功能障碍，制定一些个体化的作业活动，重点来训练上肢功能以及日常生活能力。常见的工具性作业治疗如滚筒训练，可改善关节活动度，抑制屈肌痉挛，诱导分离运动；推磨砂板可改善关节活动度，增强上肢肌力；拧螺丝可改善手指功能，提高手的灵活性，增强手的感觉功能。日常生活能力训练，如穿衣服、洗漱、吃饭及家务活动等，主要训练患者的独立生活能力，还有一些助行器的使用，如手杖、足托等。

言语治疗（ST）：是由言语训练专业人员对各类言语障碍者进行训练或矫治的一种康复训练方法，集临床医学、听力学、语言学、教育学、心理学、言语病理学及电声学等多学科为一体。该方法通过对构音器官的训练和认知理解能力的训练使患者尽可能恢复说、听和语言交际能力，并巩固所获得的疗效。主要内容是对各种言语障碍进行评定、诊断、训练和研究，包括口腔按摩、气息训练、吞咽刺激、唇舌操、修补术后恢复、发声训练、发音训练、字词句练习、语言组织与理解、聋哑康复、认知训练、交际能力等。

吞咽障碍：由临床医师、康复护士或语言治疗师对所有 CIS 患者尽早完成标准的饮水试验的吞咽功能临床床旁评价。对有吞咽障碍的患者，建议应用口轮匝肌训练、舌运动训练、增强吞咽反射能力的训练、咽喉运动训练、空吞咽训练、冰刺激、神经肌肉电刺激等方法进行吞咽功能训练。也可以采用改变食物性状和采取代偿性进食方法（如调整姿势和手法等）以改善患者吞咽状况。对不能经口维持足够的营养和水分的患者，应考虑经鼻胃管肠内营养。

肩手综合征：又称反射性交感神经营养障碍，表现为肩、手部疼痛性运动障碍、肿胀，后期可出现营养不良性改变、肌肉萎缩、关节挛缩变形、皮肤色素沉着等。研究表明，经皮神经肌肉电刺激、肩关节的保护和运动、外加压装置改善循环、A 型肉毒毒素局部注射等措施可减轻肩痛。

后遗症期的治疗：后遗症期是指病程大于半年以上的脑梗死遗留有肢体障碍、言语障碍、吞咽障碍、认知障碍等。继续进行 PT、OT、ST 等方面的康复锻炼仍是有效的恢复功能的方法。

（3）二级预防，防治脑梗死的复发治疗。

非心源性的脑梗死的复发治疗方法如下。

抗血小板聚集治疗：给予口服抗血小板药物预防脑梗死，如阿司匹林（50～325mg）

或氯吡格雷（75mg），每天单药治疗均可以作为首选抗血小板药物。阿司匹林（25mg）+缓释型双嘧达莫（200mg），2次/天或西洛他唑（100mg），2次/天，均可作为阿司匹林和氯吡格雷的替代治疗药物。对发病在24小时内、非心源性轻型的脑梗死患者（NIHSS评分小于等于3分）如无药物禁忌，推荐给予氯吡格雷（75mg）联合阿司匹林（75～100mg）双联抗血小板治疗21天（首次剂量给予氯吡格雷负荷剂量300mg和阿司匹林75～300mg），后改为单药抗血小板治疗。

合并有颅外、颅内动脉粥样硬化性狭窄：这是引起卒中复发的独立危险因素。对发病在24小时内、非心源性轻型脑梗死（NIHSS评分小于等于5分）患者，且伴有同侧颅内动脉轻度以上狭窄（狭窄率大于30%），推荐给予阿司匹林联合替格瑞洛（90mg，2次/天），双抗治疗30天后改为单药抗血小板治疗。对发病30天内伴有症状性颅内动脉严重狭窄（狭窄率为70%～99%）的患者，推荐给予阿司匹林联合氯吡格雷治疗90天，此后，阿司匹林或氯吡格雷单药可作为长期二级预防用药。对伴有症状性颅内或颅外动脉狭窄（狭窄率为50%～99%）或合并有2个以上危险因素的非急性CIS患者，推荐给予西洛他唑，联合阿司匹林或氯吡格雷个体化治疗。

心房颤动导致的栓塞：对合并非瓣膜性心房颤动的脑梗死患者，无论阵发性、持续性还是永久性心房颤动，均要给予口服抗凝药物以减少脑梗死复发。对合并非瓣膜性心房颤动的脑梗死患者，推荐使用华法林或新型口服抗凝剂抗凝治疗，预防再发的血栓栓塞事件，华法林的目标剂量是维持INR在2.0～3.0。对合并非瓣膜性心房颤动的CIS患者，应根据缺血的严重程度和出血转化的风险，选择启动抗凝治疗的时机。对CIS出血转化高风险的患者，可以推迟到发病14天后启动抗凝治疗；对出血转化低风险的患者，可考虑发病后2～14天内启动抗凝治疗来减少卒中复发风险。

控制血压：既往未接受降压治疗的患者，发病数天且病情稳定后如果收缩压大于等于140mmHg或舒张压大于等于90mmHg，如无绝对禁忌，需要积极降压治疗；既往有高血压病史且长期服药的患者，如无绝对禁忌，发病数天且病情稳定后可以重新启动降压治疗。对于降压目标，如患者能耐受，推荐收缩压降至130mmHg以下，舒张压降至80mmHg以下；对于由颅内大动脉狭窄（狭窄率为70%～99%）导致的患者，如患者能耐受，推荐收缩压降至140mmHg以下，舒张压降至90mmHg以下；对于低血流动力学原因导致CIS的患者，应权衡降压速度与幅度对患者耐受性及血液动力学的影响，谨慎降压。

调节血脂：对于非心源性CIS患者，如LDL-C水平大于等于2.6mmol/L（1000mg/L），应给予高强度他汀治疗，如瑞舒伐他汀、阿托伐他汀等，以降低卒中复发风险。而合并颅内外大动脉粥样硬化证据的非心源性脑梗死患者，给予高强度他汀治疗，需要时联合依折麦布，将LDL-C水平控制在1.8mmol/L（700mg/L）及以下或将LDL-C水平降至50%及以上，以降低卒中和心血管事件风险。若应用他汀与依折麦布联合治疗后，LDL-C水平仍未达到目标水平，推荐联合使用PCSK9抑制剂治疗，以预防ASCVD事件发生。在启用他汀类药物4～12周后，应根据空腹血脂水平以及肝转氨酶、肌酶的评估，使用降低LDL-C药物治疗并调整生活方式，之后每3～12个月，基于需要根据药物调整情况评估药物治疗的依从性和安全性。

糖尿病前期和糖尿病：糖尿病、糖尿病前期或胰岛素抵抗是 CIS 复发的独立危险因素。发生 CIS 后，患者应接受空腹血糖、HbA1c 或 OGTT 筛查。患者应严格控制血糖（如 HbA1c 小于等于 7%），警惕低血糖事件带来的危害。合并糖尿病前期的脑梗死患者，应采取生活方式干预（包括健康饮食、规律体力活动和戒烟等）；合并糖尿病的脑梗死患者，除生活方式干预外，还要注意营养支持，掌握糖尿病自我管理教育和降糖药物的综合治疗方法。

高同型半胱氨酸血症：既往观察性研究结果显示，高同型半胱氨酸血症与 CIS 及其他血管性疾病的发生风险增高有关。补充叶酸、维生素 B$_6$ 以及维生素 B$_{12}$ 可降低同型半胱氨酸水平。

吸烟：吸烟及被动吸烟是 CIS 的独立危险因素。来自我国人群的前瞻性队列研究发现，吸烟在男性卒中事件发生和死亡的人群特异危险度分别为 14.2% 和 7.1%，在女性中分别为 3.1% 和 2.4%。被动吸烟使总人群的卒中总体风险增加 45%，卒中后死亡风险增加 2 倍。因此，吸烟的患者应戒烟，且远离二手烟。

饮酒：过量饮酒增加 CIS 风险。因此，患者应戒酒或减少酒精摄入量，饮酒量应适度，男性每天酒精摄入量不超过 24g，女性减半。

身体活动：规律进行身体活动并减少久坐时间可有效降低脑梗死的风险。身体活动可使复合终点事件（缺血性卒中、心肌梗死、血管性死亡）的风险降低 40%。但长时间高强度的运动可能会增加心血管病死亡风险。急性期后推荐进行每周至少 3~4 次、每次至少 10 分钟的中等强度（如快走）或每周至少 2 次、每次至少 20 分钟的有氧运动（如快走、慢跑）。但不建议中度（NIHSS 评分 5~12 分）亚急性缺血性卒中患者进行有氧运动训练。

饮食与营养：健康膳食结构可能有助于降低卒中发生或复发风险。饮食与营养流行病学研究结果显示，钾、水果、蔬菜、鱼类与膳食纤维摄入量增加，遵循地中海饮食或 DASH（Dietary Approaches to Stop Hypertension）饮食，可降低心脑血管疾病风险。患者膳食种类应多样化，能量和营养的摄入应合理，增加食用全谷、豆类、水果、蔬菜和低脂奶制品，减少饱和脂肪酸和反式脂肪酸的摄入。可适度降低钠和增加钾摄入量，有益于降低血压，从而降低脑梗死复发风险。

肥胖：肥胖是卒中发生的危险因素。超重或肥胖的 CIS 患者，减重可以改善动脉粥样硬化性心脑血管疾病的风险，根据个体情况，采用多种强化改变生活方式的行为策略，以实现体重达标。

睡眠呼吸暂停：睡眠呼吸暂停会增加卒中、死亡和心血管疾病（如心脏病、高血压和心房颤动）的风险。根据患者病情需要，可进行临床评估协助诊断睡眠呼吸暂停。合并 OSA 患者，采用正压通气治疗有助于神经功能恢复及改善 OSA 相关症状。

八、脑梗死的常见误区

误区 1：CIS 突然发病，无法预防。

CIS 是可防可治的疾病。人们日常要监测血压、血糖、血脂、同型半胱氨酸等，定期检查颈部血管彩超，了解颈动脉粥样硬化程度；合理生活，戒烟戒酒，适当锻炼，控制体重。在脑梗死发病前往往有许多先兆，比如，不少患者发病前会有一到多次的短暂脑缺血发作，常表现为突发的单眼或双眼看不清东西，一侧面部及肢体麻木无力，说话不流利，头晕行走不稳等症状，如果症状轻微并迅速缓解，非常容易被患者及家属忽略而错过最佳就诊机会。

误区 2：年轻不会得 CIS。

有些人觉得，自己还年轻，没有家族史，血压也不高，身体也不胖，每年都体检，就不会得 CIS。其实，CIS 并非中老年人的"专利"，很多数据表明，CIS 的发病年龄越来越年轻化。大部分年轻 CIS 患者，都有些不良的生活习惯，比如熬夜、抽烟、饮酒、过度劳累、缺乏锻炼、肥胖、高脂高糖高盐饮食、睡眠呼吸暂停等，这些都会使年轻人罹患脑梗死的风险增加。

误区 3：脑梗死得了不会复发。

CIS 的特点之一就是容易复发，如果不规律口服二级预防药物，CIS 年复发率高达25%。这是因为，所谓脑梗死治愈，仅仅是本次脑梗死的临床治愈，CIS 往往是一系列危险因素的结果，如果不能把病因去掉，CIS 后续必然再次发病。

误区 4：CIS 治不好了，不需要再治疗。

CIS 可引起较多的后遗症，许多患者会认为发生 CIS 就相当于被判了死刑，对治疗完全失去了信心。轻微的脑梗，经及时治疗是可以治愈的，而严重的脑梗可引起较多的后遗症，治疗难度相对较大，但如今随着医疗技术的进步，治愈率后期会进一步提高。

误区 5：已经有后遗症了，治疗也没用。

一些患者由于对病情不了解，觉得脑梗死引起的后遗症是不能治疗的，因此，对后遗症放任不管。其实后遗症期仍需要积极的康复锻炼，通过坚持不懈的康复锻炼，脑梗后的神经功能是有可能恢复的，轻者可以回归社会，重者也可以生活自理，最大限度地减少家人的照料。

误区 6：好好吃药就不会发病，不需要检查。

CIS 的患者要定期到医院复查。一般建议每半年到医院做一次复查，医生可以根据复查的结果了解患者的身体情况，及时调整治疗方案。如高胆固醇血症的患者，虽然口服他汀类降脂药物，但是低密度脂蛋白仍不能达标，就容易导致 CIS 的复发，因此，应定期抽血复查，如控制不良可联合依折麦布等降脂药物，还需定期监测肝功能等了解药物的安全性。再如高血压患者虽口服降压药物，且无头晕头痛等不适感，但实际血压并没有控制达标，这也成为 CIS 复发的一个重要原因。

误区 7：患 CIS 后每年要输液预防。

控制 CIS 患者的危险因素，做好二级预防是有效减低复发率的关键。二级预防包括控制血压、血糖、血脂等危险因素，因此，仅仅靠输液不能完全控制好危险因素，甚至输液过快、过多，还可能引起急性左心衰竭。因此，临床中积极控制危险因素更重要。

误区 8：出现卒中症状，需立即服用阿司匹林。

卒中包括出血性卒中及缺血性卒中，阿司匹林只适用于缺血性卒中，而对于出血性卒中，服用阿司匹林可能导致血肿进一步扩大。所以，患者在出现症状后，需要立即就医，在医生指导下服用相应药物。

误区 9：出现 CIS 症状后发现高血压，需要立即给予降压药。

在发生出血性卒中时，因为颅内压增高及应激的因素，可能会出现血压比平时高的现象，及时服用降压药物是可以的。但在缺血性卒中时，如果存在血管狭窄引起低灌注，机体会代偿性出现高血压以保证脑组织血液供应，这时给予降压药物，就有可能导致症状加重。因此，需要明确高血压原因后，酌情给予降压药物。

误区 10：及时溶栓就能治好所有症状。

发生脑梗死后尽早给予溶栓治疗，是为了尽早挽救"缺血半暗带"，降低卒中致残率及死亡率，同时，早期溶栓可以改善长期预后，但并不意味着溶栓就能使症状完全消失，而且也不是所有溶栓患者都能改善或者减轻症状。溶栓治疗也存在出血风险，这与患者就诊时间、梗死面积、既往病史及用药等均密切相关。

九、中医对脑梗塞的认识

（一）中风的源流

脑梗死在中医中称为"中风"，又有真中风和类中风之别，在病机学上又分为"内风"和"外风"。弄清"中风"的源流对于辨证论治有深远的意义。

"中风"初见于《黄帝内经·素问·风论》："饮酒中风，则为漏风""入房汗出中风，则为内风"，但这里的"中风"指风邪的感邪途径，与本文所论述的"中风"名同实异。但《黄帝内经》中所论之偏枯、偏风、薄厥、大厥、煎厥、癫疾、仆击、喑痱等，是以临床证候为依据来命名的，虽没有"中风"病名，却与今日所论之中风症状相同。"中风"病名首见于张仲景的《金匮要略》："夫风之为病，当半身不遂，或但臂不遂者，此为痹，脉微而数，中风使然。"它明确提出，半身不遂属中风病。隋唐时期"中风"病名已相当普及并被多数医家所认同。如巢元方所著《诸病源候论》、王焘的《外台秘要》、孙思邈的《千金方》等著作中，均将"中风"作本病名称。《诸病源候论》有中风、风癔、风口噤、风痹、风偏枯、风眩、风瘙痒等情形，把不语、牙关紧闭、眩晕、口角歪斜、皮肤瘙痒均归入中风范畴，细化了中风病诊断，丰富了中风病内涵。但这一时期，仍将外风作为该病病因。金元以后，突出其"起病急骤，变化迅速"特点。主要表现在病因病机方面，主张内风立论。朱丹溪在总结前人经验基础上支持内伤致病学说，认为外中风邪者极少，首倡"痰热生风"的病机理论。元代的王履首先提出"真中"与"类中"的病名与概念，认为"因于风者，真中风也；因于火、因于气、因于湿者，类中风而非中风也"，将"风证"划分为"真中风""类中风" 2 类。这在"中风"病的认识发展史上，是一个具有里程碑意义的关键点。明代楼英《医学纲目》首次提出"卒中"之名，明代王肯堂在《证治准绳·杂病·诸中门·中风》篇中指出"中风要分阴阳"。李中梓在《医宗必读·真中风》篇中将"中风"明确分为闭、脱二证。张景岳提出了"内伤积损"说，立"属风""非风"一门，至此，"中风"完成了从"风病"这一大概念下抽离出来，作为一个病名而独立存在。

（二）中风的病因病机

（1）积损正衰：年老体弱，或久病气血亏损，脑脉失养。气虚则运血无力，血流不畅，而致脑脉瘀滞不通；阴血亏虚则阴不制阳，内风动越，携痰浊、瘀血止扰清窍，突发本病。

（2）劳倦内伤：烦劳过度，伤耗阴精，阴虚而火旺，或阴不制阳易使阳气鸥张，引动风阳，内风旋动，则气火俱浮，或兼挟痰浊、瘀血上壅清窍脉络。

（3）脾失健运：过食肥甘醇酒，致使脾胃受伤，脾失运化，痰浊内生，郁久化热，痰热互结，壅滞经脉，上蒙清窍；或素体肝旺，气机郁结，克伐脾土，痰浊内生；或肝郁化火，烁津成痰，痰郁互结，携风阳之邪，窜扰经脉，发为本病。

（4）情志过极：七情所伤，肝失条达，气机郁滞，血行不畅，瘀结脑脉；暴怒伤肝，则肝阳暴张，或心火暴盛，风火相煽，血随气逆，上冲犯脑。凡此种种，均易引起气血逆乱，上扰脑窍而发为中风。

综观本病，由于患者脏腑功能失调，气血素虚或痰浊、瘀血内生，加之劳倦内伤、忧思恼怒、饮酒饱食、用力过度、气候骤变等诱因，而致瘀血阻滞、痰热内蕴，或阳化风动、血随气逆，导致脑脉痹阻或血溢脉外，引起昏仆不遂，发为中风。

其病位在脑，与心、肾、肝、脾密切相关。其病机有虚（阴虚、气虚），火（肝火、心火），风（肝风），痰（风痰、湿痰），气（气逆），血（血瘀）六端，此六端多在一定条件下相互影响、相互作用。

病性多为本虚标实，上盛下虚。基本病机为气血逆乱，上犯于脑，脑之神明失用。

根据患者意识状态是否有神志清楚，分为中经络和中脏腑。中经络是指中风病而无神志昏蒙者，中脏腑是指中风病而有神志昏蒙者。

（三）中风的辨证论治

1. 中经络

（1）风痰阻络证：突然偏身麻木，肌肤不仁，口舌喝斜，言语不利，甚则半身不遂，舌强言謇或不语，头晕目眩，痰多而黏，舌质黯淡，舌苔白腻，脉弦滑等。

治法：熄风化痰，活血通络。

推荐方剂：化痰通络汤加减，茯苓、半夏、生白术、天麻、胆南星、天竺黄、丹参、香附、大黄、三七粉。

（2）风火上扰证：半身不遂，偏身麻木，舌强言謇或不语，或口舌喝斜，眩晕头痛，面红目赤，口苦咽干，心烦易怒，尿赤便干，舌质红或红绛，舌苔黄腻，脉弦有力或弦数等。

治法：平肝熄风，清热泻火。

推荐方剂：天麻钩藤饮加减，天麻、钩藤、石决明、川牛膝、黄芩、栀子、夏枯草、胆南星等。

（3）气虚血瘀证：半身不遂，口舌喝斜，舌强言謇或不语，偏身麻木，面色无华，气短乏力，自汗，心悸，手肿胀，便溏，舌质黯淡，舌苔薄白或白腻，脉沉细。

治法：益气活血。

推荐方剂：补阳还五汤加减，黄芪、当归、桃仁、红花、赤芍、川芎、地龙等。

（4）阴虚风动证：平素头晕头痛，耳鸣目眩，手足心热，口燥咽干，少眠多梦，腰膝酸软，突然一侧手足沉重麻木，口舌喝斜，半身不遂，舌强语謇，舌质红绛或黯红，少苔或无苔，脉细弦或细弦数等。

治法：滋阴潜阳，熄风通络。

推荐方剂：镇肝熄风汤加减，方用白芍、天冬、玄参、枸杞子、龙骨、牡蛎、牛膝、当归、天麻、钩藤、丹参等。

（5）肝肾亏虚证：半身不遂，患肢僵硬，拘挛变形，舌强不语，肢体肌肉萎缩，舌红或淡红，脉沉细。

治法：滋养肝肾。

推荐方剂：左归丸合用地黄饮子加减，方用地黄、首乌、枸杞子、山萸肉、麦门冬、石斛、当归、鸡血藤等。

2. 中脏腑

（1）痰湿蒙神证：神志昏蒙，痰涎壅盛，面白唇黯，半身不遂，静卧不烦，肢体松懈，四肢不温，或周身湿冷，二便自遗，舌苔白腻，脉沉滑。

治法：化痰熄风，开窍醒神。

推荐方剂：涤痰汤加减，方用法半夏、陈皮、枳实、胆南星、茯苓、石菖蒲、竹茹、远志、丹参、甘草等；合用苏和香丸鼻饲。

（2）痰热内闭证：神识昏蒙，鼻鼾痰鸣，半身不遂，或肢体强痉拘急，面赤身热，气粗口臭，躁扰不宁，大小便闭，甚则抽搐、呕血，舌质红降，舌苔黄腻或褐黄干腻，脉弦滑而数等。

治法：清热化痰，醒脑开窍。

推荐方剂：清心宣窍汤加减，方用黄连、栀子、丹参、天麻、钩藤、石菖蒲、牡丹皮、羚羊角粉等；鼻饲安宫牛黄丸。

（3）元气败脱证：昏愦不知，目合口张，四肢松懈软瘫，鼻鼾息微，肢冷，汗多，二便自遗，舌质紫暗，舌苔白腻，脉微欲绝。该证多见于急性期之危重证，病情危笃临终之时。

治法：益气回阳固脱。

推荐方剂：参附汤加减，人参单煎、附子先煎等鼻饲。

3. 针灸治疗

针灸治疗是中医学治病的重要手段，中医学认为脑梗死的病机为肝肾阴阳失调，气血逆乱，脑脉痹阻。在治疗上要严格遵循"调和气血，疏通经脉"的原则。

（1）中经络：重在调神导气，疏通经络，以督脉、手厥阴、少阴经穴为主。

主穴为水沟、内关、三阴交、极泉、尺泽、委中。配穴为上肢选用肩髃、曲池、外关、合谷等，下肢选用环跳、风市、阳陵泉、阴陵泉、足三里、解溪等。吞咽困难者，加金津、玉液、风池、廉泉等。

（2）中脏腑：重在醒脑开窍，启闭固脱，以督脉、手厥阴经穴为主。

主穴为水沟、百会、内关。配穴为闭证配十二井穴、合谷、太冲；脱证配关元、气海、神阙等。

4. 熏洗

恢复期或后遗症期，瘫痪侧手、足肿胀，按之无凹陷，故实胀而非肿。可给予复元通络液局部熏洗患肢。

常用药物。川乌、草乌、当归、川芎、红花、桑枝等，用水煎汤熏洗或泡洗肿胀的肢体 20 分钟。

5. 中频、低频治疗仪

遵医嘱选取上肢肩井、曲池、合谷、外关等穴，下肢委中、昆仑、悬钟、阳陵泉等穴，进行经络穴位电刺激，每天 1～2 次，每次 30 分钟。该法适用于肢体萎软乏力、麻木，严禁直接刺激痉挛肌肉。

6. 拔罐疗法

遵医嘱选穴，每天 1 次，留罐 5～10 分钟。该法适用于肢体萎缩、关节疼痛。

7. 艾灸治疗

遵医嘱取穴。中风病（脑梗死急性期）痰热腑实证和痰火闭窍者不宜。

8. 中药热熨

遵医嘱取穴。将中药装入药袋混合均匀，微波加热大于等于 70℃，放于患处相应的穴位上适时来回或旋转，药熨 15～30 分钟，每天 1～2 次，达到温经通络、消肿止痛，以助于恢复肢体功能。

9. 耳穴贴压（耳穴埋豆）

遵医嘱取主穴脑、内分泌、肝、心、脾等，配穴为交感、神门。每天 1 次，间断按压刺激穴位。

十、养生保健

唐代孙思邈提出"上工治未病，中工治欲病，下工治已病"的思想，因此未病先防，已病防变尤为重要。脑梗死是可防可治的疾病，在日常生活中注重养生保健，控制好转危险因素是可以预防脑血管病的发生和复发的。

（一）起居养生，提高正气

中医讲究起居得宜，顺应四时，"春生、夏长、秋收、冬藏""春夏养阳，秋冬养阴，以从其根"，才能气血调和，阴阳平衡。久卧伤气，气虚则不能行血，能诱发中风。应顺应节律，勿劳累，晚上要在 11 点前入睡，每天睡眠不少于 7 小时，规律作息，保证睡眠质量，保持大便通畅，防止大便秘结，排便时勿用力过猛。

（二）饮食养生，调养脾胃

注意合理膳食，杜绝高热量、高脂肪、高盐的食物；过食肥甘醇酒，脾失健运，聚湿生痰，痰湿化热，引动肝风，挟痰上扰，可致中风。Omega-3 不饱和脂肪酸具有降低血液中胆固醇的效果，能维持血管弹性与健康。建议适量摄取含 Omega-3 的食物，如秋刀鱼、三文鱼。增加类胡萝卜素的摄取，因其能防止胆固醇氧化，维持血管健康状态。富含类胡萝卜素的食物有胡萝卜、菠菜、木瓜等。新鲜的蔬菜水果富含维生素C，能促进胶原蛋白的合成，加强血管弹性。坚果类食物含丰富的维生素E，是良好的抗氧化剂，可维持血管健康。B族维生素能帮助脂肪代谢，降低中风发生的概率。富含B族维生素的食物，如全谷类、豆类、牛奶等。适量摄取叶酸，叶酸主要存在于绿色蔬菜、柑橘类水果中。豆类富含卵磷脂，能预防中风。摄取足够的膳食纤维，可控制血液中胆固醇的含量。少吃腊肉、腊鱼、咸菜等腊制和腌制食物。细嚼慢咽，忌过饥过饱，尽量少吃辛辣生冷的食物，不吸烟，少饮酒或不饮酒。

以下介绍一些养生食疗。

芹菜粥：准备芹菜1g、白米5g、水48mL。白米洗净，芹菜洗净后切段。把水跟白米倒入锅中，煮至白米半熟后再加入芹菜，熬至软烂即可食用。

丹参绿茶：准备丹参1g、绿茶3g。将2种材料放置于杯中，用热开水冲泡，闷约1分钟后即可饮用。绿茶与丹参皆具保护脑血管健康的功效。

三七洛神茶：准备三七4g、洛神花3朵，用5mL热开水冲泡，闷2分钟后即可饮用。

豆酥鳕鱼：准备鳕鱼片、豆酥粉、大蒜、葱切末。鳕鱼片以米酒和盐腌入味，加姜片和葱末，移入蒸锅蒸10分钟至熟，取出。倒入锅中加热，加豆酥粉和大蒜末，炒至松软。鱼中的DHA和EPA可降低甘油三酯，避免血栓形成，预防中风和心血管疾病。豆酥由黄豆渣炒成，所含的维生素E和异黄酮素能抑制胆固醇氧化与累积。

荆芥粥：准备荆芥穗、薄荷叶、豆豉、白粟米。以水4L，煮取3L，去滓，下米煮粥，空腹食之。荆芥粥主治中风、言语塞涩、精神昏愦、口面㖞斜。

天钩地龙粥：准备粳米、老丝瓜、天麻、钩藤、地龙。先将地龙洗净炒香，研成细末过筛待用；将丝瓜剁成小段，与天麻、钩藤共置锅内加水，用慢火熬煮至浓，滤去渣滓，再放入淘净的粳米及清水适量煮成稀粥，冲入地龙末拌和，入油、盐、料酒各少许调味。此粥具有清热熄风、平肝潜阳、化痰通络的作用。

（三）运动养生，锻炼心肺

适当的体育锻炼可提高机体的免疫力，增强抗病能力。运动的量需要因人而异，且要循序渐进，不可过量运动，避免疲劳、用力过猛。八段锦、太极拳、慢走、游泳等较缓和的运动方式，其运动量一般达到中等强度，可以增强心脏功能，利于降低血压、血糖、血脂，促进血压循环。

八段锦：八段锦功法重视调整脏腑功能，同时通过俯仰动作，充分拉伸、疏通任督二脉，起到调节十二经气血的作用；揉按、摩运刺激体表阴阳跷脉从而激发经络经气，通过加强手指、腕踝、前臂、肘膝的扭转、牵拉、摩熨动作来刺激五输穴和原穴，从而激发经络经气，推动气血运行，以疏通经络、协助平衡脏腑阴阳；舒展筋骨、通利关节的"小动作"，增强习练者的肌肉耐力和关节灵活性，全面兼顾到上中下三焦和心、肺、脾、肝、肾五脏功能的调整以及十二经气血的调节，起到内平七情、外御六淫、行气养血、健五脏、通经络的目的。练习八段锦的好处就是舒筋活络，促进新陈代谢和改善脏腑功能，是适合忙碌现代人的养身操。

太极拳：太极拳是一个整体运动，在人体中，从上到下、从内到外、从肉到骨、从气道血、四肢百骸肌肉脏腑、皮毛、经络系统都在运动。它可以调节神经系统功能，增强心血管功能，强壮肌肉骨骼功能。

（四）情志养生，畅调气机

情绪会影响人的气血循环，五志过极，阴阳失调，气血逆乱，迫血上涌于脑而中风。保持乐观心态、良好的社交关系，学会自我情绪调节，适当释放压力，有助于血管健康，减少中风的发生。

中风后，患者由于遗留肢体不遂、言语不利、失眠等后遗症，极易造成患者中风后的情绪问题。医生应鼓励家属、身边的人员运用语言多做鼓励，多沟通、多交流，陪伴患者，家庭温暖是疏导患者情志的重要方法；通过戏娱、音乐等手段或设法培养患者某种兴趣、爱好，以分散患者注意力，调节其心境情志，使之闲情怡志。

（五）中医养身，脏腑平衡

中风的中医预防以疏经通络为主，用中药加以辅助手段干预，可以选择艾灸、脐灸、刮痧、拔罐等调节脏腑；按摩穴位，防病治病，如经常按摩内关、合谷以及足三里等按摩法。

上肢治法：患者仰卧，患肢在上，将上肢平置于侧胸前，肘部微屈。治疗者用双手拇指对置于肩下三角肌下缘的臂臑穴处按压，再依次逐步移动到臑会穴，肩后部的肩贞穴，腋窝下的极泉穴，肩内侧下方的中府穴、云门穴，进行长按，反复操作3～5分钟。注意按压时双手拇指用力要均匀，再以双手掌面自患者病侧颈项部沿肩峰与肩胛区反复摩擦5～10分钟；注意擦时应擦动肌肉，不应限于摩擦皮肤，以皮肤微红为度。最后自肩峰、三角肌处向肘部、胸部摩擦，反复操作5～10分钟。

下肢手法：患者仰卧，患肢在上，患侧下肢屈曲。治疗者以双手拇指点压臀部的环跳穴，根据耐受的情况徐徐增加压力，其余四指分置臀部两侧，两拇指均匀用力长按3～5分钟，使患者有酸、麻、胀及电流样热感自臀部放射至小腿及足趾；然后使患者俯卧，两下肢伸直。治疗者两拇指掌侧置于臀下承扶穴，其余四指分置于大腿两侧，自上向下沿股后中线，经殷门、委中、承山至足跟，反复推动3～5分钟，注意推动时两拇指应同时用力，使患者有酸、麻、胀感及放射温热感。

头部按摩法：上肢不遂取患肢对侧运动区中2/5，下肢不遂取对侧运动区上1/5和足运感区，上下肢同时发病者两段均取，如果有感觉异常，则还要先取对侧相应的感觉区。运动性失语选取运动区下2/5，即言语一区；命名性失语选取言语二区；感觉性失语取言语三区。

药物熏洗：无论是脑梗死前期、还是脑梗死后遗症期均可选择舒筋通络、活血化瘀之品进行足浴熏洗，促进血液循环，改善经络痹阻的情况。例如，可取适量黄芪、桑枝、宣木瓜、牛膝、伸筋草、鸡血藤、当归、地龙、红花、桂枝、片姜生艾叶等中药材，加水煎煮30分钟，使用脚盆浸泡，开始水温较高，将患侧手足放盆上经热气熏蒸，待水温适合时，患侧手足放入热水中浸泡30分钟。每天1剂。注意水温，避免烫伤。

（六）控制危险因素，按时服药检查

对已经患了脑梗死的患者应积极做好二级预防，如前所述，监测血压、血糖、血脂等危险因素，按时服药，定期检查，防治疾病反复加重。

王颖编

第二章　冠状动脉粥样硬化性心脏病

一、概述

冠状动脉粥样硬化性心脏病指冠状动脉（冠脉）发生粥样硬化引起管腔狭窄或闭塞，导致心肌缺血缺氧或坏死而引起的心脏病，简称冠心病（CHD），也称缺血性心脏病（IHD）。

冠心病是动脉粥样硬化导致器官病变的最常见类型疾病，严重危害人类健康。本病多发于40岁以上成人，男性发病早于女性，经济发达国家发病率较高，近年来发病呈年轻化趋势，已成为威胁人类健康的主要疾病之一。

心血管疾病（CVD）是中国人群死亡和过早死亡的主要原因，占中国人口死亡人数的40%。在国际上，中国和印度的心血管疾病问题较为严重。自1990年代以来，中国患心血管病的数量不断增加。

二、冠心病分型

冠心病根据发病特点和治疗原则不同分为两大类：①慢性冠状动脉疾病（CAD），也称慢性心肌缺血综合征（CIS）。②急性冠状动脉综合征（ACS）。前者包括稳定型心绞痛、缺血性心肌病和隐匿性冠心病等；后者包括不稳定型心绞痛（Unstable Angina，UA）、非ST段抬高型心肌梗死（NSTEMI）、ST段抬高型心肌梗死（STEMI）和冠心病猝死。

三、心脏及心脏血管的生理解剖

（一）心脏解剖

心脏在胸腔的纵隔内，膈肌中心腱的上方，夹在两侧胸膜囊之间。第2~6肋软骨或第5~8胸椎之间。整个心脏2/3偏在身体正中线的左侧。心尖朝向左前下方，心底朝向右后上方。心底部自右向左有上腔静脉、肺动脉和主动脉与之相连。表面有3个浅沟，可作为心脏分界的表面标志。在心底附近有环形的冠状沟，分隔上方的心房和下方的心室；心室的前、后面各有一条纵沟，分别叫作前室间沟和后室间沟，是左、右心室表面分界的标志。左、右心房各向前内方伸出三角形的心耳。

心脏是肌性的空腔器官，包括左心房、右心房、左心室、右心室。右心房接受下腔静脉和上腔静脉回流的静脉血。右心房通过三尖瓣和右心室相连。当心室收缩时，瓣膜合拢封闭房室口以防止血液向心房内逆流。右心室接受右心房的静脉血，心肌舒张和收缩，将静脉血吸纳入心室腔，再泵送到肺动脉，构成肺循环。在肺动脉口的周缘附有三片半月形的瓣膜，叫肺动脉瓣。心室舒张时，防止肺动脉的血液反流至右心室。左心房有4个肺静脉口收纳由肺回流的血液，然后经左房室口流入左心室，在左房室口处有二尖瓣。二尖瓣借腱索与左心室壁上的乳头肌相连。左心室接受来自左心房的动脉血，血液再通过主动脉口进入主动脉，向全身各组织器官输布。主动脉口的周缘附有 3 片半月形的瓣膜，叫主动脉瓣。左、右主动脉瓣与升主动脉根部之间分别有左、右冠状动脉的开口，心室舒张期，当主动脉瓣关闭后，部分反冲回流的主动脉血液借此开口灌注心肌本身。二尖瓣和主动脉瓣的形状、结构及作用与三尖瓣、肺动脉瓣的基本一致。

心脏的壁包括心内膜、心外膜、心肌以及房室间隔。心内膜覆盖在心腔的表面，与血管内膜相续。心外膜覆盖在心脏表面心包脏层。心房和心室的心外膜、心内膜互相延续。心房和心室的心肌层不直接相连，分别起止于心房和心室交界处的纤维支架，形成各自独立的肌性壁，从而保证心房和心室各自进行独立的收缩和舒张，以推动血液在心脏内的定向流动。房间隔为分隔左、右心房的肌性隔膜。室间隔为分隔左、右心室的肌性隔膜。

（二）心脏血管解剖

冠状动脉由升主动脉起始部的主动脉窦（又称冠状窦，包括左主动脉窦、右主动脉窦和无冠窦）发出，分为左右冠状动脉。

右冠状动脉（RCA）由右冠状窦发出后，在肺动脉起始部和右心耳之间，沿冠状沟向右行，绕过心右缘经冠状沟后部至房室交点处转向下，移行至后室间支（后降支），沿后室间沟下行至心尖。其第一分支是圆锥支，供应右心室流出道，沿途发出分支，输布于右心房、右心室、部分左心室后壁及室间隔的后 1/3，窦房结动脉和房室结动脉通常为右冠状动脉的分支。

左冠状动脉由左冠状窦发出后，在肺动脉起始部与左心耳之间向左行一短距离（短干），随即分为前室间支，又称前降支（LAD）和旋支（LCX）。LAD 沿前室间沟下行，于心尖右侧转向后，与右冠状动脉的后室间支吻合。前室间支分支分布于左心室前壁、室间隔前 2/3 及部分右心室前壁，第一间隔支供应房室束和近端左束支。前降支和旋支夹角处或 2 支主干部常发出对角支，出现率为 42.3%，可有 1～2 支。起自于前降支的左室前支的第一分支往往在接近肺动脉瓣水平处分出，分布至肺动脉圆锥，称左动脉圆锥支，此支可与右动脉圆锥支吻合成坏（称 Vieussen 环）。LCX 沿冠状沟向左行绕过心左缘至心膈面，分支分布于左心房、左心室侧壁及左心室后壁。起自于旋支的左室前支往往有 2～3 支粗大分支分布于心脏钝缘，称钝缘支（或左缘支）。左冠状动脉也可有分支至窦房结。

因此，当冠状动脉的供血与心肌的需血之间发生矛盾，冠状动脉血流量不能满足心肌代谢的需要，就可引起心肌缺血缺氧。暂时的缺血缺氧引起心绞痛，而持续严重的心肌缺血可引起心肌坏死即为心肌梗死。

三、冠心病的发病机制

（一）生理状态下

心肌能量的产生需要大量的氧供，心肌细胞摄取血液的氧含量为 65%～75%，明显高于身体其他组织。因此，心肌平时对血液中氧的摄取已接近于最大量，氧需再增加时，已难从血液中更多地摄取氧，只能依靠增加冠状动脉的血流量来提供。在正常情况下，冠状动脉循环有很大的储备，通过神经和体液的调节，其血流量可随身体的生理情况而有显著的变化，使冠状动脉的供血和心肌的需血两者保持着动态的平衡；在剧烈体力活动时，冠状动脉适当地扩张，血流量可增加到休息时的6～7倍。

（二）病理状态下

冠心病由冠状动脉粥样硬化所致，发病机制亦即动脉粥样硬化的发展过程。动脉粥样硬化（AS）是一组称为动脉硬化的血管病中常又重要的一种，可累及心、脑、肾、眼等脏器及外周血管的动脉系统，是泛血管疾病的主要病理基础。动脉硬化的共同特点是动脉管壁增厚变硬，失去弹性、管腔缩小。AS的特点是病变从动脉内膜开始，先后有脂质和复合糖类积聚、出血和血栓形成、纤维组织增生和钙质沉着，并有动脉中层的逐渐退变和钙化。由于在动脉内膜积聚的脂质外观呈黄色粥样，因此，该病被称为动脉粥样硬化。

冠状动脉固定狭窄或微血管阻力增加供血与心脏的需血之间发生矛盾，冠脉血流不能满足心肌代谢的需要可导致冠状动脉血流减少，当冠状动脉管腔存在显著的固定狭窄（大于50%～75%），安静时尚能代偿，而运动、心动过速、情绪激动造成心肌需氧量增加时，可导致短暂的心肌供氧和需氧间的不平衡，这是引起大多数慢性稳定型心绞痛发作的机制。在另一些情况下，由于不稳定型粥样硬化斑块发生破裂、糜烂或出血，继发血小板聚集或血栓形成导致管腔狭窄程度急剧加重，或冠状动脉发生痉挛，均可使心肌氧供应减少，这是引起ACS的主要原因。另外，即使冠状动脉血流灌注正常，严重贫血时心肌氧供也可显著降低。许多情况下，心肌缺血，甚至坏死，是需氧量增加和供氧量减少两者共同作用的结果。

心肌缺血后，氧化代谢受抑，使高能磷酸化合物储备降低，细胞功能随之发生改变。短暂的反复缺血发作可对随后的缺血发作产生抗缺血的保护作用，减少心肌坏死范围或延缓细胞死亡，称为"心肌预适应"。而短暂的重度缺血后，虽然心肌的血流灌注和耗氧量已恢复，但仍可发生持久的心肌功能异常伴收缩功能的恢复延缓，称为"心肌顿抑"。心肌长期慢性缺血，心肌功能就会下调以减少能量消耗，以维持心肌供氧、需氧之间新的平衡，以致不发生心肌坏死；当心肌血流恢复后，心肌功能可延迟、完全恢复正常，此现象称为"心肌冬眠"，也是心肌的自身保护机制。持续而严重的心肌缺血则可导致不可逆的心肌细胞损伤和坏死。

心肌在缺血缺氧的情况下，心肌内积聚过多的代谢产物，如乳酸、丙酮酸、磷酸等酸性物质或类似激肽的多肽类物质，刺激心脏内自主神经的传入纤维末梢，经1～5胸交感神经节和相应的脊髓段，传至大脑产生疼痛感觉。这种痛觉反映在与自主神经进入水平相同脊髓段的脊神经所分布的区域，即胸骨后及两臂的前内侧与小指，尤其是在左侧，甚至出现左侧牙痛。

（三）冠心病与血管狭窄

冠状动脉发生粥样硬化是否会导致冠心病，一定程度上取决于冠状动脉粥样硬化造成血管腔狭窄的程度。

病理学上常按狭窄最严重部位的横断面，采用 4 级分类法：Ⅰ级，管腔狭窄面积小于等于 25%；Ⅱ级，管腔狭窄面积为 26%～50%；Ⅲ级，管腔狭窄面积为 51%～75%；Ⅳ级，管腔狭窄面积为 76%～100%。

一般Ⅰ、Ⅱ级粥样硬化并不能引起明显的冠状动脉血流量的减少，对冠心病发病并无直接影响。因此，虽然有冠状动脉粥样硬化，但临床可无冠心病的表现。Ⅲ级和Ⅳ级狭窄者则与冠心病的发生有直接关系。

四、冠心病的危险因素

冠心病的危险因素与脑梗死相似，包括可改变的危险因素和不可改变的危险因素。不可改变的危险因素有性别、年龄、家族史。此外，还与感染有关，如巨细胞病毒、肺炎衣原体、幽门螺杆菌等。了解并干预危险因素，有助于冠心病的防治。可改变的危险因素有高血压、高血糖、高血脂、超重、不良生活方式（吸烟、饮酒、熬夜）、不合理膳食（高脂肪、高胆固醇、高热量等）以及社会心理因素。

在不可改变的危险因素中，性别、年龄、家族史与导致脑梗死的机理是相同的。而感染是导致冠心病的不可改变的因素，如幽门螺旋杆菌感染（Hp），Hp 感染可引起动脉壁的局部炎症，诱导大量炎症因子合成和释放，破坏内皮细胞的血管张力维持作用，损伤内皮细胞功能，促进冠状动脉粥样硬化的发生。此外，Hp 可促进白细胞释放，使纤维蛋白原转化为纤维蛋白的物质，促进血液凝固。Hp 还可与血小板糖蛋白Ⅰb、L 选择素和 P 选择素相互作用，并与假性血管血友病因子结合，诱导血小板聚集，短时间内大量血小板聚集可导致急性心肌梗死的发生，故 Hp 感染可增加急性心肌梗死的发病风险。

在可改变的危险因素中，同样包含着高血压、高脂血症、糖尿病损伤的"三剑客"。社会因素在急性冠脉事件中占有重要的位置，但还没有引起人们的关注。

1. 高血压

血压平稳时，血管内流动的血液就像平稳的溪流，使人体处于一个平衡和舒缓的状态，然而，一旦体内的血压升高，动脉血管内压力增高，高压血流长期冲击动脉壁，会导致动脉内膜的机械性损伤。而冠状动脉作为升主动脉的第一个分支，所承受的高压血流的冲击较大，容易受到伤害，继而引发冠心病。

血压的升高还会影响动脉血管中结缔组织的代谢，使血脂易沉积在血管内壁，而形成粥样硬化。快速升高的血压会导致高级神经中枢活动障碍，神经内分泌紊乱，使儿茶酚胺释放过多。儿茶酚胺是一种含有儿茶酚和胺基的神经类物质，是由肾上腺髓质，肾上腺神经元及肾上腺外嗜铬体分泌的激素，儿茶酚胺的增多可直接损伤动脉血管壁，使冠状动脉痉挛，促使冠状动脉粥样硬化形成。因此，有效地治疗高血压，可减少或延缓冠心病的发病。

2. 高血脂

血脂是血液中胆固醇、甘油三酯和类脂等的总称。我们常说的高血脂其实是指"血脂异常"，也就是人体血液中甘油三酯（TG）、低密度脂蛋白（LDL）和总胆固醇（TC）水平过高，高密度脂蛋白（HDL）过低。高血脂人群体内的低密度脂蛋白及其氧化产物容易聚集于血管的内膜中，最终形成脂质池和斑块，造成血管管腔狭窄和硬化，从而形成动脉粥样硬化导致心肌缺血。

3. 糖尿病

糖尿病患者不仅更容易患冠心病，而且患冠心病后冠脉病变也更严重。由于糖尿病患者往往血糖含量偏高，人体内的血管就像被糖水淹没一般，血管受损的程度更大。糖尿病患者还会产生胰岛素抵抗，影响血管内皮一氧化氮的产生，一氧化氮对于血管内皮的舒张功能及内皮功能均有重要作用，一氧化氮减少会引起血管弹性明显下降。除此之外，糖尿病患者心血管自主神经病变的发病率高，可能会引起心率调节障碍和冠脉血流动力学障碍。因此，控制血糖是改善冠心病患者预后的非常重要的任务。

4. 熬夜

熬夜会影响交感神经和迷走神经的功能。正常的生活节律对维持心血管系统的稳定和健康至关重要。而熬夜会破坏这种节律，导致交感神经过度兴奋，迷走神经功能紊乱。这种紊乱会引起体内激素分泌的紊乱，血压昼夜节律改变，进而诱发或加重动脉粥样硬化的发生。长期熬夜还会导致体内压力激素的紊乱，如肾上腺素和皮质醇水平的增加，血液中的脂质代谢异常，使血液黏稠度增加、血小板聚集性增强，促进血管内斑块的形成，从而加重动脉粥样硬化。

5. 吸烟

吸烟作为冠心病的重要危险因素，其与心血管疾病关系的研究由来已久。尼古丁是吸烟提神的主要物质，它是一种拟交感神经的药物，可通过激动交感神经，促使神经元在局部释放兴奋性的物质，虽然增加了心肌收缩力，心率加快，但也增加心肌的耗氧量，就好比让汽车发动机长时间高功率输出会增加耗油量，尼古丁也会使血管收缩、血压升高，出现冠状动脉痉挛，而长期的高血压也会带来血管的慢性损伤性疾病和冠心病。

6. 饮酒

过量饮酒影响脂肪代谢。乙醇减慢脂肪酸氧化，可能有利于膳食脂质的储存，使肝脏脂肪合成增多，导致血清中甘油三酯含量增高，发生甘油三酯血症的可能性增大，从而加重冠状动脉的粥样硬化，增加冠心病患病概率。另外，大量饮酒后，酒精入血，从而会使人的中枢神经系统过度兴奋，交感神经兴奋使心率加快，心率的加快会加快心肌耗氧，从而使本来心肌供血就差的冠脉系统雪上加霜，甚至不堪重负，从而导致冠心病发作，甚至发生心肌梗死，或使心功能不全的患者心衰加重或者发作。

7. 高同型半胱氨酸血症（Hcy）

1999年，世界卫生组织国际将其列为心血管疾病的一个独立危险因素。高Hcy可通过直接损伤血管内皮，使血管内皮合成一氧化氮的能力下降，引起血管舒张功能障碍，干扰脂质代谢，导致血脂异常，加快动脉粥样硬化的进程。Hcy还可以通过上调金属蛋白酶以促进血管平滑肌的增殖，血管内皮的过度增殖和脂质沉积的共同作用使血管内膜增厚及血管重构，最终导致血流动力学的改变。最后，Hcy可以影响凝血功能及纤溶系统，导致血栓形成。

8. 肥胖

肥胖是影响冠心病发病和死亡的一个非常重要的危险因素。体重指数越高，冠心病的发病率越高。肥胖促进冠心病的可能机制是肥胖者体内往往缺乏一种特殊的物质——瘦素，或者体内只有很低水平的瘦素。瘦素的生理作用主要包括抑制食欲、减少能量摄取、增加能量消耗、抑制脂肪合成，研究证实瘦素水平低和高血压、高血脂也有关系，因此，肥胖者较正常人更易患冠心病。肥胖者往往还合并有胰岛素抵抗、高血脂、高血压和糖尿病等冠心病的危险因素，这些危险因素的共同作用使肥胖者的冠心病危险成倍增加。

9. 阻塞性睡眠呼吸暂停（OSA）

OSA 的主要病理生理改变主要是呼吸暂停引起的慢性间歇低氧、二氧化碳潴留、胸腔负压增大、反复微觉醒及睡眠结构异常，在此基础上引发自主神经功能紊乱、氧化应激及炎症反应、血管内皮细胞损伤、血流黏度增高、高凝状态、纤维溶解系统异常及内分泌代谢异常等，导致冠心病的发生。

五、实验室生化检查

（一）一般检查

冠心病的患者常规要做血常规、肝肾功能、血糖、同型半胱氨酸、血脂等常规的检查，以便发现异常的血化验，从而找到可以导致冠状动脉粥样硬化的危险因素。

（二）心脏相关的血化验

1. 心肌酶

心肌酶是存在于人体心肌细胞中的一种特有的物质，当人体心肌受到损伤时，心肌酶就会释放出来。在临床中，通过抽取一定量的血液，检查其心肌酶各项指标的含量，一旦发现指标数值有异常，就说明患者可能发生了心肌损害，如心肌坏死、心肌梗塞、心肌炎等，这时就需要及时采取治疗措施。心肌酶常查的是磷酸肌酸激酶同工酶、肌钙蛋白 I、肌钙蛋白 T，还有肌红蛋白。

（1）肌酸激酶（CK）（正常值为 40～200IU/L）。

（2）肌酸激酶同工酶（CK-MB）（正常值小于 24IU/L）。

肌酸激酶（CK）及肌酸激酶同工酶（CK-MB），主要存在于需大量耗能的器官组织中。CK 有 3 种同工酶，为主要分布在心肌的 CK-MB、主要分布在脑部的 CK-BB 和主要分布在骨骼肌的 CK-MM。在急性心肌梗死发病后 3～8 小时，患者血清中的 CK、CK-MB 增高，24 小时达到峰值，2～3 天恢复正常。临床上，怀疑为急性心肌梗死，常需要同时测定 CK 和 CK-MB 的动态变化。另外，发生肌营养不良，多发性肌炎等骨骼肌疾病，或者剧烈运动导致肌肉损伤时，CK-MB 也会升高。

（3）天门冬氨酸氨基转移酶（谷草转氨酶，AST）（正常值为 13～35IU/L）。

天门冬氨酸氨基转移酶（AST）广泛存在于人体各组织中，包括心脏、肝脏、骨骼、肾脏和胰腺。在急性心肌梗死（AMI）发生后 6～12 小时升高，AST 在 24～48 小时达到峰值，持续 5 天或 1 周。但由于 AST 广泛存在，不具备组织特异性，而且敏感性不高，所以单纯 AST 升高不能诊断心肌损伤，而且 AST 在急性心肌梗死发生后升高，临床医生不主张用 AST 来诊断心肌梗死。

（4）乳酸脱氢酶（LDH）（正常值为 120～250IU/L）。

乳酸脱氢酶（LDH）广泛存在于肝脏、心脏、骨骼肌、肺、脾脏、红细胞、血小板等组织细胞中。在急性心肌梗死发病后，LDH 在 6～10 小时升高，2～3 天达到峰值，1～2 周恢复正常。连续测定 LDH，对于延迟就诊的急性心肌梗死患者，有一定的参考价值。

（5）α-羟丁酸脱氢酶（α-HBDH）（正常值为 72～182U/L）。

α-羟丁酸脱氢酶（α-HBDH）主要存在于人的心肌、肾和红细胞中，但在血中升高时间较迟，特异性低。如果在血中升高持续时间长，临床上可作为一个参考指标。因此，心肌酶升高并不一定意味着患者有严重的心脏疾病，也有可能是其他原因导致的心肌损伤，如心肌梗塞、心肌炎、甲状腺功能减低、横纹肌溶解、糖尿病合并酮症酸中毒等。

2. 肌钙蛋白和肌红蛋白

肌钙蛋白是心脏横纹肌收缩中起主要调节作用的蛋白质，有 3 个亚基，分别为 cTnT、cTnI 和 cTnC。由于骨骼肌与心肌中的 cTnC 是相同的，特异性差，通常选取 cTnI 和 cTnT 检测来诊断心肌损伤，二者的意义是相同的。由于心肌肌钙蛋白 cTnI 在组成上有着独特的氨基酸序列（N-端比横纹肌多 31 个氨基酸），骨骼肌、肝、肾等肌细胞损伤破坏不影响其测定结果的判断，因此，肌钙蛋白 cTnI 具有良好的特异性。健康人血内不含或含极低量的 cTnI，当心肌缺血缺氧，发生变性坏死，细胞膜破损，cTnI 释放，出现在外周血中。在发病后 4～6 小时，外周血中 cTnI 出现，12～48 小时达到高峰。在严重心肌梗塞 AMI 出现后，血浆 cTnI 保持高水平，cTnI 升高持续 4～10 天，有很长的诊断窗口期。心肌肌钙蛋白是目前诊断心肌损伤或坏死特异性最强、灵敏度较高的生物标志物，是目前诊断 AMI 最好的确定标志物。

肌红蛋白存在于心肌和骨骼肌中，健康人血中含量极低。由于肌红蛋白相对分子量小，且存在于胞质内，故在肌肉损伤时出现较早，是目前公认的较好的早期心肌损伤标志物，在发病 1～3 小时即可出现异常增高。由于肌红蛋白（Myo）还在大量存在于骨骼肌中，其对心肌损伤诊断的特异性不高，但心肌梗死后会迅速地从坏死的心肌中释放出来，具有高度的敏感性。Myo 阴性特别有助于排除 AMI。

六、功能检查及影像检查

1. 心电图

心电图是临床中对心脏疾病诊断首选的检查之一，由于其检查方便，几乎所有医院，甚至诊所都具备，价钱也比较便宜，检查时间短，所以是诊断心脏疾病时一定要检查的项目。

冠心病的心电图分为缺血性改变、损伤性改变和坏死性改变。

（1）缺血性改变：冠状动脉闭塞后最早出现的改变是缺血性 T 波改变，初期表现为 T 波振幅增高，双肢对称（心内膜缺血），缺血进一步扩展至心外膜，使外膜面复极延迟晚于心内膜，复极程序发生改变出现对称性 T 波倒置。

（2）损伤性改变：缺血程度进一步加重，出现心肌损伤，由于心肌损伤，产生了损伤电流或除极波受阻，而出现损伤性图形改变。主要表现为 ST 段偏移，在超急期，ST 段斜形抬高，与高耸的 T 波相连。在急性发展期，ST 段凸面向上抬高呈弓背状，并与缺血性 T 波平滑地连接。

（3）坏死性改变：如果更进一步的缺血导致细胞变性、坏死，由于坏死的心肌细胞不能恢复为极化状态和产生动作电流，坏死的这一片心肌不能除极，自然就不会产生心电向量，因此，心电综合向量背离梗死区，心电图面向梗死部位的导联产生病理性 Q 波或呈 QS 型。

2. 心脏负荷实验

许多冠心病患者，尽管冠状动脉扩张的最大储备能力已经下降，但静息时冠状动脉血流量尚可维持正常，无心肌缺血现象，心电图完全正常。为揭示已减少或相对固定的冠状动脉血流量，可通过运动或其它方法给心脏以负荷，增加心肌耗氧量，诱发心肌缺血，辅助临床对心肌缺血做出诊断。这种通过运动增加心脏负荷而诱发心肌缺血，从而出现缺血性心电图改变的试验方法，叫心电图运动试验。心脏负荷试验包括平板运动负荷试验、超声负荷实验和心脏磁共振负荷实验。其中平板运动负荷试验是心电图负荷试验中最常见的一种。

运动平板试验是让患者在医生的指令下，在检查设备上先缓慢行走，再逐渐加快行走步伐，通过逐步加大运动量来测定患者心脏功能和运动耐力的一项检查。运动试验阳性结果判定标准如下：①运动中或运动后出现典型的心绞痛。②运动 ST 段弓背向上抬高大于等于 0.1mV。③运动中或运动后 R 波为主的导联出现缺血性 ST 段水平或下垂性下降大于等于 1mm，持续大于等于 2 分钟者。④原有 ST 段下降者，运动中或运动后出现缺血性 ST 段下降，较原来增加 1mm 者。⑤运动中或运动后出现严重心律失常。⑥运动中血压下降者。

但如果患者存在以下情况，应禁止进行平板运动符合试验：①急性心肌梗死。②不稳定性心绞痛。③严重症状的主动脉瓣狭窄或关闭不全（肥厚性梗阻型心肌病）。④严重心律失常，室性心动过速，完全性房室传导阻滞。⑤未被控制的心力衰竭。⑥高血压，血压大于等于 165/105mmHg。⑦患有严重肺部疾患、急性心肌炎、心包炎、风湿热、感染性心内膜炎。⑧年老体衰或伴有骨骼、关节疾患不能进行运动。

3. 心脏彩超

超声心动图能够显示心腔内结构、心脏搏动以及血液流动，且具有无创伤性的优点。心肌缺血时相应区域的心脏室壁会出现运动幅度降低、室壁增厚率降低及心脏增大、瓣膜功能异常、收缩功能降低等表现，陈旧性的心肌梗死相应室壁会出现室壁变薄、回声增强、室壁结构异常等。同时，彩超适用于心肌梗塞后室壁瘤、室间隔穿孔、乳头肌断裂、心室内血栓等的诊断。

4. 冠脉增强 CT 检查与血流储备分数（FFR）

冠脉增强 CT 检查属于一种无创检查，需要将造影剂通过高压注射器打入血管内让冠脉血管显影，从而获取心脏血管图像，准确率在 90% 以上。由于其为无创的检查，容易得到患者的接受。以下情况要考虑进行冠脉增强 CT 检查：①有临床症状或其它相关检查提示冠心病可能，如胸痛、胸闷、胸骨后压迫感是急性心梗最常见的症状，可放射至颈部、下颌部、左上肢及前壁内侧、左肩背部或上腹部。②心电图及 24 小时动态心电图等怀疑存在冠心病可能。③有多重冠心病危险因素，如长期吸烟、长期酗酒、三高人群（高血压、高血脂、糖尿病）长期熬夜、中老年人群等。④冠脉支架植入术后或者搭桥术后患者的复查。

虽然冠脉增强 CT 检查无创、准确率高受到患者的认可，但是并非所有患者均适合进行检查，如频发早搏、房颤、心律不齐、甲状腺功能亢进、肾功能严重损伤的患者，均不能进行检查。

5.冠脉造影

冠状动脉造影检查是诊断冠心病的金标准，作为一种有创伤性的检查手段，还存在一定的风险，比如动脉的损伤，穿刺部位的出血，造影剂的过敏等。但有些患者必须要做该项检查，包括急性冠脉综合征、不明原因的心律失常、不明原因的左心功能不全、不明原因胸痛、心肌梗死、心绞痛、没有症状但怀疑自己有冠心病的人。

七、冠心病的分类诊断及治疗

（一）稳定型心绞痛

1. 临床表现

稳定型心绞痛以发作性胸痛为主要临床表现，疼痛的特点如下。

（1）部位：主要在胸骨体上段或中段之间可波及心前区，有手掌大小范围，甚至横贯前胸，界限不很清楚，常放射至左肩、左臂内侧达无名指和小指，或至颈、咽或下颌部。

（2）性质：常为紧缩感、绞榨感、压迫感、胸闷等。也可有烧灼感但不尖锐，不像针刺和刀扎，偶伴濒死的恐惧感觉，患者不自觉停止原来活动。

（3）持续时间：持续时间为 2～5 分钟，一般不超过 10 分钟。

（4）诱因：发作常由体力劳动或情绪激动所激发，饱食、寒冷、吸烟、心动过速、休克等亦可诱发。舌下含化硝酸甘油片，可在 2～5 分钟内缓解。

2. 诊断要点

（1）病史询问：询问有或无上述表现。

（2）体格检查：患者平时一般无异常体征。心绞痛发作时常见心率增快、血压升高、表情焦虑、皮肤冷或出汗，有时出现第四或第三心音奔马律。可有暂时性心尖部收缩期杂音，多为乳头肌缺血功能失调引起二尖瓣关闭不全所致，第二心音可有逆分裂或出现交替脉。

（3）实验室检查了解冠心病危险因素：做空腹血糖、血脂检查，必要时查糖耐量。了解贫血、甲状腺功能。对胸痛明显者，查血肌钙蛋白、肌酸激酶。

（4）心电图：具体内容如下：①静息心电图。静息心电图多正常，静息心电图可表现出冠心病的迹象，如陈旧性心肌梗死或异常复极。②发作时的心电图。大多数患者相邻的二个导联 ST 段压低（水平型或下斜型），发作时记录的心电图正常也并不罕见，不应该排除心肌缺血诊断。胸痛同时出现快速性心律失常（早搏或心动过速）房室传导阻滞、左前分支阻滞或束支传导阻滞。③动态心电图监测。可以持续性地检测心电的变化，用于评价症状和心电的关系，诊断冠状动脉疾病的敏感性和特异性要低于运动试验，但可以显示运动没有诱发的自发心肌缺血。

（5）运动负荷试验：运动可以增加心脏负荷诱发出心肌缺血，分级逐渐增加运动负荷至最大量（210－年龄=极量）或次级量（190－年龄=次级量），不同阶段分别观察 ST 段水平或下斜型压低）1mm，持续 3 分钟不恢复则为阳性。这项检查也可以用于治疗后的评价。

（6）超声心动图：具体内容如下：①进行心绞痛诊断性评估的患者，不需要做超声心动图检查。但二维超声心动图检查有助于评价心腔的大小、左心室局部和全心功能。此外，对于有心肌梗死病史的患者可帮助了解梗死范围、室壁瘤、二尖瓣情况及附壁血栓等。②胸痛发作时或缓解后 30 分钟内，超声检查可以评估心肌缺血范围，如左室节段运动异常。

（7）电子计算机断层扫描（CT）：多排 CT（尤其 64 排或以上 CT）可清晰的显示冠脉血管壁和斑块的性质。

（8）冠状动脉造影术：对可疑心绞痛患者，包括心绞痛症状发生明显改变的已知 CAD 患者，做冠状动脉造影以明确诊断

3. 治疗与预防

原则。控制改变动脉粥样硬化的危险因素，改善冠状动脉的血供和减轻心肌的耗氧，同时治疗动脉粥样硬化，预防斑块的不稳定和血栓形成。

（1）发作时的治疗：多休息，一般患者在停止活动后症状即可消除心绞痛，不主张卧床，应进行适当的有氧运动，以不诱发症状为限。

（2）药物治疗：具体内容如下。①硝酸甘油 0.5mg 舌下含化，第一次用药时，患者宜平卧片刻，必要时吸氧，可以反复使用。②硝酸异山梨酯 5mg～10mg 舌下含化，也可用喷雾吸入。

（3）缓解期的治疗：首要是对动脉粥样硬化进行治疗，同时宜尽量避免各种诱发因素。调节饮食，特别是一次进食不应过饱；禁绝烟酒，调整日常生活与工作量；减轻精神负担；保持适当体力活动，以不致发生疼痛症状为度；一般不需卧床休息。

（4）药物治疗：具体内容如下。①硝酸酯制剂，以长效硝酸酯为主（5-单硝酸异山梨醇等），20mg～30mg，每 12 小时 1 次。②β-受体阻滞剂，最常用的制剂是美托洛尔每天（50mg～100mg）分 2 次服用，通过阻断交感作用，减低心肌氧耗，缓解心绞痛发作。③钙通道阻滞剂，常用制剂有硝苯地平缓释剂、地尔硫䓬。通过抑制 Ca^{2+} 进入细胞内抑制心肌和平滑肌收缩，缓解症状，还可降低血液黏度。治疗变异型心绞痛以钙通道阻滞剂硝苯地平的疗效最好。④阿司匹林，每天 75mg～100mg，可预防动脉血栓形成和心脏事件发生。

（5）抗血小板调脂治疗：如阿托伐他汀、瑞舒伐他汀钙片、依折麦布等积极控制血

脂，尤其要将低密度脂蛋白胆固醇控制在 1.8mmol/l 以下。

（6）ACEI：如卡托普利、依那普利。合并糖尿病、心力衰竭或左心室收缩功能不全的高危患者对此类药获益较大，低危患者获益较小。

（二）隐匿性冠心病

隐匿型冠心病是指没有心绞痛的临床症状，但有心肌缺血的客观证据的冠心病。患者有冠状动脉粥样硬化，但病变较轻或有较好的侧支循环，或患者痛阈较高因而无疼痛症状。其心肌缺血的 ECG 表现可见于静息时，也可在负荷状态下才出现，常为动态 ECG 记录所发现，也可为各种影像学检查所证实。

1. 临床表现

其临床表现可分为 3 种类型。

（1）有心肌缺血的客观证据，但无心绞痛症状。

（2）曾有过心肌梗死史，现有心肌缺血客观证据，但无症状。

（3）有心肌缺血发作，有时有症状，有时无症状，此类患者居多。应及时发现这类患者，可为其提供及早的治疗，预防心肌梗死或死亡发生。

2. 诊断要点

诊断主要根据静息、动态或负荷试验的心电图检查，放射性核素心肌显像可发现患者有心肌缺血改变，而又无其他原因可以解释，常伴有动脉粥样硬化的危险因素。进行选择性冠脉造影检查或加做血管内超声显像可确立诊断。

鉴别诊断时主要考虑引起 ST 段和 T 波改变的其他疾病，如各种器质性心脏病、电解质失调、内分泌疾病和药物作用等。近年来研究表明，存在心肌缺血，无论有无症状，同样预后不良。因此，检出、预防心肌缺血与检出严重血管病变并进行血运重建同样重要。

3. 治疗与预防

（1）隐匿型冠心病在治疗原则上，应与有症状的冠心病患者相同对待。因此，首先，必须采用各种防治动脉粥样硬化的措施；其次，减少无症状性心肌缺血的发作，可用的药物有硝酸酯类、钙离子拮抗剂和 β-受体阻滞剂。

（2）对于第 3 类隐匿型冠心病患者，治疗目标是减少总的心肌缺血，而非仅仅控制心绞痛症状。

（3）药物治疗后仍持续有心肌缺血发生的患者，应进行冠状动脉造影以明确病变严重程度，并考虑行血管再通术治疗。

（三）急性冠脉综合征

引发急性冠脉综合征（ACS）最主要的原因是易损斑块（机制不明），斑是指那些不稳定性和有血栓形成倾向的斑块。ACS 是在斑块破裂和糜烂并发血栓形成、血管痉挛及微血管栓塞等多因素作用下引发的急性或亚急性心肌供氧减少。

1. 不稳定型心绞痛

变异性心绞痛也是不稳定型心绞痛的一种，通常是自发性。其特点是一过性 ST 段抬高，症状多数自行缓解，不演变为心肌梗死，但少数可演变成心肌梗死。动脉硬化斑块导致局部内皮功能紊乱和冠状动脉痉挛是其发病原因，硝酸甘油和钙离子拮抗剂可以使其缓解。

ST-T 动态变化是不稳定型心绞痛（UA）和非 ST 段抬高型心肌梗塞（NSTMI）最可靠的心电图表现，UA 时静息心电图可出现 2 个或更多的相邻导联 ST 段下移大于等于 0.1mV。静息状态下症状发作时，记录到一过性 ST 段改变，症状缓解后，ST 段缺血改变改善，或者发作时倒置 T 波呈伪性改善（假性正常化），发作后恢复原倒置状态更具有诊断价值，提示急性心肌缺血，并高度提示可能是严重冠状动脉疾病。发作时心电图显示胸前导联对称的 T 波深倒置并呈动态改变，这多提示左前降支严重狭窄。心肌缺血发作时，偶有一过性束支阻滞。持续性 ST 段抬高是心肌梗死心电图特征性改变。变异性心绞痛 ST 段常呈一过性抬高。

根据病史及典型的心绞痛症状、典型的缺血性心电图改变（新发或一过性 ST 段压低大于等于 0.1mV，或 T 波倒置大于等于 0.2mV）以及心肌损伤标记物（cTnT、cTnI 或 CK-MB）测定，可以做出 UA/NSTEMI 诊断。

UA 诊断和危险分层的建议如下。

（1）I 类。①静息性胸痛时间大于 20 分钟。血液动力学不稳定或近期有晕厥或先兆晕厥而拟诊 ACS 的患者。②胸痛患者应做早期危险分层。重点在心绞痛症状、体检发现、心电图所见和心肌损伤标记物。③进行性胸痛患者应即刻（10 分钟内）做十二导联心电图。并观察心电图动态变化。④所有 ACS 患者均应测定心肌损伤标记物。肌钙蛋白是心脏特异的优选标记物，所有患者均应测定。CK-MB 试剂条测定也可以接受。胸痛发作 6 小时内心肌损伤标记物阴性应当在 8～12 小时内重复测定。

（2）IIa 类。症状发作 6 小时内的患者，除了心脏肌钙蛋白外，还应考虑测定心脏损伤的早期标记物肌红蛋白。

（3）IIb 类。测定 C 反应蛋白（CRP）和其他炎性标记物。

治疗方法如下。

（1）一般治疗。①急性期应卧床休息 1～3 天。②吸氧。③持续心电血压监测。

（2）药物治疗。

抗血小板治疗：①阿斯匹林。急性期每天 0.3～1g，3～7 天后改为 50～150mg，每天 1 次。无禁忌证者应长期服用。②噻氯匹定和氯吡格雷。噻氯匹定 0.25～0.5g，每天 1～2 次，氯吡格雷初始负荷量为 300mg，每天 75mg 维持。

抗凝治疗：①普通肝素。静脉肝素治疗适用于中危和高危患者。肝素 7500U 皮下注射每天 2 次，每小时 1000U 持续静脉滴注，将凝血酶原时间保持在正常的 1.5～2 倍，2～5 天后可改为 7500U 皮下注射，每 12 小时 1 次，持续 1～2 天。②低分子肝素。每天 1～2mg/kg，分 2 次皮下注射，共用 7 天左右。

硝酸酯类：可通过降低心脏前后负荷保护心脏，扩张冠状动脉，增加缺血区心肌供血量，缩小心肌梗死范围。急性期使用目的是控制心绞痛发作。发作时舌下含服化硝酸甘油 1～2 片，可在 3～5 分钟之内追加 1 次。如仍不能控制，应改用静脉滴注硝酸甘油或硝酸异山梨醇酯，硝酸甘油以每分钟 5ug 开始滴注，以后每 5～10 分钟增加 5～10ug，持续时间应小于 24～48 小时。常用口服硝酸酯类为硝酸异山梨醇酯（消心痛）和 5-单硝酸异山梨醇酯。应用磷酸二酯酶-5 抑制剂（如西地那非）者，24 小时内不能应用硝酸甘油等硝酸酯类药物，以免引起低血压。严重主动脉瓣狭窄或梗阻性肥厚型心肌病引起的心绞痛，不宜使用硝酸酯类药物，因为硝酸酯类药物可降低心脏前负荷，减少左室容量，进一步加重左室流出道梗阻，而严重主动脉瓣狭窄患者应用硝酸酯类药物也会因前负荷的降低，而进一步减少心搏出量，存在造成患者晕厥，甚至猝死。

④β-受体阻滞剂：抑制心脏β-肾上腺素能受体，从而减慢心率、减弱心肌收缩力、降低血压，减少心肌耗氧量及心肌缺血发作。在无使用禁忌证的情况下，患者应及早常规使用该药，常用的为美托洛尔、阿替洛尔、比索洛尔。少数症状严重者可静脉使用。

（3）介入及外科手术治疗。

如果存在以下情况之一，应考虑紧急介入治疗：①虽经内科加强治疗，心绞痛仍反复存在。②心绞痛发作时间明显延长，超过 1 小时，药物治疗不能有效缓解上述缺血发作。③心绞痛发作时伴有血流动力学不稳定，如出现低血压、急性左心功能不全伴有严重心律紊乱等。

2. ST 段抬高型心肌梗死（BTEMI）

《2010 年中国急性 ST 段抬高型心肌梗死诊断和治疗指南》中将心肌梗死分型分为 5 型，即 1 型为自发性心肌梗死；2 型为继发于心肌氧供需失衡的心肌梗死；3 型为心脏性猝死；4a 型为经皮冠状动脉介入治疗（PCI）相关心肌梗死；4b 型为支架血栓形成引起的心肌梗死；5 型为外科冠状动脉旁路移植术（CABG）相关心肌梗死。ST 段抬高型心肌梗死即包含在 1 型心肌梗死

（1）STEMI 的诊断和危险分层。

病史采集：STEMI 典型的缺血性胸痛为胸骨后或心前区剧烈的压榨性疼痛（通常超过 10～20 分钟），可向左上臂、下颌、颈部、背或肩部放射；常伴有恶心、呕吐、大汗和呼吸困难等，部分患者可发生晕厥，含服硝酸甘油不能完全缓解。医生应注意典型缺血性胸痛等同症状和非特异性症状，还要关注患者冠心病病史以及相关危险因素，如心绞痛、心肌梗死、CABG 或 PCI 治疗史、高血压病、糖尿病、外周动脉疾病、脑血管疾病（缺血性卒中、颅内出血或蛛网膜下腔出血）、高脂血症及吸烟等。

体格检查：应密切注意生命体征，观察患者的一般状态，有无皮肤湿冷、面色苍白、烦躁不安、颈静脉怒张等；听诊有无肺部啰音、心律不齐、心脏杂音和奔马律；评估神经系统体征。建议采用 Killip 分级法评估心功能：Ⅰ级无明显的心力衰竭。Ⅱ级有左心衰竭，肺部啰音小于 50%肺野，奔马律，窦性心动过速或其他心律失常，静脉压升高，X 线胸片有肺瘀血的表现。Ⅲ级肺部啰音大于 50%肺野，可出现急性肺水肿。Ⅳ级心原性休克，有不同阶段和程度的血液动力学障碍。

相关检查：①心电图，对疑似 STEMI 的胸痛患者，应在 FMC 后 10 分钟内记录十二导联心电图，推荐记录十八导联心电图，尤其是下壁心肌梗死需加做 V3R～V5R 和 V7～V9 导联。STEMI 的特征性心电图表现为 ST 段弓背向上型抬高（呈单相曲线），伴或不伴病理性 Q 波、R 波减低（正后壁心肌梗死时，ST 段变化可以不明显），常伴对应导联镜像性 ST 段压低。但 STEMI 早期多不出现这种特征性改变，而表现为超急性 T

波（异常高大且两支不对称）改变和/或 ST 段斜直型升高，并发展为 ST-T 融合，伴对应导联的镜像性 ST 段压低。对有持续性胸痛症状但首份心电图不能明确诊断的患者，需在 15～30 分钟内复查心电图，对症状发生变化的患者随时复查心电图，与既往心电图进行比较有助于诊断。建议尽早开始心电监护，以发现恶性心律失常。②血清学检查和影像学检查，症状和心电图能够明确诊断 STEMI 的患者，不需等待心肌损伤标志物和/或影像学检查结果，应尽早给予再灌注及其他相关治疗。推荐急性期常规检测心肌损伤标志物水平，优选 cTn，但不应因此延迟再灌注治疗，宜动态观察心肌损伤标志物的演变。超声心动图等影像学检查有助于急性胸痛患者的鉴别诊断和危险分层。

危险分层：危险分层是一个连续的过程。有以下临床情况应判断为高危 STEMI：①高龄，尤其是老年女性。②有严重的基础疾病，如糖尿病、心功能不全、肾功能不全、脑血管病、既往心肌梗死或心房颤动等。③重要脏器出血病史，有脑出血或消化道出血等。④大面积心肌梗死，广泛前壁心肌梗死、下壁合并右心室和/或正后壁心肌梗死、反复再发心肌梗死。⑤合并严重并发症，出现恶性心律失常[室性心动过速（VT）或 VF]、急性心力衰竭、心原性休克和机械并发症等。⑥院外心脏骤停。

鉴别诊断：STEMI 应与主动脉夹层、急性心包炎、急性肺动脉栓塞、气胸和消化道疾病（如反流性食管炎）等引起的胸痛相鉴别。向背部放射的严重撕裂样疼痛伴有呼吸困难或晕厥的患者，无论心电图是否为典型的 STEMI 表现，均应警惕主动脉夹层，必须在排除主动脉夹层，尤其是 A 型夹层后方可启动抗栓治疗。急性心包炎表现为发热、胸膜刺激性疼痛，向肩部放射，前倾坐位时减轻，部分患者可闻及心包摩擦音，心电图表现 PR 段压低、ST 段呈弓背向下型抬高，无对应导联镜像性改变。肺栓塞常表现为呼吸困难、血压降低和低氧血症。气胸可以表现为急性呼吸困难、胸痛和患侧呼吸音减弱。消化性溃疡可有胸部或上腹部疼痛，有时向后背放射，可伴晕厥、呕血或黑便。急性胆囊炎可有类似 STEMI 症状，但有右上腹触痛。

（2）ST 段抬高型心肌梗死治疗。

院前：出现症状后尽早呼叫"120"急救中心、及时就医早期，快速并完全地开通梗死相关动脉通道。院前急救时，急救人员对所有 STEMI 患者应立即监测心电、血压和血氧饱和度，观察生命体征，及时发现恶性心律失常；应尽量使用兼备除颤功能的心电监测仪；尽快予吸氧，并口服"心梗一包药"，即 3 片阿司匹林片+2 片替格瑞洛+1 片阿托伐他汀钙或瑞舒伐他汀钙片，并就近将患者送入有救治能力的医院。

入院后治疗：首选直接 PCI 治疗，相关 PCI 中心应在患者到达医院前尽快启动心导管室，并尽可能绕过急诊室直接将患者送入心导管室行直接 PCI；若 120 分钟内不能转运至 PCI 中心完成再灌注治疗，最好于入院前在救护车上开始溶栓治疗，院前溶栓后、在具备条件时，应直接转运至具有直接 PCI 能力的医院，根据溶栓结果进行后续处理。接受溶栓治疗的患者应在溶栓后 60～90 分钟内，评估溶栓有效性，溶栓失败的患者应立即行紧急补救 PCI；溶栓成功的患者应在溶栓后 2～24 小时内常规行直接 PCI 策略。

药物治疗：①抗栓治疗。所有 STEMI 患者均应接受抗栓治疗，并根据再灌注策略选用抗血小板治疗方案。阿司匹林联合替格瑞洛或氯吡格雷行抗血小板治疗，至少持续 12

个月，也可考虑延长至24～30个月。②β-受体阻滞剂。B-受体阻滞剂有利于缩小心肌梗死面积，减少复发性心肌缺血、再梗死、心室颤动及其他恶性心律失常，对降低急性期病死率有肯定的疗效。无禁忌证的STEMI患者应在发病后24小时内开始口服β-受体阻滞剂。建议口服美托洛尔，从低剂量开始，逐渐加量。若患者耐受良好，2～3天后换用相应剂量的长效缓释制剂。③血管紧张素转化酶抑制剂（ACEI）/血管紧张素II受体阻滞剂（ARB）ACEI/ARB。此类药可通过影响心肌重塑、减轻心室过度扩张而减少心力衰竭的发生，降低死亡率。在STEMI最初24小时内，对有心力衰竭证据、左心室收缩功能不全、糖尿病、前壁心肌梗死，但无低血压（收缩压<90mmHg）或明确禁忌证者，应尽早口服ACEI；对非前壁心肌梗死、低危（LVEF正常、心血管危险因素控制良好、已接受血运重建治疗）无低血压的患者，应用ACEI也可能获益。发病24小时后，如无禁忌证，所有STEMI患者均应给予ACEI长期治疗。如患者不能耐受ACEI，可考虑给予ARB。④醛固酮受体拮抗剂。STEMI后已接受ACEI和/或β-受体阻滞剂治疗，但仍存在左心室收缩功能不全（LVEF小于等于40%）心力衰竭或糖尿病，且无明显肾功能不全[血肌酐男性小于等于221μmol/L（2.5mg/dL），女性小于等于177μmol/L（2.0mg/dL）血钾小于等于5.0mmol/L]的患者，应给予醛固酮受体拮抗剂治疗。⑤硝酸酯类药物。STEMI急性期持续剧烈胸痛、高血压和心力衰竭的患者，如无低血压、右心室梗死或在发病48小时内使用过5型磷酸二酯酶抑制剂，可考虑静脉使用硝酸酯类药物。如患者收缩压小于90mmHg或较基础血压降低大于30%、疑诊右心室梗死，不应使用硝酸酯类药物。⑥钙通道阻滞剂。对无左心室收缩功能不全或房室阻滞的患者，为缓解心肌缺血、控制心房颤动或扑动的快速心室率，如果β-受体阻滞剂无效或禁忌使用，则可应用非二氢吡啶类钙拮抗剂。STEMI后合并难以控制的心绞痛时，在使用β-受体阻滞剂的基础上可应用地尔硫图片。⑦他汀类药物。所有无禁忌证的STEMI患者，入院后均应尽早开始高强度他汀类药物治疗，且无需考虑胆固醇水平。

3. 非ST段抬高型心肌梗死（NSTE-ACS）

（1）诊断标准和鉴别诊断。

诊断标准临床表现：NSTE-ACS典型临床症状表现为胸骨后压榨性疼痛，并且向左上臂（双上臂或右上臂少见）颈或颌放射，症状可为间歇性或持续性。

体格检查：拟诊NSTE-ACS的患者，体格检查可能没有特殊表现。但严重心肌缺血可引起心功能不全，如新出现的肺部啰音或啰音增加，第三心音和第四心音，也可出现乳头肌供血不全所致的二尖瓣关闭不全的一过性收缩期杂音。

辅助检查：①心电图。特征性心电图异常包括心绞痛症状出现时的ST段下移、一过性ST段抬高和T波改变。疑似NSTE-ACS患者应注意连续观察，到达急诊室后10分钟内检测十二导联心电图，评价是否存在缺血及缺血程度。如果心电图正常而患者胸痛持续，应在15～30分钟内复查，尤其注意及时记录胸痛发作时的心电图变化。如果怀疑患者有进行性缺血，而常规十二导联心电图无法明确诊断时，建议加做右胸及后壁导联心电图（V3R～V5R/V7～V9）。ST段下移的导联数和幅度与心肌缺血的范围相关，缺血范围越大，风险越高。如果ST段压低伴短暂抬高，也预示风险较高。②心肌损伤生物标志物。cTn 是 NSTE-ACS 最敏感和最特异的心肌损伤生物标志物，也是诊断和危险分层的重要依据之一。所有疑似 NSTE-ACS 患者均应在症状发作后 3～6 小时内检测 cTnI 和 cTnT。cTn 至少有一次超过第 99 百分位正常参考值上限，被认为是 cTn 升高。cTn 值升高及升高幅度有助于评估短期和长期预后。高敏肌钙蛋白（hs-cTn）检测可更早发现心肌梗死，减少"肌钙蛋白盲区"。hs-cTn 可作为心肌细胞损伤的量化指标，即 hs-cTn 水平越高，心肌梗死的可能性越大，死亡风险越大。

影像学检查：超声心动图检查可评价左心室功能，同时明确有无节段性室壁活动异常，有助于对急性胸痛患者进行鉴别诊断和危险分层。心绞痛患者在心绞痛发作、局部心肌缺血时，可能出现一过性可恢复的节段性室壁运动异常。对无反复胸痛、心电图正常、hs-cTn 水平正常但疑似 NSTE-ACS 的患者，可进行无创伤的药物或运动负荷检查以诱发缺血发作。当冠心病可能性为低危或中危，且 cTn 和/或心电图不能确定诊断时，可考虑行冠状动脉 CT 检查，排除 NSTE-ACS。

鉴别诊断同 ST 段抬高型心肌梗死。

（2）非 ST 段抬高的心肌梗死治疗。

一般治疗：应卧床休息，建立静脉通道，保持给药途径通畅，密切观察心律、心率、血压和心功能变化，辅助氧疗。

②药物治疗如下。

抗心肌缺血药物治疗：①硝酸酯类。硝酸酯类通过扩张冠状动脉及其侧支循环，增加冠状动脉血流量以及增加静脉容量，减少回心血量，降低心室前负荷。②β-受体阻滞剂。如无禁忌证，尽早使用β-受体阻滞剂，使静息目标心率控制在 50～60 次/分钟，并长期维持。对于高危患者，可早期静脉注射美托洛尔，随后长期口服美托洛尔，口服剂量可逐渐增加至每天 200mg。③钙通道阻滞剂（CCB）。CCB 具有扩张冠状动脉、增加冠状动脉血流量的作用，可用于冠状动脉痉挛造成的 NSTE-ACS。④尼可地尔。尼可地尔兼有 ATP 依赖的钾通道开放作用及硝酸酯样作用，可用于对硝酸酯类不能耐受的 NSTE-ACS 患者。⑤肾素-血管紧张素-醛固酮系统抑制剂（ACEZ）。对于所有 LVEF 小于 40%，以及高血压、糖尿病或稳定的慢性肾脏病患者，如无禁忌证，应长期使用。ACEI 通过阻断肾素-血管紧张素系统发挥心血管保护作用。

抗血小板治疗：①阿司匹林。阿司匹林是抗血小板治疗的基石，如无禁忌证，所有患者均应长期口服阿司匹林，首剂负荷量 150～300mg，维持剂量每天 75～100mg。②P2Y12 受体抑制剂。一旦诊断 NSTE-ACS，均应尽快给予 P2Y12 受体抑制剂，除非有极高出血风险等禁忌证，应在阿司匹林基础上联合应用 1 种 P2Y12 受体抑制剂，并维持至少 12 个月。对于所有 NSTE-ACS 患者，不论是接受药物保守治疗，还是置入支架治疗，均应接受 P2Y12 受体抑制剂（氯吡格雷或替格瑞洛）治疗至少持续 12 个月。③抗凝治疗。抗凝治疗是为了抑制凝血酶的生成和/或活化，减少血栓相关的事件发生，抗凝联合抗血小板治疗比任何单一治疗更有效。目前，在临床上使用的抗凝药物包括普通肝素、低分子肝素、磺达肝癸钠和比伐芦定，其中普通肝素、低分子肝素临床常用。④调脂治疗。目前临床常用调脂药物有他汀类药物、依折麦布、PCSK9 抑制剂等。他汀类药物能有效降低总胆固醇和低密度脂蛋白胆固醇（LDL-C），延缓斑块进展，使斑块稳定，降低心血管事件和病死率。对于 NSTE-ACS 患者，只要无禁忌证，无论血脂水平如何，均应尽早启动他汀治疗，并长期维持。依折麦布抑制肠道内胆固醇的吸收，在他汀治疗基础上加用依折麦布能够进一步降低 LDL-C，减少心血管事件。对于已接受中等剂量他汀治疗，但 LDL-C 大于等于 1.8mmol/L 的患者，可联合胆固醇吸收抑制剂依折麦布，剂量为每天 10mg。PCSK9 抑制剂可明显降低 LDL-C 的水平，减小斑块体积，改善动脉粥样硬化，并且减少动脉粥样硬化性心血管疾病事件的发生。对于 NSTE-ACS 患者，不建议短期内突击使用高强度大剂量他汀治疗或一次性 PCSK9 抑制剂注射。

（三）血运重建治疗

血运重建治疗包括 PCI 和冠状动脉搭桥术（CABG）。如何选择具体治疗策略，应根据患者风险分层，与有经验的临床医师共同决策，选择最适合患者的优化方案。

七、冠心病的误区

误区 1：老年人才得心血管疾病。

冠心病并非是老年人的"专利病"。冠心病是由冠状动脉粥样硬化导致的心脏病，动脉硬化过程早在青年，甚至幼年时期就已经开始。当然，血管只有狭窄到一定程度，或合并急性血栓形成时才会带来明显症状。由于饮食、生活习惯及外界环境等影响，目前我国的冠心病发病年龄明显提前，越来越多的年轻人出现了冠心病心肌梗死，甚至因此而死亡。

误区 2：体检正常，就不会得冠心病。

一般体检仅涉及血压，血细胞、血生化检查，肿瘤筛查，B 超检查，普通 CT 检查，心电图等检查，并不包含对冠状动脉的评估。冠心病症状发作时，往往会有心电图的异常表现，但体检进行心电图检查时，如果没有症状，通常不会捕捉到心肌缺血的心电图表现。冠状动脉造影是诊断冠心病的"金标准"，但这是一种有创检查，一般不列入常规体检项目中。所以，体检正常并不能完全排除冠心病。

误区 3：心脏病发作时，会有胸痛，可以感觉到。

虽然胸部疼痛或不适是心脏病发作的常见表现，但也可能仅出现轻微症状或其他部位的不典型表现，以至被忽视。例如，有些患者表现为牙痛就诊口腔科，有些患者表现为胃脘不适，就诊于消化科，还有些患者表现在颈椎就诊骨科等等。

误区 4：放上支架就万事大吉。

很多经常心绞痛发作的患者在做完支架手术后症状迅速消失，甚至可以恢复体力活动，就以为万事大吉了。其实，支架治疗只是一种物理治疗，它通过改善血管局部狭窄，从而减轻心肌缺血而使心绞痛得到缓解。本身支架就属于异物，很容易使血小板、纤维蛋白原等附着，再次形成血栓，因此，做上支架后仍需按时服药，定期复查。这类患者由于有冠状动脉硬化，其他部位同样也会发生狭窄，危险性仍然存在。更何况有些患者血管病变较多，支架只放在了几个重要的部位，还有的狭窄血管没有放支架。因此，即使放了支架，同样应注意按健康的生活方式生活。

误区 5：急性心梗保守治疗好。

有些冠心病患者惧怕支架的风险，在紧急时刻不愿选择急诊介入手术，错失救治良机，甚至失去了生命。其实，冠心病介入治疗已有 20 多年的历史，它为冠心病提供了药物治疗以外的一种非常有效的治疗方法。冠心病介入治疗创伤小、效果好，它的应用大大提高了患者的生存率。然而，有资料表明，在我国仅有 30% 的急性心绞痛、急性心梗等患者在发病后 6 小时内接受了紧急介入手术，高达 70% 的急性冠心病患者由于种种原因，选择了药物保守治疗，但效果很不理想。

误区 6：植入支架后，不能再接收磁共振检查。

目临床上使用的所有冠状动脉支架。不论是国产还是进口，均是采用特种不锈钢、钴铬合金或镍钛合金等特殊金属，而上述金属材质并不具备磁性，也不会有磁场所产生的热效应，因此，不必担心所谓的"支架移位"，在植入冠状动脉支架时就可以立即接受 MRI 检查。

八、冠心病的中医诊治

1. 中医冠心病的概念

中医认为冠心病属于胸痹的范畴，胸痹是指以胸部闷痛，甚则胸痛彻背，喘息不得卧为主症的一种疾病，轻者仅感胸闷如室，呼吸欠畅，重者则有胸痛，严重者心痛彻背，背痛彻心。

2. 中医冠心病的源流

胸痹的记载最早见于《皇帝内经》。《灵枢·五邪》篇指出"邪在心，则病心痛"。《灵枢·厥病》有"真心痛"之说，谓"真心痛，手足青至节，心痛甚，且发夕死，夕发旦死。"《金匮要略》对胸痹进行了专门的论述。宋金元时期有关胸痹的治疗方法十分丰富。明清时期，对胸痹的认识有了进一步提高，如《玉机微义·心痛》中揭示胸痹病证不仅有实证，亦有虚证。《证治准绳·诸痛门》提出用大剂桃仁、红花、降香、失笑散等治疗死血心痛。《时微施方歌括》以丹参饮治心腹诸痛。《医林改错》以血府逐瘀汤治胸痹心痛。

3. 中医冠心病的病因病机

（1）年老体虚。本病多发于中老年人肾阳虚衰则不能鼓动五脏之阳，引起心气不足或心阳不振，血脉失于阳之温煦、气之鼓动，则气血运行滞涩不畅，发为心痛。

（2）饮食不当。恣食肥甘厚味，损伤脾胃，运化失司，酿湿生痰，上犯心胸，清阳不展，气机不畅，心脉痹阻，遂成本病；或痰郁化火，火热又可炼液为痰，灼血为瘀，痰瘀交阻，痹阻心脉而成心痛。

（3）情志失调。忧思伤脾，脾虚气结，运化失司，津液不行输布，聚而为痰，痰阻气机，气血运行不畅，心脉痹阻，发为胸痹心痛；或郁怒伤肝，肝郁气滞，郁久化火，灼津成痰，气滞痰浊痹阻心脉，而成胸痹心痛。

（4）寒邪内侵。素体阳虚，胸阳不振，阴寒之邪乘虚而人，寒凝气滞，胸阳不展，血行不畅，而发胸痹。

综上所述冠心病的发生不外内伤、外感两方面原因。这两方面原因均可导致痹阻经络而至"不通则痛"；患者虚衰导致"不荣则痛"。胸痹病位在心，涉及肝、脾、肾三脏。基本病机为心脉痹阻。病理性质为本虚标实，虚实夹杂。本虚有气虚、阴伤、阳衰及气阴两虚，阴阳两虚；标实为瘀血、寒凝、痰浊、气滞，痹阻胸阳。

4. 辩证论治

（1）心血瘀阻证。

主症：心胸疼痛，如刺如绞，痛有定处，入夜为甚，甚则心痛彻背，背痛彻心，或痛引肩背，伴有胸闷，日久不愈，可因暴怒、劳累而加重，舌质暗红，或紫暗，有瘀斑，舌下瘀筋，苔薄，脉弦涩。

治法：活血化瘀，通脉止痛。

代表方：血府逐瘀汤加减。方用川芎、桃仁、红花、赤芍、柴胡、桔梗、枳壳、当归、生地黄、降香、郁金。

（2）气滞心胸证。

主症：心胸满闷，隐痛阵发，痛无定处，时欲太息，遇情志不遂时容易诱发或加重，或兼有脘腹胀闷，得暖气或矢气则舒，苔薄或薄腻，脉细弦。

治法：疏肝理气，活血通络。

代表方：柴胡疏肝散加减。方用柴胡、枳壳、赤芍、香附、陈皮、川芎。

（3）痰浊闭阻证。

主症：胸闷重而心痛微，痰多气短，肢体沉重，形体肥胖，遇阴雨天易发作或加重，伴有倦怠乏力，纳呆便溏，咯吐痰涎，舌体胖大且边有齿痕，苔浊腻或白滑，脉滑。

治法：通阳泄浊，豁痰宣痹。

代表方：瓜蒌薤白半夏汤合涤痰汤加减。方用瓜蒌、薤白、半夏、南星、竹茹、人参、茯苓、甘草、石菖蒲、陈皮、枳实。

（4）寒凝心脉证。

主症：卒然心痛如绞，心痛彻背，喘不得卧，多因气候骤冷或骤感风寒而发病或加重，伴形寒，甚则手足不温，冷汗自出，胸闷气短，心悸，面色苍白，苔薄白，脉沉紧或沉细。

治法：辛温散寒，宣通心阳。

代表方：枳实薤白桂枝汤合当归四逆汤加减。桂枝、细辛、薤白、瓜蒌、当归、芍药、甘草、枳实、厚朴、大枣。

（5）气阴两虚证。

主症：心胸隐痛，时作时休，心悸气短，动则益甚，伴倦怠乏力，声息低微，面色㿠白，易汗出，舌质淡红，舌体胖边有齿痕，苔薄白，脉虚细缓或结代。

治法：益气养阴，活血通脉。

代表方：生脉散合人参养荣汤加减。方用人参、黄芪、炙甘草、桂枝、麦门冬、玉竹、当归、丹参、五味子。

（6）心肾阴虚证。

主症：心痛憋闷，心悸盗汗，虚烦不寐，腰酸膝软，头晕耳鸣，口干便秘，舌红少津，苔薄或剥，脉细数或促代。

治法：滋阴清火，养心和络。

代表方：天王补心丹合炙甘草汤加减。方用生地黄、玄参、天冬、麦门冬、人参、炙甘草、茯苓、柏子仁、酸枣仁、五味子、远志、丹参、当归、芍药、阿胶。

（7）心肾阳虚证。

主症：心悸而痛，胸闷气短，自汗，动则更甚，面色苍白，神倦怯寒，四肢欠温或肿胀，舌质淡胖，边有齿痕，苔白或腻，脉沉细迟。

治法：温补阳气，振奋心阳。

代表方：参附汤合右归饮加减。方用人参、附子、桂枝、熟地、山萸肉、淫羊藿、补肾脂、炙甘草。

5. 其他中医治法

（1）耳穴压豆。

主穴：心、交感、内分泌、肾上腺。

配穴：小肠、肾、皮质下。

刺法：毫针法或压丸法、采用单耳针刺或压丸，左右耳交替进行，每次选3～5穴，针入后接上脉冲治疗仪，留针1小时，隔天1次，10次为1疗程，压丸法则采用磁珠压穴，3天1复诊。

（2）针灸治法。

主穴：内关、心俞、膻中、通里、厥阴俞、巨阙、足三里。

配穴：心血瘀阻配膈俞、阴郄。

刺法：气阴不足配阴郄、太溪、三阴交；心阳不振配命门（灸）巨阙；肝气郁怒配太冲、蠡沟；痰浊壅盛配中脘、丰隆；阳气暴脱配关元（灸）气海（灸）

九、冠心病的养生保健

1. 注意饮食

控制体重及热量的摄入，养成良好的饮食习惯，少食多餐，有节制，不宜过饱过饥、以易消化的清淡素食为主。避免长期吃过咸的食物，尽量使用植物油，即低盐、低脂、低糖、低胆固醇饮食。饮酒可促进肝脏合成胆固醇，应加以控制。多进食含钾、磷、维生素C的食物。忌食辛辣刺激，肥甘厚味，避免饮用浓咖啡、浓茶、烈酒；可以多吃一些绿色蔬菜，新鲜的水果和一些富含膳食纤维的粗粮，如黄瓜、西红柿、卷心菜、芹菜、猕猴桃、柚子、橙子、火龙果、苹果、鸭梨、玉米、燕麦、糙米等。

①心血瘀阻证，可将三七、丹参打粉后服用，以活血化瘀，保护心血管；可用山楂泡水喝。②气滞心胸证，宜多食宽胸理气之品如橘子、白萝卜等。③痰浊闭阻证，可选用陈皮、薏苡仁、红小豆、冬瓜仁、玉米须等煮水喝；也可每天用薏苡仁、大米加萝卜适量煮粥。④寒凝心脉证，饮食宜温热，忌生冷寒凉。可食用干桂圆、羊肉、葱白、韭菜等，可饮少量的米酒，可用少量的大葱、干姜、川椒调味。⑤气阴两虚证可用大枣、

西洋参、莲子、小麦、大米各适量混合煮。⑥心肾阴虚证，饮食宜清淡滋阴为主，可多食核桃、栗子、桑椹、莲藕、雪梨、木耳、银耳等，也可用枸杞子、菊花泡水喝。⑦心肾阳虚证，饮食宜温补，可用人参、黄芪泡水喝，也可用大枣、羊肉、当归、生姜煎汤300mL。

2. 稳定情绪

不良的心理状态不仅是引发冠心病的重要诱因，同时，也是影响预后康复的因素之一。患者发生冠心病后，受胸闷胸痛反复发作、治疗时间长等因素的影响，会导致苦闷、低落等情绪的出现，若这种不良情绪过重，不仅会加重身心痛苦，同时，还会引发其机体出现一系列应激反应，从而易加速其病情进展并增加其猝死机率。患者宜保持心情舒畅，情绪稳定，忌恼怒忧思，使肝气条达；避免紧张、焦虑、激动、发怒等不良情绪；多与患者谈心，消除其思想顾虑，防止思虑劳伤心脾，最大限度减少发病诱因。

3. 戒烟

首先，吸烟会使"有益"的胆固醇降低，"有害"的胆固醇、甘油三酯浓度升高，增加血液黏稠度。其次，损伤血管内膜，加速动脉粥样硬化的形成，堵住血管，发生心梗。因此，戒烟是非常重要的。但戒烟也是非常困难的，戒烟要有信心、有毅力。在烟瘾发作时可以适当专业注意力，适当运动等。

4. 适度锻炼

患者可以进行适量的体育锻炼，但避免过度的体力活动，体育锻炼要量力而行，采用如慢跑、散步、太极拳、八段锦等温和的锻炼方式，但不宜做剧烈的运动。如果运动过程中患者出现心前区不适，甚至疼痛等情况，应立刻停止锻炼，严重时要及时就医；运动前不宜饱餐，运动要循序渐进，持之以恒，平时不运动者，不要突然从事剧烈的运动；运动时应避免穿得太厚，影响散热，增加心率；运动后避免马上洗热水澡。

5. 避免冷热多度

秋冬季交替或者春夏季交替的时候，温度湿度的反差很大，这时人的交感神经都处于高度亢奋状态，这会使心率加快，易诱发冠心病。寒冷刺激，特别是迎风疾走，一时交感神经兴奋时，患者心率加快、血压升高、体循环血管收缩、外周阻力增加、心肌耗氧量增多，会诱发冠状动脉痉挛，使管腔持续闭塞，或者挤压斑块使内膜损伤、血小板聚集、血栓形成，从而使管腔急剧阻塞导致急性心肌梗塞。因此，保持室温在20℃上下，避免室温过高与外界温差较大。注意保暖，外出时要穿着暖和，头要戴帽，脚要保暖，以防冷空气侵袭，注意预防感冒，感冒会导致炎症因子活跃，影响血液黏稠度及血管收缩，使血液运行不畅通，从而导致心肌缺血，引发冠心病。

6. 避免便秘

患者便秘时可以造成腹胀、腹痛、烦躁不安等情况，这些情况会增加心肌耗氧量，增加心脏负担。患者排便时过于用力，常造成腹内压和心内压显著增加，导致心率加快，心肌收缩力增强，心肌负担加剧。此时，极易引发冠心病患者心绞痛发作，严重者可诱发急性心肌梗死，甚至猝死危及生命。大便干结，用力排便，常可导致冠心病患者猝死。

养成定时排便好习惯。结肠运动有一定的规律性，早晨起床后，随人由平卧转变为起立，会发生直立反应，结肠有大的蠕动，推动粪便下移进入直肠，引起排便反射。所以，便秘者应有意在早晨去厕所蹲 5 分钟左右，经过一段时日，建立正常的排便习惯。多吃纤维素、维生素食品。牛乳、冷开水能润肠通便，有人主张早上起床后空腹饮一杯淡盐水或蜂蜜水，配合腹部按摩或转腰，让水在肠胃振动，加强通便作用。全天都应多饮凉开水以助润肠通便。此外，黑芝麻、蜂蜜、核桃也可以通便。可以做做提肛、摩腹等运动。提肛运动锻炼的是骨盆底的肌肉，这样对于长期便秘的患者有很好的作用。顺时针摩腹可以帮助增加肠蠕动。

以下为通便食疗方。

（1）凉拌芹菜。

方用新鲜芹菜 300g，麻油少许，将鲜嫩芹菜去根，洗净，切 6cm 长段，用开水烫，加麻油少许与调味品拌食。该方功效为清热通便。

（2）凉拌马齿苋。

方用新鲜马齿苋 300g，麻油少许。将新鲜马齿苋 300g，去根及老黄叶，清水洗净，开水焯一下，加麻油及精盐少许拌食。该方功效为清热解毒凉血。

（3）生津茶。

方用参须 10g，麦门冬 1g，胖大海 2 枚。将上述药物用开水 500g 泡用。该方功效为生津通便。用法用量为代茶饮，频服。

（4）蜂蜜水。

方用蜂蜜、温开水。一勺蜂蜜用温开水冲开，早晨空腹饮用。

（5）三仁糕。

方用杏仁 30g，芝麻仁 60g，郁李仁 30g，蜂蜜 200g，面粉 500g。将杏仁、郁李仁去皮尖，并芝麻文火焙干，研为细末，混入面粉、蜂蜜，加水适量，反复搅拌，成形，放入烤箱内加温烤熟即成。

7. 减少独居

患有冠心病的老年人，一般夜间不宜独居一室，以防发生意外。

8. 治疗原发病

患者应积极治疗相关疾病，如高血压、高血脂和糖尿病等。

9. 备药物

患者应常备缓解心绞痛的药物，以便随时服用，如果发生持续疼痛或服药不能缓解，应立即到附近的医院就医。

王颖编

第三章 原发性高血压

一、概述

1. 高血压的概念

高血压是指在安静状态下，非同一天测量 3 次的血压，收缩压（SBP）均大于等于 140mmHg 和/或舒张压（DBP）大于等于 90mmHg，可以诊断为高血压病。高血压又分为原发性高血压和继发性高血压。其中 90%以上为原发性高血压，即高血压病，该类患者无确定的病因，可能和遗传、饮食习惯、生活环境、情绪状态有关系。而少部分患者的血压和某些因素有关，如慢性肾脏疾病、肾上腺占位、嗜铬细胞瘤、原发性醛固酮增多症等。本章重点讨论原发性高血压。

2. 高血压的流行病学

中国高血压最新调查数据显示如下。

（1）我国大于 18 岁成人高血压加权患病率为 27.5%。

（2）近年来，中青年人群中高血压患病率上升趋势明显。

（3）北方人比南方人更容易患高血压。

（4）农村地区高血压患病率增长速度快于城市。

（5）我国高血压患者的知晓率、治疗率和控制率已取得较好成绩，但总体仍处于较低的水平，分别达 51.6%、45.8%和 16.8%。

3. 高血压的主要危害

高血压对心、脑、肾等器官的损害是十分明显的。对心血管的危害会造成冠心病、心绞痛、心肌梗死、动脉粥样硬化、心衰、心律失常、瓣膜病、心肌肥厚、心房增大等。高血压引起的冠心病事件也逐年明显上升。有研究表明，诊室血压水平与心血管风险呈连续、独立、直接的正相关关系。对脑血管的危害表现为会造成脑动脉硬化、脑血管痉挛、脑血管破裂、脑供血不足、脑梗死、脑出血及合并有心血管疾病。脑梗死仍是目前我国高血压人群最主要的并发症。大约 70%的脑梗死患者有高血压病史，长期的高血压还可使脑血管形成微动脉瘤，动脉瘤一旦破裂将形成一次脑出血事件；对肾脏的危害表现为会造成肾功能减弱或下降、小动脉肾硬化、血管壁增厚、血流通速度缓慢、蛋白尿、肾功能衰竭、肾性骨病等。

二、高血压的正确测量

目前，市面上监测血压的血压计多为水银式血压计和电子血压计，后者包括上臂式血压计和手腕式血压计。无论使用哪种血压计，患者测量血压时都应保持在安静的状态下，平静休息至少 5 分钟以上，取坐位或者平卧位，使手臂和心脏保持在同一水平上，掌心向上，注意排空袖带里的气体，袖带的中部对着肘部血管波动最明显的部位，即肱动脉。袖带下缘距肘窝 2～3cm，松紧以能放下被测者 1～2 根手指为宜。测量血压时，应相隔 1～2 分钟重复测量，取 2 次读数的平均值记录。如果收缩压或舒张压的 2 次读数相差 5mmHg 以上，应再次测量，取 3 次读数的平均值记录。

水银柱血压计注意事项：①充气至肱动脉搏动消失再升高 20～30mmHg。②缓慢放气，速度以水银柱下降 4mmHg/秒为宜，注意水银柱刻度和肱动脉声音的变化。③当听诊器出现第一声搏动音时，水银柱所指的刻度即为收缩压即俗称的高压，搏动音突然变弱或消失时水银柱所指的刻度，即为舒张压即俗称的低压。④测量完毕，排尽袖带余气，拧紧气门上螺旋帽，解开袖带，将血压计倾斜 45°，使水银柱完全回归水银储存器中，关闭水银阀门。

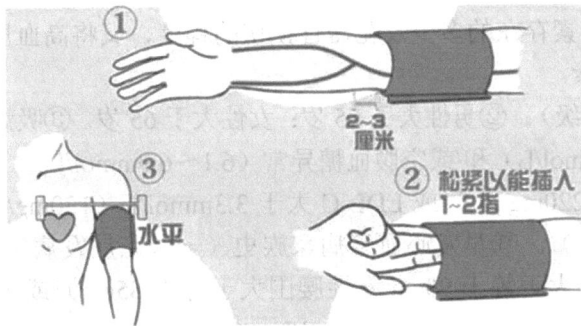

图 3-1　水银柱血压计测量

三、原发性高血压的诊断

诊断高血压需要在患者安静状态下，测得非同一天 3 次的血压收缩压均大于等于 140mmHg 和/或舒张压大于等于 90mmHg，即可诊断高血压。

但还要注意，一部分患者存在诊室内血压与诊室外血压测量有差别的情况。因此，诊断高血压时一般按照以下标准来诊断：①诊室血压大于等于 140/90mmHg。②家庭自测血压大于等于 135/85mmHg。③24 小时动态血压均值大于等于 130/80mmHg。④日间均值大于等于 135/85mmHg。⑤夜间均值大于等于 120/70mmHg。

临床中常会见到，部分患者在医生诊室测量血压时血压升高，但离开诊室在家中自测血压或 24 小时动态血压监测时血压正常，这就是我们常说的白大衣性高血压。究其原因，一方面可能与医务人员测压对患者的加压刺激有关，在特定的场所医务人员与患者交谈的语气情绪均能影响测得的血压值。另一方面研究认为，与应激相关的压力反应的遗传特性有关，这可能是高血压前状态的一部分。也有研究发现，白大衣性高血压患者存在着肾素-血管紧张素系统的激活、血浆肾素和醛固酮水平增高的现象，患者的去甲肾上腺素水平也增高，从而促进心跳加快，同时外周血管收缩阻力增加，导致血压升高。白大衣高血压被认为是良性的，不会加重靶器官损害的程度。但近年来，越来越多的研究发现白大衣高血压与靶器官损害可能有关，其损害程度介于正常血压人群和持续性高血压患者之间。

四、高血压的分级与危险分层

1. 高血压分级

正常血压：收缩压小于 120mmHg 和舒张压小于 80mmHg。

正常高值：收缩压为 120～139mmHg 和/或舒张压 80～89mmHg。

高血压为收缩压大于等于 140mmHg 和/或舒张压大于等于 90mmHg。

1 级高血压：收缩压为 140～159mmHg 和/或舒张压为 90～99mmHg。

2 级高血压：收缩压为 160～179mmHg 和/或舒张压为 100～109mmHg。

3 级高血压：收缩压大于等于 180mmHg 和/或舒张压大于等于 110mmHg。

单纯收缩期高血压：收缩压大于等于 140mmHg 和舒张压小于 90mmHg。

2. 高血压的危险分层

根据患者危险因素存在的多少及靶器官损伤的程度，又将高血压进行危险分层。

（1）危险险因素。

①高血压（1～3 级）。②男性大于 55 岁；女性大于 65 岁。③吸烟。④糖耐量受损（2 小时血糖 7.8～11.0mmol/L）和/或空腹血糖异常（6.1～6.9mmol/L）。⑤血脂异常。TC 大于等于 5.7mmol/L（220mg/dL）或 LDL-C 大于 3.3mmol/L（130mg/dL）或 HDL-C 小于 1.0mmol/L（40mg/dL）。⑥早发心血管病家族史（一级亲属发病年龄小于 50 岁）。⑦腹型肥胖（男性腰围大于等于 90cm 女性腰围大于等于 85cm）或肥胖（BMI 大于等于 28kg/m²）。⑧高同型半胱氨酸大于 10mmol/L。

（2）靶器官损害。

①左心室肥厚。心电图 sokolow-Lyons 指数大于 38mv 或 Comell 指数大于 2440mm·mms；超声心动图 LVMI：男性大于等于 125，女性大于等于 120g/m²。②颈动脉超声 IMT 大于 0.9mm 或提示动脉粥样斑块。③颈-股动脉脉搏波速度每秒大于 12m（选择使用）。④踝/臂血压指数小于 0.9（选择使用）。⑤估算的肾小球滤过率降低（每分钟 eGFR 小于 60ml/1.73m²）或血清肌酐轻度升高（男性 115～133mmol/L，女性 107～124mmol/L）。⑥微量白蛋白尿。30～300mg/24 小时或白蛋白/肌酐比大于等于 30mg/g（3.5mg/mmol）。

（3）伴临床疾患。

①血管病：如脑出血，缺血性脑梗死，短暂性脑缺血发作。②心脏疾病：如有心肌梗死史，心绞痛，有冠状动脉血运重建史，充血性心力衰竭。③心脏疾病：如糖尿病肾病，肾功能受损，血肌酐（男性大于 133mmol/L，女性大于 124mmol/L），蛋白尿（大于 300mg/24h）。④外周血管疾病。⑤视网膜病变：出血或渗出，视乳头水肿。⑥糖尿病：空腹血糖大于等于 7.0mmol/L，餐后血糖大于等于 11.1mmol/L。⑦糖化血红蛋白：HbA1c 大于等于 6.5%。

五、高血压临床表现

1. 症状

大多数患者起病缓慢，缺乏特殊临床表现，这导致诊断延迟，仅在测量血压时或发生心、脑、肾等并发症时才被发现。常见的症状有头晕、头痛、颈项板紧、疲劳、心悸等，也可出现视物模糊、鼻出血等较重症状，典型的高血压头痛在血压下降后消失。

2. 体征

周围血管搏动、血管杂音、心脏杂音等是重点检查的项目。应重视的是颈部、背部两侧肋脊角、上腹部脐两侧、腰部肋脊处的血管杂音。心脏听诊可有主动脉瓣区第二心音亢进、收缩期杂音或收缩早期喀喇音。

六、高血压的鉴别诊断

高血压的的鉴别主要是原发性高血压和继发性高血压的鉴别，如果是原发性高血压，应积极用药控制，使血压降至正常范围；如果是继发性高血压，则需要寻找原发病，治疗原发病，从而达到控制血压的作用。

七、高血压的并发症

1. 高血压危象

（1）临床表现。

因受累器官和病理机制导致临床类型不同，因此表现有所差异，但典型表现为血压短期显著增高的同时，出现明显的头痛、眩晕、手脚麻木、烦躁、恶心呕吐、心悸、气急和视力模糊等靶器官急性损害的临床表现。部分患者可能出现胸痛、意识模糊、烦躁，甚至昏迷、死亡。

靶器官损害表现如下。脑梗死表现如头痛、失语、视野变化、意识改变以及局灶性神经系统损害定位体征如偏瘫等；脑CT检查可进一步鉴别是脑出血或脑缺血。急性左心室衰竭伴肺水肿表现为端坐呼吸、咳粉红色泡沫痰、双肺湿啰音及心脏奔马律。急性冠脉综合征，包括不稳定型心绞痛、ST段抬高性和非抬高性心肌梗死，表现为胸痛、心悸、大汗、呼吸困难等，心电图有动态变化，心肌损伤标记物心肌钙蛋白（TNL）升高。主动脉夹层表现为突发胸背部刀割样剧烈疼痛并纵向放射，多数患者血压升高伴有休克表现，四肢脉搏血压不对称，超声心动图、大动脉CT或磁共振扫描可发现分离的假腔。急性肾功能不全表现为少尿、蛋白尿、红细胞及管型等，尿素氮及肌酐水平升高。

（2）诊断依据。

①血压短时间内严重升高（通常收缩压大于180mmHg和/或舒张压大于120mmHg）。②伴有进行性心、脑、肾等重要靶器官功能不全表现如脑梗死、急性心力衰竭、急性冠状动脉综合（ACS）、主动脉夹层、子痫、肾功能不全、嗜铬细胞瘤危象及围术期严重高血压等。③有靶器官损害。④行心电图（ECG）、尿液分析、尿素氮、肌酐、心电图、头部CT或者核磁、心脏彩超、胸部X线或CT等靶器官的检查。

2. 高血压脑病

高血压脑病，也称后部可逆性脑病、可逆性后部白质脑病综合征，为各种原因的血压急骤升高所致的全脑功能障碍，是一种脑血管自我调节障碍性疾病。该病患者经过及时有效治疗可以完全恢复。其在病理学上表现为血管内皮细胞损伤。这种损伤导致血脑屏障破坏，产生血管源性水肿。患者脑外观肿胀、苍白，血管扩张，多发斑点状出血及血管壁变性与纤维素性坏死。

（1）临床表现。

①临床上急性起病，血压突然急剧升高，舒张压常达 120mmHg 以上。症状包括头痛、抽搐、惊厥、意识障碍、肢体功能障碍。②临床表现三联征为头痛、癫痫、意识障碍。③患者在高血压控制后多可恢复正常，重者可遗留脑梗死甚至死亡。

（2）影像表现。

①部位：顶枕叶为主，重者可累及额叶、基底节、小脑、脑干。②形态：常双侧对称发病，多为斑片状，少数融合呈大片状，界线不清。脑室与脑沟缩小，脑回肿胀。③CT 平扫显示弥漫性低密度、有时有斑点状高密度影。CT 增强扫描显示无强化或轻度斑片状及斑点状强化。CTA 检查显示血管正常或痉挛。④MRI 检查对本病显示敏感。T1WI 呈边缘模糊的斑片状低信号，T2WI/FLAIR 呈斑片状及多灶性高信号，T2WI 及 SWI 可显示出血所致的斑点状或斑片状低信号。DWI 无或有轻度扩散异常，表现弥漫系数（ADC）值增高，表明为血管源性水肿。增强 T1WI 示斑片状强化。⑤其他：CTP 检查与磁共振灌注成像（PWI）提示局部灌注增加。磁共振波普分析（MRS）检查可见 Cho 波与肌酸增高，NAA 波下降。⑥治疗后病变可完全吸收，也可遗留脑萎缩及脑软化。

（3）诊断要点。

①顶枕叶皮质下对称性的低密度影，长 T1、长 T2 信号影。②儿童血压可正常。③DWI 等信号，ADC 高信号，提示血管源性水肿。④最佳诊断征象：急性高血压病史，大脑后动脉供血区片状病变，血压正常后，病灶可逆。

（4）鉴别诊断。

①急性脑缺血：年龄常较大，符合动脉分布范围；头颅 MRI 检查提示 DWI 高信号。②急性脑充血（癫痫后）：脑回肿胀，不均匀强化。③静脉窦闭塞：MRV 显示静脉窦及深静脉内充盈缺损。④渗透压脑病：有快速补钠及电解质失衡等病史。⑤急性脱髓鞘病：无后循环分布倾向。

八、高血压的治疗

1. 降压治疗的目的

通过合理管控血压以及其他危险因素，最大限度降低心脑肾与外周血管等靶器官损害的风险以及致死、致残率，改善生活质量，延长患者寿命。老年高血压患者多以收缩压升高为主，舒张压正常，甚至偏低，老年高血压的降压治疗应强调收缩压达标，同时，也应避免舒张压过度降低。

2. 降压治疗的原则

与中青年相比，高龄老年、衰弱或存在认知障碍的高血压患者，对于血压下降的耐受性更差，因此，需从小剂量开始应用降压药物并加强监测，根据患者耐受情况逐渐、缓慢地增加治疗强度，直到血压达标。在积极控制血压的同时，还应筛查并控制各种可逆性危险因素（如血脂异常、糖代谢异常、吸烟、肥胖等），同时关注和治疗相关靶器官损害与临床疾患。大多数患者需要长期甚至终身坚持治疗。

3. 降压的时机和策略

启动降压药物治疗的时机取决于包括血压水平在内的总体心血管风险。血压水平大于等于 160/100mmHg 的高血压患者，应立即启动降压药物治疗，血压水平为 140～159/90～99mmHg 的高血压患者，心血管风险为高危和很高危者应立即启动降压药物治疗；低危和中危者可改善生活方式 4 周～12 周，如血压仍不达标，应尽早启动降压药物治疗。血压水平为 130～139/85～89mmHg 的正常高值人群，心血管风险为高危和很高危者，应立即启动降压药物治疗；低危和中危者，目前没有证据显示可以从药物降压治疗中获益，建议继续进行生活方式干预。

4. 生活干预方式

《中国高血压防治指南》（简称《指南》）2023 版提出生活方式干预的 6 部曲，即减少钠盐摄入、增加钾摄入，合理膳食，控制体重，不吸烟、限制饮酒，增加运动，心理平衡、管理睡眠。

（1）减少钠盐摄入、增加钾摄入。《指南》建议每人每天食盐摄入量逐步降至 5g 以下；所有高血压患者均应采取各种措施，限制来源于各类食物的钠盐摄入，包括各种含钠调味品（酱油、酱类、蚝油、鸡精、味精等）和加工食品等。同时，增加富钾食物（如新鲜蔬菜、水果和豆类等）的摄入；清淡饮食，少吃含高脂肪、高胆固醇的食物，包括油炸食品和动物内脏，少吃加工红肉制品，如培根、香肠、腊肠等。

（2）合理膳食。平衡膳食应由五大类食物组成，第一类为谷薯类，包括谷类（含全谷物）薯类与杂豆；第二类为蔬菜和水果；第三类为动物性食物，包括畜、禽、鱼、蛋、奶；第四类为大豆类和坚果；第五类为烹调油和盐。高血压患者应该遵循合理膳食原则，丰富食物品种，合理安排一日三餐。推荐高血压患者多吃含膳食纤维丰富的蔬果，且深色蔬菜要占到总蔬菜量的一半以上，蔬菜和水果不能相互替代；适当补充蛋白质，可多选择奶类、鱼类、大豆及其制品作为蛋白质来源；限制添加糖摄入。

（3）控制体重。《指南》建议将体重维持在健康范围内：体质指数（BMI）在 18.5～23.9kg/m² （65 岁以上老年人可适当增加）；男性腰围小于 85cm，女性腰围小于 80cm。建议所有超重和肥胖高血压患者减重。

（4）不吸烟，限制饮酒。不吸烟，彻底戒烟，避免被动吸烟。《指南》强烈建议高血压患者戒烟，不饮或限制饮酒，即使少量饮酒也会对健康造成不良影响；建议高血压患者不饮酒，饮酒者尽量戒酒。

（5）增加运动。超重和肥胖患者进行规律的中等强度有氧身体运动，《指南》建议非高血压人群或高血压患者，除日常活动外，应有每周 4～7 天、每天累计 30～60 分钟的中等强度身体活动。

（6）心理平衡、管理睡眠。患者应减轻精神压力，保持心理平衡，应进行压力管理，可进行认知行为干预，规律作息，保证充足睡眠，保证不少于 8 小时夜间睡眠并改善睡眠质量。这对提高生活质量、控制血压和减少心脑血管病并发症意义重大。患者杜绝熬夜。

5. 高血压的药物治疗

降压药物主要有以下几类：①血管紧张素转化酶抑制剂（ACEI）。②血管紧张素受体阻断剂（ARB）。③β-受体阻滞剂。④钙通道阻滞剂（CCB）。⑤利尿剂。⑥α-受体阻滞剂。⑦中枢降压药。中国和世界相关指南均推荐使用前5种药物，且均可作为初始用药，并根据病情进行个体化治疗。

选择降压药物的原则：①根据血压水平和心血管风险选择初始单药或联合治疗。②一般患者采用常规剂量；老年人初始治疗时应采用较小有效治疗剂量，根据需要可逐渐增加剂量。③优先使用长效降压药物，控制24小时血压并有效预防心脑血管并发症。④对SBP大于等于160mmHg和/或BDP大于等于100mmHg、SBP高于目标血压20mmHg和/或DBP高于目标血压值10mmHg或高危及以上患者，或单药治疗未达标的高血压患者，应联合降压治疗，优先选用单片复方制剂。⑤对SBP大于等于140mmHg和/或DBP大于等于90mmHg的患者，也可起始小剂量联合治疗。

（1）血管紧张素转化酶抑制剂。

ACEI类药物为一线降压药物，具有降低血压、抑制RAS系统激活、保护靶器官及减少心血管终点事件的作用。

代表药物：依那普利、福辛普利、赖诺普利、培哚普利、咪达普利。

适应证：合并左室肥厚及既往心肌梗死的患者；合并左室功能不全的患者；合并代谢综合征、糖尿病肾病、慢性肾脏病（CKD）、蛋白尿或微量白蛋白尿的患者；合并无症状性动脉粥样硬化，或周围动脉疾病，或冠心病高危的患者。

禁忌证分为绝对禁忌证[妊娠、血管性水肿、双侧肾动脉狭窄、高钾血症（小于6.0mmol/L）]和相对禁忌证[血肌酐水平显著升高（大于265μmol/L）、高钾血症（大于5.5mmol/L）有症状的低血压（小于90mmHg）、有妊娠可能、左室流出道梗阻]。

服药注意事项：患者在ACEI应用前及治疗过程中需检测血钾、血肌酐以及eGFR。初始给药应从小剂量开始，如可耐受逐渐上调至标准剂量或最大耐受量；在治疗2～4周后，评价疗效并复查血钾、血肌酐和eGFR，若血钾升高大于5.5mmol/L、eGFR降低大于30%或血肌酐增高大于30%，应减小药物剂量并继续监测；出现低血压等不良反应时应积极处理，应用AECI出现刺激性干咳如不能耐受需要停用或换用ARB。禁止ACEI与ARB的联合应用。

（2）血管紧张素受体阻断剂。

ARB类药物具有良好的靶器官保护作用，可降低血压，减少心血管事件。其降压药效呈剂量依赖性，在临床应用过程中有良好的耐受性。

代表药物：氯沙坦、缬沙坦、厄贝沙坦、替米沙坦、奥美沙坦。

适应证：轻、中、重度高血压，特别适用于左室肥厚、微量白蛋白尿、慢性肾病、动脉硬化、糖尿病。

禁忌证：妊娠高血压、高血钾或双侧肾动脉狭窄。

用药注意事项：禁止ACEI与ARB的联合应用。

（3）β-受体阻滞剂。

β-受体阻滞剂在缺血性心脏病、慢性心力衰竭、高血压和心律失常等疾病防治中发挥着重要作用，在我国仍然为一线降压药物，用于高血压的初始与维持治疗。

代表药物：美托洛尔、比索洛尔、阿替洛尔、拉贝洛尔、普萘洛尔。

适应证：伴快速性心律失常、冠心病、慢性心衰、主动脉夹层、交感神经活性增高、高动力状态的高血压患者、年轻人舒张期高血压。

禁忌证：合并支气管哮喘、二度及以上房室传导阻滞、严重心动过缓。

用药注意事项：①不建议老年卒中患者首选β-受体阻滞剂降压。②选择性β1-受体阻滞剂和兼有α/β-受体阻滞剂不同于传统非选择性β-阻滞剂，它们对糖、脂代谢及外周血管的影响相对较小，可较安全地应用于糖尿病合并高血压的患者；阿罗洛尔更适用于合并原发性震颤的高血压患者；拉贝洛尔是治疗妊娠高血压的首选药物。③与降糖药合用时可能增强降血糖作用；与非甾体类镇痛药联用时可能减弱其降压作用；与洋地黄或非二氢吡啶类CCB联用可增强彼此抑制心脏传导和负性肌力作用；卡维地洛与环孢素合用时可增加环孢素血谷浓度。④对伴有心衰的患者，应用β-受体阻滞剂均应由极小剂量起始，如患者能够耐受，每隔2～4周剂量加倍，直至达到心力衰竭治疗所需的目标剂量或最大耐受剂量；长期应用β-受体阻滞剂如需停用，应在1～2周内逐渐减量。

（4）钙通道阻滞剂。

CCB具有良好的降压、心脑血管保护作用，从而降低心脑血管疾病发病率及死亡率。二氯吡啶类CCB适用于各种年龄段和各种类型的高血压患者，疗效个体差异小，只有相对禁忌证没有绝对禁忌证，临床应用广泛。

代表药物：氨氯地平、非洛地平、西尼地平、硝苯地平、尼群地平。

适应证：二氢吡啶类CCB是轻、中、重度高血压一线用药，适用于容量性高血压（老年高血压、单纯收缩期高血压、低胃索性或低交感性高血压）高血压合并动脉粥样硬化。非二氢吡啶类CCB适用于高血压合并心绞痛、高血压合并室上性心动过速。

禁忌证：相对禁用于高血压合并快速性心律失常患者，二氢吡啶类CCB维拉帕米与地尔硫䓬禁用于二至三度房室传导阻滞患者，并相对禁用于心力衰竭患者。

（5）利尿剂。

各国均推荐利尿剂作为高血压治疗的一线用药，其降压效果与ACEI、ARB或CCB等降压药物基本相同。我国医生对利尿剂的认识仍然存在误区，过分担忧利尿剂的副作用，从而导致应用不足或不应用。

代表药物：氢氯噻嗪、吲达帕胺。

适应证：老年高血压、难治性高血压、心衰合并高血压、盐敏感性高血压、低肾素性高血压、黑人高血压、肥胖型高血压。

螺内酯的应用：与比索洛尔或多沙唑嗪相比，螺内酯在有效降低血压方面具有压倒性的优势，60%的患者达到血压控制标准，应该作为难治性高血压（已使用至少3种降压药）患者加药的首选。

用药注意事项：①小剂量噻嗪类利尿剂是治疗高血压最常使用的利尿剂，痛风者禁用。②禁用于低钾血症。③可能与其他磺胺类药物发生交叉过敏反应。

（6）α-受体阻滞剂。

α-受体阻滞剂已不作为一线用药，常在一线降压药物联合应用后血压仍然不达标时联用，其最大的优点是没有明显的代谢不良反应。乌拉地尔具有抑制外周和中枢的交感神经的双重作用，降压作用明显而快速，静脉用药 5 分钟内起效，30～60 分钟内的降压幅度可达 25%左右，因而可作为高血压急症的理想静脉用药，并可用于高血压合并急性充血性心力衰竭的治疗。

（7）降压药的联合使用。

联合用药的适应证：血压大于等于 160/100mmHg 或高于目标血压 20/10mmHg 的高危人群，往往初始治疗即需要应用 2 种降压药物。如血压超过 140/90mmHg，也可考虑初始小剂量联合降压药物治疗。如仍不能达到目标血压，可在原药基础上加量，或可能需要 3 种甚至 4 种以上降压药物。

ACEI 或 ARB+噻嗪类利尿剂：ACEI 和 ARB 可使血钾水平略有上升，能拮抗噻嗪类利尿剂长期应用所致的低血钾等不良反应。ACEI 或 ARB+噻嗪类利尿剂合用有协同作用，有利于改善降压效果。

二氢吡啶类 CCB+ACEI 或 ARB：CCB 具有直接扩张动脉的作用，ACEI 或 ARB 既扩张动脉、又扩张静脉，故两药合用有协同降压作用。二氢吡啶类 CCB 常见的不良反应为踝部水肿可被 ACEI 或 ARB 减轻或抵消。此外，ACEI 或 ARB 也可部分阻断 CCB 所致反射性交感神经张力增加和心率加快的不良反应。

二氢吡啶类 CCB+噻嗪类利尿剂：FEVER 研究证实，二氢吡啶类 CCB+噻嗪类利尿剂治疗，可降低高血压患者脑梗死发生的风险。

二氢吡啶类 CCB+β-受体阻滞剂：CCB 具有扩张血管和轻度增加心率的作用，恰好抵消β受体阻滞剂的缩血管及减慢心率的作用。两药联合可使不良反应减轻。

我国临床主要推荐应用的优化联合治疗方案是二氢吡啶类 CCB+ARB，二氢吡啶类 CCB+ACEI，ARB+噻嗪类利尿剂，ACEI+噻嗪类利尿剂，二氢吡啶类 CCB+噻嗪类利尿剂，二氢吡啶类 CCB+β-受体阻滞剂。

可以考虑使用的联合治疗方案是利尿剂+β受体阻滞剂，α-受体阻滞剂+β-受体阻滞剂；二氢吡啶类 CCB+保钾利尿剂，噻嗪类利尿剂+保钾利尿剂。

不常规推荐但必要时可慎用的联合治疗方案是 ACEI+β-受体阻滞剂，ARB+β-受体阻滞剂，ACEI+ARB，中枢作用药+β-受体阻滞剂。

三药联合的方案：在上述各种两药联合方式中加上另一种降压药物便构成三药联合方案，其中二氢吡啶类 CCB+ACEI（或 ARB）+噻嗪类利尿剂组成的联合方案最为常用。

四种药联合的方案：主要适用于难治性高血压患者，可以在上述三药联合基础上加用第 4 种药物如β-受体阻滞剂、醛固酮受体拮抗剂、氨苯蝶啶、可乐定或α-受体阻滞剂等。

九、高血压治疗过程中的误区

误区 1：没有症状就是血压不高。

部分患者血压增高并没有不适感，这可能和长期存在高血压后适应了高血压状态有关，但没有高血压症状，并不代表较高的血压对心脑肾等靶器官没有损伤。研究结果显示，收缩压每升高 10mmHg，亚洲人群的脑梗死与致死性心肌梗死发生风险分别增加 53% 与 31%。因此，建议在 35 岁以后至少每年要测量一次血压，以期望早发现、早治疗。

误区 2：血压正常了就停服降压药物。

高血压是个长期慢性病，口服降压药后血压达到正常，如果血压降到正常就停药，停药后血压会再次升高，升高后再服药，血压总处于波动中，这种情况下心梗、脑梗等并发症发生率会明显增加。部分患者血压波动和季节有一定关系，即夏季血压降低甚至正常，冬季血压升高。这时，患者可以在监测血压的基础上增减降压药物。但不建议停用，除非血压持续在正常范围。

误区 3：就诊当天不服药。

在明确诊断高血压后，患者应坚持服药，同时监测服药后血压状态，以便了解该降压药是否有效，如果口服降压药时血压仍较高，就要及时调整药物。

误区 4：血压降低越快越好。

降压治疗时必须以缓慢、平稳的原则。

在临床中，从开始药物干预到达到目标血压，一般要经过 1～2 个月，血压由高水平缓慢降至正常，这样对动脉血管有很好的保护作用。年轻的高血压患者，降压速度可稍快；老年人病程较长，有合并症的患者，降压速度则可稍慢。血压突然升高或降低，不但可能对血管造成损害，还可能造成血液动力学紊乱。快速的降压会造成脑部灌注不足，易引起脑梗死。

误区 5：频繁的更换降压药物。

有些患者在口服降压药时总是着急，三两天就换一种降压药，频繁更换，最终感觉哪个药物都无效。其实绝大多数的长效降压药需要 1～2 周才能达到最大和稳定的降压作用，不要急于更换降压药品种。任何一种降压药都可能使个别人不能耐受。了解降压药副作用，有助于合理用药。

误区 6：只服药不检测。

绝大多数高血压患者需终生服药、定期检查，以便评价降压药疗效，监测靶器官损害。血压控制平稳且达标者，每周自测 1～2 天血压，早晚各 1 次，最好在早上起床后，服降压药，并在早餐前、排尿后，固定时间自测坐位血压。如果血压大于等于 135/85mmHg，需要及时就诊，并在医生指导下调整用药方案。

定期的检查项目有血常规，以检测血钾、钠、空腹血糖、血脂、尿酸和肌酐，检查项目还包括尿蛋白、尿糖和尿沉渣镜检，心电图等。

十、高血压的中医认识

中医中没有"高血压"这一病名，而是将其归于中医"眩晕""头痛"等范畴。中医对于高血压的认识，最早记载于《黄帝内经》。《灵枢·海论》："髓海不足，则脑转耳鸣，胫酸眩冒。"《灵枢·五邪》曰："邪在心，则病心痛喜悲，时眩仆。"《素问·至真要大论》："诸风掉眩，皆属于肝。"《素问·标本病传论》："肝病头目眩，胁支满。"其所记载的"眩冒""眩仆""掉眩"和"目眩"等不同名称，都是类似于高血压症状的描述。

（一）中医学认为其主要病因如下

1. 情志失常

忧思、郁闷、愤怒太过，导致肝失疏泄，肝气郁结，气郁化火，耗伤肝阴，肝阳上亢，上扰头目，从而出现眩晕、耳鸣、头目胀痛、失眠多梦等症状，发为高血压。

2. 年老体虚

年老肾精亏虚，髓海不足，脑失充养；或体虚多病，肾精肾气亏虚；或房劳过度，肾精亏损，均可导致髓海空虚，出现眩晕、耳鸣等症状，发为高血压。肾精亏虚，水不涵木，导致肝阳上亢，肝风内动，也可以发为高血压。

3. 久病劳倦

久病体虚，脾胃虚弱，精气化生不足；或失血之后，气血耗损；或忧思劳倦，耗伤精血，均可导致气血亏虚，清阳不升，清窍失养，则出现眩晕、耳鸣、失眠多梦等症状，发为高血压。

4. 饮食不节

恣食肥甘厚腻之物，或饮酒无度，损伤脾胃，以致脾胃运化失司，湿浊内生，积聚成痰，痰阻中焦或脉络，清阳不升，髓窍失养，故出现眩晕、耳鸣、失眠等；或饥饱无常，或饮食衰少，气血生化不足，脑失充养，故出现眩晕、耳鸣、失眠等症状导致高血压。

5. 禀赋体质异常

先天不足，肾精亏损；或父母肥胖，或自幼多脂，湿浊痰脂阻滞经络，均可导致精气不能上荣脑窍，头目失养，出现眩晕、耳鸣、失眠等症状，发为高血压。

中医认为高血压的病位在脑窍，与肝、脾、肾密切相关；病机分为虚实2类。虚者为气、血、精不足，髓海失养；实者为风、火、痰扰乱，清窍失和。

（二）中医将高血压辩证分为以下几种

1. 肝阳上亢证

主症：眩晕、头痛且胀、面红、性格急躁易怒，兼可见目赤耳鸣、失眠、舌红苔黄、脉弦等。

治法：治以平抑肝阳，清泻肝火。

代表方：天麻钩藤饮加减。方含天麻、钩藤、石决明、栀子、黄芩、牛膝、杜仲、益母草、桑寄生、首乌藤、茯苓。

2. 痰湿中阻证

主症：眩晕、头痛、头如裹、胸闷、恶心呕吐，兼可见失眠、心悸、食少、舌胖苔腻、脉弦滑等。

治法：治以化痰祛湿，健脾和胃。

代表方：半夏白术天麻汤加减。方含清半夏、白术、天麻、陈皮、茯苓、炙甘草。

3. 肾阳虚衰型

主症：眩晕、头痛、畏寒肢冷、夜尿频繁、大便溏薄，兼或见双下肢水肿、心悸、乏力、舌淡胖、脉沉弱等症。

治法：治以温补肾阳.

代表方：可用济生肾气丸加减方，也可用金匮肾气丸。济生肾气丸方含炮附子、茯苓、泽泻、山萸肉、山药、车前子、牡丹皮、肉桂、牛膝、熟地黄。金匮肾气丸方含熟地、山茱萸、山药、茯苓、泽泻、牡丹皮、肉桂、炮附子。

4. 肝肾阴虚证

主症：眩晕、头痛、腰酸膝松、心悸，兼或见口干、耳鸣、健忘、舌红少苔、脉细数或细弦等症。

治法：治以滋养肝肾，益精填髓。

代表方：左归丸。方含熟地黄、菟丝子、牛膝、龟甲、鹿角胶、山药、山茱萸、枸杞子。

5. 瘀血内阻型

主症：眩晕、头痛、手足麻木、口唇发绀，兼或胸闷、胸痛、失眠、耳鸣、舌质暗或有瘀斑、脉结代或细涩。

治法：治以活血化瘀。

代表方：血府逐瘀汤加减。方含桃仁、红花、川芎、当归、赤芍、牛膝、桔梗、柴胡、枳壳、炙甘草。

下面介绍几种具有降压作用的中草药。

（1）钩藤：味甘，性凉。归肝、心包经，具有息风定惊，清热平肝的功效。药理研究证实钩藤能明显降血压，改善血流动力学，抗心律失常，抑制血小板聚集，抗血栓形成，可用于治疗心脑血管病属肝阳、肝火证。其活性成份为钩藤碱，怕热，用于降血压时不宜久煎，要后下取效。

（2）夏枯草：性辛、苦，寒。归肝、胆经，具有清肝泻火、明目、散结消肿的功效。始载于《神农本草经》，别名"乃东"，《名医别录》别名"燕面"，以清肝泻火为主。药理研究证实夏枯草可降压，尤善降舒张压，抗菌，抗病毒，降血糖，散结，抗腺癌，用于治疗肝火痰郁证。

（3）桑寄生：味苦、甘，性平，归肝、肾经，具有祛风湿，补肝肾，强筋骨，安胎元的作用。药理研究证实桑寄生有强心利尿作用，可增加冠状动脉流量，减慢心率，抗心律失常，保护心肌缺血，改善微循环，又能明显降血压。

（4）杜仲：甘，温。归肝、肾经，具有补肝肾，强筋骨，安胎。药理研究证实，杜仲能明显降压，可减少肠道吸收胆固醇，特别适用于水不涵木的高血压和动脉硬化，同时又是良好的安胎药。

（5）罗布麻：性凉，味甘微苦，具有清凉泻火、强心利尿、降血压、治疗心脏病、高血压神经衰弱等疾病的作用。现代药理学研究表明罗布麻的液中含有类似于维生素 p 活性的鞣质成分。这个鞣质成分可以增加毛细血管的弹性，降低血清中胆固醇的含量。因而常用罗布麻泡水喝以抑制血压的升高，起到降血压的作用。

（6）山楂：味酸甘，性微温，归脾、胃、肝经。具有消食健胃、行气散瘀、化浊降脂的作用。研究发现，山楂自身的成分中含有的黄酮、山楂酸、柠檬酸等物质，这些物质具有利尿、扩张血管的作用，从而达到降低血压的功效。

十一、高血压的养生调护

1. 饮食调控

（1）控制钠盐摄入，增加钾的摄入。

高血压患者是一定要限盐的。食盐中的钠离子可以通过食物来摄入，肾脏则负责通过尿钠的排泄来控制体内的钠含量。如果摄入过多的钠，超过了肾脏的排泄能力，积留在血管里的钠就会吸收过多的水分，导致血容量增加，血管内的血液变多了，对血管壁的压力增大，就会引起血压升高。除了食盐意外，还有一些隐形的盐分也要引起注意。比如咸菜、酱油、蚝油、方便面、腌制品等食物，也会含有大量的盐分。

钾能促进钠的排出，适当增加钾的摄入量有降血压的效果。推荐使用低钠盐，但肾病、充血性心力衰竭或正在服用保钾利尿剂的患者，需要在医生指导下谨慎使用。

（2）远离高胆固醇食物。

长期进食高胆固醇食物，多余的胆固醇会堆积在血管壁，形成动脉粥样硬化斑块。高血压和高胆固醇血症协同作用，大大增加了心肌梗死、脑梗死的发病风险。每天烹调用油应控制在 20～30g，摄入过多油脂是引起肥胖、动脉粥样硬化、冠状动脉粥样硬化、脑梗死等慢性疾病的主要原因。因此，高血压患者要控制每天油脂的摄人，推荐烹调油食用量为每天 20～30g。

（3）尽量戒酒。

《中国高血压防治指南》指出，过量饮酒会显著增加高血压的发病风险，随着饮酒量的增加，风险也会增加。如必须饮酒，请遵循每天酒精摄入量男性不超过 25g，女性不超过 15g；每周酒精摄人量男性不超过 140g，女性不超过 80g；白酒、葡萄酒、啤酒摄人量应分别少于 50mL、100mL、300mL。给高血压患者的建议就是，最好不饮酒。

（4）几种降压的水果和蔬菜。

山楂：能扩张血管，降低血压，降低胆固醇。患者可选野山楂 10 粒（鲜品为佳），捣碎加糖 30g，水煎常服，有良好的降压、健胃作用。

香蕉：含有多种维生素，能清热降压，可常食。用香蕉皮或果柄 30～60g，煎汤服也有效。有条件的患者，取适量香蕉花煎水服，疗效较佳。

荸荠：有清热降压的作用。可用鲜荸荠（洗净、去泥）、海蜇（洗去盐分）各 30～60g，煮汤，日分 3 次服。既能降压，又可化痰止咳。

苹果：内含苹果酸、枸橼酸、维生素（A、B、C）等 10 余种营养素。常食苹果可改善血管硬化。近年来，有人研究证实，多吃苹果有益于嗜盐过多的高血压病患者。

芹菜：绝对是高血压人群的降压"法宝"，相信很多人都知道芹菜具有降血压的功效，特别是对因高血压而引起的头痛、头胀更是有着神奇的缓解作用。

黑木耳：是一种降血压的食物，无论采用哪种食用方式，它的降血压作用都不会因此而改变。最方便的食用方式为用清水将黑木耳浸泡一夜后，上屉蒸1～2小时，然后在其中放入适量的冰糖，每天吃一碗即可。几天后便会发现，经常飙升的血压已经下降了很多，而且起伏的幅度也不再似以前那样"惊心动魄"了，这就是黑木耳的功效。

绿豆：也是降血压的食物中的一种，而且它的降压功效也是很多人都认可的，它对于高血压患者来说是很好的食疗降压药。经常吃绿豆不但能够起到降血压的作用，而且还有防止血脂升高的功效。

2. 运动

科学地参加运动，对老年高血压患者具有积极的促进康复作用。在心脏功能上，运动锻炼可以改善心脏冠状动脉血液供应，增强心肌收缩力，增加心输出量，提高心脏功能。在代谢功能上，运动可以促进体内脂肪代谢，纠正体能脂代谢异常，控制体重，避免因高血压导致的心血管疾病。同时，运动还可以促进体内糖代谢，改善胰岛素敏感性，降低因高血压同时伴有糖尿病或糖代谢紊乱所导致的心血管疾病风险。参加耐力训练，可以使血压、舒张压和平均动脉压有效降低，还可以提高肌肉耐力，使骨骼韧带加强，能够有效防止老年人关节僵硬。

在选择运动项目时，患者要尽量避免做憋气、高强度力量训练、用力过猛的动作，以及避免进行推、拉、举之类的静力性力量练习，因此，老年高血压患者在选择运动项目时，要以有氧运动为主，尽量选择有节奏、容易放松、全身性的有氧运动项目，例如，健步走、慢跑、游泳、有氧韵律操、医疗康复体操、太极拳、气功、八段锦等。

八段锦是中国传统健身项目，注重呼吸和运动的节律协调，改善人体的形态和生理功能，包括改善上下肢力量，提高关节灵活性，改善平衡功能，调节血糖，调节负面情绪，改善认知功能等。八段锦可有效降低血压，作为一种古老传统且安全有效的运动方法，特别建议将八段锦作为老年人高血压防治的锻炼方式。

3. 茶饮

（1）葛根菊花茶。

材料：葛根、枸杞子各15g，绞股蓝、川七各5g，菊花9g。

功效：葛根助强心降压，枸杞可补肝血，菊花清肝火及降压，绞股蓝清热、川七活血。

适用对象：一般高血压患者。

（2）钩藤决明子茶。

材料：钩藤、决明子各9g，天冬15g，何首乌6g

功效：钩藤可清肝火、降压，决明子通便，天冬滋润养阴，何首乌可补血软化血管等作用。

适用对象：高血压伴有便秘、口臭、失眠或眩晕等患者。

（3）山菊明茶。

材料：山楂、菊花、决明子各 10g。

功效：清肝降压，消脂通便。适用于高血压表现为阴虚阳亢者、症见头胀、目胀、耳鸣、纳差、大便闭结、肥胖等。

（4）罗布菊花茶。

材料：罗布麻 6g，野菊花 3g，厚朴 3g，山楂 6g

功效：平肝泄热，理气降压，适用于肝热痰瘀型高血压，表现为面红目赤，急躁易怒，心烦焦躁，头晕目眩，咳嗽咯痰。

4. 穴位按摩

百会：位置在头顶正中线与两耳尖联线的交点处。让患者采用正坐的姿势，百会穴位于人体的头部，头顶正中心，可以通过两耳角直上连线中点，来简易取此穴。百会穴位居颠顶部，其深处即为脑之所在，且百会为督脉经穴，督脉又归属于脑，与脑密切联系，是调节大脑功能的要穴。研究发现百会对血压有双向调节作用，对原发性高血压患者艾灸百会后，收缩压平均下降 13.9mmHg，舒张压平均下降 10.3mmHg，降压作用良好，而对失血性休克的患者则有升压作用，如血压下降 20～30mmHg，稳定后，针百会 30分钟，血压即可上升，大部分上升超过 35mmHg。

风池：属足少阳胆经，为足少阳、阳维之会，在项部，位于枕骨之下，与风府相平，胸锁乳突肌与斜方肌上端之间的凹陷处。本穴具有平肝熄风，祛风解毒，通利官窍的功效，有醒脑开窍、疏风清热、明目益聪的作用。本穴风池穴为风邪入侵之门户，为治风之要穴。针灸该可与改善微循环状态，从而减小血管外周阻力有关。

曲池：为手阳明大肠经五输穴的合穴，五行属土，在肘横纹外侧端，屈肘，当尺泽与肱骨外上髁连线中点。按摩此穴具有清热解表、祛风止痒、调和气血、舒筋通络、清头明目、调理肠胃等作用，临床应用广泛，为全身重要穴位之一。本穴具有走而不守、通上达下、宣导气血的功用。在针刺曲池后，原发性高血压患者的收缩压及舒张压均有不同程度的降低，对脑血流有不同程度的改善。其降压机制可以调节颈动脉窦和主动脉弓的压力感受器，使其传入冲动降低，使交感神经活动下降而迷走神经张力上升，从而使血压下降。本穴不但能够降低血压，而且改善高血压引起的相关症状，因此是临床降血压的主穴，其降低血压功效已被针灸界所公认。

太冲：在足背侧，当第 1 跖骨间隙的后方凹陷处。针灸此穴可治疗肝阳上亢型高血压，具有良好的即时效应，平均可降低收缩压 10mmHg，舒张压 6mmHg。在疗效观察中发现，针刺太冲降压起效较迅速，一般针刺后 20 分钟降压幅度即达最大。

太溪：于足背第一、二跖骨之间，跖骨底结合部前方凹陷处，当拇长伸肌腱外缘处取穴。患者可采用正坐，平放足底或仰卧的姿势，太溪穴位于足内侧，内踝后方与脚跟骨筋腱之间的凹陷处。太溪归属足少阴肾经，为肾脏元气所过和留止于足少阴经之原穴，肾经经气所注之输穴，五行中属土。按摩此穴具有补肾调经、滋阴降火、调经利湿、安神开窍的作用，可治疗肾阴不足而至肝风内动的高血压。

降压沟：位于耳廓背面，取穴时把耳朵翻过去由内上方斜向下方行走有一明显的点状凹陷处即是此穴，按摩降压沟可以间接地刺激脊神经，对脏腑有一定的调理作用，经常按摩不仅能降压，也能对人体产生良性刺激。

5. 顺应季节变化调整血压

通常情况下，冬季血压较夏季血压显著升高。研究显示，与冬季相比，夏季收缩压/舒张压均值降低 5/3mmHg。针对中国人群的流行病学研究结果显示，室外气温大于 5℃时，气温每下降 10℃，收缩压平均上升 6.2mmHg。老年高血压患者、合并慢性肾脏病和糖尿病的高血压患者，通常存在血管内皮功能不全、血压调节功能差等病理情况，对季节性气温变化更敏感。家庭血压监测有助于发现血压的季节性变化。高血压患者应在每年夏季和冬季初期定期进行家庭血压监测，尤其是在气温大幅变化的换季期间，观察评估血压随外界温度季节性变化的情况，当血压出现显著变化时应及时咨询医生。血压的季节性变化普遍存在，需要灵活调整降压药治疗方案。

除了季节变化本身对血压波动的影响外，"候鸟式"生活方式及其对血压与心血管健康的影响也是很值得关注的一种现象。我国北方居民到南方过冬、南方居民到北方避暑，都可能因为短时间内环境温度显著变化导致血压明显波动，甚至诱发不良心血管事件。对已患有心血管病，特别是老年患者尤应注意。在远途旅行前后数周内，老年患者应注意增加血压测量，及时了解血压变化。若出现血压大幅度波动，需适时调整降压治疗强度，避免因环境温度、湿度等气象条件改变增加不良心血管事件的风险。

6. 注意调节情绪

情绪对血压调节尤为重要。在紧张、恐惧、焦虑、抑郁等情绪状态下，人体的自主神经兴奋性增加，会引起心率增加，同时还会释放缩血管激素，造成血管收缩，血压上升。不良情绪引起的高血压，虽然不是真正的高血压，但是如果长期不控制，同样也会对身体器官造成危害。在治疗时，使用降压药物的效果可能不太好，因为血压会随着情绪波动，总有一种"药不对症"的感觉。患者必要时也要适当使用一些抗焦虑的药物，也可以使用没有成瘾性的褪黑素改善睡眠，以及使用谷维素调节自主神经紊乱，从而缓解情绪症状。

在日常生活中要善于调整情绪，大多数人的不良情绪，可以通过进行运动、收听一些舒缓的音乐，走到自然界中进行一场放松的旅游，做一些自己感兴趣的手工制作，读一些喜欢的书籍等活动来改善，避免各种不良刺激影响，放松紧张情绪，保持心情愉悦。

7. 保证充足睡眠

睡眠障碍与夜间高血压之间的联系十分密切。长期失眠使人处于一种生理性高觉醒状态，这种状态是由下丘脑—垂体—肾上腺轴以及交感神经系统的激活而产生的，这种状态是发展成高血压的重要因素。长期失眠引起体内环境变化会造成血压升高。因此，要保证充足的睡眠时间，对于睡眠障碍者，可适当口服镇静药物。

对于阻塞性睡眠呼吸暂停（OSA）的患者，约 50%会合并高血压，30%～40%高血压会合并 OSA。既往研究发现，中重度阻塞性睡眠呼吸暂停低通气指数（AHI）（大于15 次/小时）与高血压的患病率和严重程度呈线性关系，即 OSA 越严重，高血压的风险越大，高血压的严重程度越高。因此，患者应积极进行治疗，可从持续气道正压（CPAP）获益。

附：继发性高血压

继发性高血压只占整个高血压患病率的一小部分，因此往往被忽视，但继发性高血压对心脑肾靶器官的损伤仍是存在的。临床中常见继发性高血压是由内分泌、血管源性、肾性等导致，现就临床中较为常见的几种继发性高血压介绍如下，以便和原发性高血压相鉴别。

一、肾实质性高血压

基础肾脏疾病是肾实质性高血压的基础。肾实质性高血压除了为使血尿、蛋白尿、贫血等肾功能不同程度受损，更易加速基础肾脏病，尤其是慢性肾小球疾病的进展。患者病情重，易进展至肾功能衰竭，如合并大量蛋白尿的肾小球疾病，高血压的肾损害作用更明显。

1. 临床表现

除存在高血压的各种症状外，肾实质性高血压较同等水平的原发性高血压更易发展成恶性高血压，发生率约为后者的 2 倍。肾实质性高血压的眼底病变常较重，心、脑血管并发症常更易发生。要重视肾实质性高血压对基础肾脏病，尤其是慢性肾小球疾病进展的影响。

2. 实验室检查

相关实验检查包括血、尿常规及尿沉渣显微镜检、肾功能（血肌酐、血尿酸）检查、尿白蛋白/肌酐比值（ACR）测定、24 小时尿蛋白定量检测。如患者有蛋白尿需行尿蛋白电泳，以明确尿蛋白水平及成分；如尿沉渣镜检显示尿红细胞及白细胞增加，需进一步行尿相差显微镜检、中段尿细菌培养，以明确红细胞来源及排除感染。患者可行相关免疫检查，有免疫全套，补体全套，血沉，抗"O"，ANA，ENA，ANCA 等。

肾脏 B 超检查可提供肾脏大小、形态及肾实质厚度等相关信息，亦可行腹部平片。如疑有新生物，行肾脏 CT 或 MRI 检查。

对于肾性高血压患者有肾穿指征者，转肾病专科，通过肾脏穿刺，明确肾脏病理类型，以进行更有效的专科治疗。肾穿刺的适应证，从理论上讲，对于大多数肾实质疾病，在没有禁忌证的情况下，均应行肾穿刺检查。国外最近的观点认为，对于蛋白尿、镜下血尿、不好解释的肾衰竭，以及有肾脏表现的系统性疾病，均为肾穿刺适应证。

眼底可有视网膜出血、渗出及视神经乳头水肿等改变。

3. 诊断

肾实质性高血压的诊断，依赖于肾脏疾病，通过蛋白尿、血尿、肾功能异常、肾小球滤过率降低、肾脏大小、形态异常进行诊断，必要时行肾脏病理穿刺活检。同时，该病需要与高血压引起的肾脏损害相鉴别。前者肾脏病变的发生常先于高血压或与其同时出现，血压较高，且难以控制，蛋白尿、血尿发生早，程度重，肾脏功能受损明显。

4. 治疗

（1）控制饮食：低盐饮食，每天摄盐 6g 以下；大量蛋白尿（大于 1g/d）及肾功能不全者，宜优质低蛋白饮食，蛋白量控制在 0.3～0.6g/kg 体重。

（2）病因治疗：根据原发肾脏疾病进行病因治疗是根本。

（3）对症治疗：控制血压。根据最新 2013 欧洲高血压指南，肾实质性高血压患者目标血压小于 140/90mmHg，合并蛋白尿的糖尿病患者目标血压小于 140/85mmHg。各类抗高血压药物均可用于肾实质性高血压患者，且大多数需多种药物联合治疗才能达标。

①肾素-血管紧张素-醛固酮系统（RAS）抑制剂包括血管紧张素转换酶抑制剂（ACEI）和血管紧张素 II 受体拮抗剂（ARB），通过降压与抑制 RAS，是目前证据最多的延缓肾脏病发展的降压药物，可成为首选。

②钙通道拮抗剂（CCB）具有良好的降压疗效，近年许多临床循证医学试验均已证实，只要能充分降压，即能改善肾小球内"三高"，对病肾肯定有益，最终降低心血管的危险性。

③其他降压药物其他降压药物，如利尿剂、β-受体阻滞剂及α-受体阻滞剂等，都具有血压依赖性肾脏保护作用，一般仅作为降压药物与前述药物联合治疗药物。

二、肾血管性高血压

1. 临床筛查要点

在高血压人群中筛查的目标人群如下。

（1）持续高血压达 II 级或以上，伴有明确的冠心病、四肢动脉狭窄、颈动脉狭窄等。

（2）高血压合并轻度低血钾。

（3）脐周血管杂音伴有高血压。

（4）既往高血压可控制，降压药未变情况下突然血压难以控制。

（5）顽固性或恶性高血压。

（6）重度高血压患者左心室射血分数正常，但反复出现一过性肺水肿。

（7）难以用其他原因解释的肾功能不全或非对称性肾萎缩。

（8）服用 ACEI 或 ARB 后，出现血肌酐明显升高或伴有血压下降。

当高血压患者具备以上一项或多项临床线索时，需要高度警惕肾动脉狭窄（RAS），应进行专业检查以明确诊断。

2. 肾血管性高血压的诊断

（1）病因诊断。

（2）解剖诊断。

（3）病理生理诊断。

肾血管性高血压的诊断依据：①肾动脉病变。影像检查显示肾动脉主干和（或）一级分支狭窄（大于等于 50%），狭窄两端收缩压差大于 20mmHg 或平均压差大于 10mmHg。

②高血压。持续增高，多数达Ⅱ或Ⅲ级，小于60岁的患者大多收缩压和舒张压同时升高，但老年患者可仅有收缩压升高；对ACEI或ARB的反应敏感，降压幅度大；RAS解除后血压明显下降或治愈。③病变侧肾发生明显血流量下降，肾小球滤过率下降，甚至肾萎缩。④病变侧肾因缺血诱发肾素分泌明显增加，可导致继发性高醛固酮血症。

准确识别肾血管性高血压是判断是否需要实施纠正RAS手术的关键步骤，这关系到这类手术能否有效降压。

3. 治疗

（1）内科治疗药物治疗适用于症状轻微，年龄过高，病变范围广泛，不宜进行介入治疗和手术治疗的患者。治疗常选择不减少肾血流量的甲基多巴、肼苯哒嗪、可乐宁等药物。近年，常选择血管紧张素转化酶抑制剂巯甲丙脯酸，在服药过程中，应密切观察尿蛋白、血肌酐，注意肾功能变化。

（2）介入治疗：①经皮穿刺肾动脉扩张术（PTA），亦称经皮穿刺腔内血管成形术，适用于不能耐受手术的肾动脉狭窄病例，操作简单安全，可重复扩张。②肾动脉支架置入。

（3）手术治疗：①动脉内膜切除术，适于肾动脉开口或近1/3段动脉粥样硬化癥块的切除。②肾动脉狭窄段切除吻合术，适于肾动脉中1/3段局限性狭窄，切除病变的血管，做肾动脉端-端吻合术。③脾肾动脉吻合术，适于左肾动脉狭窄的病例。④血管壁成形术，用人造血管片修补和扩大血管腔。⑤肾动脉腹主动脉旁路手术（或称搭桥手术），适于肾动脉狭窄伴狭窄后扩张的病例，将人造血管或自体血管连接于肾动脉和腹主动脉之间。⑥自体肾移植，适应于近侧肾动脉狭窄或经PTA扩张失败，将肾移植于同侧髂窝，肾动静脉分别于髂血管进行吻合。⑦肾切除术，适用于患肾萎缩，功能丧失，而对侧肾功能正常的患者；适用于肾动脉病变广泛，累及肾内分支，血管修复困难的患者；适用于肾动脉修复手术等失败的患者。

三、原发性醛固酮增多症（PHA）

PA是指肾上腺皮质分泌过量的醛固酮，导致体内潴钠排钾，血容量增多，肾素-血管紧张素系统活性受抑，临床主要表现为高血压和（或）低血钾。

1. 筛查人群和方法

2020年，我国PHA专家共识推荐对以下高血压人群进行PA筛查。

（1）持续性高血压（大于150/100mmHg）和难治性高血压。

（2）高血压合并自发性或利尿剂所致的低钾血症。

（3）高血压合并肾上腺瘤。

（4）有早发性高血压家族史或早发（小于40岁）脑血管意外家族史的高血压患者。

（5）PA患者中存在高血压的一级亲属。

（6）高血压合并阻塞性呼吸睡眠暂停者。

目前，国内外指南均推荐血浆醛固酮肾素比值（ARR）作为首选筛查指标。

2．实验室检查

（1）血浆醛固酮/肾素浓度比值（ARR）：血浆醛固酮与肾素浓度的比值。若该比值大于等于40，提示醛固酮过多分泌为肾上腺自主性，结合血浆醛固酮浓度大于20ng/dL，则ARR对诊断的敏感性和特异性分别提高到约90%。它是高血压患者中筛选PHA最可靠的方法。

（2）体位试验及血浆18-羟皮质酮（18-OHB）测定：晨8时抽血测定患者醛固酮、肾素活性、18-OHB及血钾；然后站立位4小时，于12时再取血复查上述测定项目。正常人及非原醛症高血压患者站立4小时后，肾素活性轻微增加，醛固酮可增加2～4倍；特发性皮质增生者比站立前增加至少33%，而腺瘤型无明显增加。

（3）地塞米松抑制试验：怀疑糖皮质激素可抑制的原醛症，可采用该试验。每天服用地塞米松2mg，数天后，血钾、血压及血醛固酮水平恢复至正常，以后终生需服用小剂量地塞米松。特发性醛固酮增多症及醛固酮瘤患者，醛固酮水平可被地塞米松一过性抑制，但抑制时间短，且不能降至正常水平。

3．影像学检查

（1）肾上腺B超检查。诊断原醛症准确率约70%，肾上腺小于1cm的腺瘤，B超检出率明显低于CT。

（2）CT检查。1cm以上的肾上腺腺瘤，检出率达90%以上。特发性皮质增生，CT影像常显示肾上腺正常或增大。

（3）MRI检查。MRI空间分辨率低于CT，可用于CT造影剂过敏者。

（4）选择肾上腺静脉取血（AVS）。AVS是分侧定位PHA的金标准，敏感性和特异性分别为95%和100%。但AVS为有创检查，费用高，仅推荐于PHA确诊、拟行手术治疗，但CT显示为"正常"肾上腺、单侧肢体增厚、单侧小腺瘤（小于1cm）双侧腺瘤等的患者。

4．治疗

（1）手术治疗。肾上腺皮质腺瘤，单纯切除后可望完全恢复，腺瘤以外的腺体有结节性改变时宜将该侧肾上腺切除。单侧原发性肾上腺皮质增生可做同侧肾上腺切除或肾上腺次全切除，手术疗效满意。肾上腺皮质癌及异位产生醛固酮的肿瘤，应尽量切除原发病灶。

（2）药物治疗。常用的药物有安体舒通、氯氨吡咪、三氨蝶呤等。

四、甲状腺疾病与高血压

心血管系统也是甲状腺素作用的主要靶器官之一，甲状腺素对心脏和血管的作用机制复杂，至今仍无确切的机制。可能机制主要是甲状腺素对心肌细胞的变力和变速作用影响心排血量、外周血管阻力，使肾脏血流动力学改变。

甲状腺功能亢进时，大约30%的患者有高血压，血压升高特点为收缩压增高而舒张压减低、脉压增大、平均动脉压减少。

甲状腺功能减退时甲状腺激素水平降低，心脏传导速度降低，心率减慢，心排血量减，还可以促进血管动脉粥样硬化，使血管弹性降低，从而使外周血管阻力增加。因此，此类患者常表现为舒张压水平升高明显。此外，甲状腺功能减退时还存在脂质代谢紊乱、血液黏度增加，血流速度减慢，肾血流减少，肾小球滤过率减少的情况，且还会导致水钠平衡紊乱，出现液体潴留。

此类高血压主要以治疗原发病为主。

（1）甲亢的治疗。

甲亢的药物治疗只能抑制甲状腺激素的合成，但不能直接对抗已经合成的甲状腺激素，所以通常服用药1~2周后症状才开始缓解。在治疗过程中，患者一定要坚持规律服用药物，不可以私自停服或擅自调整用药剂量，以免出现复发症状，加重病情。

（2）甲减的治疗。

甲减的替代治疗一般从开始至3个月之内，症状都会缓解，这个缓解速度因甲状腺素匮乏程度的多少而异。但甲减大多数是原发性的，属于自身免疫性疾病，可能需要终身服药，而且要定期复查甲状腺功能，需听从医嘱安排。甲减患者的甲状腺功能恢复正常之后，仅部分患者的高血压能治愈，而许多患者仍需长期服用降压药物控制血压，这可能与甲减导致动脉僵硬度的增加有关。

五、库欣综合征与高血压

1. 库欣综合征临床表现

各种病因造成过量糖皮质激素（主要是皮质醇）所致病症的总称为库欣综合征。

患者可以出现不同的临床类型，多数早期以高血压为主，与糖皮质激素在人体内引起的潴钠排钾，激活影响血压的肾素-血管紧张素调节系统，增加心血管对血管活性物质的加压反应有关。患者长期高血压可并发左心室肥大，心力衰竭和脑血管意外，随着病程进展可出现面部、颈部、背部或腹部变得肥胖，即满月脸、水牛背、向心性肥胖；出现皮肤变薄、宽大紫纹；女性月经紊乱或闭经，女性面部毛发生长增加，出现痤疮、肌肉无力、四肢变细、骨折、糖尿病、感染等情况；精神出现异常，如抑郁、愤怒等。

2. 生化检查

（1）血尿检查。①血浆皮质醇昼夜节律。库欣综合征患者血浆皮质醇浓度早晨高于正常，晚上不明显低于清晨，表示皮质醇已失去昼夜分泌节律。②24小时尿游离皮质醇（UFC）。库欣综合征患者UFC多在每天304nmol以上。UFC反映血中游离皮质醇水平，且少受其他色素干扰，诊断价值较大。

（2）确诊试验。可行小剂量地塞米松抑制试验（LDDST）来确定是否存在库欣综合征。LDDST是库欣综合征的定性诊断试验，即可区分假性库欣综合征（如肥胖症）和真性库欣综合征。LDDST方法为地塞米松0.5mg，口服，每6小时一次，连服2天。第2天服药前、服药后分别测定24小时尿UFC。库欣综合征患者第2天UFC不能降至50%以下，或游离皮质醇不能抑制在每天55nmo以下。

3. 库欣综合征的治疗

治疗的方式取决于病因，如果是由于外源性大剂量类固醇所致，医生将缓慢减少用药量。如果是因为垂体、肾上腺或其他部位增生或肿瘤引起的，那么治疗选择包括手术移除垂体或身体其他部位的异常生长。肿瘤如位于单侧或双侧肾上腺，可采用放射治疗，或使用药物治疗阻断肾上腺产生过多皮质醇。

六、阻塞性睡眠呼吸暂停低通气综合征（OSAHS）与高血压

OSAHS 与高血压是共同易患因素，但 OSAHS 加重高血压。30%～50%的高血压患者存在 OSAHS，50%～80%的 OSAHS 患者存在高血压，二者均为常见病。

1. 筛查对象

根据国内外指南建议，高血压患者如果合并有以下情况的，需要及时进行 OSAHS 筛查。

①肥胖（BMI 大于 $28kg/m^2$）。②鼻咽及颌面部解剖结构异常。③睡眠过程中打鼾，白天嗜睡明显，晨起头痛、口干。④难治性高血压或隐匿性高血压，晨起高血压或血压节律呈"非杓型"或"反杓型"改变的高血压。⑤夜间反复发作难以控制的心绞痛。⑥夜间难以纠正的心律失常。⑦难治性充血性心力衰竭。⑧难治性糖尿病及胰岛素抵抗。⑨不明原因的肺动脉高压。⑩不明原因的夜间憋醒或夜间发作性疾病。

2. 治疗

（1）改善生活习惯。减重、运动、戒烟、酒。

（2）降压药的选择。尽量选择对呼吸功能没有影响的降压药。

（3）呼吸机治疗。目前，国内外治疗睡眠呼吸暂停综合征主要采取睡眠呼吸机治疗，医学上称之为持续气道正压通气（CPAP），它使上气道保持一定的压力可有效地防止睡眠过程中上气道的塌陷与闭合，以此来维持上气道的通畅，从而达到治疗的目的。

王颖编

第四章　高脂血症

高脂血症是指血液中胆固醇、三酰甘油等脂质物质水平超过正常范围，为一种代谢性疾病。以下为相关名词解释。

1. 胆固醇

一种脂质物质，分为高密度脂蛋白胆固醇（HDL-C）和低密度脂蛋白胆固醇（LDL-C）。高密度脂蛋白胆固醇有助于防止动脉粥样硬化，低密度脂蛋白胆固醇则可能导致动脉粥样硬化。

2. 三酰甘油

一种脂质物质，是身体中的主要能量来源之一。如果摄入过多的热量而无法消耗，则会被储存成三酰甘油，导致高脂血症。

3. 动脉粥样硬化

一种动脉疾病，由于胆固醇等脂质物质在血管内聚积，形成斑块，逐渐引起动脉壁增厚、硬化、狭窄，最终导致心脑血管疾病。

4. 甘油三酯

其指三酰甘油的化学名称，是高脂血症的重要指标之一。正常成人的甘油三酯水平应该低于 150mg/dL。

5. 高密度脂蛋白胆固醇

一种胆固醇类型，被称为"好胆固醇"，因为它有助于清除体内多余的胆固醇，降低动脉粥样硬化的风险。

6. 低密度脂蛋白胆固醇

一种胆固醇类型，被称为"坏胆固醇"，因为它可能在血管内聚积，形成斑块，导致动脉粥样硬化和心脑血管疾病的发生。

一、高脂血症的分类

1. 从临床上，可以简单地分为以下 4 类。

（1）高胆固醇血症：血清总胆固醇（TC）水平增高。

（2）混合型高脂血症：血清 TC 与甘油三酯（TG）水平均增高。

（3）高甘油三酯血症：血清 TG 水平增高。

（4）低高密度脂蛋白血症：血清 HDL-C 水平减低。

2.按病因高脂血症可分为如下 2 类。

（1）原发性高脂血症。

（2）继发性高脂血症。常见的病为糖尿病、甲状腺机能低下、肾病综合征。

脂质代谢是指人体对脂质的合成、分解、转运和利用等的过程。脂质是人体重要的能量来源，同时，也是细胞膜和许多生物活性物质的主要组成部分。脂质代谢途径包括脂质合成、脂质降解、脂质运输和脂质利用等。

二、脂质代谢途径

1.脂质合成

脂质合成是指人体合成脂质的过程，主要发生在肝脏和脂肪组织中。脂质合成的原料主要来自于食物中的碳水化合物和脂肪酸。在脂肪组织中，葡萄糖被转化为脂肪酸，然后通过脂合成酶合成三酰甘油。在肝脏中，葡萄糖和氨基酸可以合成胆固醇和磷脂等脂质。此外，脂质合成还需要维生素和微量元素的参与。

2.脂质降解

脂质降解是指人体分解脂质的过程，主要发生在肝脏和脂肪组织中。脂质降解可以分为有氧脂肪酸氧化和无氧乳酸发酵 2 种方式。有氧脂肪酸氧化主要发生在肌肉和心脏等组织中，可以提供能量。无氧乳酸发酵主要发生在肌肉中，当氧气供应不足时，可以通过乳酸发酵产生少量能量。

3.脂质运输

脂质运输是指脂质在人体内的运输过程。脂质包括胆固醇、磷脂、三酰甘油等。脂质运输主要依靠血浆中的脂蛋白，包括低密度脂蛋白（LDL）高密度脂蛋白（HDL）和极低密度脂蛋白（VLDL）等。其中，LDL 是人体中的"坏胆固醇"，会沉积在血管壁上，导致动脉粥样硬化等疾病；HDL 是人体中的"好胆固醇"，可以将多余的胆固醇从血管壁带走，预防动脉粥样硬化等疾病。

4.脂质利用

脂质利用是指人体利用脂质产生能量的过程。脂质利用主要发生在肌肉和心脏等组织中。当葡萄糖供应不足时，人体可以利用脂质产生能量。脂肪酸进入线粒体后，通过脂肪酸 β 氧化途径产生 ATP 分子，提供能量。此外，脂质还可以参与胆固醇合成、维生素 D 合成和脂溶性药物代谢等生理过程。

高脂血症的预防措施以饮食控制为主，也包括其他非药物性生活方式调节措施。方法主要依靠通过多种途径进行广泛和反复的健康教育，并与整个心血管病和其他慢性病防治的卫生宣教相结合。目的是使人群血脂保持在较低水平或降低，以普遍提高健康水平。

三、高脂血症治疗步骤

（1）血脂异常对象的检出。

（2）判断血脂水平及类型。

（3）根据临床上是否已有冠心病或其他部位动脉粥样硬化性疾病及有无危险因素，结合血脂水平，全面评价，决定治疗措施及血脂的目标水平。

（4）分清原发性或继发性高脂血症，属后者则诊治其原发病。

（5）决定饮食治疗和生活方式调节的方法并给予指导。

（6）决定是否需要药物治疗及药物选择。

（7）防治进程的监测。

四、高脂血症治疗原则

（1）高脂血症治疗用于冠心病的预防时，若对象为临床上未发现冠心病或其他部位动脉粥样硬化性疾病者，属于一级预防，对象为已发生冠心病或其他部位动脉粥样硬化性疾病者属于二级预防。

（2）区别一级与二级预防，并根据一级预防对象有无其他危险因素及血脂水平分层防治。

（3）以饮食治疗为基础，根据病情、危险因素、血脂水平决定是否或何时开始药物治疗。

五、高脂血症的防治措施

1.可分为非药物和药物措施

（1）非药物治疗措施：包括饮食和其他生活方式的调节，用于预防血脂过高，也是高脂血症治疗的基础。

饮食调节：适用于预防和治疗对象。

目的：保持合适的体重，降低过高的血脂，兼顾其他不健康的饮食结构，如限制食盐量。

方式：控制总热量；减低脂肪，尤其是胆固醇和饱和脂肪酸的摄入量；适当增加蛋白质和碳水化合物的比例；减少饮酒和戒烈性酒。

其他非药物治疗措施：包括运动锻炼和戒烟。在降压药物治疗中注意噻嗪类利尿药可能增高 TC 与 LDL-C 或 TG，β-阻滞剂可能增高 TG 和降低 HDL-C。钙拮抗剂和 ACEI 对血脂影响少。

（2）药物治疗措施

一级预防：适用于不能进行饮食及非调脂药治疗或治疗后疗效不满意的对象，以 TC 与 LDL-C 水平为判断基础。①无冠心病危险因子者：TC 大于 6.24mmol/L（240mg/dL），LDL-C 大于 4.16mmol/L（160mg/dL）。②有冠心病危险因子者：TC 大于 5.72mmol/L（220mg/dL），LDL-C 大于 3.64mmol/L（140mg/dL）。

二级预防：TC 大于 5.20mmol/L（200mg/dL），LDL-C 大于 3.12mmol/L（120mg/dL）。

2.可选药物种类及用法

（1）HMG-CoA 还原酶抑制剂（他汀类）。洛伐他汀 10～80mg，每晚 1 次或每天分 2 次口服；辛伐他汀 5～40mg，每晚 1 次口服；普伐他汀 10～40mg，每晚 1 次口服；

氟伐他汀 10～40mg，每晚 1 次口服。

（2）胆酸隔置剂。考来烯胺 4～24g，每晚 1 次或每天分 2 次口服，考来替哌 5～20g，每晚 1 次或每天分 2 次口服。

（3）贝丁酸类。非诺贝特 100mg，每天 3 次，或微粒型 200mg，每天 1 次口服；苯扎贝特 200mg，每天 3 次，或缓释型 400mg，每天 1 次口服；吉非罗齐 300mg，每天 3 次，或 600mg，每天 2 次，或缓释型 900mg，每天 1 次口服。

（4）烟酸类。烟酸 100mg，每天 3 次渐增至每天 1～3g 口服；阿西莫司 250mg，每天 1～3 次口服。

3.防治目标水平

（1）无动脉粥样硬化疾病，也无冠心病危险因子者。TC 小于 5.72mmol/L（220mg/dL），TG 小于 1.70mmol/L（150mg/dL），LDL-C 小于 3.64mmol/L（140mg/dL）。

（2）无动脉粥样硬化疾病，但有冠心病危险因子者。TC 小于 5.20mmol/L（200mg/dL），TG 小于 1.70mmol/L（1.0mg/dL），LDL-C 小于 3.12mmol/L（120mg/dL）。

（3）有动脉粥样硬化疾病者。TC 小于 4.68mmol/L（180mg/dL），TG 小于 1.70mmol/L（150mg/dL），LDL-C 小于 2.60mmol/L（100mg/dL）。

①高胆固醇血症。首选 HMG-CoA 还原酶抑制剂。②高甘油三酯血症。如非药物治疗包括饮食，减轻体重，减少饮酒，戒烈性酒等不能降低 TG 至 1.70mmol/L（360mg/dL）以下时，可应用贝丁酸类，不用烟酸、胆酸隔置剂或他汀类药。③混合型高脂血症。如以 TC 与 LDL-C 增高为主，可用他汀类；如以 TG 增高为主，则用贝丁酸类；如 TC、LDL-C 与 TG 均显著升高，可联合用药治疗，联合治疗选择贝丁酸类加胆酸隔置剂类，或胆酸隔置剂类加烟酸类。谨慎采用他汀类与贝丁酸类或烟酸类的合并使用。

4.治疗进程监测

患者在饮食与非调脂药物治疗后 3～6 个月复查血脂水平，如能达到要求即继续治疗，但仍每 6 个月至 1 年复查，如持续达到要求，每年复查 1 次。药物治疗开始后 6 周复查，如能达到要求，逐步改为每 6～12 个月复查 1 次，如开始治疗 3～6 个月复查血脂仍未达到要求，则调整剂量或药物种类，3～6 个月后复查，达到要求后延长为每 6～12 个月复查 1 次，未达到要求，则考虑再调整用药或联合用药种类。在药物治疗时，患者必须监测不良反应，包括肝、肾功能，血常规及必要时测定肌酶。

老年人：高脂血症使老年人发生冠心病事件，成年人中的防治原则可用于老年人，但药物使用应注意剂量及副作用，降脂不宜过剧过急。

妇女：在绝经期前，妇女除非有严重危险因素，一般冠心病发病率低，故可用非药物方法防治，有严重危险因素及高脂血症者方考虑药物防治。在绝经期后，妇女高脂血症发生机会增多，冠心病危险性也增高，故应积极治疗，除上述药物外，雌激素替代疗法对降低血脂也有效。

健康体检一般查血脂 4 项，包括总胆固醇（TC）、甘油三酯（TG）、低密度脂蛋白胆固醇（LDL-C）、高密度脂蛋白胆固醇（HDL-C）。

临床中密切关注的指标主要是胆固醇、甘油三酯（TG）以及低密度脂蛋白胆固醇

（LDL-C）。低密度脂蛋白胆固醇（LDL-C）和甘油三酯（TG）都是坏血脂，低密度脂蛋白胆固醇（LDL-C）升高会加重动脉粥样硬化。甘油三酯（TG）升高主要容易引起急性胰腺炎。而高密度脂蛋白胆固醇（HDL-C）具有抗动脉粥样硬化作用，所以这个指标高了不用担心。

一般而言，总胆固醇（TC）应小于4.5mmol/L，甘油三酯应（TG）小于1.7mmol/L。对于糖尿病患者，如未合并动脉粥样硬化性心血管疾病，低密度脂蛋白胆固醇（LDL-C）应小于2.6mmol/L。合并动脉粥样硬化性心血管疾病者，低密度脂蛋白胆固醇（LDL-C）小于1.8mmol/L为达标标准。

高脂血症有什么危害呢？

主要有以下几个方面：①容易形成和加重动脉硬化，从而引起冠心病、脑梗死等心脑血管疾病发生。②动脉硬化形成后血管弹性减弱，阻力增加，从而导致血压升高；高脂血症合并高血压时，降压难度增加。③引起脂肪肝，造成肝功能损害。

如何降血脂呢？

西医降脂药主要包括他汀类、贝特类、依折麦布、烟酸类等，效果都稳定，但有损伤肝脏的风险。一般建议没有心脑血管并发症的高脂血症患者，在生活方式干预及中药治疗效果不理想之后，再考虑服用西药降脂。

中医学没有"血脂"这个概念，根据"高脂血症"的致病特点，现代中医工作者一般认为其属于"痰浊"和"痰瘀"范畴。现代药理发现中药里的"降脂小能手"还是很多的，例如，橘红、枳实、荔枝核、薤白、丹参、三七、山楂、川芎、蒲黄、红花、西红花、泽兰、泽泻、钩藤、葛根、黄芩、黄连、姜黄、水蛭、半夏、地龙、桔梗、决明子、紫苏子、大黄、红景天、罗布麻叶、绞股蓝、沙棘等。

夏枯草、荷叶、人参、桑叶、桑葚、红花、藏红花等药物也具有很好的"降脂"效果。

常见的降脂中成药有"血脂康""降脂灵"等。

六、常见可调节血脂的中草药

1.山楂：消食、活血又降脂

山楂味酸、甘，性微温，归脾、胃、肝经。山楂酸甘开胃，微温能通，消化行散，药力颇强；入脾、胃经消食化积，擅于消油腻肉食之积滞；入肝经善活血化瘀，治瘀血痛经、闭经等病症。

山楂炒制后常与炒麦芽、焦神曲相合，组成"焦三仙"，治疗各种食积。

山楂活血化瘀宜生用。与川芎、桃仁配伍用治胸痹心痛；与当归、香附、红花配伍活血调经。

现代单用生山楂或配伍丹参、三七、葛根等药材用治高脂血症、冠心病、高血压病等。国医大师张磊之经验方"山前汤"运用山楂、车前子二者治疗泄泻，屡屡见效。

现代药理研究发现山楂具有助消化、降血脂（其降低密度脂蛋白胆固醇及甘油三酯的机制可能是通过提高血清中高密度脂蛋白胆固醇及其亚组分浓度，增加胆固醇的排泄来实现的）抗心绞痛、抗动脉粥样硬化、强心、抗心律失常、增加冠脉血流量、扩血管、收缩血管、调节免疫功能、抗菌、抗癌等作用。

用法用量：煎服 9～12g；研粉：3～6g。

健康食谱如下。

（1）山楂粥。取山楂 30～45g（或鲜山楂 60g），粳米 100g，砂糖适量，将山楂煎取浓汁，去渣，同洗净的粳米同煮，粥将熟时放入砂糖，稍煮 1～2 沸即可。山楂粥具有能健脾胃，助消化，降血脂等作用。

（2）山楂炖肉。可以将山楂 10g 洗净后直接放入汤中，或先将山楂 15g 煎汤，去渣后，将其加入肉中一并炖汤。炖肉时若加入山楂，可以使汤不油腻，清新可口，还能促进肉食消化，有助于胆固醇转化。所以，对于吃肉或油腻物后感到饱胀的人，在肉中放入山楂，可有两全其美之效。

（3）山楂荷叶茶包。山楂 500g，干荷叶 200g，薏苡仁 200g，甘草 100g。将以上几味共研细末，分为 10 包，每天取一包沸水冲泡，代茶饮，茶淡为度。山楂、荷叶均有降脂作用，加上薏苡仁祛湿，此茶包不仅降脂，还有祛湿减肥的作用。

2.三七：活血、止血、降脂

三七味甘、微苦，性温，归肝、胃经。苦泄温通，甘能补虚，行止兼补，入肝、胃经既化瘀又止血，既活血又止痛，还兼补虚而强身体，具有止血而不留瘀，化瘀而不伤正的特点，是治出血、瘀血良药，兼体虚者更宜。

现代药理研究发现三七具有止血、抗血栓、扩血管、抗心肌缺血、抗脑缺血、抗心律失常、降血压、抗炎、镇痛、保肝、增强肾上腺皮质功能、调节糖代谢、调节血脂、抗疲劳、抗衰老、抗肿瘤、抗炎、改善记忆力等作用。

用法用量：煎汤 3～9g；冲服 1～3g。日常生活中可以在用药安全范围内，取适量三七或者三七粉泡茶或者煲汤均可，但注意购买三七一定要去正规的医院或者药店，保证材料真实。

3.丹参：祛瘀生新、降脂

丹参味苦、性微寒了，归心、肝经。苦能泄散，微寒能清，主治血瘀、血热、热扰心神等病证，兼治热毒痈疮肿毒。“一味丹参饮，共同四物汤”，《本草纲目》谓其“破宿血，补新血”，丹参实为祛瘀生新、凉血清心之品。

现代药理研究发现丹参能抗心律失常、扩张冠脉、增加冠脉血流量、改善微循环、改善心功能、抗动脉硬化、调节血脂、降低血液黏度、抑制血小板聚集、抗血栓、抗纤维化、镇静、抗炎、抗过敏、保护肝肝细胞损伤、促进肝细胞再生、改善肾功能、保护缺血性肾损伤、抗肿瘤、抗疲劳、抗菌等作用。

用法用量：煎服 10～15g；代茶饮每天 6～9g。

健康食谱如下。

（1）丹参玉竹山楂饮。丹参、玉竹、山楂各 15g，煎水饮用，用于预防冠心病、动脉粥样硬化和高血脂。

（2）丹参首乌茶。何首乌克 25g、丹参 25g，将二味中药研成粗粉，用纱布包好，置保温瓶中，加入开水闷泡 30 分钟，加入蜂蜜少许即可。每天 1 剂，代茶频饮。丹参首乌茶有益肾补肝、活血祛瘀的功效，适用于治疗冠心病、高脂血症、慢性肝炎、早期肝硬化等疾病，具有抗衰老作用。

4.海藻：消痰降压、降脂

海藻味苦、咸，性寒，归肝、胃、肾经，咸软寒清，善消痰软坚，为治疗瘰疬瘿瘤所常用，多与昆布相须为用，兼利水，治脚气、小便不利可用。

现代药理研究发现海藻可预防和纠正缺碘引起的地方性甲状腺功能减退，还有降压、抗凝血、改善微循环、降低血胆固醇、改善血黏度等作用，对脊髓灰质炎病毒、柯萨奇病毒、流感病毒等还有抑制作用。此外，海藻多糖还具有抗 HP（幽门螺旋杆菌）的作用。

用法用量：煎服 6～12g；代茶 6～9g。值得注意的是海藻反甘草，二者不能同用。

健康食谱推荐：海藻炖豆腐。海藻有降脂、降压的作用，豆腐有降低胆固醇的作用，其中的卵磷脂在人体内形成胆碱，有防止动脉硬化的效果，两者配合，其降血脂的效果会更好。

5.莱菔子：利气化痰不伤津，价格低廉，食用安全

莱菔子俗名"萝卜子"，性味辛、甘、平，归肺、胃经，能消食除胀，降气化痰。莱菔子之所以能降血脂就是取其能升能降、利气祛痰之长，以调整脏腑机能，改善机体代谢，促使脂类物质排泄，从而加快血清中胆固醇和三酰甘油的清除，使得血脂降低。妙在利气不耗气，化痰不伤津，降浊不损脾，莱菔子服用安全，久服也无伤脏腑，价格又低廉，因此，非常值得推介使用。

用法用量：取莱菔子每天 10～15g，代茶饮或炒至爆壳后，研细末，每次服 9g，日服 3 次，饭后服。但要注意人参畏莱菔子，二者不能同用。

6.决明子：清热益阴、明目、降压、降脂、通便

决明子味甘、苦、咸，性微寒。归肝、大肠经。既能清肝热又能益肝阴，而长于明目；又入大肠润肠通便。它不仅能降压，还是一种效果确切的降血脂中药，是中成药降血脂药中是最常用的药物。日常可用决明子煮茶喝，每次 15g，或者用开水冲泡，每天 20～30g，代茶饮用，适合高血脂、高血压患者伴便秘者。

7.红曲：活血健脾、降脂

红曲又叫红曲霉、紫红曲霉、红大米、红糟等，味甘，性微温，归脾、大肠、肝经。它是以曲霉科真菌红曲霉的菌丝体接种在大米上而成的红曲米，形如碎米，为不规则的颗粒，味淡、微甘，以红透质酥、陈久为佳。

《本草纲目》记载："此乃人窥造化之巧者也""奇药也"，在许多古代中药典集中记载其具有活血化瘀、健脾消食等功效，用于治疗食积饱胀、产后恶露不净、痕滞腹痛和跌打损伤等症。在工业上红曲色素广泛用于肉制品、果汁饮料、糖果糕点、色酒、红腐乳、果酱、酱油、保健醋、药品、化妆的制作。作为染色剂，稳定且安全性好。

现代药理研究发现红曲有综合调节血脂的作用，能实现"三降一升"，即降低胆固醇、甘油三酯、低密度脂蛋白，升高高密度脂蛋白，保护血管内皮，一级预防和二级预防各类心脑血管疾病，如脑中风、冠心病、高血压、心肌梗死等疾病的作用。其还能有

效抗自由基，从源头上抑制动脉粥样斑块的形成，对已形成的斑块能有效固定并消融，可以有效预防心梗、脑梗死和猝死的发生，兼能改善睡眠，提高免疫力，抗疲劳，通便润肠，排出体内毒素，有一定的减肥、美容、预防骨质疏松和肿瘤的作用。

用法用量：蒸煮 6～15g，。

健康食谱：红曲饭。取粳米 300g，红曲 10g。粳米有补脾、和胃的功能；红曲消食活血，健脾燥胃，药食同源，可作为日常保健之用。

8.金银花：清热解毒、降脂

金银花味甘，性寒，归肺、心、胃经。具有清热解毒，凉散风热的作用，常用于治疗痈肿疔疮，喉痹，丹毒，热毒血痢，风热感冒，温病发热等病证。

现代药理研究发现金银花有抗菌、抗病毒等作用，但很少人知道，金银花能够帮助人们降血脂，它的降脂作用主要体现在降低血浆胆固醇含量方面。胆固醇高，又有"上火"的人群，可以考虑用金银花做为日常保健用药。

用法用量：泡煮 6～15g。

健康食谱：金银花山楂饮。取金银花、山楂适量，开水冲泡或煮茶，加入冰糖或者蜂蜜即可服用。山楂和金银花均有降血脂的功效，山楂又能消食开胃，二者合用，此茶不仅降血脂，还能开胃、消食、消暑。

9.银杏叶：好处多多但有毒性

银杏叶性甘、苦、涩，平，归心、肺经，具有活血化瘀，通络止痛，敛肺平喘，化浊降脂的功效，用于治疗瘀血阻络，胸痹心痛，中风偏瘫，肺虚咳喘，高脂血症。

现代药理研究发现银杏叶能降低人体血液中胆固醇水平，防止动脉硬化，预防高脂血症，降压，改善血液流变性，增强红细胞的变形能力，降低血液粘稠度，具有预防和治疗脑出血和脑梗塞，抗癌，调节血糖，润泽肌肤，美丽容颜等作用。

银杏叶降血脂、预防心脑血管疾病的作用已被大家熟知，但值得注意的有以下几点。

（1）大家千万不要自己去摘银杏叶片制茶喝，因为直接用银杏叶泡水，不但不能让有效成分发挥作用，反而可能会使部分毒性物质溶入其中。大家需要饮用银杏茶的时候，可以购买经过脱毒处理、符合国家标准的银杏叶片制剂，且每次 3～5 片即可，不要过量，更不要长期服用。

（2）银杏叶片中的主要成分是一种黄酮类化学物质，这种物质能够有效地抑制血小板激活因子，长期服用会有出血风险，且有些心脑血管疾病患者长期服用阿司匹林肠溶片，合用银杏叶片制剂会增加出血风险；银杏叶片制剂和其他降低血液黏稠度的药物合用也会增加出血风险；对血管弹性差、凝血功能差的人群使用银杏叶片制剂时一定要慎之又慎。

七、高脂血症发病机制

高脂血症（HLP）是指血中一种或几种脂质高于或低于正常的代谢紊乱状态。临床上，患者表现为指血清总胆固醇（TC）、甘油三酯（TG）、低密度脂蛋白（LDL）高于正常和（或）高密度脂蛋白（HDL）降低。目前，我国高脂血症的发病率和死亡率呈逐年上升趋势，发病年龄趋向年轻化。据《2010 年中国心血管病报告》显示，中国目前至少有 2 亿血脂异常患者。这与近年来人民生活水平的提高、饮食结构的改变及缺乏运动等不良的生活方式密切相关。本文通过对高脂血症的原因及危害进行分析，通过采取综合的干预措施，指导并帮助患者建立健康的行为模式，从而达到自我预防、自我护理，有效控制血脂水平，延缓冠心病、脑中风等疾病的发生，提高生活质量的目的。

1.高脂血症病因及发病机制

（1）遗传性缺陷是原发性高脂血症的主要病因。参与脂蛋白代谢的关键酶如脂蛋白脂酶（LPL）及卵磷脂胆固醇脂酰转移酶（LCAT），载脂蛋白以及脂蛋白受体，如 LDL 受体，等均可出现遗传性缺陷。Goldstein 证实，LDL 受体缺陷是引起家族性 HLP 的主要病因。

（2）系统性疾病糖尿病患者除血糖代谢异常外，可伴有不同程度的高甘油三酯血症和（或）高胆固醇血症，HDL-C 常降低；甲状腺功能减退症常伴有 II a 或 II b 型高脂蛋白血症；肾病综合征患者常伴有 II b 或 IV 型高脂蛋白血症；尿毒症透析治疗患者以 TG 升高为主；肾移植术后患者以 TC 升高为主；肝胆系统疾病、胰腺炎均可引起血脂异常。

（3）获得性因素如下。

高脂肪、高糖膳食膳食中的脂肪含量过多是引起高脂血症的常见原因。如果饱和脂肪酸的热量达到饮食总热量的 14%，TC 可升高 0.52mmol/L（20mg/dL）左右。高糖膳食可抑制 LPL 活性，引起高甘油三酯血症。大量摄入单糖使血糖升高导致胰岛素分泌增多，后者可促进肝脏合成 TC 和极低密度脂蛋白（VLDL）。

体重增加单纯性肥胖和代谢综合征是血浆 TC 和 TG 升高的常见获得性原因。体重增加可以促进肝脏合成 LDL，还可增加体内胆固醇的合成，并抑制 LDL 受体的合成和功能。

不良的生活习惯：①缺乏运动运动可以增加 LPL 活性，升高 HDL（特别是 HDL2）水平。长期坚持锻炼，还可增加血浆中外源性 TG 的清除。相反，体力活动过少者易发生高脂蛋白血症。②吸烟使血浆 TG 升高，可能与脂肪组织中 LPL 活性降低有关。③酒精可抑制肝内脂肪酸的氧化，并使脂肪酸和 TG 合成增多。④随年龄增长血浆胆固醇升高，LDL 受体的活性降低，机体的分解代谢下降。⑤雌激素能增加 LDL 受体表达，促进 LDL 分解。绝经后女性的血胆固醇超过男性水平。⑥许多药物可干扰脂代谢，例如，噻嗪类利尿剂和β-受体阻滞剂亦是导致血脂异常的常见原因。长期用糖皮质激素治疗既可增加 VLDL 的生成，又可使 VLDL 转化为 LDL，使血浆 TC 和 TG 均升高。

2.高脂血症的危害

高脂血症对身体的损害是隐匿性、进行性和全身性的，高脂血症是动脉粥样硬化最重要的危险因素。动脉粥样硬化早期脂肪细胞堆积于动脉管壁内，随着病情的进展，动脉管壁形成纤维化斑块，使管腔狭窄，导致冠心病、心肌梗死、高血压；脂质沉积在肝脏导致脂肪肝，沉积在真皮内形成黄色瘤；家族性脂蛋白脂肪酶缺陷症和家族性载脂蛋白 C II 缺陷症患者，可因乳糜微粒栓子阻塞胰腺毛细血管，引起局限性胰腺细胞坏死，从而导致复发性胰腺炎，严重的高甘油三酯血症可导致眼底病变，TG 沉积于网状内皮细胞可引起肝脾肿大；高乳糜微粒血症可导致呼吸困难和神经系统症状，Ⅲ型高脂蛋白血症常伴有肥胖、糖尿病和甲状腺功能减退等代谢紊乱。

3.干预措施

（1）高脂血症的健康教育是综合干预的基础。由于高脂血症与不健康的行为习惯和生活方式密切相关，要改变人们的不健康行为习惯，要使人们有一定的知识和良好的接受教育的态度，这样才能实现由知识—态度—行为的转变。健康教育的效果直接影响到高脂血症患者的健康信念模式。健康教育的对象除患者外，还应包括非高脂血症患者、患者家属以及陪护人员、医务工作人员，乃至整个家庭、社区和社会。专业医护人员进行健康教育，讲解什么是高脂血症，高脂血症的病因及危害性，易患人群，饮食要求及目的，运动时注意事项，吸烟饮酒对血脂的影响，药物治疗等保健知识，向患者发放健康教育处方，建立患者健康档案，定期随访、观察。

（2）饮食治疗是高脂血症首选的治疗措施，应长期坚持。原则为限制热量及脂肪摄入，保持均衡营养。超重患者应酌情减少总热量、脂肪热量。β-葡聚糖摄入可降低血浆总胆固醇和低密度脂蛋白胆固醇（LDL-C）水平。植物固醇可妨碍胆固醇的吸收，并能促进胆固醇由粪便排泄，含植物固醇较高的食物为豆类、坚果类、谷类，水果和蔬菜中也提供了不少植物固醇。糖可在肝脏中转化为内源性三酰甘油，使血浆中三酰甘油的浓度增高，所以应限制甜食的摄入。合理的膳食结构能使大多数高脂血症患者的血脂水平有不同程度的下降。

（3）提倡适量饮茶，茶叶中的儿茶素可以增加血管弹性，降低血脂，溶解脂肪，抗氧化。但长期大量饮用会出现明显副作用，如肝功能损害等。

（4）控制体重，在肥胖人群中，高脂血症的发生率是23%～40%，远高于普通人群。治疗上强调以行为、饮食治疗为主，药物治疗为辅的综合措施，在家庭配合下，指导患者制订计划，其内容包括食物行为（选购、储存、烹饪），摄食行为（时间、地点、陪伴、环境、用具、菜单），使患者在"少吃一些"的同时感觉良好。饮食治疗是减轻体重的首选措施，采用低热量食谱，即低糖、低脂、高蛋白饮食，并需补充各种维生素和微量元素。限制能量的摄入量，使总热量低于消耗量以减轻体重，成年人如果要减轻体重，减少体脂储存，每天热量供应应控制在6903kJ以下。热量要求如下：①低热量食谱。适用于轻度肥胖者，每天总热量控制在5020～6276kJ，使每月体重下降0.5～1.0kg，逐步接近正常体重。②中低热量食谱。适用于中度肥胖者，每天总热量控制在3347～5020kJ，要求每月体重下降1～2kg。每天蛋白质摄入量不低于1.0g/kg体重。③更低热量食谱。适用于中、重度肥胖者，每天总热量控制在837～3347kJ，可迅速而有效的降低体重，平均每周可减低1.5kg。在控制热量的同时，患者要注意合理的膳食结构，每天总热量中，碳水化合物应占60%～65%，蛋白质占15%～20%，脂肪占15%～25%。食谱应增加蔬菜、粗粮、新鲜水果，少吃或不吃甜食、肥肉和油煎食品，提倡少食多餐，食物多样，科学调配，粗细搭配，粮豆混杂，改变晚餐丰盛和入睡前吃夜宵的习惯。三餐要分配得当，遵照早餐吃饱，午餐吃好，晚餐吃少的原则。另外，要配合运动治疗，运动通过增加身体热量的消耗，达到减轻体重的目的，体育锻炼应长期坚持，否则体重不易下降，或下降后又复上升。

（5）适量运动。随着社会的发展，人们生活水平的提高，开汽车代替骑自行车、步行上班，坐电梯代替爬楼梯，网上购物代替逛商场，现代人的生活活动量减少，再加上忙于工作，平时活动少，对健康重视不够，导致高脂血症发生率较高。运动能够改善脂类、碳水化合物代谢，增加能量消耗，明显降低血清总胆固醇。曾有专家研究证实，增加运动量可使平均动脉压、LDL-C、TC 和血糖水平下降，HDL-C 升高，这些因素的变化对动脉硬化进程的影响起到极重要的作用。运动的量、方式、持续时间应按个体情况而定，运动的方式有步行、慢跑、爬山、游泳、骑自行车、跳舞（避免拉丁、快三）打太极拳等。人们应每天锻炼 30～60 分钟，每周 3 次以上。运动最好在饭后 1 小时后进行，以中等运动量为宜，避免剧烈运动，但必须持之以恒，循序渐进，推荐有氧运动。

（6）戒烟限酒。向患者及家属讲解吸烟饮酒对身体的影响，指导患者以坚强的意志戒烟，如进食水果及其他零食以转移对吸烟的注意力，还可采用尼古丁替代疗法和吃戒烟糖帮助戒烟；控制饮酒量，提倡少量饮酒，禁饮烈性酒。

（7）用药指导。对顽固而严重的高脂血症，若通过饮食、运动、改变生活方式等措施血脂水平仍明显增高者，应酌情给予调脂药物，指导患者正确服药，了解注意事项及药物的不良反应，定期检测肝肾功能。常用的降血脂药物包括他汀类、烟酸类、多不饱和脂肪酸类、泛硫乙胺、藻酸双酯钠（PPS）银杏类。药物治疗期间，患者仍应坚持饮食治疗。

（8）心理调节。患者保持良好心态，尽量避免精神紧张、情绪过分激动、经常熬夜、过度劳累、焦虑或抑郁等不良心理和精神因素对脂质代谢产生不良影响。医生教会患者遇到紧张刺激事件或不如意的处境时，学会自我调节，避免过度的情绪波动影响身心健康；加强患者及家属的健康教育，增强对高脂血症基本知识及并发症的认识，消除疑虑，减少心理压力。患者保持乐观稳定的情绪，自觉配合饮食、运动锻炼及药物治疗。

总之，将健康教育、调节饮食、改善生活方式、锻炼身体、心理调节以及药物治疗等有机地结合起来进行综合干预对于 HLP 患者是最有效的方案，这样可有效地控制血脂水平、延缓并发症的发生、提高生活质量。我国约有 2 亿人群血脂异常，但人群对血脂异常的知晓率仅为 3.2%，临床监测率不足 7%，建立从三级医院到社区医院各个级别医院对高危人群的胆固醇全面检测工作，对高危人群的胆固醇筛查全面覆盖，有助于帮助大众从最早防范和干预开始，避免风险发生，降低由此产生的费用开支和疾病负担，并使每一位个体健康获益。建议 40 岁以上的男性和绝经期的女性应每年进行血脂检查，对于缺血性心血管病及其高危人群，则应每 3～6 个月测定 1 次血脂，健康人群定期体格检查有助于早期发现血脂异常者。干预措施尽可能采取循证医学研究的成果，加强社会对高脂血症的知晓率，提高防范措施。

八、高脂血症的中医药治疗

高脂血症与冠心病、脑血管病、肥胖症等有密切的关系，因此，高脂血症的防治日益引起人们的重视。中医药治疗高脂血症具有效果较好、副作用小、服用方便等特点。

现就中医药降脂研究进展分述如下。

1.高脂血症的辨证论治

高脂血症属于中医"痰湿"、"痰浊"范畴，与肝、脾、肾三脏关系十分密切。脾虚运化失常或过食高粱厚味，易致中焦实热郁结，痰湿内生；体肥多湿，或肝肾阴虚，肝阳上亢，木旺克土，运化失司，脾胃蕴热，则痰热内生；或因肝郁不舒，肝气郁结，水谷精微不能正常输布，亦可造成痰湿内阻。临床常用的治则如下。

（1）清热利湿法。该法用于高脂血症又见烦渴，发热尿少，腹胀浮肿，脉滑数，舌苔腻者。药用金银花、荷叶、菊花、连翘、玉米须、泽泻、草决明、茯苓、虎杖、忍冬藤等。

（2）祛痰除湿法。该法用于血脂高又见四肢倦怠，腹胀纳呆，咳嗽有痰，大便溏薄，脉滑，舌苔腻者。药用陈皮、半夏、竹茹、茯苓、枳壳、瓜蒌、胆南星、杏仁、白金丸等。

（3）清里通下法。该法用于血脂高又见形体壮实，大便秘结，腹胀，脉有力，舌苔厚腻者。里热痰结轻者用川芎、山楂、麦芽、旱芹菜、茵陈、黄芩、枳壳、胡黄连；重者加用生大黄、或芒硝、番泻叶。

（4）滋阴补肾法。该法用于血脂高又见体倦乏力，腰酸腿软，年迈体弱，耳鸣眼花，脉沉细，舌质红、舌苔薄者。药用首乌、枸杞子、麦冬、生地黄、沙参、菟丝子、黑芝麻、桑寄生、黄精、杜仲等。

（5）活血化瘀法。该法用于血脂高伴有胸痹心痛，痛处固定，脉弦，苔薄、舌质暗或紫暗，有瘀点或瘀斑者。药用丹参、川芎、红花、降香、赤芍、生蒲黄、茺蔚子、姜黄、五灵脂、三七等。

（6）清肝泻火法。该法用于血脂高又见形体壮实，面红耳赤，口干舌燥，心烦尿黄，大便偏干，脉弦，苔腻者。药用钩藤、葛根、决明子、生地黄、龙胆草、泽泻、山栀、黄芩、大黄等。

2.高脂血症的针灸治疗

针灸也有降腻脂作用，基本治则为健脾化湿，疏肝利胆，宽胸行气。常用的穴位有内关、郄门、间使、神门、合谷、曲池、乳根、足三里、丰隆、通里、阳陵泉、肺俞、厥阴俞、心俞、督俞、太白、三阴交、公孙、太冲、曲泉、中脘、鸠尾、膻中等。

有报告称，针刺心俞、曲池、内关、足三里、三阴交穴，配风池、环跳、神门、通里、厥阴俞等穴，上下左右交叉配穴，每次针 3～4 个穴，留针 15～30 分钟。治疗 1 个月左右，39 例高脂血症患者中，高胆固醇症 27 例，有效 16 例；高脂蛋白血症 32 例，有效 17 例。

3.降脂的单味中草药

（1）山楂。粗提浸膏片对降胆固醇、甘油三酯、LDL 均有效。醇提取物 0.12g，3 次/日，对降甘油三酯有效。实验证明山楂总黄酮有降胆固醇作用。

（2）首乌。粗提片剂 0.25g（相当于生药 0.81g），3 次/天，有降胆固醇作用，但停药后血脂又复回升。副作用为大便次数增多。

（3）泽泻。其醇提取物有干扰胆固醇的吸收、分解或排泄作用。临床上降胆固醇作用与安妥明比较无明显差别。降甘油三酯作用比安妥明略差。副作用主要是轻度腹泻。

（4）决明子。片剂、煎剂、糖浆剂均有降胆固醇作用，对降甘油三酯也有一定作用。煎剂用量 30g/天，疗效与药量有一定关系。副作用有腹泻、腹胀、恶心等。

（5）大黄。大黄使肠蠕动增加，从而促进胆固醇的排泄，减少胆固醇的吸收而具降脂作用。大黄片或大黄粉 0.25g，3～4 次/天。

（6）灵芝。实验表明灵芝有降胆固醇作用。对甘油三酯无影响，但临床上降脂作用报告不一。

（7）虎杖。片剂，每次 3 片（相当于生药 15g），3 次/天。对降胆固醇及甘油三酯均有效。实验表明其有效成分白藜芦苷有降胆固醇作用，临床发现其降甘油三酯作用较好，对降胆固醇效果较差。

（8）银杏叶。片剂，每天 3 次，每次 4 粒，临床有降胆固醇作用。实验报告与临床不一致。

（9）梧桐叶。临床及实验证明有降胆固醇作用。常用糖浆剂每次 10mL（含生药 2g），每天 3 次。

（10）三七。每天 3g，临床有降胆固醇作用，实验无效。

（11）蒲黄。每天量相当于生药 31g 的冲剂或片剂有降胆固醇作用，对甘油三酯作用不明显。实验证明生蒲黄有效，而蒲黄油起相反作用。

（12）绿豆。实验证明服用生绿豆粉有降胆固醇、甘油三酯、B 脂蛋白的作用。临床观察，每月进食 1kg 以上豆类（绿豆、蚕豆等），有降胆固醇作用，对甘油三酯无影响。

（13）蜂胶。每天服 1.2～2.7g，有明显的降甘油三酯作用，与安妥明类似，对降胆固醇也有一定作用，并能明显提高血清 HDL-C 绝对含量及提高密度脂蛋白/总胆固醇的比值。

（14）褐藻。其提取物褐藻淀粉酸脂有降胆固醇及甘油三酯作用。副作用为食欲亢进，大便干燥。

（15）红花。种子含油 14.4%～30.2%。口服红花油 20mL，3 次/天，有降胆固醇作用，但停药半月后又复回升。实验证明有降胆固醇作用。

（16）丹参。临床报告不一致，一般认为有降脂效果。实验未表现出降脂作用，但可降低肝中脂类含量。

（17）水飞蓟素。水飞蓟素有降胆固醇及甘油三酯作用，动物实验亦有效果。

（18）卤碱。10%卤碱注射液 5mL，肌肉注射，每天 1 次，有降胆固醇及甘油三酯作用。副作用为局部硬结、疼痛、皮炎。

（19）冬青子膏。每天服药 30g，有降甘油脂作用。

（20）茺蔚子。制成冲剂，每天 30g，其降甘油三酯作用及胆固醇作用与安妥明类似。

（21）入地龙。有煎剂或片剂 2 种，每天量相当于生药 150g，对胆固醇、甘油三酯及 LDL 均有降低作用。

（22）剑麻。片剂，0.13g/天，有降胆固醇作用。

（23）菜蓟。每天 3 次，每次 3 片，有降甘油三酯作用。

（24）大麦根须。又名复合磷酸脂酶片，每天 3 次，每次 2～4 片，有降甘油三酯作用，对胆固醇也有一定作用。

临床降脂药物尚有穿龙薯芋根茎，其水-乙醇提取物有降甘油三酯及胆固醇作用，金银花注射液有降甘油三酯作用；荷叶、葛根、茵陈、花生壳等可降低胆固醇。实验有效的降腻脂药物尚有大蒜、橡胶种子油、姜黄、香菇、海藻狗牙花生物碱等。

4.降脂复方

（1）复方山楂片。取山楂 30g，葛根 15g，明矾 1.2g，为一天量，制成片剂，分 3 次服，疗程 4～6 周。该方临床降胆固醇作用明显，降β-脂蛋白比浊度次之，对甘油三酯无明显降低作用。

（2）山楂毛冬青煎剂。取山楂 30g，毛冬青 60g，水煎服，一天一剂，疗程 10～12 周。降胆固醇作用明显。

（3）降脂合剂。取荷叶 24g，首乌 12g，山楂 24g，草决明 24g，桑寄后 15g，郁金 10g，以上为一天量，制成流浸膏，每天 2 次，每次 25mL。该方降胆固醇、高血脂蛋白作用显著，对甘油三酯作用不稳定，副作用有轻度腹泻。

（4）降脂汤。方用何首乌 15g，枸杞子 10g，草决明 30g，水煎分 2 次服，疗程 2 个月，对降胆固醇作用最好，而对甘油三酯作用不明显。

（5）复方葛根片 2 号。方用葛根 15g，制首乌 30g，生山楂 45g，珍珠粉 0.6g，为一天量，制成片剂，每天 3 次，每次 5 片，1 月为 2 疗程。治疗后血清胆固醇有显著下降，其降脂作用与疗程有一定关系。

（6）血通片。取首乌、茵陈、红花、川芎、赤芍按 2∶2∶1∶1∶1 比例制成片剂，每片 0.35g（相当于生药 1.8g）。每天 3 次，每次 5 片，治疗 1～3 个月。对高胆固醇血症有降低作用。

（7）首乌合剂。生首乌 15g，杭菊花 10g，熟地黄 15g，麦冬 15g，夜交藤 15g，鸡冠花 10g，北沙参 15g，元参 15g，合欢皮 15g，杭白芍 10g，水煎服，每天一剂，治疗后血清胆固醇下降明显。

（8）脉安冲剂。每袋 20g，内含生山楂、麦芽各 15g，每天 2 次，每次 1 袋。对高胆固醇血症有效，随疗程延长疗效亦有提高。副作用有泛酸、胃内不适、轻度腹泻等。

（9）三七复方。三七 3g，山楂 24g，泽泻 18g，草决明 15g，虎杖 15g，以上为基本方，随症有所加减。每天一剂，疗程 1 个月。对高胆固醇血症和高甘油三酯血症有较明显降脂效果。

（10）白金丸。该方由白矾、郁金组成，每次 6g，每天 3 次，服 20 天为 1 疗程，一般用 2～3 疗程。对高脂血症有较明显效果。

（11）茵陈合剂。方用茵陈、泽泻、葛根各 15g，水煎服或制成糖衣片剂服用，治疗 26～279 天（平均 91 天）对降低胆固醇、甘油三酯、LOL-C 均有效果。

（12）玉楂养心冲剂。每袋 20g，含山楂、玉竹、生山药各 15g，每次 1 袋，每天三次，疗程 1～2 个月。对降低胆固醇、甘油三酯疗效不理想。

（13）三参酒。人参、丹参、五加参用酒浸制，含乙醇量 35%。每天 2 次，每次 20mL，疗程 1 个月。对降低胆固醇、甘油三酯、LDL-C 比浊度有一定效果。

（14）降脂合剂。方用首乌、丹参、茵陈、桑寄后、山楂、草决明各 30g，每天一剂，服用 1～2 个月。对高脂血症中 2A 型、2B 型均有一定疗效。副作用有腹泻，肠鸣。

（15）水香冠心片。九香虫、水蛭、庶虫各 3g，郁金 9g，茵陈 30g，水煎浓缩制成片剂，每片 0.5g（相当于生药 2g），每次 4～8 片，每天 3 次。对高脂血症有一定疗效。

（16）茵术汤。方用茵陈 30g，苍术 15g，莪术 15g，鸡血藤 30g；阳虚加附子、阴虚加元参，浓缩，每天一剂，治疗 1～12 个月。对胆固醇有一定的降低作用，而对甘油三酯无明显规律性变化。

其他临床有效降脂复方尚有健心丸、冠心 2 号方、复方山楂冲剂、决明子合剂、降脂片、复方何首乌片、复方灵芝汤、降脂合剂、降胆固醇汤、黄精煎剂、复方心舒宁、降脂汤、降脂冲剂、平脂宁等。

李洪斌编

第五章　2型糖尿病

随着人们工作、生活的节奏变化，膳食结构的改变，糖尿病患者也越来越多，且越来越年轻化。糖尿病已经成为一种常见的慢性疾病，同时，也是引发心脑血管疾病的危险因素之一。

一、糖代谢的病生理

血糖主要指血中葡萄糖。正常情况下，血糖含量应保持在一定的恒定范围内，空腹全血浓度为3.9～6.1mmol/L。当血糖浓度低于8.88mmol/L时，肾小管细胞几乎可以把滤入原尿中的葡萄糖全部重吸收，所以，一般检验尿糖的方法从尿中查不出糖。但是如果血糖浓度高于8.9～10.0mmol/L时，可出现糖尿，因此，通常将8.9～10.0mmol/L的浓度称为肾糖阈。

血糖浓度保持相对恒定，是细胞进行正常代谢、维持器官正常功能的重要条件之一。特别是脑组织，因为糖原含量少，又主要靠糖氧化供能，因此，保持正常的血糖浓度显得很重要。

（一）糖代谢的生理

血糖的来源主要为肠道吸收、肝糖原的分解和糖异生作用。去路主要为有氧和无氧分解、合成糖原、转变为非糖物质，大部分血糖变为葡萄糖被吸收入血，组织细胞通过葡萄糖转运蛋白（GLUT）将其运入细胞内加以利用。

1. 糖的代谢

在糖的分解方面，其产能方式在很大程度上取决于供氧情况，氧充足就彻底氧化分解产生CO_2、H_2O。氧气不充足就无氧氧化，生成乳酸和少量能量。另一种分解方式是磷酸戊糖途径，不产能，而是提供2种活性物质。

在糖的储存方面，饱食后的葡萄糖可聚合成糖原，储存在肝和肌肉组织。

在糖的合成方面，饥饿时一些非糖物质（乳酸、丙氨酸等）可通过糖异生转变为葡萄糖。

2. 糖的氧化分为无氧氧化和有氧氧化

糖的无氧氧化指机体在缺氧的情况下，葡萄糖经一系列酶促反应生成丙酮酸进而还原成乳酸，此过程称为糖的无氧氧化。无氧氧化的意义如下。

（1）迅速提供能量。有氧氧化的反应时程太长。

（2）对于成熟红细胞无线粒体，无氧氧化是其唯一获能方式，为了维持双凹圆盘结构。

（3）每1mol葡萄糖无氧氧化共生成4molATP，前期消耗2mol，净生成2ATP。

糖的有氧氧化是指在有氧的条件下，葡萄糖彻底氧化分解为 CO_2 和 H_2O。有氧氧化分为 3 个阶段。

（1）葡萄糖在胞质中经糖酵解分解成丙酮酸（糖酵解）。

（2）丙酮酸进入线粒体，氧化脱羧生成乙酰 CoA。

（3）乙酰 CoA 经柠檬酸循环，偶联发生氧化磷酸化。

有氧氧化可以产生 ATP，为机体提供能力。

3. 糖原是动物体内糖的储存形式。糖原可合成也可以分解。

摄入的糖主要有 3 种去路，即氧化供能、转变为脂肪、以糖原形式储存。

糖原的意义在于可迅速调动满足机体对葡萄糖需要，而脂肪几乎不能转变为葡萄糖。肝和骨骼肌是储存糖原的主要组织，肌糖原主要为肌肉收缩供能，肝糖原可以稳定血糖。糖原的合成指在肝和骨骼肌内，从葡萄糖转变为糖原的过程。此过程可分为 2 个阶段，即葡萄糖单位的活化、形成直链与支链。糖原的分解有所不同，肝内的糖原转化为葡萄糖入血维持血糖浓度；骨骼肌的糖原分解进入糖酵解为细胞供能。

4. 糖异生

体内糖原的储备有限，饥饿时，非糖物质转化为葡萄糖的过程称为糖异生。肝是糖异生的主要器官，正常情况下肾脏糖异生的能力是肝脏的 1/10，但在长期状态下，可增强到与肝相同的地步。糖异生的生理意义如下。

（1）饥饿时维持血糖水平稳定。

糖异生的主要原料包括乳酸、生糖氨基酸和甘油。在饥饿早期，糖异生的主要原料是生糖氨基酸（消耗蛋白质），甘油一直被消耗。

（2）补充或恢复肝糖原储备。

肝内的葡糖激酶 Km 太高，不利于直接合成糖原（UDPG 途径）。实验显示，葡萄糖先分解为丙酮酸、乳酸等三碳物质，然后再异生成糖原（三碳途径）。

（3）肾糖异生可调节酸碱平衡。

5. 血糖水平的调节

血糖浓度的高低，取决于血糖的来源和去路的相对速度，其速度的调控靠体内神经系统、激素以及某些组织器官等的共同作用。

胰岛素：胰岛素是由胰岛β细胞合成并分泌的一种活性蛋白，是体内唯一降低血糖的激素，也是重要的促进糖原、脂肪和蛋白质合成的激素。它的作用涉及肝脏、脂肪组织和肌肉 3 个主要代谢器官。胰岛素的分泌受血糖控制，当血糖升高时，胰岛素立即分泌，当血糖降低时，胰岛素分泌即减少。

胰高血糖素：此激素是由胰岛α细胞分泌的一种活性 29 肽。胰高血糖素通过 3 种途径升高血糖。①通过激活磷酸化酶和抑制糖原合成酶活性加速肝糖原分解。实验显示，这个作用非常迅速，注射胰高血糖素 10 分钟，即可使血糖升高。②促进糖原异生，不断补充葡萄糖。③激活脂肪组织内脂肪酶，促进甘油三酯的分解，使血中脂肪酸水平升高，并促进酮体生成，这两者都可抑制周围组织摄取葡萄糖，间接使血糖升高。

糖皮质激素：此激素升高血糖的机制有 2 个方面。其一是抑制肝外组织摄取利用葡萄糖，抑制点是丙酮酸的氧化脱羧，从而使血糖去路减少；其二是促进肌肉蛋白质分解，分解产生的氨基酸转移到肝脏进行糖异生，以增加血糖的来源。

肾上腺素：注射肾上腺素可使血糖迅速升高，并持续较长时间，表明此激素也能升高血糖。其作用机制是通过加速糖原分解，增加血糖来源。

（二）糖代谢的病理

糖尿病的病因十分复杂，但归根到底则是由于胰岛素分泌绝对或相对减少，或胰岛素抵抗引起的。因此，在胰岛β细胞产生胰岛素、血液循环系统运送胰岛素以及靶细胞接受胰岛素并发挥生理作用这三个步骤中，任何一个步骤发生问题，均可引起糖尿病。

（1）胰岛细胞水平。

由于胰岛素基因突变，胰岛β细胞合成变异胰岛素，或胰岛β细胞合成的胰岛素原结构发生变化，不能被蛋白酶水解，均可导致2型糖尿病的发生。而如果胰岛β细胞遭到自身免疫反应或化学物质的破坏，细胞数显著减少，合成胰岛素减少或根本不能合成胰岛素，则会出现2型糖尿病或1型糖尿病。

（2）血液运送水平。

血液中抗胰岛素的物质增加，可引起糖尿病。这些对抗性物质可以是胰岛素受体抗体，受体与其结合后，不能再与胰岛素结合，因而胰岛素不能发挥生理性作用。激素类物质也可对抗胰岛素的作用，如儿茶酚胺。皮质醇在血液中的浓度异常升高时，可致血糖升高。

（3）靶细胞水平。

受体数量减少或受体与胰岛素亲和力降低以及受体的缺陷，均可引起胰岛素抵抗、代偿性高胰岛素血症最终使胰岛β细胞逐渐衰竭，血浆胰岛素水平下降。胰岛素抵抗在2型糖尿病的发病机制中占有重要地位。

由此可见，1型糖尿病和2型糖尿病一种是胰岛素的分泌绝对不足，一种是胰岛素分泌的相对不足。

二、糖尿病的诊断方法

1. 空腹血糖

空腹血糖是指在隔夜空腹至少8～10小时未进食的情况下，于早餐前采血所测得的血糖值。正常人的空腹血糖值为3.9～6.1mmol/L，如果空腹血糖值大于等于7.0mmol/L，则考虑为糖尿病。

2. 餐后2小时血糖

餐后2小时血糖是指在进食后2小时采血所测得的血糖值。正常人的餐后2小时血糖值小于7.8mmol/L，如果餐后2小时血糖值大于等于11.1mmol/L，则考虑为糖尿病。

3. 糖化血红蛋白

糖化血红蛋白是反映近2～3个月来血糖控制情况的指标。正常人的糖化血红蛋白值小于6.5%，如果糖化血红蛋白值大于等于6.5%，则考虑为糖尿病。

一般来说，糖尿病患者需要将空腹血糖控制在 4.4～7.0mmol/L，餐后 2 小时血糖控制在 7.8～10.0mmol/L，糖化血红蛋白控制在 6.5%以下。但还要根据患者年龄，共患病等多方面个体化制定控制标准。

三、糖尿病的分类

病因和发病机制的不同，糖尿病可以分为以下几类。

1. 1 型糖尿病

1 型糖尿病是一种自身免疫性疾病，由于免疫系统攻击胰腺 β 细胞而导致胰岛素分泌不足。这种类型的糖尿病通常在年轻人中发病，需要胰岛素治疗来维持生命。

2. 2 型糖尿病

2 型糖尿病是一种与生活方式密切相关的疾病，常常与肥胖、缺乏运动、饮食不健康等有关。这种类型的糖尿病通常在成年人中发生，可以通过改变生活方式和药物治疗来控制病情。也是本章我们讨论的重点。

3. 妊娠期糖尿病

妊娠期糖尿病是指在妊娠期间发生的糖尿病，通常在孕妇中发病。这种类型的糖尿病可以通过饮食控制、运动和药物治疗来控制病情，以确保母婴健康。

4. 其他特殊类型糖尿病

其他特殊类型糖尿病包括遗传因素引起的糖尿病、胰腺炎等引起的糖尿病，以及药物性糖尿病等。这些类型的糖尿病需要根据具体情况进行治疗和管理。

四、2 型糖尿病

在临床中，患者占有比例最高的仍是 2 型糖尿病，它严重危害着人们的身体健康，这部分重点谈谈 2 型糖尿病的诊治。

（一）2 型糖尿病的现状

2020 年，我国 60 岁及以上的老年人口占总人口的 18.7%（2.604 亿），其中约 30%的老年人是糖尿病患者（95%以上是 2 型糖尿病）。老年糖尿病患病率仍在增加。我国老龄化加剧，老年糖尿患者群增长迅速，成为糖尿病主流人。老年人中糖尿病前期患病率为 45%～47%，需要关注。老年糖尿病总体血糖控制不理想，管理水平亟待提高。老年糖尿病患者因糖尿病并发症及合并症的病死率、病残率极高。

（二）2 型糖尿病的病因

2 型糖尿病患者主要由于胰岛素抵抗合并有相对性胰岛素分泌不足所致。2 型糖尿病胰岛病理改变特征为淀粉样变性，90%患者的胰岛在光镜下见淀粉样物质沉积于胰岛的毛细血管和内分泌细胞之间。淀粉样物质的主要成分是胰淀素。胰淀素是胰岛 β 细胞分泌的一种激素，和胰岛素一起存在于 β 颗粒内并共同分泌。2 型糖尿病患者的胰岛内存在大量这些淀粉样物质，这至少可以说明，在 2 型糖尿病的病程中，胰岛 β 细胞分泌了大量的胰淀素。由于胰淀素和胰岛素是同时分泌的，当然也分泌了大量的胰岛素。可见 2 型糖尿患者的胰岛 β 细胞功能不但没有减退，而且比正常的时候分泌了更多的胰岛素。

（三）2型糖尿病的特点

2型糖尿患者典型体型是向心型肥胖。2型糖尿病患者离胃肠和心脏越远的部分所获得的营养物质越少。大量营养物质在离胃肠和心脏最近的内脏和腹部堆积，造成了腹部的肥胖；四肢部位得不到足够的营养，所以四肢相对来说瘦。可见2型糖尿病的患者机体内的营养物质分布是不均匀的。

（四）2型糖尿病的好发人群

（1）年龄大于等于40岁人群。

（2）有糖调节受损史者。几乎所有2型糖尿病患者都会经历一个"准糖尿病"阶段，这个阶段医学上称为糖调节受损。他们的特点是血糖已经高出了正常范围，但还没有达到糖尿病的标准。

（3）超重或肥胖和（或）中心性肥胖人群。

（4）有静坐生活方式的人群。

（5）一级亲属（一个人的父母、子女以及同父母的兄弟姐妹）中有2型糖尿病家族史人群。

（6）有巨大儿（出生体重大于等于4kg）生产史或有妊娠糖尿病史的妇女。

（7）有高血压史，收缩压大于等于140mmHg和（或）舒张压大于等于90mmHg，或正在接受降血压治疗的人群。

（8）血脂异常，表现为高密度脂蛋白小于等于0.91mmol/L、甘油三酯大于等于2.22mmol/L，或正在接受调脂治疗的患者。

（9）动脉粥样硬化性心脑血管疾病患者。

（10）患有多囊卵巢的患者。

（11）长期接受抗精神药物和（或）抗抑郁药物治疗的患者。

（五）2型糖尿病的症状

人们常说的"三多一少"，即吃得多，喝的多，尿的多，消瘦是糖尿病的典型症状，但目前在临床中典型的"三多一少"非常少见，很多患者是在健康查体时发现血糖升高的。当然患了糖尿病也不是一点症状没有，如果身体出现以下这几种表现，就要提高警惕了。

1. 皮肤瘙痒

血糖高的人，睡觉前无论是否洗澡，都会出现皮肤瘙痒、干燥的现象。这是因为血糖过高时，新陈代谢缓慢，出现皮肤瘙痒感。

2. 虚弱饥饿

血糖高的人，即使吃了饭，也容易出现饥饿的现象，并且精神状态也会很差，身体虚弱，这与血糖的代谢异常有关。当体内血糖过高时，身体无法吸收足够的能量，从而导致精神状态萎靡，身体内的血糖无法有效利用，从而变得饥饿。

3. 手脚麻木

血糖高的人，会影响到整个身体的血液循环速度和运行情况，一旦出现血液循环速度减慢，肢体末梢就会出现血流不通，从而导致手脚发麻、发冷的情况。

4. 尿频

尿频是糖尿病症状之一,这是因为血糖的代谢异常,导致肾小管的重吸收失常,形成渗透性利尿,排尿量增加。此外,排尿时,若出现蛋白尿等现象,还要警惕糖尿病肾病。

5. 视力改变

糖尿病对视力的影响也不小,血糖过高会使视网膜晶体状的形状发生改变,降低视力。不过,在血糖得到控制后,视力一般就会恢复正常。如果视力本身正常,也没有出现用眼过度的情况,突然出现了视力下降,就要警惕是否是糖尿病等疾病引起的了。

6. 疲劳、体重减轻、虚弱

由于代谢失常,能量利用减少,氮负平衡,失水和电解质,酮症时更严重,患者感疲乏、虚弱无力。患者消瘦明显,体重下降可达数十斤,劳动力常减弱。

(六)2 型糖尿病的诊断和鉴别诊断

1. 诊断

2 型糖尿病的诊断除了有"三多一少"的症状或者出现上述 1 种或几种高度可疑的症状外,主要进行血糖及糖化血红蛋白的监测以明确诊断:①随机血糖大于等于11.1mmol/L。②空腹血糖大于等于 7.0mmol/L。③OGTT2 小时血糖大于等于 11.1mol/L。④HbA1c 大于等于 6.5%。

其中血糖均为静脉血浆血糖,像平时常见的指尖血糖为毛细血管血糖,是不可以作为诊断标准的。

下面介绍 OGTT,即葡萄糖耐量试验。

口服葡萄糖耐量试验(Oral Glucose Tolerance Test)简称 OGTT,是诊断糖尿病的一种实验室检查方法。它是通过葡萄糖负荷试验,检测人体胰岛 β 细胞胰岛素的分泌功能和机体对葡萄糖调节能力的一种内分泌试验。

OGTT 的步骤如下。

①服糖水前采集空腹静脉血,测定空腹血糖水平。②饮糖水,将 75g 无水葡萄糖粉溶于 250～300mL 温开水中,如用 1 分子水葡萄糖则为 82.5g。儿童则予每千 g 体重 1.75g,总量不超过 75g,并于 3～5 分钟之内饮完。③采集静脉血,饮第 1 口糖水开始计时,于饮糖水后 30 分钟、60 分钟、120 分钟分别采静脉血 2mL,检测血糖水平。

OGTT 的判读:正常人空腹血糖小于 6.1mmol/L,喝糖后 1 小时血糖小于 11.1mmol/L,喝糖后 2 小时血糖小于 7.8mmol/L,尿糖阴性;糖尿病患者空腹血糖大于等于 7.0mmol/L,喝糖后 1 小时血糖大于等于 11.1mmol/L,喝糖后 2 小时血糖大于等于 11.1mmol/L,尿糖阳性;糖尿病前期空腹血糖 6.11～7.0mmol/L,喝糖后 2 小时血糖 7.8mmol/L～11.1mmol/L,尿糖阴性或阳性。

有些患者的血糖高于正常,但还不能诊断糖尿病,这时被认为这时糖尿病前期表现。

糖尿病前期分为 3 种情况:①空腹血糖受损(IFG),单纯空腹血糖升高,空腹血糖为 6.11～7.0mmol/L,餐后正常。②糖耐量异常(IGT),单纯的餐后血糖升高,2 小时血糖水平为 7.8mmol/L～11.1mmol/L;空腹正常。③空腹和餐后都升高。空腹血糖为

6.11～7.0mmol/L，2 小时血糖水平为 7.8mmol/L～11.1mmol/L，即任一血糖浓度介于正常血糖与糖尿病之间的中间高血糖状态，是糖尿病发病前的过渡阶段。

糖尿病前期标志着发生糖尿病的风险增加。高血糖的损害在糖尿病诊断之前就可以发生，这个阶段心血管疾病、微血管病变、肿瘤、痴呆、抑郁等疾病的发生风险增加。此类人群需要高度重视且长期随诊，至少每年进行一次 OGTT 复查；已进行药物干预者，每次随访时需检测空腹及 2 小时血糖。定期监测体重及其他心脑血管疾病危险因素，预防或延缓糖尿病的发生。

糖化血红蛋白就是血糖和红细胞里的血红蛋白结合的产物。血糖高，和血红蛋白结合的就多了，糖化血红蛋白就会升高。糖化血红蛋白一旦结合形成了，就分不开了，所以糖化血红蛋白可以反映平均血糖的水平。糖化血红蛋白具有稳定性和长期性，是诊断糖尿病的一个指标。糖化血红蛋白大于等于 6.5%可诊断糖尿病。

对于糖尿病患者，关注糖化血红蛋白的变化很重要。判断糖尿患者血糖控制的是否达标除了看血糖，主要看要看糖化血红蛋白，标准就是 7%。这也是因为糖化血红蛋白水平代了平均血糖水平。糖化血红蛋白超过 7%提示近期血糖控制不理想。

糖尿患者治疗期间应每 3 个月查 1 次糖化血红蛋白。因为糖化血红蛋白是血糖和红细胞结合的产物，而红细胞的寿命是 120 天。

2. 2 型糖尿病的鉴别诊断

2 型糖尿病主要和 1 型糖尿病相鉴别。

（1）发病年龄。1 型糖尿病多发于儿童和青少年，而 2 型糖尿病常见于中老年人群。但是，近年来也有越来越多的年轻人患上 2 型糖尿病，因此，年龄因素也不能完全作为鉴别依据。

（2）症状表现。1 型糖尿病患者的典型症状包括多饮、多尿、多食、体重下降等，同时血糖水平较高，容易出现酮症酸中毒等急性并发症。而 2 型糖尿病患者往往没有明显的"三多"症状，或者症状较轻，血糖水平升高较慢。

（3）胰岛功能。1 型糖尿病患者胰岛功能受损严重，胰岛素分泌绝对不足，需要依赖外源性胰岛素治疗。而 2 型糖尿病患者胰岛功能相对较好，虽然胰岛素分泌不足，但并非绝对缺乏，可以通过口服药物或胰岛素治疗来控制血糖水平。

（4）遗传因素。1 型糖尿病有明显的家族遗传倾向，患者的一级亲属患病风险较高。而 2 型糖尿病虽然也有家族遗传倾向，但与环境因素更为相关。

（5）其他因素。如种族、地理环境、饮食和生活方式等因素也可能对糖尿病的分型有影响。

此外，2 型糖尿病患者还应注意和甲状腺功能亢进、肿瘤等病相鉴别。血糖、甲状腺功能检查、肿瘤标志物的检查以及相应部位的影像学检查即可鉴别。

（七）2 型糖尿病的治疗

1. 降糖药物的分类

目前临床上降糖药物共有 9 大类，包括口服药物及胰岛素替代治疗。

第一类为磺脲类。

磺脲类药物改善高血糖的机制包括：①刺激胰岛β细胞分泌胰岛素，有依赖 KATP 通道和不依赖 KATP 通道，刺激胰岛β细胞分泌胰岛素的作用。②部分胰岛素增敏作用。人体葡萄糖钳夹试验表明，磺脲类药物可使外周葡萄糖利用率增加 10%～52%（平均为 29%）。用药的前提是患者有一定的胰岛功能，代表药物有格列齐特（达美康）、格列吡嗪（美吡达）、格列美脲（亚莫利）等。优点是降糖效果好；缺点是与吃饭多少与时间及剂量联系紧密，易发生低血糖及体重增加风险。

格列齐特：属于第二代磺脲类药物，口服后 30 分钟起效，2～6 小时达高峰，半衰期 10～12 小时，作用持续时间为 12～24 小时，属于中效制剂。该药主要在肝脏代谢，60%～70%从肾脏排泄。格列齐特降糖作用比较温和，药效持续时间比较长。除了刺激胰岛素分泌以外，还有降低血液黏稠度，减少血小板凝聚性，预防和治疗糖尿病血管并发症的作用。

格列吡嗪：本药吸收完全而迅速，服药 30 分钟起效，在 1～3 小时达血糖浓度高峰，半衰期仅为 2～4 小时，药效可维持 6～12 小时。本品主要由肝脏代谢，在 24 小时内经肾脏排出 97%。格列吡嗪降糖效果仅次于优降糖，是一种短效磺脲类降糖药，最适合餐后血糖居高不下的糖尿病患者。又由于其药效持续时间短，故引起低血糖的风险也很小，所以对老年人比较适宜。该药对肾脏影响较小，控制餐后血糖效果好而且比较安全，适合于老年糖尿病、糖尿病伴轻度肾功能不全，以及服用其他磺脲类药物后有反复低血糖发作者，但严重肾功能不全者（肾小球滤过率小于每分钟 30mL）需停用，改用胰岛素治疗。剂量为每次 2.5～5mg，每天 3 次，餐前半小时服用，每天最大剂量为 30mg，老年糖尿病患者每天剂量以不超过 20mg 为宜。格列吡嗪是一种疗效较强且较安全的降糖药，大多数 2 型糖尿病患者（包括老年人）均可服用，尤其对餐后高血糖控制效果较好。

格列美脲：属于第三代磺脲类药物，口服吸收快速，服用后血药浓度 2～3 小时达峰值，降糖作用持续 24 小时以上，属于长效制剂，每天服用 1 次即可。本品 60%经肾排泄，40%经胆道排泄，由于本药是通过双通道排泄，故可用于轻度肾功能不全的糖尿病患者。与第一、二代磺脲类降糖药相比，相同剂量的格列美脲降糖活性最高，由于其较低的有效血药浓度和葡萄糖依赖的降糖作用，故低血糖发生率低而且程度较轻。不仅如此，与其他磺脲类药物相比，格列美脲增加体重的作用不明显，对心血管系统的影响很小。初始剂量为 1～2mg，每天 1 次，以后可以根据血糖监测结果逐渐增加剂量，一般患者每天剂量为 1～4mg，最大剂量每天不超过 6～8mg。一般每天 1 次，顿服，建议早餐前服用。

第二类为双胍类。

双胍类降糖药可以抑制肝糖元异生，减少葡萄糖的来源，增强组织对葡萄糖的摄取和利用，增强胰岛素敏感性，抑制胰高血糖素的释放。因此，它对胰岛功能正常或已丧失的糖尿患者均有降血糖作用，但不能降低正常人的血糖。使用时要依个体化剂量使用，并且定期检查肝、肾功能及有无贫血。在双胍类降糖药中，具有代表性的是二甲双胍。该药是国内外 2 型糖尿病患者的一线用药，通过促进组织对葡萄糖的吸收和利用来降血糖。优点是降糖效果好，尤其降空腹血糖效果好，且单独使用不发生低血糖，可降低体重，有心血管的获益；缺点是有胃肠道反应。对于新发的2型糖尿病患者，在生活方式干预的基础上，二甲双胍是首选药物。

二甲双胍适用于肥胖型2型糖尿病经饮食和运动疗法仍未达标者，为此类患者的首选降糖药；1型糖尿病患者将其与胰岛素联用，可加强胰岛素作用，减少胰岛素剂量；不稳定型（脆型）糖尿病患者应用此药，可使血糖波动性下降，有利于血糖的控制。但有些患者是不能使用二甲双胍的，包括年龄大于65岁以上者；有严重心、肝、肾疾病的患者；易发生或伴糖尿病酮症酸中毒、乳酸酸中毒及高渗性昏迷者；孕妇或授乳中的产妇。服用双胍类降糖药时或有胃肠道反应，患者可从小剂量开始，进餐时或进餐后服用，以减少胃肠反应；定期检查肝、肾功能及有无贫血。

第三类为α-糖苷酶抑制剂。

A-葡萄糖苷酶抑制剂：其降糖机制是通过抑制肠黏膜上的α-葡萄糖苷酶，使淀粉分解为葡萄糖的速度减缓，减少和延缓小肠对葡萄糖的吸收，以降低血糖，对餐后高血糖的作用比较明显。代表药物有阿卡波糖、伏格列波糖等。优点是不引起低血糖和体重增加；缺点是有胃肠道反应如胀气等。

阿卡波糖：口服阿卡波糖300mg后，2小时血药浓度达到峰值，Cmax约为97μg/L，8小时减少50%。长期服用未见药物在体内积蓄。此药主要在肠道降解或以原形方式随大便排出。肠道降解是由各种淀粉酶和肠道细菌作用分解的。降解产物亦随粪便排泄。服用方法为起始25mg，每天2～3次，6～8周后加量至50mg，每天3次。每日量不宜超过0.3g。用餐前即刻吞服或与第一口食物一起咀嚼服用。

伏格列波糖：通常成人剂量为1次0.2mg（1次1片），1天3次，餐前口服，服药后即刻进餐，疗效不明显时，经充分观察可以将每次用量增至0.3mg（1次1.5片）。

第四类为非磺脲类的促泌剂。

该类药物通过促进胰岛素分泌来降血糖。非磺脲类胰岛素促泌剂起效快、半衰期短，因此也被称为餐时血糖调节药，主要降低餐后血糖。注意一般在饭前15分钟服用，对于部分患者而言，亦可将用药时间调至餐前立刻服用。因为此类药物仅在进餐时促进胰岛素的分泌，从而避免了空腹期间对胰岛β细胞的不必要的刺激，不容易引起低血糖，也不易引起体重增加。代表药物有瑞格列奈（诺和龙）和那格列奈（唐力）。优点是相较于磺脲类药物作用时间更快，低血糖风险相对较小；缺点是使用不当也易引起低血糖。肾功能不好时还可以用瑞格列奈。

瑞格列奈：瑞格列奈通过胃肠道快速吸收，导致血浆药物浓度迅速升高。服药后1小时内的血浆药物浓度达峰值。然后，血浆浓度迅速下降，4～6小时内被清除。血浆半衰期约为1小时。推荐起始剂量为0.5mg，以后如需要，可每周或每两周做调整。接受其它口服降血糖药治疗的患者可直接转用诺和龙治疗。其推荐起始剂量为1mg。最大的推荐单次剂量为4mg，进餐时服用。但最大日剂量不应超过16mg。

那格列奈：本品口服吸收迅速，本品血浆蛋白结合率为98%，生物利用度为38%，食物影响本品的吸收，可降低本品的生物利用度。本品主要由肝脏代谢，其代谢物主要由尿液和粪便排出。本品在体内广泛分布，能通过胎盘，孕妇慎用。服用方法为口服，每次 90mg，每天 3 次，餐前 10 分钟内服用，以后根据病情需要逐渐增加剂量至每次 120mg，或遵医嘱。

第五类为胰岛素增敏剂。

这是一类过氧化物酶增殖体激活受体（PPAR）的激动剂，可增强人体内胰岛素敏感性，是促进胰岛素充分利用的特殊物质。表药物有罗格列酮、比格列酮等。优点是利于腹型肥胖患者减少腹部脂肪，单独用药不引起低血糖；缺点是心功能不全患者增加心衰风险（心功能 3 级以上禁用），老年妇女增加骨折的发生风险，体重稍增等。在我国不作为一线用药，建议在其他类药物效果均不佳时再使用。

罗格列酮：单独用药，初始剂量为每天 4mg，单次或分 2 次口服，12 周后如空腹血糖下降不满意，剂量可加至每天 8mg，单次或分 2 次口服。与二甲双胍合用的初始剂量为每天 4mg，单次或分 2 次口服，12 周后如空腹血糖下降不满意，剂量可加至每天 8mg，单次或分 2 次口服。与磺酰脲类合用的剂量为每天 2mg 或 4mg，单次或分 2 次口服。本品可空腹或进餐时服用。

吡格列酮：起始剂量为每天 15～30mg，饭前或饭后服用，如漏服，无须增量，仅需服用当日用量。视患者的血糖情况，可调整剂量，但每天最大推荐剂量为 45mg。联合治疗方案如下。①磺酰脲类，维持原磺酰脲类降糖药用量，每天服用本品 15～30mg。如出现低血糖，调整磺酰脲类降糖药的用量。②二甲双胍，维持原二甲双胍用量，每天服用本品 15～30mg。如出现低血糖，调整二甲双胍的用量。③胰岛素，维持原胰岛素用量，每天服用本品 15～30mg。如出现低血糖或血糖降到 100mg/dL 时，胰岛素减量 10%～25%。应用本品治疗 2 型糖尿病，根据患者的降糖反应，建议制订个体化治疗方案，长时间治疗应每 3 个月检测 HbAlC 水平。

第六类为 GLP-1 受体激动剂。

该类药物是由肠道分泌的一种肠促胰素，通过促进胰岛素的分泌，同时抑制胰高血糖素分泌来降血糖。代表药物艾塞那肽、利拉鲁肽等。优点是通过抑制食欲来降低体重、降低血压/血脂，适合肥胖的 2 型糖尿病患者使用，3 个月可降 5～10kg。缺点是价格高，且为注射类药物。也有少部分患者用该类药物后体重不减轻，但降糖作用是肯定的。近年来研究发现，这类药物中利拉鲁肽和索马鲁肽有降低糖尿病患者心血管死亡率和不良事件率的作用。其他几种制剂至少不增加心血管事件率。

利拉鲁肽：每天任何时间均可注射，为了改善胃肠道耐受性，利拉鲁肽的起始剂量为每天 0.6mg。至少 1 周后，剂量应增加至 1.2mg。预计一些患者在将剂量从 1.2mg 增加至 1.8mg 时可以获益，根据临床应答情况，为了进一步改善降糖效果，在至少一周后可将剂量增加至 1.8mg。推荐每天剂量不超过 1.8mg。

第七类为 DPP-4 抑制剂。

该类药物能够抑制胰高血糖素样肽-1（GLP-1）和葡萄糖依赖性促胰岛素分泌多肽（GIP）的灭活，提高内源性 GLP-1 和 GIP 的水平，促进胰岛 β 细胞释放胰岛素，同时，抑制胰岛 α 细胞分泌胰高血糖素，从而提高胰岛素水平，降低血糖，且不易诱发低血糖和增加体重。代表药物有西格列汀、沙格列汀、维格列汀等。优点一般不发生低血糖，不增加体重，且服药方便，大多为1天1片；缺点是降糖作用不强。

西格列汀：健康受试者口服给药100mg剂量后，西格列汀吸收迅速，服药1～4小时后血浆药物浓度达峰值（Tmax中值）。服用西格列汀100mg达到稳态时的血浆AUC与初次给药相比增加约14%。个体自身和个体间西格列汀AUC的变异系数较小（5.8%和15.1%）。西格列汀在健康受试者和2型糖尿病患者中的药代动力学指标大体相似。本品单药或与二甲双胍联合治疗的推荐剂量为100mg，每天1次。本品可与或不与食物同服。

第八类为SGLT-2抑制剂。

通过抑制SGLT-2活性，减少肾脏对葡萄糖的重吸收，增加尿糖排出来降血糖。代表药物达格列净、恩格列净、坎格列净等。优点是低血糖发生风险低、降体重及降血压等；缺点是个别患者用该类药物后易发生泌尿生殖系感染。近年来研究发现，这类药物降低糖尿病患者心血管死亡率和不良事件率的作用。

达格列净：推荐起始剂量为5mg，每天1次，晨服，不受进食限制。对于需加强血糖控制且耐受5mg每天1次的患者，剂量可增加至10mg每天1次。

恩格列净：本品的推荐剂量是早晨10mg，每天1次，空腹或进食后给药。在耐受本品的患者中，剂量可以增加至25mg。

第九类为胰岛素。

胰岛素的主要生理作用是调节代谢过程：①促进组织细胞对葡萄糖的摄取和利用，促进糖原合成，抑制糖异生，使血糖降低。②促进脂肪酸合成和脂肪贮存，减少脂肪分解。③促进氨基酸进入细胞，促进蛋白质合成的各个环节以增加蛋白质合成。总的作用是促进合成代谢。胰岛素是机体内唯一降低血糖的激素，也是唯一同时促进糖原、脂肪、蛋白质合成的激素。作用机理属于受体酪氨酸激酶机制。

按照胰岛素的起效时间可分为速效胰岛素、短效胰岛素、中效胰岛素、长效胰岛素、超长效胰岛素及预混胰岛素类。

（1）速效胰岛素：又称超短效胰岛素，起效时间迅速，皮下注射后10～15分钟起效，1～2小时达到血液浓度高峰，持续作用时间为3～5小时。可灵活给药，餐前给药即可，但由于起效快、作用持续时间短的特点，餐前注射后须尽快进食碳水化合物食物，避免出现低血糖。临床常用的有门冬胰岛素及赖脯胰岛素。

（2）短效胰岛素：可皮下、肌内或静脉给药，皮下注射后20～30分钟起效，2～4小时达到血液浓度高峰，持续作用时间为5～8小时，需要在餐前30分钟皮下注射，临床常用的有普通胰岛素注射液、中性胰岛素注射液、精蛋白生物合成人胰岛素R及精蛋白锌重组人胰岛素R等。

（3）中效胰岛素：起效较为缓慢，皮下注射后2.5～3小时起效，5～7小时达到血液浓度高峰，持续作用时间为13～16小时。皮下注射后中效胰岛素可平缓释药，与短效胰岛素相比，低血糖发生风险更小。中效胰岛素常与短效胰岛素配合使用，一般睡前或早饭前给药1次即可控制空腹血糖。临床常用的有精蛋白生物合成人胰岛素N和精蛋白锌重组人胰岛素 N 等。

（4）长效胰岛素：又称精蛋白锌胰岛素，起效缓慢，皮下注射后 3～4 小时起效，无峰值，作用持续时间为 24～36 小时，由于长效胰岛素可长时间维持体内胰岛素水平量，可减少注射次数，但由于长效制剂多为混悬液剂型，吸收和药效稳定性较低，一般与短效胰岛素配用。临床常用的有鱼精蛋白锌胰岛素。

（5）超长效胰岛素：注射后 1.5～2 小时起效，可长时间（24 小时）维持相对恒定浓度，无明显峰值，作用时间长，药动学曲线平稳，适用于基础胰岛素治疗，临床代表品种有甘精胰岛素。

（6）预混胰岛素：即将短效胰岛素和中效胰岛素，或者速效胰岛素和中效胰岛素按一定比例进行混合的胰岛素。其既有短效或速效胰岛素起效快的特点，又有中效胰岛素维持时间较长的特点，在临床治疗中，既能控制餐前血糖又能控制餐后血糖。临床常用的有精蛋白锌重组人胰岛素（30R、50R）、门冬胰岛素 30R 和重组赖脯胰岛素（25R、50R）等。

2. 口服降糖药物的使用原则

单药治疗

《二甲双胍临床应用专家共识（2023 年版）》指出，当无 GLP-1RA 或 SGLT2i 心肾保护强适应证时，建议二甲双胍作为 2 型糖尿病（T2DM）的首选一线降糖药物并一直保留在糖尿病治疗方案中。

二药联合治疗

二甲双胍单药治疗且经充分的剂量调整后治疗 3 个月，如仍未达到个体化的血糖目标，可启动二联治疗。如果 2 种口服降糖药联合治疗 3 个月没有达到或维持糖化血红蛋白（HbA1c）的控制目标，可启动联合第 3 种口服降糖药。《中国老年 2 型糖尿病防治临床指南（2022 年版）》建议，以 HbA1c 为参考依据：①当 HbA1c 小于 7.5% 时，选择单药治疗模式。②当 HbA1c 大于等于 7.5% 时，选择二联治疗模式。③当 HbA1c 大于等于 8.5% 时，选择三联治疗模式。④在 HbA1c 大于等于 9.5% 时，考虑联合胰岛素治疗。

如果没有禁忌证或不耐受，临床上常选择以二甲双胍为基础的口服降糖药联合磺脲类、格列奈类、噻唑烷二酮类药物，此方案比较适合于年轻、初诊 HbA1c 较高、胰岛功能较好的非肥胖 T2DM 患者。α-糖苷酶抑制剂适用于以餐后血糖升高为主的患者，其与二甲双胍联合的疗效和安全性较好，可减轻体重，减少血糖波动，可作为餐后血糖升高明显（尤其是合并超重或肥胖）的 T2DM 患者的首选二联治疗方案之一。DPP-4 抑制剂联合二甲双胍可作为多数 T2DM 患者的起始二联治疗方案。SGLT-2 抑制剂联合二甲双胍可作为 T2DM 合并动脉粥样硬化性心血管疾病、心衰、慢性肾脏病患者的首选二联治疗方案。二甲双胍与格列奈类联合治疗可同时控制空腹和餐后血糖，但增加低血糖风险和体重。该联合方案较适用于饮食不规律、餐后血糖高以及肾功能受损的 T2DM 患者。

三药联合治疗

根据血糖及糖化血红蛋白监测，如果两联治疗控制不理想时要启动三联治疗。方案如下：①二甲双胍+α-糖苷酶抑制剂+磺脲类。②二甲双胍+α-糖苷酶抑制剂+DPP-4 抑制剂或 SGLT-2 抑制剂。③二甲双胍+噻唑烷二酮（TZD）+DPP-4 抑制剂或 SGLT-2 抑制剂。④二甲双胍+磺脲类+DPP-4 抑制剂或 SGLT-2 抑制剂。⑤二甲双胍+格列奈类+DPP-4 抑制剂或 SGLT-2 抑制剂等。

3. 口服药物与胰岛素联合治疗

（1）基础胰岛素与口服降糖药的联用。

基础胰岛素主要是指中效（如诺和灵 N、优泌林 N）及长效胰岛素（如甘精胰岛素、地特胰岛素、德谷胰岛素等），侧重于降低基础血糖（即空腹及餐前血糖）。基础胰岛素可以与任何一种口服降糖药（如 DPP-4 抑制剂、α-糖苷酶抑制剂、短效磺脲类或格列奈类、二甲双胍、SGLT2 抑制剂等）联用，也可以与 2 种或 2 种以上不同作用机制的口服降糖药物联用，如基础胰岛素+二甲双胍+DPP-4 抑制剂、基础胰岛素+二甲双胍+α糖苷酶抑制剂、基础胰岛素+SGLT2 抑制剂+DPP-4 抑制剂等。

（2）餐时胰岛素与口服降糖药的联用。

餐时胰岛素主要指短效胰岛素（如诺和灵 R、优泌林 R、优思灵 R、甘舒霖 R 等）和速效胰岛素（门冬胰岛素、赖脯胰岛素、谷赖胰岛素等），主要侧重于控制当餐后血糖。餐时胰岛素可以与二甲双胍、SGLT2 抑制剂、α-糖苷酶抑制剂、DPP-4 抑制剂等降糖药物中的 1 种或 2 种联用。由于餐时胰岛素与胰岛素促泌剂（包括磺脲类或格列奈类）作用重叠，通常不推荐两者联用。

（3）预混胰岛素与口服降糖药的联用。

预混胰岛素可以同二甲双胍、α-糖苷酶抑制剂、DPP-4 抑制剂、SGLT2 抑制剂等口服降糖药物中的 1 种或 2 种联合使用。在使用预混胰岛素时，一般也不建议与胰岛素促泌剂联用，但有些早、晚两次注射预混胰岛素的患者，午餐后血糖控制欠佳，这时可以在午餐时口服α-糖苷酶抑制剂或格列奈类促泌剂协助控制午餐后血糖。

（八）2 型糖尿病的误区

误区一：认为糖尿病主要是糖吃太多造成的。糖尿病是一种由遗传因素和环境因素长期共同作用所导致的慢性、全身性、代谢性疾病。

误区二：认为得了糖尿病，只要服药就可以了。得了糖尿病不能只服用药物，需要综合治疗，包括合理饮食，辅以运动和药物，定期进行血糖监测，此外，糖尿病患者还应接受糖尿病健康教育，了解并学习糖尿病相关知识及自我管理技能。驾驶好这五驾"马车"，才能在健康的旅途上奋勇前行，最重要的是定期给身体做健康体检。

误区三：认为虽然确诊为糖尿病，如果没有感觉不舒服，可以不检查、不治疗。长期血糖高，会引起大血管和微血管病变，影响到心脏、脑、肾脏、眼睛和足等重要脏器的功能。同时，糖尿病患者容易出现免疫功能低下，容易合并肺部感染、尿路感染等。当患者病程超过 5 年，要关注慢性并发症的防治，每年定期筛查相关指标：①眼科检查。②肝功能检查。③肾功能、尿常规、尿微量白蛋白排泄率检查。④神经科检查。⑤尿酮体检查。⑥H6A1C 测定。

误区四：认为血糖已经控制在正常范围内，就不需要进行血糖监测和药物治疗了。糖尿病需要长期治疗，即便血糖已经控制在正常范围内，也需要定期监测血糖，并在医生的指导下，采取饮食治疗、运动治疗以及药物治疗等方式控制血糖。

误区五：认为糖尿病前期没事，并发症来了才是病。很多国内的糖尿患者，知道自己是糖尿病，但是平时身体没有什么症状，没有发现什么问题，还是该吃吃，该喝喝。他们觉得自己是糖尿病，但是没什么大问题，对生活没有任何困扰。实际上，和高血糖相关的不只是糖尿病，还有心脏病、癌症、老年痴呆、高血压、肾衰竭、男性阳痿、女性不孕，如果不控制血糖，罹患这些疾病的风险会大大增加。

误区六：认为得了糖尿病，血糖控制越低越好。

低血糖轻者造成汗出、心慌、无力、头晕等症状，严重者可出现昏迷。反复低血糖会对脑组织造成不可逆的损伤导致认知障碍等。控制血糖也要因人而异，高龄人群认知水平低下，血糖可适当升高，以免发生低血糖而被忽视。

（九）2 型糖尿病的中医认识

1. 源流

糖尿病属于中医"消渴"范畴。《黄帝内经》比较早的记载了此病，并有"五脏皆柔弱者，善病消瘅"之论，《黄帝内经·素问·奇病论》："此人必数食甘美而多肥也。肥者令人热，甘者令人中满，故其气上溢，转为消渴。"汉代张仲景的《金匮要略》对此有专篇讨论，记载有肾气丸、白虎加人参汤等。隋代巢元方《诸病源候论》论述其并发症。唐代《备急千金要方》对本病认识较前又有进步，《外台秘要》对消渴的临床特点做了明确的论述。从宋代开始，用上、中、下三焦分型来指导该病的辨证论治。金元四大家之一的刘完素在《三消论》中提出三消燥热学说。元代张子和《儒门事亲》说："夫消渴着，多变聋盲、疮癣、痤痱之类"。清代医者对此病研究有了发展，认为应侧重治肺，对肾的病机地位也越来越重视，进一步阐述了命门火微不克蒸腾的病机。同时，近代名医施今墨对本病有特别见解，不仅注重滋阴清热，而且主张健脾补气。

2. 病因病机

（1）饮食不节：长期过食肥甘醇酒厚味及辛辣香燥之品，损伤脾胃，导致脾胃运化失职，痰湿内生，积热内蕴，化燥伤津，发为消渴。

（2）情志失调：长期过度精神刺激，恼怒惊恐，忧思过度，致气机郁结，郁久化火，消灼肺胃阴津，而发为消渴。

（3）体虚劳损：先天禀赋不足，五脏柔弱，易患本病。素体阴虚，复因房事不节，劳欲过度，损耗阴精，虚火内生，上蒸肺胃，致肾虚与肺燥、胃热同现而发为消渴。

消渴的病机主要在于阴津亏耗，燥热偏盛其中阴虚为本，燥热为标。阴津亏耗则燥热偏盛，两者往往互为因果，燥热愈盛则阴愈虚，阴愈虚则燥热愈盛。消渴之证日久，迁延不愈，可见阴损及阳，表现为气阴两伤或阴阳两虚，甚则表现为肾阳虚衰之候。病位在肺、胃、肾，而尤以肾为关键。

3. 辨证论治

（1）上消（肺热津伤）。

证候：口渴明显，多饮喜饮，口干舌燥，尿频量多，舌边尖红，舌苔薄黄，脉象洪数。

治法：清热润肺，生津止渴。

方药：消渴方。方用天花粉、黄连、生地黄、藕汁、姜汁、蜂蜜加减治疗。

（2）中消。

①胃热炽盛。

证候：多食易饥，口干多饮，大便干燥，小便频数，形体消瘦，舌苔黄燥，脉滑实有力。

治法：清胃泻火，养阴生津。

方药：玉女煎。方用生石膏、知母、生地黄、麦冬、川牛膝加减治疗。

②气阴两虚。

证候：口渴喜饮，多食易饥，精神困倦，肢体乏力，身体瘦弱，舌质淡，苔薄白且干，脉细弱。

治法：益气健脾，生津止渴。

方药：七味白术散。方用党参、茯苓、炒白术、藿香、木香、甘草、葛根治疗。

（3）下消。

①肾阴亏虚。

证候：尿频尿多，混浊如脂如膏，或尿有甜味，神疲乏力头晕耳鸣，腰膝酸软，皮肤干燥瘙痒，口干舌燥，舌质红，少苔或无苔，脉象细数。

治法：滋阴补肾，润燥止渴。

方药：六味地黄丸。方用熟地黄、山萸肉、山药、茯苓、泽泻、牡丹皮加减治疗。

②阴阳两虚。

证候：小便频数，混浊如音，甚至饮一溲一，面色黧黑，神情憔悴，耳轮焦枯，腰膝酸软，四肢欠温，畏寒肢冷，甚则阳痿，舌苔淡白，脉沉细无力。

治法：滋阴温阳，补肾固涩。

方药：金匮肾气丸。方用熟地黄、山萸肉、山药、茯苓、泽泻、牡丹皮、附子、肉桂加减治疗。

（十）2型糖尿病的养生

2型糖尿病在日常应从饮食、运动、预防并发症等方面注意调养。

1. 饮食。

膳食管理和治疗是糖尿病患者血糖控制的核心。中医也认为糖尿病的发生和饮食息息相关，在糖尿病的发生和发展过程中，饮食占有重要地位。孙思邈是世界上最早提出饮食治疗的先驱，他曾提出糖尿病患者"慎者有三，一饮酒、二房室、三咸食及面。"因此，合理规范饮食是糖尿病治疗的关键。

患者摄取食物应多样，养成和建立合理膳食习惯，应遵循平衡膳食的原则，食物应多样、主食定量、蔬果奶豆丰富、肉类适量、少油、少盐、少糖。在控制血糖的同时，培养和建立合理的膳食模式，保证每天能量适宜和营养素摄入充足。主食要定量，碳水化合物主要来源以全谷物、各种豆类、蔬菜等为好，水果要限量；每餐都应有蔬菜，每天应达500g，其中深色蔬菜占一半以上；每天摄入奶类和大豆，常吃鱼、禽，适量摄入蛋和畜肉，这些是蛋白质的良好来源；减少肥肉摄入，少吃烟熏、烘烤、腌制等加工肉类制品，控制盐、糖和油的食用量。

现推荐几种适合糖尿病患者的食疗方。

（1）地骨皮粥。

做法：取地骨皮 30g，桑白皮 15g，麦门冬 15g，面粉 100g。3 味药先煎，去渣，取汁，与面粉共煮为稀粥。该方具有清肺，生津，止渴的功效，适用于糖尿病患者，多饮、身体消瘦者效佳。

（2）枸杞子粥。

做法：取枸杞子 15～20g，粳米 50g，白糖适量，将上 3 味放入砂锅内，加水 500g，用文火烧至沸腾，待米开花、汤稠时，停火焖 5 分钟即成。该方具有滋补肝肾，益精明目的功效，适用于糖尿病，头晕目眩、视力减退、腰膝酸软、阳痿、遗精等肝肾阴虚者。

（3）薏苡仁百合饮。

做法：薏苡仁 9g、百合 6g，两者混合后研磨成细粉。每次用餐前取 1 大匙，用沸腾的水冲泡饮用。具有滋阴健脾和胃。

（4）玉丝降糖茶。

做法：准备玉米须、女贞子各 2g，菊花、鲜桑叶各 4g。将鲜桑叶撕碎后放入炖锅中，加入其他材料和 5mL 的水，先以中火加热至沸腾后再转小火，续煮 25 分钟即可。具有清润滋阴降糖作用。

2. 积极运动

糖尿病患者可在餐后运动，每周至少 5 天，每次 30～45 分钟，中等强度运动要占 50% 以上，循序渐进，持之以恒。中等强度运动包括快走、骑车、乒乓球、羽毛球、慢跑、游泳等。如无禁忌，患者最好 1 周做 2 次抗阻运动，如哑铃、俯卧撑、器械类运动等，以提高肌肉力量和耐力，将日常活动和运动融入生活计划中，运动前后要加强血糖监测，避免低血糖。

3. 清淡饮食，限制饮酒

所有人都应该清淡饮食，控制油、盐、糖用量。培养清淡口味，每天烹调油使用量宜控制在 25g 以内，少吃动物脂肪，适当控制富含胆固醇的食物，预防血脂异常；食盐用量每天不宜超过 5g；注意限制酱油、鸡精、味精、咸菜、咸肉、酱菜等含盐量较高的调味品和食物的使用；足量饮用白水，也可适量饮用淡茶或咖啡，不喝含糖饮料。限制饮酒。饮酒会扰乱糖尿病患者的正常膳食和用药，导致血糖波动，如可能会使患者发生低血糖的风险增加，尤其是在服用胰岛素或胰岛素促泌剂时。

4. 自我管理，定期营养咨询

糖尿病患者需要切实重视、学习糖尿病知识和自我管理技能，包括膳食调理、规律运动、监测血糖、遵医嘱用药、胰岛素注射技术，以及低血糖的预防和处理等知识。

5. 糖尿病足的调护

患者应保持足部干洁，每天用温水洗脚，洗脚水温度应低于 40℃，避免烫伤；及时修剪指甲，但不能剪得太深或剪伤周围组织；每天检查足部有无病变，及时治疗足癣，足部不贴胶布，如发生病变应及时就医；注意足部保暖，尤其在冬季，可采用恰当的取暖方法：宜穿宽大柔软的鞋子，穿鞋需穿袜，并每天检查鞋袜内是否有异物，避免外伤。

现推荐几款适合糖尿病患者的足浴方。

（1）黄芪桂枝牛膝水泡脚。

配方：生黄芪 30g，桂枝 50g，川牛膝 40g，川芎 15g。

做法：将 4 味药材放入锅中，加水煎煮 30 分钟，去渣取汁，与 50°C 热水倒入泡足器中，药液须浸至膝关节，每晚泡病足 30 分钟，20 天为 1 个疗程。

功效：此方有行气止痛，活血通络之功效，适用于糖尿病足早期，下肢疼痛，感觉异常者使用。

（2）黄柏地龙水泡脚。

配方：黄柏、苦参各 30g，地龙 60g，水蛭 20g，川芎 15g。

做法：将 5 味药材入锅，加水煎煮 30 分钟，去渣取汁，与 50℃热水一同倒入泡足器中，药液须浸至膝关节，每晚泡病足 30 分钟，20 天为 1 疗程。

功效主治：此方有清热解毒、活血止痛之功效，适用于糖尿病足早期下肢疼痛跛行者。

（3）川桂枝水泡脚。

配方：川桂枝、生附片各 50g，紫丹参、忍冬藤、生黄芪各 100g，乳香 25g，没药 24g。

做法：将 7 味药材放入锅中，加水 5000mL，用小火煮沸后，再煎 20 分钟，去渣，将药液倒入盆内，待温度降至 50℃时，将患足放入药液中浸泡，药液可浸至踝部，每次浸泡 30 分钟，每晚浸泡 1 次，每剂药可用 5 天，每次浸泡前都要将药液和药渣一同放入锅中煮沸。

功效：次方有活血化瘀，温经散寒，消肿止痛，益气生肌的功效，适宜于糖尿病性趾端坏死者使用。

5. 穴位按摩

（1）鱼际穴：缓解烦渴。鱼际穴具有清肺热、利咽喉的功效，常按掐该穴，可以缓解烦渴。

取穴：微握掌，腕关节稍向下屈，于第 1 掌骨中点赤白肉际处即是鱼际穴。

（2）内庭穴：控制食欲。内庭穴是足阳明胃经的荥穴，具有清胃泻火、理气止痛的功效，上下对掐按揉该穴，可以控制食欲，治疗口气重、便秘、打呼噜、磨牙、胃火牙痛等。

取穴：足背第 2、第 3 趾间，趾蹼缘后方赤白肉际处即是内庭穴。

（3）关元穴：缓解尿多。患者尿多和肾虚有关，双手搓热后快速按摩关元穴可以滋阴补肾、培元固本。

取穴：关元穴是任脉起始穴又是至阴的穴位，位于前正中线脐下 3 寸（1 寸≈3.33 厘米）。

（4）然谷穴：降血糖。然谷穴的作用相当于常见的降糖药物二甲双胍，每天洗脚后用拇指用力点揉该穴，直到有明显的酸胀感为止，可以起到很好的降糖作用。

取穴：找到足内踝尖，在其前下方可以摸到一块隆起的骨头，解剖学上叫作舟骨粗隆，这个粗隆的下方就是然谷穴。

（5）胰俞穴：降血糖。背部的胰俞穴，是非常好用的降糖穴。每天按摩 5～8 分钟，可以调节胰腺功能，预防和改善糖尿病。

取穴：第八胸椎棘突下，旁开 1.5 寸，即膈俞与肝俞之间。

（6）降糖穴：降低血糖。按此穴具有益气安神，健脾和胃，舒肝理气，降糖、降脂、降压，消炎镇痛，镇静，扩张冠状动脉，增强免疫机能的功效。

取穴：位于前臂掌侧，腕关节至肘关节的下 1/3 处。左右交替取穴。

马啸编

第六章　高同型半胱氨酸血症

一、概念

高同型半胱氨酸血症是一种常见代谢异常，与多种疾病的发生、发展密切相关，如心脑血管疾病、高血压、糖尿病、肾脏疾病、妊娠等。该病几乎影响全身的各个器官，通过多种机制影响细胞的功能、蛋白质的合成与调控，进而导致组织和器官的病理变化。

同型半胱氨酸，简称血同，是一种含硫氨基酸，是甲硫氨酸脱甲基后的产物，多种因素可导致血中同型半胱氨酸水平的蓄积，形成高同型半胱氨酸血症。在正常情况下，人体血浆中的同型半胱氨酸水平维持在 $5\sim15\mu mol/L$，而病理状况下，血浆同型半胱氨酸水平的升高可引起高同型半胱氨酸血症。

持续高同型半胱氨酸血症可导致神经精神、心脑血管、肾脏、眼、骨骼等多系统损害，临床表现缺乏特异性，致残、致死率很高。高同型半胱氨酸血症是许多慢性疾病发生的独立危险因素或重要危险因素，与高血压、高血脂、高血糖一样，是判定健康风险的重要指标之一。

二、流行病学

1. 全球高同型半胱氨酸血症的患病率为 5%～7%，随着年龄增长呈升高趋势，老年人群高同型半胱氨酸血症患病率高达 30%～40%。

2. 男性患病率高于女性。

3. 我国高同型半胱氨酸血症的患病率为 27.5%。

4. 北部地区、沿海地区发病率较高。

三、高同型半胱氨酸血症的发病机制

1. 同型半胱氨酸的代谢

蛋氨酸、半胱氨酸是人体必需氨基酸，在体内不能合成，其唯一来源是从食物中摄取，同型半胱氨酸是一种具有细胞毒性的非必需氨基酸，由于机体从食物中摄取的蛋氨酸是有限的，机体必须由同型半胱氨酸合成蛋氨酸，故同型半胱氨酸在体内保持着动态平衡状态。正常情况下，同型半胱氨酸主要参与体内的能量代谢及甲基化反应，不参与细胞蛋白质的合成，代谢的主要器官是肝、肾。代谢主要通过以下 4 种方式来完成：①转硫基。同型半胱氨酸在胱硫醚-β-合成酶（CBS）及辅酶维生素 B_6 的参与下，与丝氨酸聚合成胱硫醚，胱硫醚可进一步分解成胱氨酸和α-酮丁酸。②转甲基。同型半胱氨酸在蛋氨酸合成酶（MS）和辅酶维生素 B_{12} 的催化下，与 5-甲基四氢叶酸合成蛋氨酸和四氢叶酸；同型半胱氨酸在甜菜碱-同型半胱氨酸甲基转移酶催化下作用下合成蛋氨酸和二甲基甘氨酸（DMG）。③同型半胱氨酸亦可通过甲硫氨酰 tRNA 合成酶转化为同型半胱氨酸硫内酯（HTL）。④当蛋氨酸浓度较高时，少量同型半胱氨酸可以直接释放到细胞外。

2. 影响同型半胱氨酸水平的因素

（1）不可控因素。

遗传因素：人体缺少参与同型半胱氨酸代谢的酶基因，可导致血液中同型半胱氨酸水平的升高，最常见的基因变异包括 MTHFRC677T、MTRA66G、CBS 基因突变等。

年龄与性别：血浆同型半胱氨酸水平随着年龄的增大而升高，可能与老年人维生素 B_6、维生素 B_{12}、叶酸缺乏及肾功能下降，引起同型半胱氨酸排除减少，在体内蓄积有关；研究表明，40 岁之前同型半胱氨酸水平比较稳定，40 岁之后开始逐渐升高，特别是 70 岁之后升高更加显著，85 岁以上人群同型半胱氨酸的平均水平是 40 岁以下人群的 2 倍，且患病率也高于年轻人。血浆同型半胱氨酸水平女性低于男性，女性绝经后高于绝经前。而妊娠期间同型半胱氨酸水平下降，提示女性体内雌激素水平降低可导致同型半胱氨酸水平的改变。

（2）后天因素或可控因素。

饮食与营养：长期吸烟饮酒、大量饮浓茶咖啡、过度烹饪、营养不良等不健康饮食习惯使维生素 B_6、维生素 B_{12}、叶酸缺乏，可引起同型半胱氨酸代谢相关酶活性下降，造成高同型半胱氨酸血症；也有报道认为，高动物蛋白、低植物蛋白饮食，可使食物中蛋氨酸含量增高，造成同型半胱氨酸升高；耐力运动可使血浆同型半胱氨酸浓度升高，可能与叶酸和维生素 B_{12} 的消耗有关。

疾病及药物因素：肾功能不全、银屑病、恶性肿瘤、甲状腺机能减退等疾病以及应用氨甲喋呤、利尿剂、抗癫痫等药物，可致高同型半胱氨酸血症。

四、高同型半胱氨酸血症的危害

1. 高同型半胱氨酸血症与脑梗死

高同型半胱氨酸血症是引发脑梗死的独立性危险因素，血浆中的同型半胱氨酸（血同）值高于 10.50μmol/L 人群的卒中风险增加到 4.2 倍。队列研究显示，血同值大于等于 14.24μmol/L 的人群罹患卒中风险是血同值小于等于 9.25μmol/L 人群的 1.8 倍。高同型半胱氨酸血症是心脑血管病的危险因子。1999 年世界卫生组织国际高血压协会将其正式列为心血管病可变的危险因素。高血压病和高同型半胱氨酸血症间具有良好的协同作用，是脑梗死重要危险因素，可导致血管疾病的风险比达 11.3。高同型半胱氨酸血症会加重高血压对血管的损害，进而使人容易发生心、脑、肾并发症。研究表明，脑梗死患者中高同型半胱氨酸血症占 39%，高同型半胱氨酸血症能使总体卒中风险增高 1.87 倍，脑血栓形成风险增高 1.72 倍，腔隙性脑梗死风险增高 1.89 倍，脑出血风险增高 1.94 倍。临床研究发现，大约有 42%脑梗死患者血清同型半胱氨酸水平增加，在原发性高血压患者中血浆同型半胱氨酸水平明显增加，同时，高血压伴脑梗死患者的血浆同型半胱氨酸水平增加更为明显。流行病学调查研究表明，血浆中的同型半胱氨酸每升高 5μmol/L，发生脑梗死的风险升高59%，而发生冠心病风险增加32%；同型半胱氨酸每降低3μmol/L，发生脑梗死的风险会降低24%，冠心病的风险降低16%，因此，积极干预高同型半胱氨酸血症对于防治心脑血管疾病，尤其是脑血管疾病有着极其重要的意义。

高同型半胱氨酸血症与动脉硬化、心肌梗死和脑梗死的发病均有关，不少报道指出，高同型半胱氨酸血症与心脑血管病的预后有关，血浆同型半胱氨酸（血同）水平越高，远期生存率越低。由此可见，同型半胱氨酸对心脑血管病危害较大。高血压患者发生心脑血管事件风险较正常人高出约5倍，当同型半胱氨酸与高血压同时存在时，男性患者的心脑血管事件的发生风险为正常人的12倍，而女性患者的发生风险为正常人的28倍。

高同型半胱氨酸血症导致脑血管病的机制如下：①高同型半胱氨酸血症对血管内皮细胞的毒性作用。②高同型半胱氨酸血症增加血液中血小板的黏附性。③高同型半胱氨酸血症刺激血管平滑肌增殖。④高同型半胱氨酸血症影响脂质代谢，破坏机体凝血系统和纤溶系统的平衡。

2. 高同型半胱氨酸血症与痴呆

同型半胱氨酸作为神经毒素，通过断裂DNA引发细胞凋亡，促进神经变性，可以引发阿尔茨海默病（AD）、帕金森病（PD）和血管性痴呆（VD）等。血同可用于预测AD的风险，不仅与认知损害相关，也与认知受损程度相关。

高同型半胱氨酸血症是阿尔茨海默病及血管性痴呆强有力的危险因素。有研究发现，高同型半胱氨酸血症与阿尔茨海默病的发生、发展有着密切的联系，阿尔茨海默病患者的血浆同型半胱氨酸水平显著高于对照组，这说明高同型半胱氨酸血症与阿尔茨海默病发病相关。研究表明，无症状脑梗死的风险随着同型半胱氨酸水平的增高而增高，脑室周围白质损害的严重程度和皮质白质损害的范围也与同型半胱氨酸水平显著相关。由于白质损害与痴呆密切相关，这提示高同型半胱氨酸血症可通过促进动脉粥样硬化，间接影响认知功能。研究发现，脑梗死伴痴呆患者的同型半胱氨酸水平明显高于不伴有痴呆的患者，而且随着同型半胱氨酸水平升高，发生脑白质损害的严重程度也逐渐增加。血浆同型半胱氨酸增高可加重认知功能障碍，表现在视空间技能、记忆、非文字记忆、信息处理速度等认知领域，特别是注意和执行功能障碍，说明血浆同型半胱氨酸水平与痴呆严重程度相关。

3. 高同型半胱氨酸血症与心血管疾病

冠心病（CHD）是危害人类生命最严重的疾病之一。众所周知，高脂血症、高血压、糖尿病、肥胖、吸烟等是其主要的危险因素。但研究发现，约有50%的冠心病患者和25%的早发冠心病患者不具有这些危险因素。近年来，通过流行病学调查与临床研究表明，冠心病患者的血浆同型半胱氨酸水平与血脂浓度无关，冠状动脉粥样硬化性心脏病患者的同型半胱氨酸水平明显高于非冠状动脉粥样硬化性心脏病患者，两者之间存在显著差异，且同型半胱氨酸与循环内皮细胞和内皮素水平呈正相关。高同型半胱氨酸血症患者可较早出现冠状动脉和其他动脉的粥样硬化病变，而且血浆同型半胱氨酸水平与冠状动脉病变程度及预后有关，因此，人们认为高同型半胱氨酸血症是冠心病新的独立危险因子，与冠状动脉病变血管的支数有一定关系，单支、双支、多支血管病变的患者的血浆同型半胱氨酸水平呈逐级上升趋势，并且与血管病变的严重程度有关，冠状动脉狭窄大于等于99%的患者，其血浆同型半胱氨酸水平明显高于狭窄小于75%的患者。

同型半胱氨酸水平增高可能通过以下途径促进动脉粥样硬化，从而导致冠心病的发生与发展：①高同型半胱氨酸血症通过抑制NO合成酶和自身氧化作用破坏血管内皮细胞。②高同型半胱氨酸血症可诱导激活促凝血因子，并影响血小板的功能，促进血小板的聚集，从而引起并促进血栓的形成。③动脉内皮损伤后，高同型半胱氨酸血症可促进脂质沉积于动脉管壁，促进斑块钙化。

动脉粥样硬化的形成归因于同型半胱氨酸化脂蛋白与微生物的聚集，在动脉易损斑块形成过程中阻塞了血管，进而发生心血管事件。同型半胱氨酸合作研究项目发现，所有冠状动脉疾病的10%归因于高同型半胱氨酸血症。血同每增加5μmol/L，就会使缺血性心脏病的风险增加84%，血同与生存率也有密切关系，血同高于20μmol/L的冠心病患者5年生存率低于65%，而若降低到9μmol/L以下，则可以提高95%的生存率。

4. 高同型半胱氨酸血症与高血压

高血压是导致心脑血管事件发生最为重要的危险因素。高同型半胱氨酸血症作为一种新型、非传统危险因素在高血压发病中的作用已日益受到重视。研究表明，高血压伴随同型半胱氨酸升高是卒中高发的最重要危险因素，同时，高血压和同型半胱氨酸升高在导致卒中事件上具有显著的协同作用，相反，同型半胱氨酸升高与高血脂、吸烟等危险因素之间的协同作用不明显，并认为同型半胱氨酸水平的增高是同吸烟、高血脂相似的血管性疾病的独立危险因子，与吸烟及高血压并存时增加其风险。我国高血压患者伴随同型半胱氨酸升高并非少见，高血压患者中高同型半胱氨酸血症的发生率明显高于正常人，将同型半胱氨酸大于等于10μmol/L作为标准，我国成年高血压患者中伴有高同型半胱氨酸血症者约占75%（男性占91%，女性占60%），男性同型半胱氨酸平均水平高于女性，我国高血压患者是高同型半胱氨酸血症的高发人群。因此，我国将伴随高同型半胱氨酸（大于10μmol/L）的高血压命名为"H型高血压"。

高同型半胱氨酸血症导致高血压的发病机制如下：①高同型半胱氨酸血症通过氧化应激反应产生大量自由基，刺激血管壁，造成内皮细胞受损，使内皮源性NO、内皮素等舒张血管物质合成减少，使血管扩张性降低、血管硬化，造成血压增高。②免疫炎症机制。在高血压病程中，炎症因子可直接参与局部和系统性的炎症反应，这些炎症因子对血管内皮细胞造成损伤，使血管对内皮依赖性舒张血管物质的反应性减弱，导致血管阻力加大，从而加重动脉血管损伤，加速动脉硬化，促使血压升高。③高同型半胱氨酸血症患者具有更高的血栓形成风险，此时易诱发血栓形成，降低动脉弹性，使动脉硬化，导致血压升高。④同型半胱氨酸引起钠重吸收，刺激血管平滑肌细胞增殖并改变血管壁的弹性，从而导致高血压。H型高血压的患病率与血同呈正相关，血同如果大于等于10μmol/L和大于等于15μmol/L，对应的高血压患病率分别为31.4%和39.2%。流行病学研究证明，H型高血压患者心血管事件发生率较单纯存在高血压的患者高出约5倍，较正常人高出25～30倍。因此，在高血压治疗过程中，降压的同时降低同型半胱氨酸浓度，无疑在心脑血管病的防治中起到十分重要的作用。

5. 高同型半胱氨酸血症与糖尿病并发症

高同型半胱氨酸血症常见于 1 型糖尿病和 2 型糖尿病患者，糖尿病并发症与高同型半胱氨酸血症有关，高同型半胱氨酸与糖尿病血管病变及糖尿病周围神经病变明显相关。糖尿病周围神经病变是糖尿病的一个重要并发症，发病率高，治疗难度大。研究还发现，高同型半胱氨酸血症是糖尿病神经病变的独立危险因素，同型半胱氨酸每增加 5μmol/L，发生神经病变的风险增加 2.3 倍，其机制可能为高同型半胱氨酸血症通过对神经系统的作用直接产生细胞毒作用，促进微血管病变的发生和发展，从而导致神经营养障碍。再者，升高的同型半胱氨酸通过氧化损伤内皮细胞导致小血管动脉硬化，进而引发周围神经并发症。胰岛素对同型半胱氨酸代谢具有重要的调节作用，35%的 2 型糖尿病患者伴有高同型半胱氨酸血症，而在糖尿病伴肾脏、视网膜及心血管并发症的患者中更为显著。有研究发现，糖尿病患者与无糖尿病但具有相同浓度的同型半胱氨酸者相比较，糖尿病患者血浆同型半胱氨酸水平每升高 5μmol/L，未来 5 年内死亡率增加 3 倍。无论是 1 型糖尿病还是 2 型糖尿病合并糖尿病肾病者，其同型半胱氨酸水平和肾脏受损的程度呈正相关，同型半胱氨酸每增加 5μmol/L，发生糖尿病肾病的风险增加 3.86 倍。近年来的研究还证实，同型半胱氨酸与糖尿病大血管病变（冠状动脉疾病、脑血管病变、外周血管疾病）明显相关。2 型糖尿病患者血同水平与心脑血管并发症的发生呈正相关，血同每增加 1μmol/L，发生心血管疾病的 OR 值为 1.45，糖尿病合并心脑血管病患者的血同水平明显高于糖尿病无并发症者的血同水平，而且同型半胱氨酸水平越高，越易合并心脑血管疾病。

6. 高同型半胱氨酸血症与慢性肾脏病

肾脏在同型半胱氨酸代谢中起重要作用，它不仅是同型半胱氨酸的排泄器官，还是其代谢器官。同型半胱氨酸的代谢过程中涉及很多的代谢酶，在这些酶里面胱硫醚-β-合成酶、亚甲基四氢叶酸还原酶广泛分布于全身，以肾脏中活性最高。肾脏皮质外层富含胱硫醚-β-合成酶，皮质内层及髓质外层富含胱硫醚-γ-水解酶，前者催化同型半胱氨酸与丝氨酸合成胱硫醚和水，后者分解胱硫醚为半胱氨酸和 a-酮丁酸。由此可见，同型半胱氨酸与肾脏关系紧密。在动脉血中，约 15%的同型半胱氨酸从肾小球滤过，然后几乎全部被肾小管重吸收，在肾实质中通过转甲基和转硫基途径被代谢。正常肾脏可产生与肾小球滤过等量的同型半胱氨酸，以使血液循环中保持同型半胱氨酸量的动态平衡。这种平衡很大程度上依赖于肾功能的正常，肾小球滤过率的下降或肾小管上皮细胞同型半胱氨酸代谢功能的异常均可影响血同型半胱氨酸的浓度。早期肾损伤时，肾小球滤过和代谢调节减退，可引起慢性肾脏疾病患者由于肾小球硬化、肾间质纤维化及肾小管萎缩而导致的胱硫醚-β-合成酶、亚甲基四氢叶酸还原酶的缺乏。MTHFR 基因突变（主要是C677T 和 A1298C 点突变）引起同型半胱氨酸升高，促进血管损伤。血浆中同型半胱氨酸水平每增高 5μmol/L，微量白蛋白尿出现的危险性增加 30%，同时，研究人员还发现，同型半胱氨酸与血肌酐水平、肌酐清除率、收缩压、糖尿病病程等亦存在相关性。

同型半胱氨酸与微量白蛋白尿相关机制可能是由于高同型半胱氨酸通过氧化应激损伤血管内皮功能、增加血管平滑肌增殖，从而影响肾脏内皮及肾小球膜细胞功能，使肾小球滤过膜电荷选择性改变，使孔径大小改变，肾小球内压增加，导致肾小球毛细血管的通透性提高，引起血液中诸如白蛋白等成分滤出肾小球毛细血管，进而不可逆转引起肾小球系膜细胞的损伤，最终使肾小球损伤或硬化。血浆中的同型半胱氨酸在肾衰竭早期阶段就可升高，并随病情加重而明显。慢性肾衰竭患者普遍存在高同型半胱氨酸血症，血液透析患者的同型半胱氨酸较腹膜透析患者更高，同型半胱氨酸高于 37.8μmol/L 的肾透析患者 5 年生存率不足 65%，而同型半胱氨酸低于 22.9μmol/L 的肾透析患者 5 年生存率可以超过 95%。

7. 高同型半胱氨酸血症与骨质疏松

高同型半胱氨酸血症对成骨细胞和破骨细胞具有有害作用，破坏胶原分子的交联，减少骨量，从而导致骨强度降低。骨质疏松症和骨质疏松性骨折是一种多危险因素所致的疾病，主要包括高龄、女性、过早的绝经、低体重、运动过少、吸烟、饮酒、长期低钙饮食和先前的低创伤性骨折等因素。以往对于高同型半胱氨酸血症与骨质疏松症和骨质疏松性骨折的关系不清楚，近些年来研究表明，体内同型半胱氨酸水平升高，与骨密度和骨质量的降低存在密切的关系，表明高同型半胱氨酸血症是骨质疏松性骨折独立的危险因素之一。同时，同型半胱氨酸的水平随着年龄的增加而升高，女性的平均水平一般低于男性。近年研究表明，患有同型半胱氨酸血症的患者其骨质疏松症和骨质疏松性骨折的发病率较高，男性高同型半胱氨酸血症患者在 3 年内发生骨折的 OR 值为 3.8，女性为 2.8。

8. 高同型半胱氨酸血症与血栓性疾病

高同型半胱氨酸血症与动脉血栓栓塞性疾病相关，也是静脉血栓形成的危险因子。同型半胱氨酸每增高 5μmol/L，所引起的冠心病患病风险增高相当于胆固醇每增加 0.5μmol/L 所致冠心病的风险。流行病学资料显示，轻至中度的高同型半胱氨酸血症可明显增加心脑血管疾病的发病危险性，13%的冠心病、35%卒中、47%周围动脉阻塞性疾病中均存在高同型半胱氨酸血症。研究还表明，高同型半胱氨酸血症也是静脉血栓形成的危险因子。深静脉血栓形成（DVT）和肺血栓栓塞症（PTE）为静脉血栓栓塞症（VTE）的 2 个不同方面。50%～70%的 DVT 患者证实合并有 PTE 存在，而 70%～90%的 PTE 患者也同时存在 DVT，因此认为 PTE 和 DVT 具有相同的危险因素。对确诊下肢深静脉血栓患者进行血浆同型半胱氨酸水平测定发现，下肢深静脉血栓患者的同型半胱氨酸水平明显高于健康人群，随着血中同型半胱氨酸水平的升高，发生深静脉血栓的危险性逐渐增大。肺血栓栓塞症是静脉血栓形成常见而严重的并发症，与正常范围血浆同型半胱氨酸个体相比，高同型半胱氨酸血症使肺动脉血栓栓塞的相对危险增加 3.99 倍。研究认为，同型半胱氨酸水平的增高是同吸烟、高血脂相似的血管性疾病的独立危险因子，如果高同型半胱氨酸血症与吸烟及高血压并存时更增高血管性疾病风险。

9. 高同型半胱氨酸血症与妊娠期疾病

同型半胱氨酸通过血管内皮损伤、绒毛膜血管化不良、胚胎发育异常等机制导致妊娠期高血压、妊娠期糖尿病、胎盘血管病变、习惯性流产等。同型半胱氨酸也是神经管缺陷的一个独立危险因素，直接影响神经管闭合程度，进而导致胎儿畸形。同型半胱氨酸值大于 8.59μmol/L 的孕妇，生育先天性心脏病患儿的风险增加 5.22 倍。因此，血同值可以作为孕妇的一项常规指标，用以评估妊娠期疾病和出生缺陷发生的风险。

血浆同型半胱氨酸水平在妊娠早期开始下降，孕 15～17 周时降至孕前的 50%～60%，然后保持稳定水平至分娩，产后 2～4 天恢复至孕前水平，孕期血浆同型半胱氨酸水平下降与血液稀释及胎儿蛋白合成需要增加有关。妊娠中期血浆同型半胱氨酸水平升高者发生妊娠高血压综合征的风险增加 3.2 倍，再次妊娠时，妊娠高血压综合征复发的风险增加 50%。妊娠高血压综合征患者常存在高同型半胱氨酸血症，且有 20%～30% 的先兆子痫患者可观察到血浆同型半胱氨酸升高。研究还证实，先兆子痫患者存在明显的高同型半胱氨酸血症，高同型半胱氨酸血症的妊娠妇女患先兆子痫的危险性为健康对照孕妇的 7.7 倍。研究还发现，MTHFR 基因与妊娠高血压综合征发病关系密切，MTHFR 基因 C677T 多态可能是妊娠期高血压综合征发病的一个遗传危险因素。同型半胱氨酸可在金属离子介导下自身氧化生成过氧化物及氧自由基，损伤内皮细胞的结构和功能，血管内皮细胞损伤后，可使内皮素-1 分泌增加，血管内皮衍生松弛因子及前列环素分泌减少，导致患者血管舒缩因子平衡紊乱，从而引发妊娠期高血压综合征。

10. 高同型半胱氨酸血症与心力衰竭

近来研究发现，心力衰竭患者血浆同型半胱氨酸水平增高，并已经证明高同型半胱氨酸血症是一种新的导致心力衰竭的危险因素，左心室射血分数与冠心病患者同型半胱氨酸含量呈负相关，同样高血压伴心力衰竭患者同型半胱氨酸含量也与左心室射血分数低（小于 40%）密切相关。高同型半胱氨酸血症不仅与心力衰竭的发生、严重程度有关，还与心力衰竭的临床预后有关。

高同型半胱氨酸血症导致心力衰竭的机制如下：高同型半胱氨酸血症可引起内皮细胞损伤，平滑肌细胞增殖，诱导应激蛋白、氧自由基、炎性介质和促凝物质的产生等，进而导致心肌及血管重构和功能障碍，影响心脏的舒张功能，进一步影响其收缩功能，最终导致心力衰竭。

11. 高同型半胱氨酸血症与男科疾病

高同型半胱氨酸血症通过影响精子生成和精子功能而导致不育症。研究证实，少和（或）弱精子症患者同型半胱氨酸均显著高于健康对照组，同型半胱氨酸水平越高，精子浓度及活力越低。同型半胱氨酸与男性勃起功能障碍（ED）显著相关，改善血同可以预防 ED。高同型半胱氨酸血症导致 ED 的 OR 值为 3.04。

12. 高同型半胱氨酸血症与肿瘤

同型半胱氨酸水平增高与多种细胞癌变有关。已有研究显示，同型半胱氨酸在结直肠癌、肝癌、乳腺癌、膀胱癌、胃癌、食管癌、卵巢癌、急性淋巴细胞白血病、恶性淋巴瘤、头颈部肿瘤等患者血浆中的水平升高。恶性肿瘤的发生被认为与 DNA 的破坏和一些重要基因的表达异常有关。在发生高同型半胱氨酸血症时由于叶酸、维生素 B_6、维生素 B_{12} 等相关维生素缺乏或同型半胱氨酸代谢中相关酶的缺陷，又由于肿瘤细胞快速增殖，对叶酸、维生素 B_{12} 需求量大，这造成机体叶酸、维生素 B_{12} 供应相对不足，导致蛋氨酸循环受阻，造成同型半胱氨酸水平的升高。蛋氨酸水平的下降可引起 S-腺苷蛋氨酸浓度降低，缺乏 S-腺苷蛋氨酸会影响调节基因的表达。由于 DNA 异常甲基化，影响了 DNA 整合及 DNA 修复受损，破坏基因组的完整性和稳定性，染色体脆性易变，激活原癌基因，从而改变了肿瘤抑制基因的表达，导致了肿瘤的发病。

13. 高同型半胱氨酸血症与肝脏疾病

肝脏是同型半胱氨酸代谢的重要器官，当肝细胞发生损伤时会升高同型半胱氨酸血症的水平。进而，高同型半胱氨酸血症又能增强氧化应激，引起肝脏脂质过氧化，诱导肝细胞损伤和凋亡，加重肝损伤。同型半胱氨酸值越高，非酒精性脂肪肝（NAFLD）的患病率越高。此外，高同型半胱氨酸血症还与胃肠道疾病有关，包括便秘、炎症性肠病、慢性萎缩性胃炎等。高同型半胱氨酸血症可通过增加活成，引起胃肠道的炎症性重塑，增加肠道通透性，破坏肠上皮屏障。

14. 高同型半胱氨酸血症与阻塞性睡眠呼吸暂停综合征

阻塞性睡眠呼吸暂停综合征是肺动脉高压、肺心病、呼吸衰竭的病因之一，也是高血压、冠心病、心律失常、糖尿病的独立危险因素。除了男性、老年人、B 族维生素或叶酸的缺乏、肾脏功能减退等因素促使同型半胱氨酸血症升高外，参与同型半胱氨酸调节代谢的因素还有低氧血症和胰岛素抵抗，而低氧血症和胰岛素抵抗恰恰又是阻塞性睡眠呼吸暂停综合征病理生理特点。合并有阻塞性睡眠呼吸暂停综合征的高血压病患者，出现间隙性缺氧和复氧，反应性氧簇的产生增加，会降低同型半胱氨酸再甲基化过程。又由于反复发生低氧/复氧以及氧自由基的形成削弱了血管内皮功能，氧化应激反应增强及 NO 活性降低，使得血浆中同型半胱氨酸水平异常升高，促进了机体动脉粥样硬化的发生和发展。

五、高同型半胱氨酸血症的检查项目与诊断标准

临床可开展血同、叶酸、维生素 B_{12}、叶酸代谢基因等 4 项检测，明确同型半胱氨酸升高的原因。国内医院有血清和血浆血同的检测，血清检测的结果略高于血浆，差异不明显。

目前检测血同浓度有多种检测方法：①高效液相色谱法。它是临床上比较成熟且常使用的方法，但此方法费时、费力且需要专业技术人员。②荧光偏振免疫检测法。该方法灵敏度高，检测速度快，但需要专门仪器，而且配套试剂盒价格昂贵，成本较高。③酶免疫测定法，该方法操作方便、快捷、重复性好，但大部分操作仍需要手工进行，比较耗时。④循环酶法（生化法）。它是近年发展起来可用于自动生化分析仪的一种技术，它使同型半胱氨酸检测更简便、快速、易行，与荧光偏振免疫法的检测结果一致，利于临床广泛应用。⑤离子色谱法与毛细管电泳法。该方法主要用于实验研究，临床上较少使用。

目前，将成人同型半胱氨酸升高（同型半胱氨酸大于等于 10μmol/L）划分为轻度（10～15μmol/L），中度（15～30μmol/L）和重度（大于 30μmol/L）。

孕妇和儿童属于特殊人群，血同值宜低于成人参考值。

六、高同型半胱氨酸血症的治疗

1. 饮食控制

患者应戒烟限酒，营养均衡，少饮浓茶咖啡，减少过度烹饪，多食用新鲜蔬菜水果，适当增加动物内脏的摄入，补充足够的维生素 B_6、维生素 B_{12} 和叶酸，可多食用如黄绿色蔬菜和水果、坚果、蛋、豆类、酵母及动物的肝脏、肾脏中富含叶酸；瘦肉、花生、糙米、绿叶蔬菜、香蕉等食物中富含维生素 B_6；肉类、动物内脏、鱼、禽、蛋、贝类中富含维生素 B_{12}。患者应限制蛋氨酸摄入，减少动物蛋白（高脂肪的红白肉、海鲜）的摄入量，治疗高同型半胱氨酸血症，关键要调整饮食。

吸烟、饮酒是脑梗死的重要致病因素，同时又可影响血浆同型半胱氨酸水平，研究表明，高血压病患者伴有吸烟史患者的血浆同型半胱氨酸水平与非吸烟的高血压病患者比较有显著差异，血浆同型半胱氨酸浓度与吸烟的时间、量有正相关关系。吸烟可加速动脉硬化，与脑梗死的发病有密切关系。吸烟可以损伤内皮，导致血管壁破坏，激活体内凝血系统，并干扰体内脂质代谢，从而导致动脉粥样硬化的发生，增加脑梗死的风险。导致高同型半胱氨酸的原因可能是吸烟影响叶酸、维生素 B_{12}、维生素 B_6 的吸收，降低血浆叶酸、维生素 B_{12}、维生素 B_6 的浓度，阻碍体内同型半胱氨酸代谢，使血浆同型半胱氨酸水平升高。戒烟后，患者的血浆同型半胱氨酸浓度会下降。过量饮酒可阻碍体内同型半胱氨酸代谢，促使患者血浆同型半胱氨酸浓度升高，酒精主要通过阻碍体内同型半胱氨酸甲基化和转硫化代谢途径，导致血浆同型半胱氨酸水平升高。一项关于饮酒与脑梗死患者血浆同型半胱氨酸水平的相关性研究分析发现，过量饮酒可影响血浆同型半胱氨酸水平，使体内同型半胱氨酸水平升高，控制脑梗死患者血浆同型半胱氨酸浓度，过量饮酒是一个重要独立危险因素。

2. 营养治疗

（1）叶酸：在血浆同型半胱氨酸转化为蛋氨酸的途径中，5-甲基四氢叶酸为甲基供体，而 5-甲基四氢叶酸又是由叶酸在体内转化而成的，叶酸是体内甲基的间接供体。叶酸缺乏不仅导致同型半胱氨酸再次甲基化生成蛋氨酸受阻，而且还影响亚甲基四氢叶酸还原酶的活性，进一步影响甲基四氢叶酸的生成，使同型半胱氨酸水平明显升高。因此，患者体内叶酸的水平及叶酸代谢状况是影响同型半胱氨酸水平的主要因素，叶酸降低同型半胱氨酸的作用机制是通过同型半胱氨酸再甲基化转化为甲硫氨酸起作用。每天补充 0.8mg 叶酸可降低血同。MTHFR 突变者可以同时增补 5-甲基四氢叶酸，这样降低血同的效果更好。然而仅依靠单一补充叶酸仍然有约 50% 的患者无法达标。临床中需要注意的是大剂量的叶酸（每天 1mg 以上）可能会掩盖维生素 B_{12} 的缺乏，引起锌的缺乏。由于叶酸在正常成人体内的储存量为 5～10mg，平均每天丢失量为 60mg。叶酸虽然在食物中广泛存在，但其在食品储存和烹调过程中可损失 50%～70%，最高可达 90%，混合食物叶酸在人体内的生物利用度只有 50%，因此，人群中叶酸缺乏的比例较高。流行病学研究表明，我国人群低叶酸率为美国的 100 倍，直接导致我国 H 型高血压显著高于西方国家。自 20 世纪 90 年代起，我国采取了叶酸强化措施，使人们体内叶酸含量增加，减少了脑血管疾病的发生率。

　　高血压伴高同型半胱氨酸血症患者服用叶酸可以有效降低高同型半胱氨酸血症水平，对血管内皮细胞也有直接的保护作用，并且对于降血压药的疗效，有约 5% 的增强作用。因此，补充叶酸降低血浆同型半胱氨酸水平，已成为预防高血压的重要手段。

　　（2）维生素 B_{12}：负责将 5-甲基四氢叶酸的甲基转移给同型半胱氨酸，单独补充维生素 B_{12} 降低血同的效果没有叶酸明显，但在缺乏维生素 B_{12} 或其基因有缺陷时，可以加大剂量或补充甲基钴胺素。

　　（3）维生素 B_6：不仅是同型半胱氨酸转硫途径的重要辅酶，也是生成 5,10-亚甲基四氢叶酸的重要辅酶。转硫途径对半胱氨酸及其衍生物的生成具有重要的生理功能。单独使用维生素 B_6 降低血同的效果不明显，与叶酸、维生素 B_{12} 联合，有显著的协同作用。

　　（4）天然甜菜碱：天然甜菜碱可以为机体提供 3 个甲基，是体内最为高效的甲基供体，其甲基相对效价比是胆碱的 12～15 倍。餐后补充甜菜碱降血同的效果比叶酸效果好。在 MTHFR 基因突变或叶酸缺乏时，补充甜菜碱会起到更大的作用，但因胆碱、甜菜碱不足而引起的高血同，叶酸则没有明显效果。甜菜碱可由胆碱生成，不仅安全，而且能够明显降低血同，还能防止机体水分流失、保持细胞活力，促进身体健康。

　　甜菜碱是一种季胺盐可溶性生物碱，是人体内唯一可替代叶酸或 S-腺苷蛋氨酸的甲基供体，可参与蛋氨酸循环和卵磷脂合成。近年来，越来越多的研究表明，甜菜碱具有多种生理功能，不仅可以降低高同型半胱氨酸血症，改善肝组织脂质过氧化，还可以帮助降低血压、预防血栓形成、改善血液循环等。其中最为突出的功能是降低高同型半胱氨酸血症和改善肝组织脂质过氧化，这对于防治酒精性肝损伤具有重要意义。酒精性肝损伤是由长期饮酒引起的肝功能衰竭，主要表现为肝脏炎症、肝细胞坏死和肝纤维化等症状。长期饮酒会导致蛋白质代谢紊乱，从而导致高同型半胱氨酸血症。而高同型半胱氨酸血症是导致酒精性肝损伤发生的主要原因之一。因此，降低高同型半胱氨酸血症对于防治酒精性肝损伤具有重要意义。

　　甜菜碱可以通过多种途径来降低高同型半胱氨酸血症和改善肝组织脂质过氧化。通过实验，我们发现甜菜碱可以有效地降低大鼠的高同型半胱氨酸血症，降低肝组织中的丙二醛含量，提高肝组织的超氧化物歧化酶活性，并且对肝组织的还原型谷胱甘肽含量无显著影响。这些结果表明，甜菜碱可以有效地改善酒精性肝损伤，其机制可能为降低高同型半胱氨酸血症，改善肝组织脂质过氧化。

　　另外，甜菜碱还具有其他的生理功能。例如，甜菜碱可以降低血压，这是因为其可以扩张血管，增加血管内皮细胞的一氧化氮合成。甜菜碱还可以预防血栓形成，这是因为其可以抑制血小板的聚集和血管内皮细胞的炎症反应。另外，甜菜碱还可以改善血液循环，这是因为其可以增加血管内皮细胞的一氧化氮合成并扩张血管。

　　（5）胆碱：少部分胆碱在肝脏和肾脏中可以不可逆地转化为甜菜碱，成为不稳定的甲基来源。研究发现，补充 2 周 2.6g 胆碱可使平均空腹血浆总同型半胱氨酸降低 18%。

　　（6）联合补充：叶酸、甜菜碱和转硫途径之间存在很强的相互关系，尤其在低叶酸状态下关系更为明显。复合营养补充剂能够同时提供甲基供体、甲基载体和转硫辅酶的供给，有利于纠正甲基化和转硫化的异常。对照实验发现，与单独补充叶酸相比，复合营养补充剂可以多降低20%～30%的血同水平。《中国营养科学全书》（第2版）建议采用"3+X"的复合营养素方案，即天然甜菜碱+叶酸+维生素 B_6+辅助营养素。《高血压学》推荐每天摄入1000mg天然甜菜碱、0.8mg叶酸、2.8mg维生素 B_2、2.8mg维生素 B_6 以及4.8μg维生素 B_{12} 的降血同方案。

（7）精准补充：临床中可以根据MTHFR、MTRR基因的多态性结合叶酸、维生素 B_{12}、维生素 B_6、胆碱、甜菜碱等营养素水平制订个性化的精准补充方案。对非基因突变的高同型半胱氨酸血症患者，应根据叶酸、维生素 B_{12}、维生素 B_6、胆碱的检查结果，重点补充严重缺乏的营养素。对MTHFRC677T位点TT基因型患者，应增加活性叶酸和甜菜碱的补充。对MTRRA66G位点GG基因型的患者，应加大对维生素 B_2 的补充或增加甲基钴胺素和甜菜碱的补充。对CBS基因突变患者，应增加对维生素 B_6 和甜菜碱的补充。

（8）其他：一系列研究指出了高同型半胱氨酸的可能治疗方案，但其疗效和潜在的副作用仍缺乏足够的动物实验和临床数据支撑。例如，奈必洛尔作为一种选择性β-受体阻断剂，临床上常用于治疗高血压；已往研究指出，其可促进NO生成，减轻高同型半胱氨酸大鼠多个组织中的氧化应激反应，降低血浆中同型半胱氨酸水平。N-乙酰半胱氨酸（NAC）作为一种治疗慢性阻塞性肺疾病以及祛痰药物，可增加体内抗氧化分子谷胱甘肽的水平，研究发现，NAC可降低血浆中同型半胱氨酸水平，减少氧化应激、对肝肾具有保护作用。

七、高同型半胱氨酸血症治疗过程中的误区

同型半胱氨酸检测正常就可以停服叶酸治疗吗？在临床实践中发现，有的医师在诊治高血压伴高同型半胱氨酸血症患者过程中，一旦发现同型半胱氨酸检测水平正常就立即停服叶酸治疗。上述已谈及影响同型半胱氨酸水平因素较多，但是叶酸缺乏在高同型半胱氨酸血症患者中起重要作用。叶酸是体内甲基的间接供体，叶酸缺乏时，不仅导致同型半胱氨酸再次甲基化生成蛋氨酸受阻，而且还影响亚甲基四氢叶酸还原酶的活性，进一步影响甲基四氢叶酸的生成，使同型半胱氨酸水平明显升高，故体内叶酸代谢水平是影响同型半胱氨酸水平的主要因素。因此，在诊治高血压伴高同型半胱氨酸血症患者过程中，叶酸的补充不是一时的，而是长期的。

八、高同型半胱氨酸血症的中医认识

1. 中医病机

（1）先天禀赋不足。

人之先天禀赋与肾关系最为密切，肾为先天之本。肾藏精，主生长发育。肾所藏之精化生为肾气，与人体的生、长、壮、老、死的生命过程密切相关，如性能力和生殖能力，主骨生髓等。待到老年，肾气渐衰，则人体的机能减退。先天禀赋不足，则体质虚弱，易患疾病甚至有遗传病、先天性疾病。现代实验研究证明高同型半胱氨酸血症的发

病具有遗传因素，发现亚甲基四氢叶酸还原酶（MTHFR）、胱硫醚-β-合成酶（CBS）、蛋氨酸合成酶（MS）的基因发生碱基突变或插入、缺失，会引起相应的酶缺陷或活性下降，先天性胱硫醚缩合酶缺陷症或胱氨酸尿症纯合子表现为 CBS 酶严重缺乏，患者常早年发生动脉粥样硬化，而且波及全身大、中、小动脉，病变弥漫且严重，多较早死亡。

（2）后天精微物质的缺乏。

中医认为，脾主运化，胃主受纳，脾与胃相表里，脾胃为后天之本，气血生化之源，如果脾胃虚弱，升降失常，运化功能失调，那么对精微物质的吸收和利用则产生障碍，不能濡养机体而致病。近年来，实验和临床研究均发现营养因素与高同型半胱氨酸血症发病密切相关。维生素 B_6 是 CBS 的辅酶及胱硫醚酶的辅酶，缺乏时就可使这 2 种代谢发生障碍，引起同型半胱氨酸在体内堆积；维生素 B_{12} 是蛋氨酸合成酶的辅酶，叶酸则是体内甲基的间接供体，两者缺乏，阻碍了蛋氨酸的再生成。可见，任何原因所致的代谢酶缺陷或摄入的维生素 B_6、维生素 B_{12} 及叶酸不足，都可造成体内维生素、叶酸缺乏，从而导致同型半胱氨酸在体内蓄积，造成高同型半胱氨酸血症和类似动脉粥样硬化的病变。更有研究表明血浆同型半胱氨酸浓度随年龄增大而逐渐增加，可能是老年人脾胃虚弱，使消化吸收功能减弱，辅因子维生素 B_6、维生素 B_{12} 及叶酸缺乏，使各种蛋氨酸代谢酶活性降低导致。临床研究发现，对属于脾胃虚弱、瘀血阻滞型的高同型半胱氨酸血症患者拟健脾和胃、活血化瘀之法，用健脾和血汤治疗，能够改善胃肠吸收功能，使体内叶酸水平升高，从而降低同型半胱氨酸血症。

另外，饮食偏嗜亦可引起同型半胱氨酸水平升高。《黄帝内经·素问·痹论》："饮食自倍，肠胃乃伤。"过食肥甘厚味，则生痰生湿，湿热中阻，阻滞气机，致胃失和降；嗜食生冷，寒湿内停，脾运不及，不能升清降浊，布散失职，造成体内营养物质的失调。有研究表明高动物蛋白饮食中甲硫氨酸含量较高，摄入过多易引起同型半胱氨酸水平升高，而蔬菜和水果中叶酸和 B 族维生素含量高，往往有助于降低同型半胱氨酸水平。

2. 高同型半胱氨酸血症的中医证素

高同型半胱氨酸血症是动脉粥样硬化的独立危险因素，并与各种疾病相关联，尤其与大血管病变（如冠状动脉病变、脑血管病变、糖尿病外周血管病变）明显相关，可归属于中医学胸痹、消渴、中风、眩晕等病症范畴。

随着年龄增加，高同型半胱氨酸血症的患者数量呈升高趋势，以 70～80 岁年龄段最为突出，可见高同型半胱氨酸血症的发病有随着年龄的增长而呈上升的趋势，可能与随着年龄的增长，肾气逐渐衰微，脾胃功能虚弱日甚，导致水谷不化、精微乏源（机体内营养物质缺乏）有关。痰、瘀是高同型半胱氨酸血症发生发展的重要病理因素。不同中医证素与血糖、血脂、血压、BMI 的相关性分析发现，高同型半胱氨酸血症的痰、瘀证素更易出现多代谢紊乱，与超重、高血糖、高血压及脂代谢紊乱的集中发生关系更为密切。

中医学认为，肾为先天之本，脾为后天之本，脾失健运，聚湿生痰，则痰浊内生；脾肾气亏虚则无力推动血运，形成瘀滞，影响气血津液运行，而糖、脂肪、蛋白质等营养物质从中医学理论来讲，归属于"精微物质"的范畴，当精微营养物质不能布达周身、营养五脏六腑和四肢百骸时，堆积体内则转化为痰、瘀、浊、脂、湿（相当于现代医学所指的代谢紊乱），既成为病理产物，又成为新的致病因素，故结合上述讨论，研究者认为脾肾亏虚、痰瘀互结是高同型半胱氨酸血症发生的病理基础，与气血津液运行失常密切相关，痰、瘀证素是高同型半胱氨酸血症及其所致相关代谢异常病变发生发展中的关键证素和环节。

3. 高同型半胱氨酸血症中医病机

高半胱氨酸血症中医病机可归于痰浊、血瘀范畴。瘀血和痰浊同是病理产物，又都是继发新的病变的致病因素。痰浊为有形之邪，可随气机流窜全身无处不到。流注于经络则经络气机阻滞，气血运行不畅，出现肢体麻木，甚则半身不遂；留滞于脏腑，则阻滞脏腑气机，导致气机升降失常，脏腑功能失调。例如，痰浊停聚心脏，心脉痹阻，气血运行不畅或停滞，出现胸闷、心悸、心痛等症。有中医研究认为，高同型半胱氨酸水平与冠心病痰浊有关，同型半胱氨酸升高可作为冠心病痰证的主要依据，临床可用化痰法治疗高同型半胱氨酸血症。

瘀血亦为有形之邪，停积体内，不仅丧失了血液的濡养作用，而且常阻滞气机，引起全身或局部气血运行不畅，出现血瘀气滞，气滞血瘀之恶性循环，例如，瘀阻心脉、心脉痹阻，则可出现胸痛、心悸、心痛等瘀阻之症。有临床医师应用桃核承气胶囊治疗冠心病高半胱氨酸血症 40 例，发现对同型半胱氨酸有明显的干预作用，从而提示高同型半胱氨酸血症的血瘀发病机理，显示活血化瘀法对该病有较好的疗效。

瘀血、痰浊均为有形之邪，痰瘀交阻，停滞在脏腑经络组织之中，必然会阻滞气血正常运行，影响津液之输布、排泄。故瘀可生痰，痰可生瘀，二者互为因果共同作用于人体，从而致病。

朱丹溪倡窠囊之说："痰和瘀均为阴邪，同气相求，既可因痰生瘀，亦可因瘀生痰，形成痰瘀同病。"有研究也证实，临床运用加减瓜蒌薤白半夏汤有明显的治疗高同型半胱氨酸血症的功效，从而提示可通过化痰降浊、活血化瘀法降低同型半胱氨酸水平，从而提高疗效，降低死亡率。

4. 高同型半胱氨酸血症的中医治疗

根据上述病因病机，在治疗上施以化痰降浊、活血祛瘀之法，临床中可运用大安丸加减治疗该病，大安丸出自《丹溪心法》，由山楂、神曲、半夏、茯苓、陈皮、莱菔子、连翘、白术组成，本方即保和丸加白术，在使用该方治疗高同型半胱氨酸血症时，重用山楂、白术，且根据具体辩证，使用生山楂或炒山楂，或生炒并用，白术亦同理，以调理后天脾胃为主，重用山楂、白术祛瘀化痰降浊，意在中焦健运，则气机升降出入通调而病去。已有实验结果表明，口服山楂使冠心病患者血浆同型半胱氨酸浓度逐渐降低，同时血浆 TC、TG 浓度也显著降低，中医学认为，山楂味酸甘、性微温，具有消食化积、健脾祛痰，散瘀行滞之功，故用之治疗高同型半胱氨酸血症有效。临床中通过运用化痰祛瘀治法对高同型半胱氨酸血症的证治取得一定的疗效，如运用瓜蒌薤白半夏汤、半夏白术天麻汤、黄连温胆汤等方剂治疗高同型半胱氨酸血症并发冠心病、高血压等疾病，可有效降低同型半胱氨酸。

降低同型半胱氨酸的中药可分为 3 类：①具有直接降低高同型半胱氨酸水平的药物，如山楂。②没有直接降低高同型半胱氨酸浓度作用，但可不依赖降低高同型半胱氨酸水平而改善与高同型半胱氨酸紧密相关的疾病，如心脑血管疾病、糖尿病等，从而提高此类疾病的治疗疗效药物，如泽泻、桃红四物汤。③在降低高同型半胱氨酸水平的同时，可改善高同型半胱氨酸血症所导致的疾病，或与高同型半胱氨酸血症密切相关疾病的病理变化及临床疗效，如银杏叶、六味地黄丸等。所以，临床应用中可以根据患者相关表现选择合适的中药，如对于仅表现有高同型半胱氨酸水平的患者，可给予山楂等单味中药，直接降低高同型半胱氨酸水平，并给予银杏叶、六味地黄丸等防止疾病的发展。对于脑梗死、冠心病而不伴有高同型半胱氨酸血症患者，可给予桃红四物汤改善预后。对于高同型半胱氨酸血症伴有其他疾病证患者，可以在辨证的基础上给予中药复方治疗，从而达到防治疾病的目的。

九、高同型半胱氨酸血症的养生调护

1. 健康教育

对高同型半胱氨酸血症患者进行系统全面的健康教育，使患者树立"最好的医生是自己"的健康理念，知晓防治疾病自身是主体，医护是辅助，从而能够主导自己的健康，预防高同型半胱氨酸血症。当发现自己或家人可能暴露于上述高同型半胱氨酸血症的风险当中时，需要及时去医院检查同型半胱氨酸指标是否上升，并且就诊于相关科室明确相关疾病发生的风险，或者对已有的临床症状进行诊治。当明确同型半胱氨酸升高后可以于营养科就诊，做膳食评估及辨证施膳指导，调整膳食结构，解决相关营养素摄入不足的问题，必要时补充营养素，以达到降低同型半胱氨酸的目的。

2. 针灸治疗

有研究证明，针刺气海、关元、足三里明显降低患者体内同型半胱氨酸含量，从而达到改善神经功能缺损的目的。另有医者应用头皮发际区微针疗法降低同型半胱氨酸，继而改善血管性痴呆患者的认知功能。

3. 运动锻炼

临床研究发现，八段锦运动干预可以使代谢综合征患者的同型半胱氨酸水平显著改善，降低代谢综合征相关风险因素的影响，其中同型半胱氨酸含量越低，改善效果越显著。

张子环编

第七章　睡眠障碍

一、睡眠障碍的含义

睡眠障碍指的是虽有睡觉的欲望，但入睡困难，尤其无法入睡，晚上醒的次数太多，以及早醒无法再入睡，从而影响睡眠质量以及日常生活、工作和学习。

睡眠障碍的表现可归纳为5种情形：①辗转无法入眠。②无法持续睡觉。③多次反复的睡和醒。④半夜醒后无法再入睡至天亮。⑤以上各种情况交互发生。

睡眠障碍不一定是疾病，是一种常见的多发性症状。据统计，有80%的人在一生的不同阶段都曾有过或轻或重的睡眠障碍，常见的如偶尔睡不安稳，觉得睡眠不足，以及醒来后仍觉得疲乏。

许多睡眠障碍者并不一定是得病，通常是一种生理性或心理性的。例如，生理性失眠一般是由于生活事件或客观环境的变化而致，如换床、上夜班、搭飞机、坐车和坐船等交通工具不适应；还有由于住所环境问题，如外界噪声、嘈杂、空气污浊、蚊虫叮咬或寝具不适等导致的。此外，如果睡前饮食过多过饱，喝带刺激性的饮料，如浓茶、咖啡、烈酒等，也可能造成睡眠障碍。

睡眠障碍与神经衰弱症不能画上等号。失眠是一种症状，除神经衰弱外，忧郁、焦虑的人，都可能出现这种症状。如果主观地将自己归类于神经衰弱，很可能耽误良好的睡眠治疗时机，因为到目前为止，对神经衰弱尚无有效的治疗方法，但单纯的睡眠障碍可以通过治疗消除。

睡眠障碍称为"睡眠失常"，有广义、狭义之分。狭义言之，仅指失眠；广义言之，包括4类有关睡眠的失常现象。

（1）失眠，指入睡困难或睡中易醒的现象。

（2）时差失眠，指远程飞行时，因当地时间与个人作息时间节奏不符所引起暂时性睡眠失常现象。

（3）睡眠窒息，指睡眠中突然呼吸困难，而导致惊醒不能入睡的情形。

（4）突发性睡眠症，指在清醒中突然陷入昏睡现象。

二、睡眠障碍的分类

睡眠障碍的分类有其历史。1885年，Henry Lyman 首先提出睡眠障碍分类，将失眠症分为2组。因为在这段时期研究睡眠障碍者多以失眠为着重点。

1930年，Gillespie 将所有睡眠障碍（失眠）分为3组，第1组为睡眠时间太长（如嗜睡过度）或太少（如失眠）。第2组为睡眠时间改变，如延后、提前，或不规则。第3组为睡眠中被干扰。

数年后，随着研究的深入，又有更多的补充。1979 年，美国睡眠障碍中心协会（ASDC）以前人研究的分类系统为基础再做分类。1990 年，美国睡眠障碍协会（ASDA）结合世界各国睡眠学会的研究成果提出国际性的睡眠障碍新分类，此一分类是目前全世界公认使用的睡眠障碍分类。2001 年，ASDA 再加以修订，出版《国际睡眠障碍分类》。2005 年，美国睡眠医学会出版《国际睡眠疾病分类》第 2 版（ICSD-II）共分 4 大类 84 种。

另外，美国精神医学会于 1994 年出版《精神疾病诊断准则手册》将睡眠障碍分为 3 大类，也是目前使用较普遍的分类法。

三、ICSD-II 的睡眠障碍分类

1. 睡眠异常

凡是引起睡眠启动及维持困难，或导致白天过度嗜睡者，皆归属此类。此类包含以下 3 大族群及细目。

（1）内源性的睡眠障碍。

内源性的睡眠障碍指源于机体内部或因机体内部某些原因导致的睡眠障碍，包括以下内容。

心理生理性失眠：患者因心理性紧张或其他因素导致的失眠，且具有生理基础。

睡眠状态认知错误：患者诉说自己失眠，但经检验正常。

特发性失眠（称原发症，非由他病引起）：患者因神经性睡眠觉醒控制障碍导致终生无法获得充足睡眠。

发作性睡病：患者有白天嗜睡、猝倒、快速眼动期睡眠瘫痪和睡眠前幻觉等症状。

复发性嗜睡症：患者反复发作性嗜睡，每次发作数天或数周。

特发性嗜睡：患者白天嗜睡，非快速眼动期延长 1～2 小时。嗜睡状况可为持续性或复发性，目前认为是因中枢神经系统关系所致。

头部创伤后嗜睡：患者因创伤后影响中枢神经系统导致嗜睡。

阻塞性睡眠呼吸暂停症候群：患者以咽喉阻塞导致呼吸暂停为主的症状。

中枢性睡眠呼吸暂停症候群：以中枢神经系统问题为主而导致的呼吸暂停症候群。

中枢性肺泡换气低症候群：因患者肺部通（换）气功能障碍导致睡眠状态低氧血症，但患者的肺功能正常，这可能与延髓中枢损伤有关。

周期性肢体抽动障碍：患者在睡眠状态反复周期性、固定模式抽动肢体。

不宁腿症候群：患者通常在入睡前腿部有明显感觉且难以抑制腿部活动。

其他内源性睡眠障碍。

（2）外源性的睡眠障碍.

外源性的睡眠障碍是源于机体外部或因机体某种原因导致的睡眠障碍。

不当的睡眠卫生：由于清醒状态下活动与维持良好睡眠的警觉性不协调，即该睡时未睡，不该睡时睡。

环境性睡眠障碍：因环境因素干扰导致的以失眠或过度嗜睡为主要症状的睡眠障碍。

高原性失眠：患者失眠发生于自低海拔地区至高海拔地区，伴随有头痛、失眠、疲

劳症状，是一种急性的睡眠障碍。

调适性睡眠障碍：因精神紧张、压力等情绪因素，导致睡眠困难。

睡眠不足症障碍：长期睡眠不足，不能维持正常的觉醒状态。

设定限制性睡眠障碍：因未能限定入睡时间，致使不能在正常时间入睡，属儿童睡眠障碍。

入睡相关性睡眠障碍：因缺乏某一特定物品或特定环境而导致的入睡困难。

食物过敏性失眠：因食物过敏反应，导致入睡或维持睡眠困难。

夜间饮食症候群：夜间反复觉醒，不进饮食则不能入睡。

安眠药依赖性睡眠障碍：与安眠药耐受性增加或停药相关的失眠或白天过度嗜睡。使用中枢兴奋剂缓解嗜睡或睡眠不良，但停药后导致觉醒。

刺激药物依赖性睡眠障碍：使用中枢兴奋剂缓解嗜睡或睡眠不安，但停药后导致觉醒。

酒精依赖性睡眠障碍：长期依赖酒精助眠。

毒物引发的睡眠障碍：因重金属或其他毒物导致的失眠或过度嗜睡。

其他外源性睡眠障碍。

（3）生理节律性睡眠障碍。

时差改变症候群：因旅行跨越多个时区，导致不同程度的入睡或维持睡眠困难，白天嗜睡，体力下降及有部分躯体症状。

昼夜轮班工作引起的睡眠障碍：因昼夜轮班工作导致的以失眠或过度嗜睡为主要症状的睡眠障碍。

不规则睡眠觉醒形式：不规则地变化睡眠和觉醒。

延迟睡眠时相症候群：入睡及结束睡眠时间均延迟，但仍维持 24 小时节律。

提前睡眠时相症候群：入睡及结束睡眠时间皆提前，但仍维持 24 小时节律。

非 24 小时睡眠清醒周期症候群：通常是入睡和结束睡眠时间每天顺序延续 1～2 小时，其生物时钟节律超过 24 小时。

（7）其他生理节律性睡眠障碍。

2. 异睡症

凡是不会引起失眠或嗜睡抱怨的睡眠障碍皆可谓之，又称类睡症。

（1）觉醒障碍。

觉醒紊乱：通常是入睡后的前半夜深睡眠期，出现觉醒后意识模糊。

梦游：出现于慢波睡眠，由一系列复杂的动作构成，导致在睡眠状态下行走。

夜惊：从慢波睡眠状态突然觉醒，伴随惊叫或哭闹以后极度恐惧的行为表现。

（2）睡眠觉醒转换障碍。

节律性动作障碍：系由一系列固定形式的反复性的大肌肉运动组成，通常是头部，常发生于入睡前，并维持至浅度睡期。

睡惊（入睡肢体抽动症）：入睡时，上下肢的肌肉群突然迅速收缩，有时伴随着颈部或整个躯体的肌肉群抽动。

梦呓：入睡后，通常在浅度睡眠期，发出一些无法理解的喃喃自语或语无伦次的语言。言语为时短暂，句短且无意义。

夜间小腿痉挛：夜间睡眠状态出现的肌肉紧张疼痛，通常出现于小腿或下肢远程的肌肉群。

（3）与快速眼动期睡眠相关的异睡症。

梦魇（噩梦）：令人恐怖的梦境，通常自快速眼动期唤醒患者。

睡眠瘫痪：入睡或觉醒时，一段时间内不能自主活动。

睡眠相关的勃起功能障碍：睡眠时不能使阴茎勃起并维持性交所需要的硬度和长度。

睡眠相关的阴茎疼痛：快速眼动期深度睡眠的阴茎勃起疼痛。

快速眼动期睡眠相关的窦性心跳停止。在睡眠时快速眼动期心跳突然停止（心律失常），而患者的其他情况正常。

快速眼动期睡眠行为障碍：患者于快速眼动期睡眠出现肌肉紧张，并出现与梦境相关的肢体活动。

（4）其他异睡症。

睡眠磨牙：在睡眠时以固定的形式磨牙或咬牙。

夜间尿床：睡眠时出现不自主地排尿。

睡眠相关不正常吞咽症候群：睡眠唾液吞咽不足、唾液积存在咽部且溢流入上呼吸道，导致咳嗽、呛喉咙并有唤醒。

夜间阵发作性肌肉张力丧失：在快速眼动期出现反复性的肌肉张力丧失。

原因不明的夜间猝死症候群：健康的年轻人在睡觉中突然死亡。

原发性打鼾：只有打呼没有呼吸暂停或缺氧现象，白天无嗜睡症状。

婴儿睡眠呼吸暂停症候群：以中枢性及阻塞性呼吸暂停为特点。

先天性中枢低通气症候群：气流不足，睡眠时加重，肺部无原发性疾患或呼吸肌功能异常。

婴儿猝死症候群：1岁以下的婴儿突然死亡，80%发生于睡眠状态，尸检找不出病因。

良性新生婴儿睡眠抽动：新生婴儿在非快速眼动期睡眠时，四肢或躯干出现不对称抽动（阵痉挛）。

其他异睡症。

3. 与精神、神经或其他疾患相关的睡眠障碍

（1）与精神相关的睡眠障碍。

精神病：失眠或嗜睡为其常见的症状。

情感性障碍：其包括重抑郁、双极性情感疾患、低落性情感疾患、循环性情感疾患等，失眠或嗜睡为其常见症状。

焦虑障碍：患者通常失眠，有入睡或睡眠维持困难。

恐慌障碍：为一种神经系统疾患，有间歇性的极度恐慌及合并有肢体症状。

酗酒：失眠或嗜睡为酗酒者通常的症状。

（2）与神经系统相关的睡眠障碍

脑退化性障碍：较为常见的是失眠或嗜睡，也可以出现生物节律性障碍。

痴呆：睡眠或入睡困难，片段性睡眠，夜间游走及意识模糊，又被称为"黄昏症候群"。

帕金森病：最常见的是失眠症状，还有起床困难、翻身困难及噩梦。

致命的家族性睡眠症：这是一种渐进式的疾患，初期表现入睡困难，随后数月发展至睡眠完全丧失，然后自安静的清醒状态转为僵直的梦境状态。

睡眠相关的癫痫症：睡眠可诱发潜在癫痫脑波活动及癫痫发作。

睡眠中电位癫痫症：在非快速眼动期维持散发性的波峰和慢波造成复合波，多见于儿童，会导致永久性心智受损。

与睡眠相关的头痛：特征是短暂严重的单侧头痛，常出现于睡眠初始阶段，好发于女性。

（3）与其他医学上相关的睡眠障碍。

嗜睡病：这是一种神经性疾病，急性淋巴结病，患者白天嗜睡和易患慢性脑膜炎。发病初期出现急性发烧，淋巴结肿大，而后出现白天嗜睡。

夜间心肌缺血：常发生于凌晨快速眼动期。

慢性阻塞性肺病：这会影响睡眠质量，在睡眠状态中病情有加重趋势。

睡眠相关的哮喘：这是指于睡眠时出现哮喘状态。

睡眠相关的食管反流：睡眠状态中胃部积存物反流至食管。

消化道溃疡：患者会因疼痛及不适而影响睡眠。

纤维性肌痛：患者弥漫着肌肉骨骼疼痛、慢性疲劳，借睡眠不但无法减轻，反而渐渐加重，疼痛位置逐渐明确，影响睡眠质量。

4. 尚待澄清、确认的睡眠障碍

有些睡眠障碍因为资料还不足以确认真的是否属于睡眠障碍，乃将这些暂时归此类，待以后有足够的数据时再作决定。

（1）过短睡眠者。

过短睡眠者指睡眠时间短于同龄人正常睡眠时间的 75%，维持 6 个月以上，无嗜睡症状，但可能有失眠的主诉。

（2）过长睡眠者。

过长睡眠者指每天睡眠时间超过 10 小时，多见于女性。自儿童期开始，睡眠潜伏期及睡眠结构正常，无其他睡眠障碍可以解释其睡眠时间过长的原因。

（3）亚清醒状态症候群。

白天无法持续保持清醒，但多项检测无法证实前晚睡眠不正常或有白天严重嗜睡现象。

（4）肌阵挛。

不规则的肌肉抽搐，持续 10 分钟至 1 小时，典型出现在入睡时。

（5）睡眠多汗症。

睡眠中大量出汗，由一些潜在疾病引起，如神经方面的疾病及阻塞型睡眠呼吸暂停症候群。

（6）月经相关的睡眠障碍。

这包括经前失眠、经前嗜睡、异睡及停经期失眠。

（7）孕期相关睡眠障碍。

孕妇刚开始是嗜睡，然后慢慢进入严重失眠，少数会有梦魇。

（8）睡眠初始恐惧性幻觉。

与噩梦难以分别。

（9）睡眠相关的神经性呼吸急促。

睡眠中呼吸速率持续增加，极为明显。

（10）睡眠相关的喉痉挛。

睡眠过程中突然觉醒，感觉不能呼吸或出现喉喘鸣，数分钟内可恢复正常。

（11）睡眠窒息症候群。

睡眠中反复出现窒息感觉。

四、DSM-Ⅳ 的睡眠障碍分类

美国精神医学会出版的《精神疾病诊断准则手册》（DSM-IV），将睡眠障碍分为 3 大类。

（一）原发性睡眠障碍

1. 睡眠异常

（1）原发性失眠症。

①主要为有困难进入或维持睡眠，或睡眠无恢复性，至少已 1 个月。②睡眠障碍（或伴随之白天疲倦）造成临床上极大痛苦，或损害社会、职业或其他重要领域的功能。③睡眠障碍非仅发生于昏睡症、呼吸关联之睡眠性疾患，昼夜节率性睡眠疾患或类睡症的病程中。④此障碍非仅发生于另一种精神疾患的病程中（如重郁病、广泛性焦虑疾患、谵妄）。⑤此障碍并非由于某种物质使用（如药物滥用、临床用药不当）或一般性医学状况的直接生理效应所造成。

（2）原发性类睡症。

①主要抱怨过度思睡，至少 1 个月（若重复发生可较短），临床表现为几乎每天平均睡眠时间延长或白天睡眠。②过度思睡，造成临床上重大痛苦，或损害社会、职业或其他重要领域的功能。③此类过度思睡无法以失眠做更佳解释，也非仅发生于其他睡眠疾患（如昏睡症、呼吸关联之睡眠性疾患、昼夜节律性睡眠疾患或类睡症的病程中），也无法以睡眠不足来解释。④此障碍非仅发生于另一种类精神疾患的病程中。⑤此障碍并非由于某种物质使用（如药物滥用、临床用药不当）或一般性医学状况的直接生理效应所造成。

（3）昏睡症。

①至少 3 个月期间，每天无法抗拒的且具恢复性的睡眠。②至少具备下列三项之一：a.猝倒，意即突发两侧肌肉张力消失的短暂发作，大多数伴随强烈情绪而发生。b.快速眼动期一再插入睡眠与清醒之间的过渡期，并在睡眠发作开始或结束之时，表现出将睡期、将醒期幻觉或睡眠麻痹症。c.此障碍并非由于某种物质使用（如药物滥用、临床用药不当）或其他一般性医学状况的直接生理效应所造成。

（4）呼吸关联的睡眠性障碍。①一种与睡眠关联的呼吸性睡眠中断，可判断是由一种与睡眠关联的呼吸性状所造成（如阻塞性或中枢性睡眠呼吸停止症候群，或中枢性肺泡换气不良症候群）。②此障碍无法以另一种精神疾患做更佳解释，也并非由于某种物质使用（如物质滥用、临床用药不当）或其他一般性医学状况（与呼吸有关联的病患除外）的直接生理效应所造成。

（5）昼夜节律性睡眠障碍。①环境需要此人配合的觉醒时间，而他每天昼夜觉醒模式不能配合，造成持续或再发的睡眠中断模式，引发过度思睡或失眠。②此睡眠障碍造成临床上重大痛苦，或损害社会、职业，或其他重要领域功能。③此障碍非仅发生于另一种睡眠疾患或其他精神疾患的病程中。④此障碍非由于某种物质的使用（如药物滥用、临床用药不当）或由其他一般性医学状况的直接生理效应所造成。⑤类型：a.睡眠时相延迟型。这是一种入睡延迟及觉醒时刻延迟的持续模式，造成无法意欲于较早时刻入睡或醒来。b.飞行时差适应型。多次横越多时区旅行后，发生相对应于当地时间而言不合宜的思睡或觉醒。c.轮班工作型。在夜班工作或频繁变换轮班工作，伴随发生在主要睡眠时段的失眠或主要觉醒时段的思睡。

（6）其他睡眠异常。

它是指一种失眠、嗜睡或昼夜节律性睡眠障碍，但不符合上述睡眠异常诊断准则。主要有以下 3 种：①临床上相当明显的失眠或嗜睡抱怨，可归因于环境因素（如噪声、光害、时常被惊扰）。②睡眠剥夺造成过度思睡。③特发性"不宁腿症候群"。不舒服的感觉（如不适感、虫爬瘙痒感觉或不安宁感）导致想移动腿的强烈冲动。典型的表现是在晚上入睡之前开始出现这种感觉，移动腿部或走动一会儿可使其暂时纾解，但当腿部不动时又再出现。这种感觉会使人延迟入睡或由睡眠中醒来。④特发性肢体抽动症、夜间肌跃症。重复的四肢低幅度短暂抽动跳跃，下肢特别明显，这些动作在将入睡之前开始，而在睡眠的第三、四阶段非快速眼动期睡眠及快速眼动期睡眠会减少。动作通常 20 秒至 30 秒规律地发生一次，造成重复短暂的觉醒。患者通常不自觉此实际动作，但若动作次数很多则可能抱怨失眠，经常觉醒或白天思睡。

2. 类睡症

（1）梦魇障碍（原梦焦虑障碍）。

重复地从主要睡眠时段或打瞌睡中惊醒，并详尽记忆广泛且极度恐怖的梦境，梦通常是有关威胁生命、安全或自尊的内容。惊醒一般发生于睡眠期的后半期。

由恐怖梦境醒来时，迅速达到完好定向力、惊醒（睡眠惊恐疾患及一些类型的癫痫患者，则会意识不清或存在定向力障碍）。

梦境经验或由此惊醒引发的睡眠障碍，造成临床上重大痛苦，或损害社会、职业或其他重要领域的功能。

此梦境非仅发生于另一种精神疾患（如谵妄、创伤后压力疾患）的病程中。也不是由于某种物质的使用（如药物滥用、临床用药不当）或其他一般性医学状况的直接生理效应所造成。

（2）睡眠惊恐障碍。

从睡眠中突然醒来的重复发作，通常发生于主要睡眠时段的前 1/3，常以一声惊惶的大叫开始。

每次发作有强烈害怕情绪及自主神经活化的症状，如心跳加快、呼吸急促，以及冒汗等。

在发作期对他人的安抚相对无反应。

不能记忆详尽的梦境，事后完全对此次发作不复记忆。

这些发作会造成临床上重大痛苦，或损害社会、职业或其他重要领域的功能。

此障碍并非由于某种物质的使用（如药物滥用、临床用药不当）或其他一般性医学状况的直接生理效应所造成。

（3）梦游症障碍。

重复发作自睡眠中起床、四处走动，通常发生于主要睡眠时段的前 1/3。

患者于梦游时面部无表情且双目瞪视，对别人与之沟通的努力相对无反应，别人必须极费力才能将他唤醒。

醒来时（不论是自梦游发作醒来或第二天醒来）完全不记得此次发作。

从梦游发作中醒来后数分钟内，无心智活动或行为能力的损害（虽然一开始有短暂的迷糊或失去定向感）。

梦游造成临床上重大痛苦，或损害社会、职业或其他重要领域的功能。

此障碍并非由于某种物质的使用（如药物滥用、临床用药不当）或其他一般性医学状况的直接生理效应所造成。

（4）其他类睡症指在睡眠期或觉醒之间过渡期发生的障碍，有异常行为或生理事件，但不符合更特定类睡症的诊断准则者。

快速眼动期之行为障碍，快速眼动期产生的运动活动，经常具有暴力性质。与梦游不同，这些发作多在后半夜发生，并且患者记得生动的梦境内容。

睡眠麻痹症，在睡醒过渡期不能执行随意性运动。这些发作可发生于入睡之前或正在觉醒之时。通常伴随着极度的焦虑，某些个案会害怕即将死去。

（二）与其他精神疾患相关联的睡眠障碍

1. 关联性的失眠症

（1）主要抱怨进入或维持睡眠困难，或睡眠无恢复性（即觉醒再度入睡困难），症状至少已 1 个月，并伴随白天疲累或损害白天的功能。

（2）此类睡眠障碍会造成临床上极大痛苦，或损害社会、职业或其他重要领域的功能。

（3）此失眠可判断与其他精神疾患相关联（如重郁症、广泛性焦虑疾患、伴随着焦虑的适应性疾患），症状已相当严重而应得到独立的临床注意。

（4）此障碍无法以其他睡眠疾患（如昏睡症、呼吸相关联之睡眠性障碍、类睡症）做更佳解释。

（5）此障碍并非由于某种物质的使用（如物质滥用、临床用药不当）或其他一般性医学状况的直接生理效应所造成。

2. 关联性的思睡症

（1）主要抱怨过度思睡，至少已1个月，临床表现为几乎每天睡眠时间均延长或有白天睡眠。

（2）过度思睡，造成临床上极大痛苦，或损害社会、职业或其他重要领域的功能。

（3）此思睡症可判断与其他精神疾患（如重郁症、低落性情感障碍）相关联，已相当严重而应得到独立的临床注意。

（4）此障碍无法以其他睡眠障碍（如昏睡症、呼吸相关联之睡眠性障碍、类睡症）或睡眠量不足做更佳解释。

（5）此障碍并非由于某种物质的使用（如药物滥用、临床用药不当）或其他一般性医学状况的直接生理效应所造成。

（三）其他睡眠性障碍

1. 出于一般医学状况造成的睡眠性障碍

（1）明显的睡眠障碍，已相当严重而应得到独立的临床关注。

（2）由病史、身体检查或实验室发现，有证据可判断此睡眠障碍是一种一般性医学状况的直接生理后遗症。

（3）此障碍无法以其他睡眠障碍（如压力源为严重身体疾病的适应性障碍）做更佳解释。

（4）此障碍非发生于一种谵妄的病程中。

（5）此障碍不符合呼吸关联的睡眠性障碍或昏睡症的诊断准则。

（6）此睡眠障碍，造成临床上极大痛苦，或损害社会、职业或其他重要领域的功能。

（7）类型：①失眠型。主要睡眠障碍为失眠。②思睡型。主要睡眠障碍为嗜睡。③类睡型。主要睡眠障碍为一种类睡症。④混合型。有一种以上睡眠障碍，但无任何一种居主要地位。

2. 物质诱发的睡眠性障碍

（1）明显的睡眠障碍，已相当严重并应得到独立的临床关注。

（2）由病史、身体检查或实验室发现，有下列二者之一的证据：①症状是在物质中毒或戒断的一个月之内发生。②临床用药与此种睡眠障碍有病因学关联。

（3）此障碍无法以一种非物质诱发的睡眠性障碍做更佳解释。

（4）此障碍非只发生于一种谵妄的病程中。

（5）此睡眠障碍造成临床上极大痛苦，或损害社会、职业或其他重要领域的功能。

评述：以上 ICSD-Ⅱ、DSM-Ⅳ睡眠障碍的分类，各有其重要性。ICSD-Ⅱ的分类较为详尽，有利于对各种睡眠障碍充分的了解。DSM-Ⅳ的分类，有利于睡眠障碍的衡鉴，适合临床人员使用。

五、多导睡眠监测的临床价值

多导睡眠监测（PSG）是阻塞性睡眠暂停综合征（OSAHS）诊治过程中非常重要的一环，直接影响治疗方案的选择和确定。但值得指出的是，PSG 检查的目的绝不仅限于 OSAHS 的诊断。随着国内睡眠医学的不断发展，睡眠实验室的业务范围必将扩展到睡眠疾病全病种。

六、睡眠实验室的类型

睡眠实验室类型可分为 3 种，即全病种睡眠实验室、专门诊治睡眠呼吸暂停的睡眠实验室和隶属于某认定睡眠实验室的卫星睡眠实验室（Satellite）。

七、睡眠呼吸紊乱检查分级

Ⅰ级：标准多导睡眠仪检查。
Ⅱ级：全指标便携式多导睡眠仪检查。
Ⅲ级：改良便携式睡眠呼吸暂停检查。
Ⅳ级：单或双生物指标持续记录。
标准多导睡眠仪检查指征：满足下述 2 项主要标准，或满足 1 项主要标准及两项次要标准者应进行多导睡眠仪检查。

主要标准有：①习惯性/干扰性打鼾。②睡眠期间呼吸停止或有窒息感。③原因不明的白天嗜睡/缺乏熟睡感。④原因不明的睡眠期心律失常。⑤原因不明的睡眠期血氧饱和度降低。

次要标准中的危险因子：①肥胖/颈围大于 43.2cm。②40 岁以上男性。③闭经后女性。④甲状腺功能减退（未治疗）。⑤脑血管疾病。⑥神经肌肉疾病。⑦五官科异常发现（头、颌面部异常，鼻塞，扁桃体肥大，小颏畸形，巨舌，软腭过长，咽部气道狭窄）。

次要标准中的症状：①原发性高血压。②肺心病（原因不明）。③红细胞增多症（原因不明）。④起床时头痛。⑤性功能减退。⑥记忆障碍。⑦认知能力低下。⑧夜尿增多（原因不明）。

多导睡眠仪检查可用于以下 7 类疾病的诊断和疗效评价：①睡眠呼吸紊乱。②某些伴有夜间低氧血症的慢性呼吸系统或神经肌肉疾病。③发作性睡病。④睡眠期行为异常和睡眠期癫痫。⑤不宁腿综合征和睡眠周期性肢体运动。⑥伴有失眠症状的抑郁症。⑦昼夜节律紊乱性疾病。

八、进行 PSG 前的准备

主要目的是减少患者的恐慌感，以使检查结果更好地反映患者的真实情况。确定检查时间后，应事先安排时间让患者尽可能多地熟悉睡眠检查室内外环境，减少陌生感可能有助于减少检查时可能出现的首夜效应。向患者详细说明检查目的、内容和过程。检查前准备工作主要包括以下内容。①填写患者的一般信息，最后记录在电脑中，以备查阅。②填写 Epworth 嗜睡程度问卷表（ESS）。ESS 为临床最常用的嗜睡程度主观性评价方法，正常值约为 7.6 分。③再次确认患者的服药情况及检查当天的生活状况，即过去 24 小时的睡眠状况、饮酒状况及饮食状况等，进行 PSG 前应该让患者保持其平常的生活作息和习惯。④询问病史非常重要，通过询问病史，可以发现有重度高血压、心脏病等病史的患者，在夜间监测过程中，要密切观察患者的情况，以免出现意外。⑤剃胡须、洗脸、洗澡，重点清洗有油脂的部位。⑥在监测过程中要关闭手机，尽量减少人员走动，以免干扰。⑦如患者提出服用安眠类药物，将服用安眠类药物的影响告诉他们，并尽量劝其不要服用，如坚持要服用，先给予维生素，并告诉他药物会在半小时左右起效，这时，那些仅仅是有些紧张的患者会很快入睡；大约 2 小时后，对于那些仍不能入睡的患者，才给他们真正的安眠药物。

九、安装电极

电极安置是 PSG 记录的第一步，也是极为关键的一步。生物电信号极为微弱，良好的电极安置是拾取到清晰生物电信号的重要保障。

安装 PSG 导联时，其位置是否正确、合适，安装是否牢固、可靠等一系列问题，将直接影响检查的结果。安装导联时，最好按一定的次序安装，第二天拆除时，按相反的次序拆卸，这样有利于保护电极。

导联主要有心电导联、脑电导联、眼电导联、肌电导联、胸腹呼吸运动导联、口鼻气流导联、鼾声导联、血氧饱和度导联、体动导联、体位导联、肢体运动导联等。

电极安置注意事项：①电极安置前应首先检查电极导线内是否存在断线。②确定电极安置位置后，用酒精或丙酮棉球仔细清洗掉相应部。位的油脂和角化层，应注意患者是否对酒精过敏。③将电极安置在正确位置。

十、与睡眠分期有关的睡眠生理学

1. 健康成人睡眠特征

（1）影响睡眠的因素有年龄、药物、强制禁睡、生物钟节律。

（2）REM 睡眠生理有紧张性和时相性。

（3）清醒期、NREM 睡眠及 REM 睡眠的神经电生理学基础。具体进行睡眠分期时，需要掌握各种特征性脑电波形、清醒期和睡眠各期的特征及一些分期规则。

2. 睡眠有 2 种不同的时相

一是脑电波呈现同步化慢波时相，称为慢波睡眠（SWS），或非快速眼球运动睡眠（NREM）。

二是脑电波呈现去同步化快波时相，称为快波睡眠（FWS），或异相睡眠（PS），或快速眼球运动（REM）睡眠。

十一、健康成人睡眠特征

从清醒状态进入睡眠状态时，首先进入 NREM 睡眠。与之相对应，新生儿则直接进入 REM 睡眠，或称为活跃-REM 睡眠。另外，发作性睡病患者可表现为入睡期 REM 睡眠。

整夜睡眠中，NREM 睡眠和 REM 睡眠大致以 90 分钟的节律交替出现。

若将整夜睡眠时间分成 3 等份的话，最初的 1/3 时间段内以 NREM 睡眠为主，而最后 1/3 时间段内以 REM 睡眠为主。

整夜睡眠中醒觉时间应少于 5%。NREM Ⅰ 期睡眠时间占 2%～5%。NREM Ⅱ 期睡眠时间占 45%～50%。NREMⅢ期睡眠时间占 3%～8%。NREMⅣ期睡眠时间占 10%～15%。NREM 睡眠时间共占 75%～80%；REM 睡眠时间占 20%～25%。整夜睡眠中 REM 睡眠出现 4～6 次。

十二、脑电图基本知识

波幅：一般以微伏（μV）为单位。脑电波在规则的连续波中也有相当大的变化。测量时以其大约的平均值表示即可。

波形：根据脑电波的频率脑电波可分为慢波、α波和快波。

3.慢波

δ波：0.5～3Hz（不足 4Hz），振幅标准为大于 75μV 是 NREMⅢ期、NREMⅣ期睡眠的特征波。

θ波：4～7Hz（不足 8Hz），无振幅和形态标准，主要见于 NREM1 期睡眠后期。

4.α波

8～13Hz（不足 14Hz），无振幅和形态标准，但往往表现为一定程度的渐增渐减状。主要见于安静清醒期、闭眼状态下和 REM 睡眠期。

5.快波

中间快波：14～17Hz（不足 18Hz）。

β波：18～34Hz（不足 35Hz），无振幅和形态标准。主要见于清醒期。

γ波：大于等于 35Hz。此种波形对睡眠分期没有实际意义。

其他波形：①棘波。时限为 1/50～1/14s，呈尖锐波形。②尖波，时限为 1/14～1/5s，波幅高而尖。③顶尖波，是Ⅰ期睡眠向Ⅱ期睡眠移行时出现的波，时限为 100～300ms，波幅 100μV 以上，可达 200～300μV。④纺锤波，14Hz 左右，必须至少持续 0.5 秒。因为这种波连续出现的整体形状看起来像纺锤，故称纺锤波，又称梭波。⑤K 复合波，无具体频率标准，形态上要求先有一个负向波（方向向上），紧接着是一个方向向下的正向波，持续时间大于等于 0.5s，是Ⅱ期睡眠的另一特征脑电波。

十三、清醒期及各期睡眠特点

根据标准睡眠分期方法，区分清醒期和睡眠各期主要依据脑电、眼电和（下）颏肌电三各导联的信息进行。

清醒期的特征波形是α波；眼电导联可出现眨眼、快速眼球运动及缓慢眼球运动；肌电往往表现为高度紧张性活动。

判断睡眠开始的标准为出现连续3帧NREM1期睡眠，或出现一帧1期以上的NREM睡眠或REM睡眠。

NREMI期睡眠（stage1）。为混有较低波幅各种频率的波，特别是2～7Hz范围的慢波占优势的脑电图波形，这时是困倦得迷迷糊糊时期，持续1～7分钟。从觉醒期向I期移行时出现数秒钟持续慢速眼动，不出现快速的眼动（REM）；持续的肌电图水平比觉醒时稍低；α波的量、波幅、频率均减少，当α波所占比例降至整个窗面的50%以下，且以低电压、混合频率波为主时可判定为睡眠I期。从睡眠I期的后半期到II期的初期，顶尖波出现。顶尖波开始消失而纺锤波出现，预示睡眠I期向睡眠II期移行。

NREMII期睡眠（stage2）：特征波是睡眠纺锤波与K复合波；肌电活动进一步减弱；可有缓慢眼动；背景波含有低波幅的θ波、δ波等。

NREMIII期睡眠与IV期睡眠（stage3，stage4）：NREMIII期和IV期合睡眠称为慢波睡眠。III期睡眠的特征波是δ波，δ被占记录页的20%～50%；IV期睡眠的特征被是δ波，δ波占记录页的50%以上。这个时期出现纺锤波时，其频率明显变慢，主要为10Hz左右。受检者具有非常深的睡眠体验，不给予相当强的感觉刺激，就不会有觉醒反应。进入慢波睡眠后，眼球运动和额肌肌电活动一般显着减少。

REM睡眠期。脑电图出现类似睡眠I期的低波幅波形；出现快速眼动；保持身体姿势的抗重力肌的肌张力下降；额肌肌电活动消失，或处于整夜记录的最低状态。

REM睡眠期又可进一步分为时相性REM睡眠和紧张性REM睡眠2种状态。时相性REM睡眠期可见快速眼动及短暂的肌肉抽搐；而紧张性REM睡眠期眼球运动呈静止状态。

判定REM睡眠的必要条件为肌电活动消失或者降至整夜睡眠的最低水平。这个时期受试者被唤醒后，报告正在做梦的有80%左右。

十四、体动时间

体动时间的定义包括2个方面：首先，一帧记录中大于等于50%的脑电图和眼电图因体动造成的伪迹而无法辨认；其次，该帧记录之前或之后为睡眠状态。

对结果的影响：被判定为体动时间的那些记录将被电脑自动删除，而被判定为清醒期的那些记录将被归纳到入睡后清醒时间及整夜清醒时间百分比中。整夜清醒时间百分比大说明睡眠效率低。睡眠效率为总睡眠时间占总卧床时间的百分比。

十五、体动醒觉反应

体动醒觉会使睡眠期间额肌肌电活动突然增大，同时额肌肌电活动混入脑电记录或眼电记录中造成一定的伪迹。

出现体动醒觉反应提示睡眠时相可能发生变化。

十六、睡眠分期中的四项规则

睡眠分期的四项规则包括①3分钟规则。②REM睡眠过程中出现睡眠梭形波时的判定规则。③REM睡眠起始的判定规则。④REM睡眠终止的判定规则。

1. 3分钟规则

两帧时相性2期睡眠之间的无睡眠梭形波和（或）K复合波、脑电波形同1期睡眠的那些帧记录，如果持续时间在3分钟之内，且中间无体动醒觉反应出现的话，均应判定为2期睡眠；如果中间的记录持续时间到达或大于3分钟，则这些帧记录均应判定为1期睡眠。

如果中间某帧记录中出现体动醒觉反应，而且从时相2期睡眠到体动醒觉反应之间的时间短于3分钟的话，则出现体动醒觉反应之前的记录应判定为2期睡眠，而出现体动醒觉反应之后的记录为1期睡眠，直到再次出现睡眠梭形波和（或）K复合波为止。

本规则只针对紧张性2期睡眠，在时相性2期睡眠中，即使出现体动醒觉反应也不影响2期睡眠的判定。

2. REM睡眠过程中出现睡眠梭形波时的判定规则

如果睡眠梭形波出现于时相性REM睡眠快速眼球运动之间，则可无视睡眠梭形波的存在，明确判定为REM睡眠。

如果仅一个睡眠梭形波出现于紧张性REM睡眠帧，则可无视其存在，明确判定为REM睡眠。

如果2个睡眠梭形波出现于紧张性REM睡眠帧，当睡眠梭形波之间所占比例较小时，该帧记录为REM睡眠；反之，如果睡眠梭形波之间所占比例较大时，该帧记录为2期睡眠。

如果2个睡眠梭形波出现于两帧含快速眼球运动的睡眠期中，且其中的记录帧中无快速眼球运动的话，则其中的睡眠记录帧可被明确判定为2期睡眠。两侧同时含睡眠梭形波和快速眼球运动的那两帧记录的分期取决于快速眼球运动和睡眠梭形波的相对位置。

3. REM睡眠起始的判定规则

脑电表现接近或同于1期睡眠、无肌电活动、无快速眼球运动的一帧或多帧记录的睡眠分期判定，根据其前后记录帧中内容的不同可有3种不同的结果。在实际睡眠分期中，可根据前面睡眠的经过时间和这些帧脑电波的表现得出大致印象。

4. REM睡眠终止的判定规则

REM睡眠终止的方式：快速眼球运动消失（从时相性REM睡眠转入紧张性REM睡眠），接着进入2期睡眠[出现睡眠梭形波和（或）K复合波]，或进入1期睡眠（出现紧张性肌电活动，或者出现体动醒觉反应加上其他1期睡眠特征），或进入清醒期（出现紧张性肌电活动加上持续α或β活动）。

REM睡眠终止的判定规则中还有一点重要内容，即在REM睡眠过程中一旦因某种原因被判定转为NREM睡眠后，必须等到出现时相性REM睡眠时才能重新回到REM睡眠。

5. REM 睡眠判定

相邻的 2 个 REM 睡眠间期之间必须间隔一定时间的 NREM 睡眠,称为结合规则(以间隔 15～35 分钟最为合理)。

REM 睡眠一旦终止后,其后的 NREM 睡眠持续时间如果短于选定的结合规则的话,接下去判定 REM 睡眠的再次起始时应按照 REM 睡眠终止的规则来判定,即应该起始于时相性 REM 睡眠;反之,则应按 REM 睡眠起始的规则进行判定。

十七、睡眠期呼吸事件的分析

PSG 的呼吸事件分析部分包括呼吸暂停事件、低通气事件、呼吸努力相关脑电醒觉反应(RERA)、动脉血氧饱和度降低事件 4 部分。

成人睡眠呼吸暂停的定义为口鼻气流停止达 10 秒或 10 秒以上。

口鼻气流停止并非仅指 100% 气流中止,而多采用口鼻气流幅度降低 80%～100% 的标准。

中枢性呼吸事件结束,口鼻气流恢复时,一般不出现显着鼾声;SaO_2 降低程度较轻。

阻塞性睡眠呼吸暂停:口鼻气流曲线平直大于 10 秒;胸腹呼吸曲线存在。

中枢性睡眠呼吸暂停:口鼻气流曲线平直大于 10 秒;胸腹呼吸曲线亦平直。

混合性睡眠呼吸暂停:口鼻气流停止期间,首先出现中枢性成分,然后在口鼻气流恢复之前出现胸腹运动。

阻塞性睡眠低通气:呼吸气流降低 30%,加上 SaO_2 降低 4%,持续时间大于 10 秒。

睡眠低通气的定义:呼吸气流或呼吸努力 30% 的降低,加上动脉血氧饱和度降低 4%,持续时间大于 10 秒。

低通气也分为阻塞性、中枢性和混合性 3 型,食管内压监测为区分的金标准,但患者的接受程度差,难以作为常规项目开展。

呼吸努力相关性脑电醒觉反应(RERA):严格地讲,没有同步食管内压记录就无法判定 RERA 的存在。

十八、常见伪迹

多导睡眠仪记录中出现的伪迹可大致分为生理性伪迹和环境伪迹 2 种。其中汗液、体动、心电、呼吸、眨眼运动属于生理伪迹。

汗液引起的伪迹表现为小于 2Hz 慢波,可通过改变检测室温度,或利用低频滤波器消除伪迹。

呼吸伪迹频率较快,通过对比同步的口鼻气流或胸腹运动可以发现。

心电伪迹容易被识别,主要表现为脑电波出现与心电 QRS 波群相对应的尖锐波形,可通过调整参考电极消除心电干扰。

环境伪迹主要为交流电干扰,原因常为其他电器干扰、接地不良、电极阻抗过大等。

十九、多导睡眠图报告项目

一般说来，多导睡眠图报告分为 2 个部分：第一部分为简易一览表式报告；第二部分为各种睡眠事件参数的详细分析报告，包括各种表格、直方图、趋势图以及各种说明。

简易一览表内容如下。

该次检查的一般信息包括检查日期、关灯时间、开灯时间、总记录时间电极安置技师名、值班技师名、多导睡眠图分析技师名、经治医师名以及检查目的（如诊断 OSAHSA 或 CPAP 治疗随访等）。

患者的一般信息包括患者姓名、性别、病案号、多导睡眠图编号、身高、体重、身高体重指数（BMI）颈围以及基础疾病名等。

睡眠资料包括卧床时间、总睡眠间期时间、总睡眠时间、睡眠效率、睡眠潜伏时间、入睡后醒觉次数以及总持续时间（WASO），WASO 占 TIB 的百分比、各期睡眠（NREM-4 以及 REM 睡眠）总持续时间、总持续时间占 SPT 和 TST 的百分比，以及脑电醒觉反应指数（Arousalindex）。

睡眠呼吸资料包括呼吸暂停指数，阻塞性呼吸暂停指数，混合性呼吸暂停指数，中枢性呼吸暂停指数，低通气指数，呼吸暂停低通气指数，呼吸努力相关性脑电醒觉反应指数，平卧位、侧卧位和仰卧位时上述各种呼吸事件指数，REM 睡眠期和 NREM 睡眠期上述各种呼吸事件指数。

睡眠呼吸资料最长呼吸暂停持续时间，最长低通气持续时间，3%（或 2%，或 4%）血氧饱和度下降指数，最低血氧饱和度值（SpO_2 nadir）以及 3% 血氧饱和度降低状态持续时间等。

肢体运动资料包括周期性肢体运动指数，周期性肢体运动伴脑电醒觉反应指数。

值班技师和分析技师评语包括夜间观察到的任何患者异常活动、检查环境和检查设备状况的变化、多导睡眠图质量（如是否可见到良好的仪器和生物校正、是否存在明显记录伪迹等）、心律失常事件、一些特殊多导睡眠图表现等。

二十、睡眠事件参数的详细分析报告

其中对多导睡眠图评价最有参考价值的是各种趋势图，如整夜睡眠结构变化趋势、血氧饱和度变化趋势、心率变化趋势以及各种事件之间的时间相关性。

二十一、常用监测数据的临床意义

BMI20～25 为正常；25～29 为超重；大于 30 为肥胖。需要治疗的 OSAHS 患者 40%～60% 的 BMI 大于 28。

睡眠潜伏期大于等于 30 分钟，诊断为入睡困难。

觉醒全夜指大于等于 5 分钟的觉醒次数有 2 次以上；或全夜觉醒时间大于等于 40 分钟；或觉醒时间占睡眠总时间的 10% 以上。

AHI 小于 5 正常。

血氧饱和度大于 95% 正常。

二十二、OSAHS 病情程度和低氧血症病情程度判断

以 AHI 为标准对 OSAHS 病情程度进行判断，注明低氧血症程度。如 AHI 为 25 次/小时，最低 SaO_2 为 88%，则报告为"中度 OSAHS 合并轻度低氧血症"。即使 AHI 判断病情程度较轻，如合并高血压、缺血性心脏病、脑梗死、糖尿病 II 型等相关疾病，应按重度积极治疗。

表 OSAHS 病情程度判断

程度	AHI（次/小时）	最低 SaO_2（%）
轻度	5～15	≥85
中度	15～30	65～84
重度	>30	<65

附：Epworth 嗜睡程度问卷表

Epworth 嗜睡程度问卷表

在下列情况下你出现打盹或睡着（不是仅仅感觉疲劳）的可能性有多大？即使你最近没有进行过下述活动，想象一下在这些情况下你的嗜睡程度，并参照下列记分标准给每个项目打分。

0=不会打盹　1=打盹的可能性很小　2=打盹的可能性中等　3=很可能会打盹

记分	项目
	坐着阅读时
	看电视时
	在公共场所坐着不活动时（如在剧院或参加会议时）
	乘车旅行持续 1 小时不休息
	条件允许情况下，下午躺着休息时
	坐着和别人谈话时
	午饭后（未饮酒）安静坐着时
	开车外出，因交通阻塞而等待或等信号灯的几分钟时间内

李洪斌编

第八章　阿尔茨海默病

一、痴呆概述

痴呆是一种以获得性认知功能损害为核心，并导致患者日常生活、社会交往和工作能力明显减退的综合征。患者的认知能损害涉及记忆、学习、定向、理解、判断、计算、语言、视空间功能、分析及解决问题等能力，在病程某一阶段常伴有精神、行为和人格异常。

轻度认知功能障碍（MCI）指患者具有主观或客观的记忆或认知损害，但其日常生活能力并未受到明显影响，尚未达到痴呆的标准，是介于正常衰老和痴呆之间的一种临床状态。

轻度认知障碍是介于正常老化和痴呆的中间阶段，是防治痴呆的关键时期。流行病学调查显示，我国 65 岁及以上人群痴呆总患病率为 5.14%～7.3%，轻度认知障碍患病率高达 20.8%，据此推算，我国老年人群中有 800 余万痴呆患者，轻度认知障碍患者约 2500万人，痴呆及认知障碍相关疾病已经成为导致我国老年人功能障碍、进入养老机构和死亡的主要疾病之一。对痴呆和认知障碍进行正确的预防和干预是保障老年人群健康、家庭稳定及社会可持续发展的重大问题。

二、痴呆的分类

（1）按是否为变性病分为变性病和非变性病痴呆。其中变性病主要包括阿尔茨海默病、路易体痴呆和帕金森病、额颞叶痴呆等。非变性病包括血管性痴呆、正常压力性脑积水、其他继发疾病，如感染、肿瘤、中毒和代谢性疾病等引起的痴呆。其中阿尔茨海默病占痴呆类型的 31%，占比最高。

（2）按病变部位可将痴呆分为皮质性痴呆、皮质下痴呆、皮质和皮质下混合性痴呆以及其他痴呆。皮质性痴呆包括阿尔茨海默病和额颞叶变性（额颞叶痴呆、语义性痴呆、原发性进行性失语等）；皮质下痴呆类型较多，包括锥体外系病变、脑积水、脑白质病变、VaD 等；皮质和皮质下混合性痴呆包括多发梗死性痴呆、感染性痴呆、中毒和代谢性脑病；其他痴呆包括脑外伤后和硬膜下血肿痴呆等。

还有一种痴呆也备受关注，其为起病相对急、病情发展快的"急性进展性痴呆"（RPD）。该病通常在数天、数周（急性）或数月（亚急性）发展为痴呆，这可能与血管性、感染性、中毒和代谢性、自身免疫性、转移癌/肿瘤等病因相关。

三、痴呆的症状

1. 痴呆为认知功能损伤

认知功能是大脑的高级功能，包括注意力、记忆力、计算力、执行能力、语言能力、视空间感知能力等。

（1）注意力：是指人的心理活动指向和集中于某种事物的能力。是人意识的具体表现，是记忆力的基础，记忆力是注意力的结果。注意的广度、注意的稳定性、注意的分配和注意的转移，是衡量一个人注意力好坏的标志。

（2）集中性注意障碍：表现为患者对简单的感觉刺激有反应，但不能提供感觉的细节，如可以听到电话铃声和别人的说话声，但不能描述具体的内容和细节。

（3）持续性注意障碍：表现为患者进行一项活动时，持续注意时间短，容易分散和中断，如不能完整看完一部电影、与他人持续交谈。

（4）选择性注意障碍：指当下是否能将注意力集中到某一项活动中，且不受外界的影响，如患者不能在嘈杂的环境中看书。

（5）交替性注意障碍：指患者不能把注意力从一件事转到另一件事上，如患者看书时接了个电话，挂断电话后不能立即继续看书。

（6）分别性注意障碍：指患者不能分别同时注意发生的两件事，如不能边看电视边织毛衣，不能在开车时听音乐等。

2. 记忆力

记忆是信息在脑内储存和提取的过程，一般分为瞬时记忆、短时记忆和长时记忆3类。在临床上，记忆障碍的类型多是根据长时记忆分类的，包括遗忘、记忆减退、记忆错误和记忆增强等不同表现。

（1）遗忘。

遗忘是对识记过的材料与情节不能再认与回忆，或者表现为错误的再认或回忆。根据遗忘的具体表现可分为顺行性遗忘、逆行性遗忘、进行性遗忘、系统成分性遗忘、选择性遗忘和暂时性遗忘等多种类型，其中前两者最为重要。

①顺行性遗忘指回忆不起在疾病发生以后一段时间内所经历的事件，近期事件记忆差，不能保留新近获得的信息，而远期记忆尚保存。患者表现为近期事件遗忘，远期记忆保留。②逆行性遗忘指回忆不起疾病发生之前某一阶段的事件，过去的信息与时间梯度相关的丢失。近期发生的事件可保留，而发病前的事件被遗忘。

（2）记忆减退。

记忆减退指识记、保持、再认和回忆普遍减退。早期往往是回忆减弱，特别是对日期、年代、专有名词、术语概念等的回忆发生困难，以后表现为近期和远期记忆均减退。

（3）记忆错误。

①记忆恍惚包括似曾相识、旧事如新、重演性记忆错误等，与记忆减退过程有关。②错构指患者记忆有时间顺序上的错误，如患者将过去生活中所经历的事件归之于另一无关时期，而患者并不自觉，并且坚信自己所说的完全正确。③虚构指患者将过去事实上从未发生的事或体验回忆为确有其事，患者不能自己纠正错误。

（4）记忆增强。

记忆增强指对远事记忆的异常性增加。患者表现出对很久以前所发生的、似乎已经遗忘的时间和体验，此时又能重新回忆起来，甚至一些琐碎的毫无意义的事情或细微情节都能详细回忆。

3. 计算力障碍

计算能力取决于患者本身的智力、先天对数字的感觉和数学能力，以及受教育水平。计算力障碍指计算能力减退，以前能做的简单计算无法正确做出。如日常生活中，患者买菜购物不知道该付多少钱，该找回多少。随着病情的进展，患者甚至不能进行如"2+3"、"1+2"等非常简单的计算，甚至不认识数字和算术符号。

4. 执行功能障碍

执行功能是指确立目标、制订和修正计划、实施计划，从而进行有目的活动的能力，是一种综合运用知识、信息的能力。执行功能出现障碍时，患者不能做出计划，不能进行创新性的工作，不能根据规则进行自我调整，不能对多件事进行统筹安排；检查时，不能按照要求完成较复杂的任务。

5. 语言能力

语言是进行交流的手段和工具，包括对文字的理解和运用，因脑部病变引起的语言能力受损有多种表现，患者的表达、理解、复述、命名、阅读和书写都可能受到损害。如早期表现为找词困难、命名障碍与流畅性下降，而复述、发音没有损害。随病情进展，阅读和书写能力进一步减退。严重时可出现刻板言语，最后发展为缄默。

6. 视空间障碍

视空间障碍指患者因不能准确地判断自身及物品的位置而出现的功能障碍，表现为患者停车时找不到停车位，回家时因判断错方向而迷路，铺桌布时因不能对桌布及桌角的位置正确判断而无法使桌布与桌子对齐，因不能准确地将锅放在炉灶上而将锅摔到地上。

四、痴呆的评估

（一）认知评估

认知评估需根据痴呆表现出的不同方面的症状进行评估，以便了解患者哪个方面出现损伤，也便于医生进行鉴别诊断。

1. 记忆力的评估

记忆力评估更关键的是对情景记忆的评估。主要通过学习和延迟回忆进行测验，检查内容包括瞬时回忆、短时延迟回忆、长时延迟回忆、长时延迟再认等，不同指标分别反映记忆的编码、储存和提取等基本过程，揭示记忆障碍的特征，为鉴别诊断提供帮助。如阿尔茨海默病是由于海马－内侧颞叶萎缩损害信息的储存，患者出现严重的情景记忆障碍，且线索提示和再认不能够改善记忆成绩，这些表现不同于血管性认知障碍。

2. 注意力/执行力的评估

执行功能测验分别针对执行功能的不同成分。①抽象概括能力：韦氏成人智力量表相似性分测验、图片完成分测验。②精神灵活性：语音词语流畅性测验、语义词语流畅性测验、口语词语联想测验、Mattis 痴呆量表的启动－保持分测验。③信息处理速度：连线测验 A、数字符号测验、Stroop 测验 A 部分、数字排序测验、字母或图形删除测验等。④判断力：韦氏成人智力量表领悟分测验。⑤推理和转换能力：威斯康星卡片分类测验、连线测验 B、加利福尼亚卡片分类测验。⑥对干扰的抑制能力：Stroop 测验词色不一致部分。⑦解决问题的能力：汉诺塔测验、伦敦塔测验和迷宫测验等。注意力/执行力是鉴别皮质性痴呆和皮质下性痴呆的重要指标。

3. 视空间能力

常用的视觉空间能力评估测验包括气球划销测验、钟划销测验、Benton 面孔再认测聆（FRT）、线条方向测验（JLO）、Reyey-Osterrieth 复杂图形测验（CFT）、视觉运动整合测验、Hooper 视觉组织测验、物品拼凑测验、图形排列测验、画钟测验（CDT）、积木洲验等。AD 患者早期即可出现视空间功能障碍碍，患者不能准确地临摹立体图形，不能正确地按照图示组装积木。至中期，患者临摹简单的二维图形错误，生活中不能判断物品的确切位置。路易体痴呆在视空间功能障碍上更重于阿尔茨海默病。

4. 失用

失用是皮质基底节变性（CBD）的突出症状之一，是诊断该病的一个核心特征，患者可出现观念运动性失用、运动性失用和观念性失用等各种表现，临床表现为随意运动和模仿动作困难，如不能按指令伸舌、不能穿衣、使用工具困难等。

运用功能的检查方法：①运用输入，包括物品命名、手势命名、手势判断、手势辨认，如检查者做正确或者错误的手势提问"这是刷牙的正确方法吗？"②运用输出，包括表演性手势与实际使用，如按口令做手势，"请抬起您的胳膊"；把工具被放置在患者面前的桌子上，让患者使用。③词义或者非词义模仿系统，如"请你按照我的动作刷牙"。④概念系统，如将必需的工具和材料都放在患者面前的桌子上，"让我看看你如何做？"

5. 语言

语言是进行交流的手段和工具，包括对文字的理解和运用，因脑部病变引起的语言能力受损有多种表现，患者的表达、理解、复述、命名、阅读和书写都可能受到损害。

语言筛查测验（LAST）、失语症快速筛查测验（ART）更适应于对血管性痴呆的监测。检查方法包括波士顿命名测验（BNT）、词语流畅性测验（VFT）、Token 测验等。

（二）精神行为症状评估

痴呆伴发的精神行为症状（BPSD）表现具有多样性，涉及到精神状态的各个方面，是导致误诊的重要原因。这些症状大致分为 4 个症状群：①情感症状，包括抑郁、焦虑、易怒等。②精神病性症状，包括淡漠、幻觉、妄想等。③脱抑制症状，包括欣快、脱抑制等。④活动过度症状，包括易激惹、激越、行为异常、攻击性等。99%以上的痴呆患者都有可能伴发精神行为症状，但由于不同的痴呆涉及不同的病理机制，所以其严重程度和具体的临床表现也各有差异。

精神行为的评估包括涉及情绪情感的评估、脱抑制行为的评估、活动过度类行为异常的评估以及精神病样症状的评估。具体表现为焦虑抑郁、暴躁易怒；幻觉妄想；脱抑制等类人格改变的行为怪异、性行为异常、不得体的语言和衣着；激越、易激惹、冲动控制障碍、攻击；睡眠问题。因此，对所有痴呆的患者都要进行精神行为症状的评估。

（三）日常能力评估

日常能力评估包括 2 个方面，即基本日常能力（BADL）和工具性日常生活能力（IADL）。BADL 指独立生活所必需的基本功能，如穿衣、吃饭等；（IADL）包括复杂的日常或社会活动能力，如工作，家务等，需要更多认知功能参与。日常能力减退是痴呆的核心症状之一，也是诊断痴呆的必需条件。

常用的评估量表包括工具性日常活动能力量表、阿尔茨海默病协作研究日常能力量表、Lawton 工具性日常活动能力量表、社会功能问卷、进行性恶化评分、痴呆残疾评估等。

日常活动能力也是抗痴呆药物疗效评估的指标之一。其评估包括 4 个方面，即认知能力、总体评估、日常功能、精神行为症状。因此，日常能力评估在认知障碍和痴呆的诊疗总具有重要的作用。

（四）伴随疾病的评估

多数老年痴呆患者中伴随着多种疾病，这些疾病与痴呆共存，往往会加重患者的认知及其他功能障碍，如心脑血管疾病、感染、抑郁、澹安、跌伤以及营养不良。同时，这些疾病与患者预后和生存时间密切相关。临床中使用共病评价量表有助于客观、准确地评估患者共病情况，这包括 Barthel 指数（BI）、Lawton and Brody 指数（LI）、Charlson 指数（CCI）。

1. 伴随高血压、糖尿病等疾病

糖尿病患者的血糖水平与认知功能有关。长期慢性高血糖影响神经突触形成，增强氧化应激反应，导致晚期糖基化终产物积聚，加速动脉粥样硬化斑块形成，引发神经和血管损伤。胰岛素的使用增加了严重低血糖发生风险，严重低血糖可损伤神经元，引起认知功能减退。国内流行病学调查发现，高血压患者患痴呆的风险与正常血压人群相比增加 86%。其原因可能与长期高血压致动脉内膜增生，造成动脉管腔狭窄、血流阻力增加及大脑重要功能区的血流灌注不足有关。脑血流在额叶前皮质和扣带前回皮质明显减少，在皮质运动区和海马区也有一定的减少，因此，高血压患者的注意力、执行功能、心理运动速度和工作记忆会明显受损。长期高血压还会促进内皮细胞过度产生自由基，导致神经元细胞坏死。

2. 伴随脑血管病

脑血管病与痴呆关系密切。不同部位的脑梗死会引起认知功能障碍，其中血管性痴呆是脑血管病引起的，是从轻度认知障碍到痴呆的一大类综合征。缺血性卒中导致的认知障碍已引起广泛关注，缺血性卒中发生后，额叶、海马、丘脑等部位被认为与认知障碍有密切相关性。脑梗死破坏了前额-皮质下环路，可能是导致顶叶梗死而引起执行力障碍的原因。脑小血管病导致的认知功能障碍也越来越引起人们的关注，其可能与血管缺血和β-淀粉样蛋白（Aβ）有关，Aβ可导致神经血管单元功能紊乱。

3. 伴有心血管疾病

冠心病是最常见的动脉粥样硬化性疾病，其与认知障碍风险增加呈正相关。冠心病和认知障碍具有高胆固醇血症、高血压、糖尿病、肥胖、吸烟和缺乏运动等共同的危险因素。这些危险因素会引起氧化应激、血管内皮功能障碍和炎症反应，从而导致神经退行性改变，并造成脑内 Aβ 的积聚、清除障碍，以及 tau 蛋白的沉积。因此，定期监测血脂、血压、血糖、肝肾功能等，定期做颈动脉彩超检查、心脏彩超检查、心电图以及头颅 CT 检查、磁共振检查等有助于评估。心房颤动（房颤）是心血管疾病之一，近年其发病率逐年上升。对于不同年龄段的房颤患者来说，认知功能下降速度均显著快于正常老龄化引起的认知功能减退速度。房颤减少心输出量导致的大脑低灌注状态是认知障碍发生的可能机制之一。房颤患者可发生微栓塞引起颅内循环障碍。房颤，特别是持续性房颤患者的脑总血流量显著低于非房颤人群，恢复窦性心律可显著改善脑血流量。此外，由白介素等炎症因子介导的炎症反应是房颤发生、发展及认知功能下降的共同病理生理机制。

4. 伴随精神疾病的评估

精神疾病如抑郁症、双向情感障碍、精神分裂症与其他慢性疾病相比，能显著增加患者的痴呆发生风险。这些精神行为疾病与痴呆的发生、发展可能存在某些共同的致病因素，如氧化应激、神经营养因子减少、炎症反应、海马神经元脱失等。痴呆合并精神疾病严重影响到患者的日常生活质量甚至生命，加速患者的疾病进展。

除了相应的痴呆量表评估外，还要做精神量表的评估，如康奈尔痴呆抑郁量表中文版、汉密尔顿抑郁量表、汉密尔顿焦虑量表、简明精神状况量表等。所有痴呆患者都应进行精神行为方面的评估，以便更好地治疗、预防疾病。

五、痴呆的体液检测

（一）血液检测

1. 一般检测

认知障碍患者应进行全血细胞计数、肝肾功能、甲状旁腺功能、电解质、血糖、叶酸、维生素 B_{12}、同型半胱氨酸、血沉、HIV、梅毒螺旋体抗体、重金属、药物或毒物检测、肿瘤标记物、副肿瘤抗体、免疫全套以及其他代谢和内分泌系统疾病的监测。

痴呆病因多种，包括免疫、感染、代谢、肿瘤等，临床中部分疾病除了临床症状、病史外，还需要靠血液指标的筛查，如全血细胞的检查，来发现与痴呆相关的改变。中性粒细胞在内的先天免疫标志物的增加与痴呆风险增加有关，而包括淋巴细胞在内的适应性免疫标志物的增加反而对痴呆有保护作用。血小板、内皮细胞和白细胞之间的相互作用可以影响细胞因子的分泌，引起脑血管损伤，导致痴呆发病。甲状腺功能亢进或者减低均可导致认知功能的改变。糖分是大脑的功能来源，低血糖会损伤大脑、增加痴呆的风险。艾滋病、梅毒等损伤神经系统，使患者出现认知功能障碍并导致日常生活功能严重受损、进行性痴呆、注意力不集中、记忆力减退等，严重者可出现抑郁、缄默、二便失禁等。

2. 特殊血液检查

Tau 的过度磷酸化、Aβ 产生的增加、学习和记忆能力的缺损，对在阿尔茨海默病发病机制起着重要的作用。血浆中由淀粉样前体蛋白裂解后产生的 Aβ 也是 AD 患者一个重要的体液指标。此外，血浆蛋白酶 C1 抑制剂、胰腺激素原、纤维蛋白原 r 链、抗胰凝乳蛋白酶、巨球蛋白、白介素等都可能是阿尔茨海默病的标志物。

（二）脑脊液的监测

1. 常规检查

常规脑脊液监测包括细胞计数、蛋白质、葡萄糖、电解质、蛋白电泳等。其对颅内感染、血管炎、脱髓鞘性疾病有一定的诊断价值。

2. 特殊的监测

考虑自身免疫性脑炎的患者，应完善脑脊液中脑炎抗体的监测，如 NMDA、AMPA、GABA 等。如考虑副肿瘤综合征可监测副肿瘤综合抗体。淀粉样蛋白（Aβ）聚集形成寡聚体、纤维和斑块，这是阿尔茨海默病核心分子的病理机制。Aβ包含 Aβ1-42、Aβ1-40，前者更易聚集成老年斑。因此，脑脊液中 Aβ1-42/Aβ1-40 比值更能显著反映阿尔茨海默病的病理变化。脑脊液中的 Tau 蛋白间接反映了大脑神经轴索损伤的程度，即神经退行性改变的过程。因此，脑脊液监测应作为痴呆的常规检查。

六、痴呆的影像学检查

影像学检查可辅助临床进行各种痴呆的鉴别诊断。它包括头颅 CT 检查、MRI 检查、功能影像检查，其中头颅 MRI 检查在临床中应用最为广泛。

1. 头颅 CT 检查

头颅 CT 检查可显示脑组织的解剖结构和病理形态的改变，可发现脑出血、脑梗死、脑萎缩、肿瘤、脑积水等疾病。阿尔茨海默病 CT 影像可见脑部萎缩，脑室增大；额颞叶痴呆可见额颞部的萎缩；血管性痴呆的 CT 影像可见多发的软化灶等。

2. 头颅 MRI 检查

MRI 检查在痴呆的检查中优于 CT 检查。其中检查至少要包括 T1 加权象、T2 加权象、FLAIR、DWI，必要时，还应考虑功能 MRI 检查、结构 MRI 检查、增强 MRI 检查等。通过 MRI 检查，可以看到脑叶的萎缩、脑室的增大、皮质和纹状体异常等。

3. 功能影像检查

功能影像检查包括单光子发射计算机体层亚像技术（SPECT）和正电子发射计算机体层显像技术（PET）。这类检查主要用于结构影像学很难鉴别的疾病诊断，可以增加临床诊断及结构影像的特异性。

七、痴呆的电生理检查

1. 脑电图

脑电图对痴呆的诊断、鉴别诊断和预测有一定的价值。多种类型的痴呆均可表现出全脑弥漫性慢波。定量脑电图较常规脑电图对痴呆诊断更敏感。

2. 诱发电位和事件相关电位

诱发电位是中枢神经系统在感受体内外各种特异性刺激所产生的生物电活动。事件相关性电位也称内源性事件相关性电位，是人对外界或刺激的心理反应，可用于研究认知过程中大脑的神经电生理改变。相对脑电图来说，诱发电位和事件相关性电位在痴呆诊断中应用还不成熟。

八、痴呆的不同分型的诊断治疗

（一）阿尔茨海默病

1. 概述

随着人口老龄化，痴呆已成为老年人的常见病，其中阿尔茨海默病（AD）占痴呆患病数的 60%～80%，是老年人失能和死亡的主要原因。阿尔茨海默病给全球公共卫生系统带来了沉重的社会和经济负担。阿尔茨海默病是最常见的痴呆类型，它起病隐匿、早期诊断困难，会导致认知障碍、精神行为问题和社会、生活功能丧失。而轻度认知障碍是介于认知正常和 AD 的中间阶段，具有向 AD 转归的高可能性，因此，也成为 AD 早期检测、诊断和防治最重要的窗口期。

2. 诊断及鉴别诊断

（1）诊断标准。

阿尔茨海默病（AD）的诊断标准经历了从 1984 年最初的诊断标准到 2018 年基于 A/T/N 分类系统的 AD 研究框架的演变。诊断标准的不断更新，让人们更加了解 AD 这个疾病，也认识到了早期诊断和生物标记物的重要意义。2014 年，IWG 国际工作组进一步修订了 AD 诊断标准，这一诊断标准被称为 IWG-2 诊断标准。该诊断标准将 AD 临床表现（典型/非典型）和与 AD 病理相一致的生物标志物联合，全面覆盖了疾病的各个时期（从无症状到最严重的痴呆阶段）。IWG-2 标准分别详细阐述了典型 AD、非典型 AD、混合型 AD 以及 AD 的临床前阶段的特异诊断标准。

典型 AD 的 IWG-2 诊断标准（各阶段均同时具有 A、B 两方面表现）如下。

A.核心标准。具有早期、显著的情景记忆损害（单独存在的，或与痴呆综合征或轻度认知障碍相关的其他认知或行为改变共存），包括以下特征：①患者本人或知情者报告的、持续 6 个月以上的、缓慢、进展的记忆力能力下降。②存在海马类型遗忘综合征的客观证据，基于 AD 特异的检测方法如通过线索回忆测试发现情景记忆能力显著下降。

B.体内 AD 病理改变的证据（具有下述之一）：①脑脊液中 Aβ1-42 水平下降以及 T-tau 或 P-tau 蛋白水平的上升。②特异性检测淀粉样斑块的 PET 成像显示示踪剂滞留增加。③存在 AD 常染色体显性突变（如 PSEN1、PSEN2、APP 突变）。

典型 AD 排除标准：①病史：a.突然发病。b.早期合并下列症状。步态障碍、癫痫发作、行为异常。②临床表现：a.局灶性神经系统表现。b.早期锥体外系表现。c.早期幻觉。d.认知波动；③引起记忆减退及相关表现的其他疾病：a.非 AD 性痴呆。b.重度抑郁。c.脑血管疾病。d.中毒、炎症、代谢性疾病，需特异性检查明确。e.MRI-FLAIR 或 T2 像显示位于内侧颞叶的感染或血管损伤的异常信号等。

非典型 AD 的 IWG-2 诊断标准（均同时具有两方面）

特异临床表型（具有下述之一）：①AD 后皮质异常。它包括：a.枕颞叶异常。早期主要为进展性视觉感知功能或视觉（目标、符号、单词、脸）辨认能力受损。b.双顶叶异常。早期主要为进展性视觉空间能力障碍，Gerstmann 综合征、巴林特综合征、肢体失用症或忽视。②AD 进行性失语。早期主要为进展性单词检索或句子重复能力的受损。③额叶异常。早期主要为进展性的行为改变，包括相关的初级冷漠或行为失控或认知测试时主要执行能力的受损。④AD 唐氏综合征改变。唐氏综合征患者中出现的痴呆，以早期行为改变及执行能力障碍为特征。

体内 AD 病理改变的证据（具有下述之一）：①脑脊液中 Aβ1-42 水平的下降以及 T-tau 或 P-tau 蛋白水平的上升。②淀粉样 PET 成像显示示踪剂滞留增加。③存在 AD 常染色体显性突变（如 PSEN1.PSEN2.APP 突变）。

非典型 AD 的排除标准：①病史：a.发病突然。b.早期或普遍的情景记忆障碍。②引起记忆减退及相关表现的其他疾病：a.重度抑郁。b.脑血管疾病。c.中毒、炎症、代谢性疾病等。

混合型 AD 的 IWG-2 诊断标准均同时具有两方面。

临床及生物标志物的 AD 证据（两者均满足）：①海马型遗忘综合征或非典型 AD 的临床表型之一。②脑脊液中 Aβ1-42 水平的下降以及 T-tau 或 P-tau 蛋白水平的上升，或特异性检测淀粉样斑块的 PET 成像显示示踪剂滞留增加。

混合病理的临床和生物学标志物证据：对于脑血管疾病（两者均要满足）：①卒中或局灶神经学特征或者两者均有的病史记录。②下述一个或多个磁共振成像（MRI）证据，包括相应的血管病变、小血管疾病、腔隙性梗死或者脑出血。

对于路易体病（两者均要满足）：①下述之一症状：锥体外系症状、早期幻觉或认知波动。②PET 扫描显示多巴胺转运体异常。

AD 临床前阶段的 IGW-2 诊断标准如下。

针对无症状高危 AD 的 IWG-2 诊断标准（均同时具有两方面）。

缺少特异临床表现的存在（两者均要满足）：①无海马型遗忘综合征。②无任何非典型 AD 的临床表型。

体内 AD 病理改变证据（下述之一）：①脑脊液中 Aβ1-42 水平的下降以及 T-tau 或 P-tau 蛋白水平的上升②特异性检测淀粉样斑块的 PET 成像显示示踪剂滞留增加。

针对症状前 AD 的 IWG-2 诊断标准（均同时具有两方面）。

缺少特异的临床表型（两者均要满足）：①无海马遗忘综合征类型。②无任何非典型 AD 的临床表型。

有明确的 AD 常染色体突变的存在（如 PSEN1.PSEN2.APP 或其他基因突变）。

（2）鉴别诊断。

路易体痴呆与阿尔茨海默病的鉴别如下。

路易体痴呆与阿尔茨海默病相比，阿尔茨海默病的病程是渐进性恶化，而路易体痴呆的表现具有波动性，患者常可突发短暂的认知障碍，一般可持续几分钟、几小时或几天。路易体痴呆的认知障碍常表现为执行功能障碍、视空间障碍，而阿尔茨海默病的认知障碍主要表现为记忆力障碍。同时，大部分路易体痴呆患者早期就出现视幻觉，而阿尔茨海默病患者可出现短暂的视幻觉，对患者的情感和行为影响较小。路易体痴呆患者在出现认知障碍的同时，还可出现轻微的运动症状，如运动迟缓、肌张力增高、静止性震颤等，该疾病一般无法治愈，主要是进行对症治疗，预后较差，寿命预期与阿尔茨海默病患者相比较短。

血管性痴呆与阿尔茨海默病的鉴别：血管性痴呆通常指的是缺血性、出血性脑血管病引起的脑损害所导致的痴呆，该疾病通常起病较急，患者多存在神经功能损伤的表现如半身不遂，言语障碍，肢体麻木、眩晕等，认知功能方面多表现为执行功能受损，可伴有表情淡漠、焦虑、抑郁等症状。头颅 CT 或者核磁可见脑梗死灶及脑出血灶，PET/SPECT 可见局灶性、非对称性的血流地下。在临床上通常可用 Hachinski 缺血量表对血管性痴呆、阿尔茨海默病进行鉴别，一般低于 4 分可考虑阿尔茨海默病，高于 7 分可考虑血管性痴呆。

Hachinski 缺血量表

项目	是	否
1.急性起病	2 分	0 分
2.阶梯性恶化	1 分	0 分
3.波动性病程	2 分	0 分
4.夜间谵妄	1 分	0 分
5.人格保持良好	1 分	0 分
6.抑郁	1 分	0 分
7.诉说躯体症状	1 分	0 分
8.情绪不稳定	1 分	0 分
9.既往有高血压史	1 分	0 分
10.中风史	2 分	0 分
11.合并动脉硬化	1 分	0 分
2.神经系统局灶性症状	2 分	0 分
3.神经系统局灶性体征	2 分	0 分

额颞叶痴呆与阿尔茨海默病的鉴别：额颞叶痴呆的发病年龄通常为 45～70 岁，绝大多数患者在 65 岁以前发病，属于一组与额颞叶变性有关的非阿尔茨海默病痴呆综合征，患者的临床表现和病理学特征具有明显的异质性，通常可分为行为异常型额颞叶痴呆、进行性非流利性失语、语义性痴呆。

帕金森病痴呆与阿尔茨海默病的鉴别：帕金森病痴呆属于中、老年人的慢性神经系统变性疾病，指的是帕金森病患者的认知损害达到痴呆的程度，其临床表现主要为运动迟缓、肌强直、静止性震颤、姿势障碍等。帕金森病痴呆患者的执行功能受损较为严重，同时，患者的短时记忆、长时记忆能力下降，但是严重程度与阿尔茨海默病相比较轻。

3. 阿尔茨海默病的治疗

1）胆碱酯酶抑制剂

胆碱酯酶抑制剂增加突触间隙乙酰胆碱含量，是现金治疗轻、中度阿尔茨海默病的一线药物，包括多奈哌齐、卡巴拉汀、加兰他敏和石杉碱甲。

多奈哌齐、卡巴拉汀、加兰他敏治疗轻质中度 AD 患者改善认知功能、总体印象和日常生活能力疗效确切，此外，对 AD 精神症状也有治疗作用。胆碱酯酶抑制剂使用中存在明确的量效关系，剂量增高疗效增加，但随之不良反应增加。

（1）多奈哌齐。

适应证：轻度、中度或重度阿尔茨海默病症状的治疗。

用法用量：初始治疗用量 1 天 1 次，1 次 5mg；晚睡前口服；推荐最大剂量为每天10mg。中止治疗无反跳现象。

不良反应：最常见的不良反应有腹泻、肌肉痉挛、乏力、恶心、呕吐和失眠。

禁忌证：禁用于孕妇。

药理作用：多奈哌齐的本质是一种是高选择性的、非竞争性、可逆性的乙酰胆碱酯酶抑制剂，其主要的作用机制是抑制乙酰胆碱酯酶的活性，减少乙酰胆碱的分解，从而提高中枢乙酰胆碱的水平，激活中枢胆碱能系统，从而改善老年痴呆患者的记忆力减退、情绪异常等多种临床表现。多奈哌齐可以减轻 β -淀粉样蛋白的神经毒性。维持中枢神经元的正常能量代谢，从而对维持正常的大脑活动具有明显作用。多奈哌齐还可以保护海马神经元，具有抗氧化的作用，可以通过减轻氧化应激反应对于神经元的损害来保护神经元组织，并且可以调节神经元胞体的能量代谢，防治神经元损伤。

（2）重酒石酸卡巴拉汀。

适应证：轻度、中度或重度阿尔茨海默病症状的治疗。

用法用量：口服每天 2 次，早晚餐同服。起始剂量为 1.5mg 每天 2 次。如患者持续用3mg/天至少2周以后对此量可耐受，可逐渐增加至每天6mg、9mg，最大剂量每天12mg。维持剂量为 3～6mg，每天 2 次。

不良反应：眩晕、头晕、困倦、激动、失眠、恶心、腹泻、消化不良、震颤等。

禁忌证：对该药物成分过敏的，肝损伤严重的。

药理作用：重酒石酸卡巴拉汀，是一种氨基甲酸类选择性作用于脑内的乙酰和丁酰胆碱脂酶抑制剂，通过延缓功能完整的胆碱能神经元所释放的乙酰胆碱的降解而促进胆碱神经传导。

（3）加兰他敏。

适应证：治疗阿尔茨海默病。

用法用量：口服 10mg，每天 3 次；皮下或肌内注射：每天 2.5～10mg。

不良反应：超量可有流涎心动过缓、头晕、腹痛、腹泻、恶心呕吐、胃痉挛以及汗和唾液多等。过敏反应。罕见尿频、缩瞳和泪液多等症状。

禁忌证：癫痫、心绞痛、心动过缓和支气管哮喘禁用；对加兰他敏过敏者、哺乳者禁用；严重肝肾功能损害者禁用。

药理作用：主要是乙酰胆碱酯酶的抑制剂，通过抑制乙酰胆碱酯酶，使患者大脑内的乙酰胆碱水平升高，有利于患者的认知和记忆学习能力提高，所以可以改善临床的症状。

（4）石杉碱甲片。

适应证：本品用于良性记忆障碍，对痴呆患者和脑器质性病变引起的记忆障碍亦有改善作用。

用法用量：口服。1 次 0.1～0.2mg（2～4 片），一天 2 次，每天量最多不得超过 0.45mg（9 片）。

不良反应：一般无严重不良反应。

禁忌证：对癫痫、肾功能不全、机械性肠梗阻、尿路梗阻、心绞痛、心动过缓及支气管哮喘等患者禁用。

药理作用：是一种可逆性的胆碱酯酶抑制剂。其生物活性高，有较高的脂溶性，分子小，容易透过血脑屏障，进入中枢以后较多的分布于大脑的额叶、颞叶、海马等与学习和记忆有密切联系的脑区，低剂量时对乙酰胆碱酯酶有强大的抑制作用，使分布区内神经突触间隙的乙酰胆碱含量明显升高，从而增强神经元兴奋传导，强化学习与记忆脑区的兴奋作用，起到提高认知功能、增强记忆保持和促进记忆再现的作用。

2）兴奋性氨基酸受体拮抗剂

阿尔茨海默病患者可有脑内兴奋性氨基酸含量降低。N 甲基-D 天冬氨酸（NMDA）受体开放是完成记忆长时程效应的一个重要环节。美金刚是具有非选择性、非竞争性、电压依从性、中亲和力的 NMDA 受体拮抗剂。

美金刚。

适应证：治疗中重度至重度阿尔茨海默型痴呆。

用法用量：本品每天服用 1 次，应在每天相同的时间服用，可空腹服用，也可随食物同服。成人每天最大剂量 20mg。为了减少不良反应的发生，在治疗的前 3 周，应按每周递增 5mg 剂量的方法逐渐达到维持剂量

不良反应：头晕、平衡失调、便秘、头痛等。

禁忌证：对本种成分过敏的。

药理作用：美金刚是一种低到中等亲和力的非竞争性 NMDA 受体拮抗剂，能优先与 NMDA 受体操控的阳离子通道结合，这可能与其治疗作用有关。未见美金刚阻止或减慢阿尔茨海默病患者神经退行性改变的证据。

3）其他药物

中成药。如银杏叶提取物，该类药物主要含银杏叶提取物，其主要成分为黄酮类、萜类内酯类、原花青素类、酚酸类、儿茶素类和微量元素，黄酮类有改善脑组织代谢、抗氧化、修复神经细胞等功能；内酯类有抑制血小板聚集，降低血黏度，抗心肌缺血、修复神经细胞等作用。

奥拉西坦。奥拉西坦本身并没有较强的舒张或者收缩大脑血管的功能，因此，其不能被单独用于治疗脑血管疾病，但奥拉西坦可以保护受损脑细胞的功能，改善其能量代

谢，从并且修复损伤的脑组织，从而有效减少脑血管疾病对于大脑组织的损伤。

（二）血管性痴呆

1. 概述

血管性认知障碍（VCI）是脑血管病变及其危险因素导致的临床卒中或亚临床血管性脑损伤，涉及至少一个认知域受损的临床综合征，涵盖了从轻度认知障碍到痴呆，也包括合并阿尔茨海默病（AD）等混合性病理所致的不同程度的认知障碍。

血管性痴呆的分类

按病因分类，危险因素相关性 VCI、缺血性 VCI、出血性 VCI、其他脑血管病性 VCI 和脑血管病合并 AD。在新版指南中对于重度 VCI，依据卒中病史及临床病理/影像学特征，主要描述 4 种类型：卒中后痴呆（PSD）、皮质下缺血性血管性痴呆（SIVaD）、多发梗死性痴呆（MID）和混合型痴呆（MixD）。

2. 诊断标准和鉴别诊断

VCI 诊断需要具备以下 3 个核心要素：①存在认知损害。基于患者及知情者提供的病史与神经心理学评估。神经心理学测试提供存在认知损害的客观证据，在 VCI 的诊断中必不可少。②存在血管性脑损伤的证据。它包括血管危险因素、卒中病史、脑血管病的神经损伤症候、影像学显示的脑血管病变证据（以上各项不一定同时具备）。③明确血管性脑损害在认知损害中占主导地位。明确血管性脑损伤在认知障碍中是否起主要作用是诊断 VCI 的重要环节，应主要依据神经影像学表现结合认知障碍和脑血管病的临床表现判断血管性脑损伤对认知障碍的影响。

认知障碍诊断标准。神经心理学评估证明存在至少 1 个认知域的损害。

血管性病因诊断标准。

影像学标准神经影像检测需要符合 VASCOG 诊断 VCI 的最低影像学标准，即至少具备以下影像学表现之一：①一个大血管脑梗死足以导致 VaMCI，而诊断重度 VCI（VaD）往往需要 2 个或多个大血管脑梗死。②存在一个广泛的或者关键部位的脑梗死，位于丘脑或基底节区可能足以导致重度 VCI。③存在 2 个以上脑干以外的腔梗；1～2 个关键部位的腔隙，或者 1～2 个非关键部位的腔隙同时合并广泛的脑白质高信号。④广泛或融合的白质高信号。⑤关键部位的脑出血，或 2 个及 2 个以上的脑出血。⑥以上形式的组合。

临床表现标准。临床特征需要符合下列之一：①认知障碍的发生与 1 个或多个脑血管事件具有时间相关性（认知损害的发生应在脑血管事件后 6 个月以内，并且认知损害不可逆转，认知障碍往往是突发的，并随着多次类似脑血管事件的发生而表现为阶梯式进展或波动性，持续 3 个月以上）。②若无脑血管事件，患者应具备信息处理速度、复杂注意/额叶执行功能显著受损的证据，以下特征可作为支持点：早期出现的步态异常，包括行走不平衡感或反复的跌倒；早期出现尿频、尿急或其他不能用泌尿系统疾病解释的症状；人格或情绪改变，如意志力丧失、抑郁或情绪失禁。

重度 VCI 进行亚型分类的诊断：①卒中后痴呆。患者具有明确的卒中病史，认知障碍的发生应在脑血管事件后 6 个月以内，并且认知障碍不可逆转（持续存在 3 个月以上）。部分患者可在卒中前即有轻度认知障碍。PSD 还可进一步描述为多发梗死性痴呆，皮质下缺血性血管性痴呆及混合性痴呆等。认知障碍与卒中事件的时间关系将 PSD 与其他类型的重度 VCI（VaD）区分开来，是诊断的关键。②皮质下缺血性血管性痴呆。SIVaD 是重度 VCI 最常见的类型，病理改变主要位于皮质下，脑小血管疾病是 SIVaD 的主要病因，影像学上最常见的表现为腔隙性脑梗死和广泛融合的脑白质高信号。③多发梗死性痴呆。多发梗死性痴呆用于指示多个皮质-皮质下梗死的存在及其对痴呆的可能影响。④混合型痴呆。患者同时存在血管性脑损伤与神经变性两种病理，以脑血管病伴发 AD 最为常见。在条件允许的情况下，需要结合临床表现、影像学特征和生物标志物来确定哪一种病理损害在认知损害中占主导地位，并通过命名的先后顺序，反映不同病理导致痴呆的作用大小。

诊断 VCI 需排除的因素主要包括：①早期出现并进行性恶化的记忆缺陷、早期突出的帕金森病特征、原发性神经系统疾病（如多发性硬化、脑炎等）特征。②神经影像学检查中缺乏血管性损伤病变。③其他可解释认知障碍的疾病如脑肿瘤、多发性硬化、脑炎、抑郁症、中毒，及明显影响认知功能的系统性疾病及代谢异常等。此外，首次诊断认知障碍前 3 个月内的药物或酒精的滥用也需排除。

3. 血管性痴呆的治疗

血管危险因素的控制有助于降低 VaD 发病率。降压治疗可显著降低因卒中复发而导致的痴呆和认知障碍。大数据和计算机模型分析估计，控制 7 个重要危险因素（肥胖、高血压、糖尿病、高胆固醇血症、抽烟、低教育水平和心血管病），有望减少全球 1/3 的痴呆发生，尤其是 VaD。在 FINGER 研究中，包括血管危险因素控制、饮食调节、认知训练和体育锻炼在内的综合性干预措施可显著降低痴呆高危人群的认知损害风险，对卒中或痴呆高风险人群更有效。因此，新版指南推荐对高危老年人群的多因素干预（锻炼、饮食、认知训练及血管危险因素控制）很可能对预防 VCI 有益。

对于胆碱酯酶抑制剂和兴奋性氨基酸受体拮抗剂可能轻度改善认知障碍，对于 VCI 合并 AD 的混合性痴呆，胆碱酯酶抑制剂与美金刚也是治疗选项。

（三）额颞叶变形

1. 概述

额颞叶变性（FTLD）的临床表现为额颞叶痴呆（FTD），是一组以进行性精神行为异常、执行功能障碍和语言损害为主要特征的痴呆症候群，其病理特征为选择性的额叶和（或）颞叶进行性萎缩。FTLD 的病因尚未明确，其在临床、病理和遗传方面具有异质性。

FTLD 是早发型痴呆的主要原因之一，在由神经变性导致的痴呆中，FTLD 为第 3 位原因，仅次于阿尔茨海默病（AD）和路易体痴呆。男性和女性的 FTLD 患病率相当。FTLD 患者的平均生存期为 6.6～11.0 年。FTLD 的主要病理特征为局限性额颞叶萎缩。

根据临床特征，目前国际上将 FTLD 分为 3 种主要的临床亚型：行为变异型额颞叶痴呆（bvFTD）、语义性痴呆（SD）和进行性非流利性失语（PNFA）。其中 SD 和 PNFA 可归为原发性进行性失语（PPA）。

FTLD 的神经病理学主要包括 3 种亚型：微管相关蛋白-tau 蛋白（FTLD-TAU）型、

TAR DNA 结合蛋白 43（FTLD-TDP）型和 FUS 蛋白（FTLD-FUS）型。此外，还有 2 种罕见的神经病理亚型，一种是 tau 蛋白、TDP-43 和 FUS 蛋白阴性而泛素阳性的包涵体亚型，名为 FTLD-UPS；另一种是无法辨别的包涵体亚型，名为 FTLD-ni。

2. 诊断标准

bvFTD 是一种以人格、社会行为和认知功能进行性恶化为特征的临床综合征，发生率约为 FTLD 的 50%，也是 FTLD 中病理异质性最强、遗传性最强的亚型。临床表现为进行性加重的行为异常，人际沟通能力和（或）执行能力下降，伴情感反应缺失，自主神经功能减退等。其中，行为异常最为显著，包括去抑制行为、动力缺失、强迫性行为、仪式性行为、刻板运动和口欲亢进等。bvFTD 的表现型变化多样，不同患者的临床表现差异较大。

诊断标准如下。

（1）神经系统退行性病变。必须存在行为和（或）认知功能进行性恶化才符合 hvFTD 的标准

（2）疑似 bvFTD。

必须存在以下行为/认知表现（A-F）中的至少 3 项，且为持续性或复发性，而非单一或罕见事件。

早期去抑制行为（至少存在下列症状中的 1 个）：①不恰当的社会行为。②缺乏礼仪或社会尊严感缺失。③冲动鲁莽或粗心大意。

早期出现冷漠和（或）迟钝。早期出现缺乏同情/移情（至少存在下列症状中的 1 个）：①对他人的需求和感觉缺乏反应。②缺乏兴趣、人际关系或个人情感。

早期出现持续性/强迫性/刻板性行为（至少存在下列症状中的 1 个）：①简单重复的动作。②复杂强迫性/刻板性行为。③刻板语言。

口欲亢进和饮食习惯改变（至少存在下列症状中的 1 个）：①饮食好恶改变。②饮食过量，烟酒摄入量增加。③异食癖。

神经心理表现。执行障碍合并相对较轻的记忆及视觉功能障碍（至少存在下列症状中的 1 个）：①执行功能障碍。②相对较轻的情景记忆障碍。③相对较轻的视觉功能障碍。

（3）可能为 bvFTD。必须存在下列所有症状才符合标准。

①符合疑似 bvFTD 的标准。②生活或社会功能受损（照料者证据，或临床痴呆评定量表或功能性活动问卷评分的证据）。③影像学表现符合 bvFTD（至少存在下列中的 1 个）：a.CT 或 MRI 影像显示额叶和（或）前颞叶萎缩。b.PET 或 SPECT 影像显示额叶和（或）前颞叶低灌注或低代谢。

（4）病理确诊为 bvFTD。必须存在下列 3 项标准中的 1 项：①符合疑似 bvFTD 或可能的 bvFTD。②活体组织检查或尸体组织检查有额颞叶变性的组织病理学证据。③存在已知的致病基因突变。

（5）bvFTD 的排除标准。诊断 bvFTD 时下列 3 项均必须为否定；疑似 bvFTD 诊断时，③可为肯定。①症状更有可能是由其他神经系统非退行性疾病或内科疾病引起。②

行为异常更符合精神病学诊断。③生物标志物强烈提示阿尔茨海默病或其他神经退行性病变。

注：作为一般指南，"早期"指症状出现后的3年内；bvFTD为行为变异型额颞叶痴呆。

3.额颞叶变性的治疗

目前，治疗额颞叶变性无有效的药物推荐。药物主要针对行为、运动和认知障碍的对症治疗。美金刚的安全性和耐受性较好，可以缓解部分精神行为症状，对改善语言功能障碍可能有效。甘露特钠通过抑制神经炎症和tau蛋白生成，支持用于FTLD治疗，但仍需大样本临床试验研究。轻度精神行为症状首先推荐非药物治疗，其次推荐选择性5-羟色胺再摄取抑制剂。在抗痴呆药物治疗基础上，如出现非药物治疗无法控制的精神行为症状，可短期小剂量联合使用非典型抗精神病药物，但需充分考虑患者的临床获益和潜在风险。

（四）路易体痴呆

1. 概述

路易体痴呆（DLB）是一种常见的神经退行性疾病，其特征是波动性认知障碍、帕金森病（PD）样症状、反复生动的视幻觉和快速眼动睡眠行为障碍（RBD）。

DLB的患病率占整个痴呆人群的3.2%～7.1%，是仅次于阿尔茨海默病（AD）的神经变性病性痴呆。非基于人口学的研究显示，DLB的患病率在65岁以上人口中为0.1%～2.0%，75岁以上人口为5%，我国首次人群调查结果与欧美日结果类似。此外，65以上DLB患者占痴呆人群的3.0%～26.3%，痴呆患者尸检研究发现，DLB占比高达31.0%～41.4%。

DLB的危险因素和病因尚未明确。病理提示路易小体中的物质为α-突触核蛋白和泛素等，异常的蛋白沉积可能导致神经元功能紊乱和凋亡。但是，α-突触核蛋白和泛素的沉积机制仍有疑问。

2. 诊断标准

（1）诊断要点：诊断DLB的必要条件是出现疯呆，即出现进行性认知功能减退，且其严重程度足以影响患者的日常、社会和职业功能以及日常活动能力。在早期阶段，患者并不一定出现显著或持续的记忆功能障碍，但随着疾病进展会变得明显。注意力、执行功能和视觉功能的损害可能在早期出现。

（2）核心临床特征（前3条可能在早期出现且贯穿整个疾病病程）：波动性认知功能障碍，患者伴有注意力和警觉性显著减退，反复出现的视幻觉，通常REM行为障碍，可能在认知功能下降之前出现；出现帕金森综合征核心症状的一种或多种，包括运动迟缓、静止性震颤或肌强直。

（3）支持性临床特征：对抗精神病药物高度敏感；姿势不稳：反复掉倒，晕厥或其他短暂性意识丧失，严重自主神经功能（包括便秘、直立性低血压、尿失禁），嗜睡，嗅觉减退，幻觉，妄想，淡漠，焦虑和抑郁。

（4）提示性生物标志物：通过SPECT/PET显示的基底节多巴胺转运体摄取下降，

123-MIBG 心肌扫描成像异（摄取减），多导眠图显示快速眼动期肌肉驰缓消失。

（5）支持性生物标志物：CT/MR 检查显示内侧额叶结构相对保留，SPECT/PET 成像/代谢扫描显示主或代，FDG-PET 成像显示执活性下峰，后扣带活性异常增高；脑电图出现显著的后部慢波，且出现周期性波动。

（6）很可能的 DLB 诊断标准：①出现两项或两项以上的核心临床特征，伴或不伴有提示性生物标志物阳性。②仅出现一项 DLB 核心临床特征，但伴有一项或一项以上的提示性生物标志物阳性，仅仅基于生物标志物并不能诊断为很可能的 DLB。

（7）可能的 DLB 诊断标准：①有下列之一者可以诊断为可能的 DLB。a.仅出现一项 DLB 的核心临床特征，提示性生物标志物阳性。b.出现一项或多项提示性生物标志物，但缺乏核心的临床特征。②符合以下标准，则考虑 DLB 可能性较小。a.出现其他任何躯体病或脑部疾病，足以部分或全部解释患者的临床症状，在这种情况下，即使不能完全排除 DLB 诊断，也需要考虑混合性或多发性病变的可能性。b.在严重的痴呆患者中，其核心临床特征仅有帕金森综合征的症状，并且是作为首发症状出现。

DLB 是指痴呆在帕金森综合征之前或与之同时出现。而 PDD 是指在已有帕金森病的患者中出现的痴呆。但在实际临床中，也可以采用路易体病这一通用术语来描述两者。

注：123L-MIBG 为 123-间位代节心肌显像。REM 为快速动眼期。SPECT 为单光子发时计算机新层成像术。PET 为单电子发计算机扫描。FDG 为氟脱氧葡萄糖。PDD 为帕金森痴呆。DLB 为路易体痴呆。

3. 路易体痴呆的药物治疗

（1）认知药物治疗。胆碱酯酶抑制剂（ChEI）、多奈哌齐和卡巴拉汀可以改善 DLB 患者的认知功能和日常活动。加兰他敏虽然也是 ChEI，但其在 DLB 患者中的有效性证据较少。美金刚对 DLB 和 PDD 患者均可改善整体状况，尤其是在注意力和延迟记忆方面，在认知方面，其辅助 ChEI 可获得更明显的效果。

（2）BPSD 的药物治疗。DLB 患者除了认知功能下降之外，也常伴有谵妄、焦虑、抑郁和行为异常等精神行为症状，轻度患者无须治疗。多奈哌齐和卡巴拉汀使患者的淡漠、妄想、抑郁和幻觉得到了改善，且多奈哌齐比卡巴拉汀效果更好。喹硫平的耐受性高，可以明显减轻 DLB 患者的 BPSD，但是可能加剧运动功能恶化。奥氮平可控制 DLB 精神病症状，且不会恶化 PD 样症状，为了预防精神症状的出现，服药应从少量开始缓慢增加，以控制症状的最低量开始。避免导致运动症状加重和脑血管事件发生。

（3）运动症状的药物治疗。对于 DLB 患者的 PD 样症状，左旋多巴可改善 32%～50%的 DLB 患者的运动功能，为了预防其幻觉和精神症状的副作用，须从小剂量开始，联用唑尼沙胺效果较好。

（4）RBD 的药物治疗。对于治疗 RBD，氯硝西泮有效；褪黑素改善患者的症状且 PSG 显示 RBD 活动减少，但不良事件发生概率较高。

（5）自主神经症状药物。DLB 患者的自主神经症状与疾病进展和生存期有关。盐皮质激素如氟可的松、α-受体激动剂如米多君以及右旋多巴可用于治疗 PD 患者的直立性低血压。便秘是 DLB 患者的常见症状，可服用番泻叶缓解；泻药、柠檬酸莫沙必利及多潘立酮等可治疗肠胃蠕动障碍。

4. 痴呆的中医认识

中医认为痴呆是以获得性智能缺损为特征，以善忘、失语、失认、失用、无执行能力或生活能力下降等为主症的疾病，又称呆病。

关于呆病最早可以追溯到《黄帝内经》时代。《黄帝内经·素问·脉要精微论》："头者，精明之府，头倾视深，精神将夺矣。"《灵枢·天年》："六十岁，心气始衰，苦忧悲，血气懈惰，故好卧……八十岁，肺气衰，魄离，故言善误。"中医认识到老人思维障碍与五脏气血盛衰有关。《灵枢·海论》："髓海不足，脑转耳鸣，胫痠眩晕，目无所视，懈怠安卧"，指出精神疾病与脑有关。"肾主骨，生髓上通于脑"说明肾与脑生理上相互联系，精神疾病还与肾密切相关。《黄帝内经·素问·宣明五气》："心藏神，肺藏魄，肝藏魂，脾藏意，肾藏志，是谓五藏所藏。"这说明精神活动与五脏相关联，五脏共同主宰着神志功能，并相互影响。《类经·藏象类》所云"忆，思忆也。谓一念之生，心有所向而未定者，曰意"，其藏在脾。因此，"意"是记忆的开始，寓意即刻记忆。"意之所存"指保存、储存，"志"是记忆的保存，寓意延迟记忆，其藏在肾。

"痴呆"一词最早出现在汉代《华佗神医秘传》中。到了晋代，《针灸甲乙经》中称痴呆为"呆痴"。王叔和《脉经》对呆病的脉象进行了描述："二手脉浮之俱有阳，沉之俱有阴，阴阳皆实者，此为冲督之脉也，冲督用事，则十二经不复朝于寸口，其人皆苦恍惚狂痴……"《诸病源候论·多忘候》："多忘者，心虚也"，认为善忘与心有关。孙思邈同样为认为健忘源由心伤，但还与肾阴虚兼夹湿热有关。《千金翼方·养性》："忘前失后，兴居怠惰，计授皆不称心，视听不稳""健忘慎怒，性情变异""肾精竭乏，阳气日衰。"《圣济总录·心脏门·心健忘》："健忘之病本于心虚，血气衰少，精神昏馈，故志动乱而多忘也。"而宋代陈无择认为痴呆不仅与心，还与脾有关。《三因极一病证方论·健忘证治》："今脾受病，则意念不清，心神不宁，使人健忘，尽心力思量不来者，是也。"清代早期，医者提出"呆病成于郁"和"呆病成于痰"两种病机学说，开辟"开郁化痰"治法。所谓"呆病之成，必有其因，大约其始也，起于肝气之郁"。"呆病既成于郁……然郁之既久而成呆"，认为久郁不解是导致呆病的重要诱因，而起到关键作用的是痰。可见中医对痴呆的认识久远。

中医认为痴呆的病因是以内因为主，由于七情内伤，久病不复，年迈体虚等致气血不足，肾精亏虚，痰瘀阻痹，渐使脑髓空虚，脑髓失养。其基本病机为髓减脑消，神机失用。其病位在脑，与心肝脾肾功能失调密切相关。其证候特征以气血、肾精亏虚为本，以痰浊、瘀血之实邪为标，临床多见虚实夹杂之证。因此，本病的发生，不外乎虚、痰、瘀，并且三者互为影响。虚指气血亏虚，脑脉失养；阴精亏空，髓减脑消。痰指痰浊中阻，蒙蔽清窍；痰火互结，上扰心神。瘀指瘀血阻痹，脑脉不通；瘀血阻滞，蒙蔽清窍。

在临诊辩证中，首先要辨明虚实本虚者，辨明是气血亏虚，还是阴精衰少；标实者，辨明是痰浊或痰火为病，还是瘀血为患。其次要辨脏腑，分清主次。

中医的辩证论治如下。

（1）髓海不足。

症状：智能减退，记忆力和计算力明显减退，头晕耳鸣，懒情思卧，齿枯发焦，腰酸骨软，步行艰难，舌瘦色淡，苔薄白，脉沉细弱。

治法：补肾益髓，填精养神。

方药：七福饮（熟地、人参、白术、炙甘草、当归、远志、杏仁）。

（2）脾肾两虚。

症状：表情呆滞，沉默寡言，记忆减退，失认失算，口齿含糊，词不达意，伴气短懒言，肌肉萎缩，食少纳呆，口涎外溢，腰膝酸软，或四肢不温，腹痛喜按，泄泻，舌质淡白，舌体胖大，苔白，或舌红，苔少或无苔，脉沉细弱。

治法：补肾健脾，益气生精。

方药：还少丹（熟地黄、枸杞子、山萸肉、肉苁蓉、巴戟天、小茴香、杜仲、怀牛膝、楮实子、人参、茯苓、山药、大枣、远志、五味子、石菖蒲）。

（3）痰浊蒙窍。

症状：表情呆钝，智力衰退，或哭笑无常，喃喃自语，或终日无语，伴不思饮食，脘腹、胀痛，痞满不适，口多涎沫，头重如裹，舌质淡，苔白腻，脉滑。

治法：健脾化浊，豁痰开窍。

方药：洗心汤（人参、甘草、半夏、陈皮、附子、茯神、酸枣仁、石菖蒲、神曲）。

（4）瘀血内阻。

症状：表情迟钝，言语不利，善忘，易惊恐，或思维异常，行为古怪，伴肌肤甲错，口干不欲饮，双目暗晦，舌质暗或有瘀点、瘀斑，脉细涩。

治法：活血化瘀，开窍醒脑。

方药：通窍活血汤（麝香、桃仁、红花、赤芍、川芎、大枣、葱白、生姜）。

5. 痴呆的误区

（1）误区一，老年痴呆是自然衰老的过程，只有老人才会患病。以老年痴呆最常见的类型——阿尔茨海默病来说，其发病不是单纯的大脑自然衰老的过程，而是多种因素的影响下，例如，遗传基因、生活习惯等，脑部出现了病理生理变化（淀粉样物质沉积），通过较长时期的累积，脑组织逐渐出现神经炎性斑、神经元纤维缠结以及神经元缺失等改变，从而表现为思维、语言及认知功能的退化，由于其发生及发展会经历较长的过程，因此，该病通常在老年的时候表现出来。老年痴呆症有长达 20～30 年的潜伏期，在痴呆症状出现的 11～15 年，就会出现认知障碍的迹象，症状出现的 3～9 年，影像学就可检查到内侧颞叶的变化。因此专家建议，40 岁以上的中年人就应开始有意识的关注自身身体和心理的变化，早期预防老年痴呆。

（2）误区二，记忆丧失就是阿尔茨海默病。记忆丧失和其他思考能力下降并不总是由阿尔茨海默病或其他类型的痴呆症引起的，有时还有其他原因，如抑郁症或其他精神疾病、药物副作用、酒精滥用、甲状腺疾病或其他医学疾病，或维生素缺乏。在许多情况下，治疗这种疾病可以逆转痴呆的症状。所以，如果你在思考和记忆方面有问题，及时去看医生，接受进一步诊治，看看这些问题是否可以被缓解和治愈。

（3）误区三，痴呆不能治愈，因此无须治疗。对于老年痴呆，目前的医疗技术虽不能逆转或治愈疾病，但可以改善认知及精神状态，减少并发症，延缓病情的发展进程，提高患者生命质量，减轻患者家庭负担。老年痴呆的治疗方式通常为药物治疗结合个性化的认知及运动康复。

（4）误区四，人老必痴呆。人到老年，虽然脑细胞有不同程度的退化，导致脑功能减退，但大多数存活脑细胞的功能依然存在。这些存活的脑细胞有一定的代偿功能，能维持正常的精神活动。近年来研究证实，脑细胞退化到 90 岁左右可以逐步停止。临床上只有 4%～5% 的老年人患痴呆症，可见大多数老年人的脑功能是健康的，他们不仅能正常生活，而且还保持着一定的学习和工作能力。

（5）误区五，痴呆是不能预防的。很多生理、心理、社会因素可引起脑功能的衰退，如能消除和减少这些因素，就可以预防痴呆的发生。因此，老年人日常生活中应保持心情开朗、心理平衡、淡泊名利、少计较得失，防止产生失落、悲哀的心态。应多参加适合老年人的社会活动及体育锻炼，养成合理用脑的习惯，如参加书法、绘画、读书等活动，以使大脑"不生锈"，从而缓解大脑的衰退。平常粗茶淡饭，多食五谷杂粮、水果、蔬菜等补脑物质，这对预防痴呆有着非常重要的作用。

（6）误区六，老年痴呆肯定会遗传。痴呆的发生大多与出生后的不良生活方式（饮酒、吸烟等）、躯体疾病（高血压病、脑动脉硬化等）、文化程度、社会、心理因素等密切相关。预防痴呆，要从儿童时期开始就养成良好的生活习惯。遗传不是痴呆发生的主要原因。

6. 痴呆的预防及养生

（1）健康饮食。

健康均衡的饮食有助于降低认知障碍的风险，推荐低脂肪，足量的新鲜蔬菜水果。可以参照"地中海饮食"，其特点包括：富含植物性食物，食品加工程度低，食用橄榄油、白肉为主，少红肉、少奶酪。

增强大脑记忆力——卵磷脂：它与蛋白质、维生素并列为"第三营养素"。这种物质可更新受损、老化细胞，增强大脑记忆力、注意力和思考力。对大脑的正常运转起到至关重要的作用。

鸡蛋：卵磷脂又被称为蛋黄素，就是因为这种物质在蛋黄当中大量存在，所以补充卵磷脂最简单的方法就是吃鸡蛋，吃蛋黄。蛋黄简直可以堪称"补脑高手"，富含非常多的卵磷脂。一般人群可以一天吃一个全蛋。

豆类：含有丰富的蛋白质，尤其是富含卵磷脂。豆类当中的大豆磷脂在被人摄入之后会生成胆碱、甘油磷酸及脂肪酸，具有较强的生理活性和营养价值，并且胆碱在身体内还会转化为传递信息作用的乙酰胆碱。

花生：也富含卵磷脂和脑磷脂，对神经系统有很大的好处，能够帮助延缓大脑功能的衰退，还能够抑制血小板凝集，防止脑血栓形成，对心脑血管健康是不错的。不过值得注意的是，花生含有较多的油脂，吃多了容易发胖。

保护认知能力——叶酸：研究显示：血液中的同型半胱氨酸含量特别高时，发生痴呆的机会明显增加。而同型半胱氨酸在代谢过程中有个克星，就是叶酸。叶酸能够清除同型半胱氨酸，还可促进大脑神经发育和修复，提高机体免疫力，且叶酸也属于水溶性维生素，在体内流失较快，所以需常常补充。橘子、草莓、菠萝、胡萝卜、猕猴桃、西兰花、燕麦中都含有丰富的叶酸。另外深色蔬菜几乎都含有丰富的叶酸，比如苋菜、奶白菜、茼蒿、油菜等。

例如，南瓜营养是很丰富的，是β-胡萝卜素的极佳来源，并且南瓜当中的维生素 A 的含量超过绿叶蔬菜，同时也富含维生素 C、锌、钾和纤维素等，对神经衰弱、记忆力有点减退会带来一定的改善效果。

增加脑细胞流动性，可多摄入 Omega-3 脂肪酸。它能够增加神经细胞细胞膜的流动性，抗击体内的炎症反应，减少异常蛋白的沉积，降低早老性痴呆的发生概率。补充 Omega-3 脂肪酸推荐：深海鱼，如三文鱼、青鱼、金枪鱼、大马哈鱼，它们中都含有丰富的欧米伽 3 脂肪酸。每人每周食用 2～3 次深海鱼，每次食用半两左右，即可满足人体需求。

此外，玉米里面的玉米胚中含有丰富的亚油酸等多种不饱和脂肪酸，这样的营养成分具有保护脑血管和降低血脂的作用，对心脑血管健康有好处的。玉米当中谷氨酸含量比较高，这种营养物质能够帮助促进脑细胞代谢，常吃玉米对大脑健康还是很有好处的。

防治痴呆，限制性食入的食物如下。

皮蛋：传统皮蛋的制作是用盐、纯碱、石灰、氧化铅等，将鸭蛋包裹腌制而成，所以，其中会含有大量的铅。很多研究都已经证实铅对人体的毒害作用巨大，主要损害神经系统，让人无法集中注意力、思维缓慢……对于年过半百的老人，容易伤害大脑细胞，增加老年痴呆的风险。

油条/油饼，粉丝/凉粉：传统油条中使用的膨松剂有 2 类：北方油条通常用明矾配纯碱；广式油条通常用臭粉。前者虽然口感好，但是会在油条中残留一定的铝，长期食用或摄食过量可能会导致慢性铝中毒，伤害神经系统，造成智力退化、大脑反应变慢。

罐头食品：很多无良厂商生产的罐头食品，为了长时间保存，往往会加入一些防腐剂，或使用较多的盐，其中防腐剂会影响行为及大脑认知能力，而长时间食用高盐食物，则会加速认知能力的退化。

含咖啡因的饮料及食物：大量喝咖啡或食用含有咖啡因的食物，往往会扰乱正常的休息时间，并使人受到一些情绪上的负面影响。适当的咖啡饮用量大概是每天 2 杯；一旦人们在短时间喝超过 5 杯咖啡的量，就会出现焦躁、兴奋、无法入睡的情况。

（2）广泛社交。

保持社交活动有助于脑健康，鼓励老年人参与健康且有意义的社交活动，做一名积极的社区活动参与者。

美国密歇根大学社会学研究学会心理学家奥斯卡·亚巴拉的研究表明，每天只需要和他人聊天 100 分钟，就可提高记忆力，让人更聪明。一项在英格兰 69 家养老院进行的为期 9 个月的试验也表明，每天与痴呆症患者聊天 10 分钟，可以显著提高他们的生活质量。经常参与对话和交流可以促进神经元之间的连接，并增加大脑中的神经可塑性。这使得我们的大脑更容易适应变化、学习新知识和处理复杂的任务。这些都是预防痴呆症的关键因素。

建议存在痴呆倾向的老年人广泛社交。参加社区活动或兴趣小组，结识新朋友，扩大社交圈子。经常与家人、朋友或邻居交流，分享生活经验和感受，儿女尽量多抽时间陪老人聊天，缓解老人的孤寂心理。参与志愿者工作，为他人提供帮助，奉献爱心的同时，也可以多与他人聊天、交往，获得社会满足感。加入俱乐部或组织，参与团队活动，与他人一起分享兴趣和乐趣。参加团队运动或户外活动，与他人共同体验和享受身体活动的快乐。利用技术手段，如视频通话或社交媒体，与远距离的亲友保持联系。参加培训课程或学习班，结识志同道合的人，并一起学习新知识。

（3）保持学习。

在生命的任何阶段接受教育都有助于降低认知能力衰退和患阿尔茨海默病的风险，不断学习，就是不断地给大脑一定刺激，有助于预防痴呆，"活到老，学到老"。根据2018年7月发表在JAMA《精神病学》上的一项研究，每天阅读可能会降低痴呆症风险。对大脑刺激活动效果的研究进一步证实阅读可增强记忆力。一项研究显示，在为期6年的研究中，终身阅读的人到老年时期记忆力下降可减缓30%以上。

（4）坚持运动。

在2015年，英国的一个研究团队证明，有氧运动能明显改善老年人的痴呆症状（阿尔兹海默病占了很大一部分），包括记忆力、认知、注意力等。在相同的年龄、教育程度和性别条件下，研究人员发现，经常锻炼的参与者（这里"参与"被定义为有经常参加步行、跑步、游泳、跳舞或在健身房锻炼等活动）患认知障碍的风险降低了17%。太极拳对老年痴呆症患者的健康有多种益处。这包括提高下半身和腿部力量，缓解关节炎疼痛，并增强人的注意力和精神能力。由于太极拳是一种节奏更慢的武术形式，侧重于缓慢移动和深呼吸，太极拳还可以通过练习提高老年人的平衡能力来防止跌倒。

（5）做延缓痴呆的小游戏。

拼图游戏：在痴呆症的任何阶段，拼图都是刺激思维的好方法。与高度竞争的游戏相比，拼图以一种更沉思的方式提供精神刺激。由于大多数拼图没有时间限制，这使得老年人可以按照自己的节奏完成活动。对于一些人来说，定制照片拼图还可以作为回忆的催化剂，唤醒过去的记忆。在选择拼图时，有必要考虑每个老人的能力，以及他们是否面临任何身体或认知上的困难。

纸牌游戏：玩起来非常方便，只需要一副纸牌，老人就可以玩"钓鱼""接龙"这样规则简单的游戏。颜色和数字的表现形式也可以刺激老人的认知和推理能力。

艺术和手工艺：参与艺术和手工艺活动是促进老人创造力的绝佳方式。老年人可以获得成就感，增强其自尊心，因为他们知道自己创造了一些东西。艺术也可以是一种治疗方式，它可以增强痴呆症患者的沟通和大脑功能。

（6）认知康复训练。

认知康复训练作为辅助治疗方法，能够一定程度上延缓病情进展，改善患者的认知功能和日常生活能力，从而提高患者的生活质量。

记忆力训练：维持远期记忆，鼓励患者多回忆往事，按时间顺序来叙述自己经历过的最重要、感受最深的几件大事，可以结合以往拍摄的旅游照片、活动视频和有纪念意义的物品，或者将患者之前的生活场景制作成图片，播放给患者观看来帮助回忆。让患者反复查看熟人的照片，然后进行真人辨认。列举生活中常见的一些物品，比如水果（苹果、西瓜、橘子），或者交通工具（自行车、飞机、火车）等，在3～5分钟后，让其回忆刚才列举的物品名称，或者反复回忆一串指定的数字（由少到多，如536.90624等），提高延迟记忆力。

注意力训练：播放患者感兴趣的广播或者电视节目，指导其在观看节目后对内容进行复述；或者选择一本画册，让患者对一幅图画进行自由描述，描述完毕后予以肯定和引导发散思维，还可以根据患者的兴趣选择舒尔特方格、拼图、积木游戏等。

语言训练：鼓励患者朗读书籍、报纸，或者讲一个故事、进行时事评论。对于受文化限制无法阅读文字或者认知障碍比较严重的患者，可以从日常生活中使用频率高的词汇开始锻炼，比如吃饭、喝水、睡觉、洗澡、梳头、刷牙等词汇，在训练过程中不断鼓励患者，增加患者信心。

计算力训练：训练计算力，可以先从单一的数数训练开始，然后让患者做数字计算类的游戏，或者出与日常有所关联的题目，用简单的加减乘除法运算，再逐步提高训练的难度，如果患者计算错误，需要正确示教，并不断鼓励，防止患者出现自卑、烦躁等不良情绪。

定向力训练：定向力训练包括时间、地点、人物3个方面。让患者讲述日期、时间、目前所处的地点、天气等，引导患者认识和记忆钟表上的数字，指出卧室、厕所等特定场所的位置，闭眼描述房间内的家具摆设等。若患者无法回答或回答错误，可借助提示或多选的方式，向患者反复讲解一些生活的基本知识，让患者逐渐形成正确的人、时间、地点概念。

日常生活能力训练：指导患者进行穿脱衣物、梳头、洗漱、上厕所、整理床铺等，先从简单的活动开始锻炼，先与患者一起讨论具体步骤及方法，直到其可以完全了解各流程，并顺利实施，逐渐提高患者的生活能力。

音乐疗法：音乐是一种强有力的感觉体验和刺激形式，对稳定情绪、增强情感反应、改善交流能力等都有一定帮助。可以选取与患者生活有紧密关系的歌曲、年轻时经常听的歌曲，让患者跟随节律，尽可能将歌词唱出，同时鼓励患者回忆和描述与这首歌相关的场景、心情等。

王颖编

第九章　帕金森病

帕金森病（PD）又称"震颤麻痹"，巴金森氏症或柏金逊症。该病是一种常见于中老年的神经系统变性疾病，多在 60 岁以后发病。主要表现为患者动作缓慢，手脚或身体的其它部分的震颤，身体失去了柔软性，变得僵硬。最早系统描述该病的是英国的内科医生帕金森，当时还不知道该病应该归入哪一类疾病，称该病为"震颤麻痹"。帕金森病是老年人中第四位最常见的神经变性疾病，在 65 岁以上的人群中，1%患有此病；在40 岁以上的人群中，有 0.4%的人患病。本病也可在儿童期或青春期发病。

一、症状和体征

人们对该病进行了更为细致的观察，发现除了震颤外，尚有肌肉僵直、写字越写越小等其它症状，但是四肢的肌肉的力量并没有受损，认为称麻痹并不合适，所以建议将该病命名为"帕金森病"。50%～80%的病例起病隐袭，首发症状通常是一侧手部的 4～8Hz 的静止性"捻丸样"震颤。这种震颤在肢体静止时最为显著，在肢体执行活动时减弱，在睡眠中消失；情绪紧张或疲劳能使震颤加重，通常震颤在双手，双臂与双腿最为严重，症状出现的先后顺序也是手部最早，腿部最迟，下颌、舌头、前额与眼睑也能出现震颤，但发声不受影响，许多患者只表现僵直；不出现震颤，僵直进展性加重，动作变得愈来愈慢（动作缓慢），愈来愈少（动作过少），愈来愈难发动（动作缺失）。僵直再加上动作过少可能促成肌肉酸痛与疲乏的感觉。面无表情，成为面具脸，口常张开，眨眼减少，可能造成与抑郁症相混淆。躯体姿势前屈。患者发现开步很困难；步态拖曳，步距缩小，两上肢齐腰呈固定屈曲位，行走时两上肢没有自然的摆动。步态可以出现并非有意的加速，患者为了避免跌倒而转入奔走，出现慌张步态。由于姿势反射的丧失，患者身体的重心可发生移位，出现前冲或后冲。讲话声音减弱，出现特征性的单调而带口吃状的呐吃。动作过少加上对远端肌肉控制的障碍可引起写字过小症，以及执行日常生活活动时日益加重的困难。大约 50%的病例有痴呆症状，而且抑郁症也属常见。

在进行体检时，将患者的肢体作被动屈伸时会遇到一种顺应而不变的铅管样僵直，如有附加的震颤，则会出现齿轮状僵直。感觉检查通常正常，可观察到自主神经功能障碍的体征（如皮脂腺分泌过多，便秘，尿急，直立性低血压）；肌力通常正常，虽然有用的肌肉力量可有所减弱，而且执行快速连续性动作的能力也有障碍；反射正常，但由于显著的震颤或僵直可能不易引出。脑炎后帕金森综合征病例中可发生眼动危象（即头，眼强迫性的，持续的偏斜），其他肌张力障碍表现，自主神经不稳定现象与性格改变。

（一）静止性震颤

震颤往往是发病最早期的表现，通常从某一侧上肢远端开始，以拇指、食指及中指为主，表现为手指像在搓丸子或数钞票一样的运动。然后，逐渐扩展到同侧下肢和对侧肢体，晚期可波及下颌、唇、舌和头部。在发病早期，患者并不太在意震颤，往往是手指或肢体处于某一特殊体位的时候出现，当变换一下姿势时消失。以后发展为仅于肢体静止时出现，例如，在看电视时或者和别人谈话时，肢体突然出现不自主的颤抖，变换位置或运动时，颤抖减轻或停止，所以称为静止性震颤，这是帕金森病震颤的最主要的特征。震颤在患者情绪激动或精神紧张时加剧，睡眠中可完全消失。震颤的另一个特点是其节律性，震动的频率是每秒钟4～7次。这个特征也可以帮助人们区别其它的疾病，如舞蹈病、小脑疾患，还有甲状腺功能亢进等引起的疾病。

（二）肌肉僵直

帕金森病患者的肢体和躯体通常都失去了柔软性，变得很僵硬。病变的早期多自一侧肢体开始。初期感到某一肢体运动不灵活，有僵硬感，并逐渐加重，出现运动迟缓，甚至做一些日常生活的动作都有困难。如果拿起患者的胳膊或腿，帮助他活动关节，你会明显感到他的肢体僵硬，活动其关节很困难，象在来回折一根铅管一样。如果患肢同时有震颤，则有断续的停顿感，就像两个咬合的齿轮转动时的感觉。

（三）运动迟缓

在早期，由于上臂肌肉和手指肌的强直，患者的上肢往往不能做精细的动作，如解系鞋带、扣纽扣等动作变得比以前缓慢许多，或者根本不能顺利完成。写字也逐渐变得困难，笔迹弯曲，越写越小，这在医学上称为"小写症"。面部肌肉运动减少，患者很少眨眼睛，双眼转动也减少，表情呆板，好象戴了一副面具似的，医学上称为"面具脸"。行走时起步困难，一旦开步，身体前倾，重心前移，步伐小且越走越快，不能及时停步，即"慌张步态"。在行进中，患侧上肢的协同摆动减少以至消失；转身困难，要用连续数个小碎步才能转身。因口、舌、鄂及咽部肌肉的运动障碍，患者不能自然咽下唾液，导致大量流涎。言语减少，语音也低沉、单调。严重时可导致进食饮水呛咳。在病情晚期，患者坐下后不能自行站立，卧床后不能自行翻身，日常生活不能自理。

（四）特殊姿势

尽管患者全身肌肉均可受累，肌张力增高，但静止时屈肌张力较伸肌高，故患者出现如下的特殊姿势：头前倾、躯干略屈、上臂内收、肘关节弯曲、腕略伸、指掌关节弯曲、指间关节伸直，拇指对掌，髋及膝关节轻度弯曲。

（五）疼痛

很多患者都会出现疼痛，虽然没有严重到必须吃止痛药的地步，但疼痛有时非常令患者苦恼。疼痛的表现是多方面的，可以表现为肩颈部痛、头痛、腰痛，出现最多的症状是手臂或腿的酸痛，局部的肌肉僵直是其主要原因。

治疗帕金森病肌肉僵直引起的疼痛，补充左旋多巴有很好的疗效，多数患者在药物起效时随着肌肉僵直的缓解而缓解。但在用药的后期，少数患者在左旋多巴起效的高峰期反而会出现下肢疼痛，尤其是足趾的痉挛性疼痛。出现这种情况往往比较难处理，因为这显然是左旋多巴的副作用，减少剂量往往可以减轻痛性痉挛的症状，但同时又使帕金森病的症状不能很地缓解。遇到这种情况，医生往往是采用减少每次左旋多巴的用量，但增加给药的次数，或者增加多巴胺受体激动剂的药量。如果不能奏效，可以尝试局部注射肉毒素方法，起到缓解的作用。

（六）感觉异常

帕金森病患者还会有身体的某些部位出现异常的温热或寒冷的症状，出现异常温热感觉的患者多一些。这种异常的温度感多出现在手、脚。还有患者的异常感觉在身体的一侧或是出现在体内，如感到胃部或是下腹部不适。患者出现异常发热感的情况比较多见，身体的某些部位甚至会出现一种烧灼感。一个得了帕金森病十多年的老年妇女有严重的腰部烧灼感。当药物失效时，其烧灼的感觉会更加严重，但当调整患者的用药有效地控制病情时，其症状也会得到改善。说明这种异常感觉还是帕金森病本身的症状。

对这种症状用麻醉药物治疗无效且缺乏特异性疗法，通常对帕金森氏病的治疗会对这种症状有所改善，有时加用卡马西平会有一些效果。

（七）吞咽困难

在帕金森病的晚期，会出现吞咽困难。现在，除了帕金森病本身造成吞咽障碍以外，各地都有一些手术后造成的吞咽障碍，其结果比前者更加严重，而且抗帕金森病治疗对它是无效的。其原因是双侧苍白球切开术或其它术式造成的吞咽麻痹，是一种器质性的损害，很难恢复。这种情况除了功能锻炼和慢慢恢复外，没有什么好的方法。

（八）言语障碍

言语障碍是帕金森病患者的常见症状，表现为语言不清，说话音调平淡，没有抑扬顿挫、节奏单调等。

（九）其他

其他可有植物神经功能紊乱现象，如唾液和皮脂腺分泌增多，汗分泌增多或减少，大、小便排泄困难和直立性低血压。少数患者可合并痴呆或抑郁等精神症状。

除了上面介绍的症状之外，帕金森病患者还有以下一些特殊症状。

1. 油脂面

帕金森病患者的前额总是油光发亮。

2. 流涎

有很多帕金森病的患者经常出现流口水的现象，严重者需要别人拿着手帕不停地为他擦拭。研究发现，患者的唾液分泌并没有增加，而是因帕金森患者吞咽反射困难，自动吞咽动作的减少使唾液在口腔内淤积的原因，淤积的量大了唾液就会自动流出。因此，患者要经常有意识的将唾液吞咽下去可减少流口水。对年轻的患者，应用抗胆碱药物如安坦可以抑制唾液的分泌。

3. 膀胱刺激症状

部分帕金森病患者往往一天中要上数次洗手间，尤其是晚上夜尿的次数多，并因此导致失眠。尿意有时是不可遏制的，加上患者本身行动缓慢，很容易导致尿湿裤子。

4. 下肢肿胀

帕金森病患者有时会出现下肢的肿胀现象，主要出现在脚部，严重时会波及小腿。通常在先出现障碍的那一侧下肢。那些有显著运动迟缓的患者，脚部肿胀更容易见到。

它通常在晚间睡眠之后减轻或消失，但是白天又会逐渐变得严重起来。出现的原因是由于帕金森病患者缺乏活动，不能通过腿部的活动和肌肉的收缩来把静脉血液挤压到心脏，使静脉血瘀积在静脉血管中，组织液外渗，引起脚部和踝关节的浮肿。严重时，可以采取些对症的治疗方法，如用一些利尿性药物。晚上睡觉时，可将脚垫高一些，这样有利于静脉回流，减轻水肿。出现上述情况，往往与帕金森病的症状控制不好有关，抗帕金森病的治疗在减轻帕金森病症状的同时，膀胱的症状也随之得到改善。值得一提的是，多巴胺受体激动剂对改善帕金森病患者膀胱的症状有较好的作用。如果通过抗帕金森病的治疗，症状不见好转，则应考虑是否合并有其它疾病，如是否有泌尿系的炎症、男性患者是否有前列腺肥大等，可以让泌尿科的医生检查一下，采取对症治疗。

二、病因病理

帕金森病的起病是缓慢的，最初的症状往往不被人注意。但出现以下症状时，临床上就基本可以诊断为帕金森病了。该病主要是因位于中脑部位"黑质"中的细胞发生病理性改变后，多巴胺的合成减少，抑制乙酰胆碱的功能降低，则乙酰胆碱的兴奋作用相对增强。两者失衡的结果便出现了"震颤麻痹"。

黑质细胞发生变性坏死的原因迄今尚未明了，可能与遗传和环境因素有关。有学者认为蛋白质、水果、乳制品等摄入不足，嗜酒、外伤、过度劳累及某些精神因素等，均可能是致病的危险因素。原因不明的多巴胺减少导致的震颤麻痹，在医学上称为"原发性震颤麻痹"，即帕金森病。

三、发病机制

PD 与纹状体内的多巴胺（DA）含量显著减少有关。目前较公认的学说为"多巴胺学说"和"氧化应激说"。

前者指出 DA 合成减少使纹状体 DA 含量降低，黑质-纹状体通路多巴胺能与胆碱能神经功能平衡失调，胆碱能神经元活性相对增高，使锥体外系功能亢进，发生震颤性麻痹。

后者解释了黑质多巴胺能神经元变性的原因，即在氧化应激时，PD 患者在 DA 氧化代谢过程中产生大量 H_2O_2 和超氧阴离子，在黑质部位 Fe^{2+} 催化下，进一步生成毒性更大的羟自由基，而此时黑质线粒体呼吸链的复合物 I 活性下降，抗氧化物（特别是谷胱甘肽）消失，无法清除自由基，因此，自由基通过氧化神经膜类脂、破坏 DA 神经元膜功能或直接破坏细胞 DNA，最终导致神经元变性。

1997 年，美国国家卫生研究院的波利摩罗普洛斯及同事，研究在意大利与希腊家庭中，出现家族遗传性帕金森病的患者，在α-synuclein 这种蛋白质的基因中，找到一种基因突变。这种突变属于自体显性突变，意思就是说，只要从父亲或母亲遗传到这种突变，就可以造成疾病。α-synuclein 基因的突变极罕见，而且对全球这么多帕金森病患者来说也不显著，在患者中所占的比例远低于 1%。但是发现蛋白质与帕金森病之间的关联，引发了许多研究。部份原因是不管α-synuclein 蛋白是否正常，都是蛋白堆块中的一种蛋白质。研究人员认为，进一步了解突变如何造成帕金森病，或许可以提供一些线索，了解偶发性疾病患者脑中，制造多巴胺的黑质细胞路易体的形成机制。

α-synuclein 基因制造的蛋白质很小，只含有 144 个氨基酸，其与细胞间的信号沟通有关。突变会造成蛋白质氨基酸序列的微小变化。事实上，目前已知有几种这样的突变，其中 2 种会造成序列上某一个氨基酸改变。对果蝇、线虫与小鼠的研究显示，如果突变 α-synuclein 的产量很高，就会造成多巴胺细胞退化与运动缺失。其他研究则显示，突变的α-synuclein 无法正常折叠，而且会堆积在路易体。突变的α-synuclein 也会抑制泛素-蛋白分解体系统，因而不会被蛋白分解体分解。此外，最近的证据也逐渐显示，额外的正常α-synuclein 基因可以造成帕金森症。

1998 年，也就是发现α-synuclein 突变后的一年，日本顺天堂大学的水野美邦与庆应大学的清水信义，在另一群家族遗传性帕金森病患者身上，找到了第二个突变基因 parkin。这种突变大多在 40 岁以前诊断出帕金森病的患者身上发现；越早发病的人越有可能是因为 parkin 突变的结果。这种突变属于自体隐性突变，虽然从双亲身上各遗传一个突变基因的人最终会发病，但只带一个缺失基因的人，罹患帕金森病的风险也会比较高。parkin 突变似乎比α-synuclein 基因的突变更常见，但目前还没有足够的统计数字能够证实。

parkin 基因所产生的蛋白质称为帕金蛋白，它带有许多蛋白质都有的一些氨基酸序列（称为功能区）。最有趣的是两个称为 RING 的功能区，有 RING 功能区的蛋白质都参与了蛋白质分解的过程。现在的研究发现指出，在类帕金森病患者身上，神经元死亡的原因，有部份是因为蛋白质清除系统的泛素化过程出了问题，因为帕金蛋白会将泛素接到摺叠错误的蛋白质，没有这个步骤，就不会有泛素的标示，蛋白质就无法清除。最近我们的研究指出，路易体中一种称为 BAG5 的蛋白质，可以和帕金蛋白结合，并抑制帕金蛋白的功能，造成多巴胺神经元的死亡。

有趣的是，在某些 parkin 突变的帕金森病患者身上，并没有发现到黑质神经元有路易体。这项观察显示，除非泛素接到蛋白质的过程正常运作，蛋白质可能不会聚在一起。这项观察也暗示，有害蛋白质没有聚集在路易体时，可能会为细胞带来灾难。因为 parkin 突变的患者很早就会出现帕金森病，可能是因为他们缺乏一开始时，将有毒的蛋白质堆积以隔离的保护作用。

其他新近的发现，则凸显更多遗传造成的细胞机具的混乱。2002 年，荷兰鹿特丹伊莱兹马斯医学研究中心的波尼法蒂及同事，在荷兰与意大利的家族中，找到了一种叫 DJ-1 基因的突变。这种突变像 parkin，会造成自体隐性遗传的帕金森病。研究人员也在家族遗传性帕金森病患者身上，发现到另一种叫做 UCHL1 基因的突变。《科学》有一篇文章指出，PINK1 基因的突变可能会造成黑质细胞的代谢缺失与死亡。另一项研究则找到一种叫 LRRK2 的基因，这个基因会制造一种叫做震颤素的蛋白质（患者来自法国与西班牙交界的巴斯克区域，当地居民称这种症状为 dardarin，意指"震颤"）。这种蛋白质也与代谢有关，而且出现在家族遗传性的帕金森病患者中。不过，研究人员只要再多一些时间，就可以真正了解这些突变是怎么造成问题的。

四、临床诊断

提示本病的早期体征有眨眼动作的减少，面部表情的缺乏，各种动作的减少，与姿势反射的障碍。在疾病初期大约 70%病例有震颤，但往往随着疾病的进展震颤也会有所减弱。虽然偶尔僵直可能很轻微或甚至缺如，但如果只有震颤而不具备上述这些征象，则应考虑其他的诊断，或有需要在以后再进行复查，因为如果患者的确患有帕金森病则陆续会出现新的体征。最常与帕金森病发生混淆的是原发性震颤，但原发性震颤的患者面部表情正常，动作的速度也正常，而且无步态障碍。而且原发性震颤是动作性震颤，不是在帕金森病中最常见的静止性震颤。自发性动作有所减少，伴有因风湿性关节炎引起的小步步态，轻度抑郁或痴呆的老年人与帕金森病患者的区别可能比较困难，继发性帕金森综合征的病因可从病史中了解到。

五、帕金森病鉴别诊断

（1）脑炎后帕金森综合征。

通常所说的昏睡性脑炎所致帕金森综合征，已近 70 年未见报道，因此，该脑炎所致脑炎后帕金森综合症也随之消失。近年报道病毒性脑炎患者可有帕金森样症状，但本病有明显感染症状，可伴有颅神经麻痹、肢体瘫痪、抽搐、昏迷等神经系统损害的症征，脑脊液可有细胞数轻至中度增高、蛋白增高、糖减低等。病情缓解后，其帕金森样症状随之缓解，可与帕金森病鉴别。

（2）肝豆状核变性。

该病为隐性遗传性疾病，约 1/3 的患者有家族史，患者在青少年时期发病，可有肢体肌张力增高、震颤、面具样脸、扭转痉挛等锥体外系症状；具有肝脏损害，角膜 K-F 环及血清铜蓝蛋白降低等特征性表现。以此可与帕金森病鉴别。

（3）特发性震颤。

该病属显性遗传病，表现为头、下颌、肢体不自主震颤，震颤频率可高可低，高频率者甚似甲状腺功能亢进；低频者甚似帕金森震颤。本病无运动减少、肌张力增高，及姿势反射障碍，并于饮酒后消失，心得安治疗有效等可与原发性帕金森病鉴别。

（4）进行性核上性麻痹。

本病也多发于中老年，临床症状可有肌强直、震颤等锥体外系症状。但本病有突出的眼球凝视障碍、肌强直以躯干为重、肢体肌肉受累轻而较好地保持了肢体的灵活性、颈部伸肌张力增高导致颈项过伸与帕金森病颈项屈曲显然不同，均可与帕金森病鉴别。

（5）Shy-Drager 综合征。

临床常有锥体外系症状，但因有突出的植物神经症状，如晕厥、直立性低血压、性功能及膀胱功能障碍，左旋多巴制剂治疗无效等，可与帕金森病鉴别。

（6）药物性帕金森综合征。

过量服用利血平、氯丙嗪、氟哌啶醇及其他抗抑郁药物均可引起锥体外系症状，因有明显的服药史、并于停药后减轻可资鉴别。

六、帕金森综合症与帕金森病的临床表现

（一）临床表现

帕金森病≠帕金森综合症。若从起病来说，帕金森综合症可以发生在任何年龄组，

不像帕金森病患者通常在中老年起病。临床上帕金森综合症除了具有和帕金森病相同的表现，如运动迟缓、表情呆滞、肌张力增高、震颤等以外，往往还有原发病遗留下的表现，如癫病、偏瘫、头痛、共济失调、眼球运动障碍、言语不清、体位性低血压、痴呆等。帕金森病的影像学表现无特征性。而帕金森综合症则常常有相应的改变或特征性改变。

帕金森综合症分为以下四类：

（1）帕金森病。

（2）继发性帕金森综合症：指外伤、中毒、药物、脑血管病、肿瘤、脑炎等原因造成的帕金森综合症。

（3）遗传变性型帕金森综合症。

（4）帕金森叠加综合症。

帕金森综合症与帕金森病的病因与发病机制二者大不相同。帕金森病的病因还不清楚，病理改变主要为中脑黑质多巴胺神经元变性，以致不能产生足够的多巴胺而发病。而帕金森综合症则是已知病因的综一合征，脑的病理改变是大脑、中脑黑质一纹状体通路遭到病变破一珠，多巴胺神经元变性，以致多巴胺产生不足或不能传输多巴胺来维持正常神经功能所致。

帕金森综合症的治疗与帕金森病治疗也不相同，用左旋多巴替代疗法治疗，对帕金森病效果较好，而对帕金森综合症的效果较差。

因此，在开始抗帕金森病治疗前，必须认真区别患者是帕金森综合症，还是帕金森病，因为治疗方法和预后有较大的差别。

（二）治疗

多年临床观察结果表明，采取不同的治疗行为，帕金森病患者病情的变化差异十分显著。

在发病早期就开始接受合理治疗的患者，绝大多数能够延缓病情的发展，病情相对稳定，生活基本能够自理。

虽然治疗，但时常中断的患者，大多不能很好地控制病情，病情会出现反复及不同程度加重。

发展到晚期才开始治疗的患者，病情往往已很严重，现有的治疗手段对改善病症也很有限，患者通常会出现明显的残障。

1.中医治疗

本病的临床表现与中医学中"颤证""颤振""振掉""内风""痉病"等病证的描述相似。《素问·至真要大论》"诸风掉眩，皆属于肝"是对本病的早期认识。其中"掉"即含有"震颤"之意。《华氏中藏经·论筋痹第三十七》："行步奔急，淫邪伤肝，肝失其气……则使人筋急而不能行步舒缓也。"所谓行走奔急，不能舒缓，恰如帕金森病的慌张步态。隋代巢元方撰《诸病源候论》，其在"风四肢拘挛不得屈伸候"、"五指筋挛不能屈伸候"中进一步解释了强直和姿势障碍的病机。唐代孙思邈《备急千金要方》中记载有"金牙酒"治疗"积年八风五痉，举身蝉曳，不得转侧，行步跛蹩，不能收摄"等病，这些特征很像帕金森病所出现的动作迟缓和步态障碍。金元·《儒门事亲》记载一病案："新寨马叟，年五十九。……病大发，则手足颤掉，不能持物，食则令人代哺……。"根据病案所载，老年男性，病因不明，如以精神创伤为诱因，慢性进行性震颤伴随意运动障碍和忧郁色彩者，考虑为帕金森病的可能性最大。至明代，对颤证的认识进一步深化，这一时期的许多医家对颤证的病名、病因病机、辨证论治等方面均有较系统的论述。张景岳《类经·疾病类（一）》注："掉，摇也。……，风主动摇，木之化也，故属于肝。"楼英《医学纲目》提出邪实为患，风、火、痰致病观点。孙一奎尤为杰出，他在《赤水玄珠》中首次把震颤为主要临床表现的疾病统一命名为颤振证，强调颤振不能随意控制，指出："颤振者，人病手足摇动，如抖擞之状，筋脉约束不住，而莫能任持，风之象也。"还对颤振的发病年龄和预后，也有科学论断，说："此病壮年鲜有，中年以后乃有之，老年尤多，夫年老阴血不足，少水不能制肾火，极为难治。"王肯堂《证治准绳》中总结出一套因人施治的治疗颤振的方剂，代表方是治老人虚颤的定振丸（天麻、秦艽、全蝎、细辛、熟地黄、生地黄、当归、川芎、芍药、防风、荆芥、白术、黄芪、威灵仙）。迨至清代，张璐《张氏医通》系统总结前人的经验，结合个人临床实践，指出本证主要是风、火、痰、虚为患，同时还对颤证的相应脉象做了详细论述。高鼓峰《医宗己任编·颤振》说："大抵气血俱虚，不能荣养筋骨，故为之振摇，而不能主持也。"强调气血亏虚是颤证的重要原因，并创造大补气血法治疗颤证，指出："须大补气血，人参养荣汤或加味人参养荣汤主之。"此法沿用至今，仍为治疗颤证的有效方法之一。

从近20余年的文献报道中可以看出，中医学者对本病的认识尚未统一，1991年11月经第三届中华全国中医学会老年脑病学术研讨会上讨论、论证并通过了"中医老年颤证诊断和疗效评定标准"试行草案，确定统一病名为老年颤证，将本病的研究向客观化推进了一步。

北京首科古今中医研究院专家、教授们根据祖国医学中医经络学说，运用中医基础理论与临床经验相结合，筛选百余种天然名贵的高山动植物药材组成的"经络介入药"。可在较短时间内激发人体潜能，通过刺激经络，激发经气以调节体内各部位的通路。更利用人体十二经脉的循行规律；手三阴经从胸部经上肢走向手指；手三阳经从手指部向上经肩部走向头顶；足三阳经从头部经躯干和下肢走到足部；足三阴经足部向上到达腹部。在阴阳双方运动变化过程中.药物的有效成分相互依存、相互促进、相互作用、相互传到到经络。迅速使"神经激活液、脑神康、脑络康"系列药物上聚于头，入络于脑。药物分子直接通过脑屏障进入细胞，促进神经细胞蛋白质合成，及时营养、修复受损变性的黑质细胞团和脑内多巴胺自然再生，促进神经生长，维持神经应激机能，激活神经元传递系统，从而使神经功能恢复到正常。这种治疗方法简称为"经络介入激活疗法"。

2.药物治疗

左旋多巴是多巴胺的代谢前体，可以通过血脑屏障，进入基底节后经脱羧而成多巴胺，起着补充多巴胺神经递质缺乏的作用。虽然震颤也常有减轻，但动作过缓与僵直的改善最为显著。症状较轻的患者可以恢复接近正常的活动，而卧床不起的患者可以下地行动.与周围脱羧酶抑制剂卡比多巴合用，可降低左旋多巴需用的剂量，因为后者的降解代谢被阻滞，减少不良反应（恶心，心悸，面部潮红），使更多的左旋多巴能有效地进入脑部。息宁有不同的卡比多巴/左旋多巴固定比例的剂型：10/100，25/100，25/250，还有一种缓释片 50/200mg 剂型。

治疗开始时先用息宁（25/100mg）片，每天 3 次，每次 1 片。根据患者的耐受情况，每隔 4～7 天逐步增加剂量，直至产生最大的效果.缓慢而小心地增加剂量，令患者在进餐时或饭后服药，可使不良反应减轻（虽然饮食中大量的蛋白质可妨碍左旋多巴的吸收）.大多数患者需要每天总量 400～1000mg 的左旋多巴，每 2～5 小时分次服药，每天至少需要 100mg 的卡比多巴来减轻周围的不良反应.有的患者可能需要每天总量 2000mg 的左旋多巴与 200mg 卡比多巴。

应用左旋多巴治疗时，常使剂量受到限制的是不良反应是不自主动作（动作困难），表现为口—面或肢体的舞蹈动作或肌张力障碍。随着治疗时间的延长，这些动作困难出现的阈值也相应降低，即在应用较低剂量时也会出现。在某些病例中，药物只有在产生某种程度的动作困难情况下才能使帕金森综合征的症状有所减轻。在应用左旋多巴治疗 2～5 年后，半数以上的病例开始体验到药效的波动性（开—关效应）。每次服药后症状改善持续的时间愈来愈短，附加出现的动作困难的多动现象，使患者经常在严重的动作缺失与无法控制的多动状态之间来回摆动。对这种开—关现象的传统处理方法是尽可能降低每次的用药剂量，并缩短给药的间隔时间，甚至每 1～2 小时给药一次。多巴胺受体激动剂，息宁缓释片或司立吉林（见下文）可作为有用的辅助治疗。左旋多巴其他的不良反应包括直立性低血压，幻觉，恶梦以及偶见的中毒性谵妄。幻觉和谵妄最常见于年老且有痴呆的病例。

某些权威人士相信早期应用左旋多巴治疗会加速一些问题（如动作困难，开-关现象）的出现，因此主张尽可能延迟左旋多巴的使用，先依靠抗胆碱能药物与金刚烷胺.另一些专家则认为动作困难与开-关现象等都是疾病病程进展的组成部分，因此主张及早开始息宁治疗以使患者的生活质量能得到最大的改善。

金刚烷胺每天 100～300mg，口服，在 50%早期轻度帕金森综合征病例的治疗中有用，在疾病的后期能加强左旋多巴的作用。它的作用机制不肯定；它可能对多巴胺能活动和/或抗胆碱能活动有加强作用。若单独应用，金刚烷胺常在应用数月后失效。不良反应包括下肢水肿，网状青斑和精神错乱。

溴隐亭与培高利特均为麦角生物碱，能直接激活基底节内的多巴胺受体。溴隐亭 5～60mg/天或培高利特 0.1～5.0mg/天口服对疾病各阶段的病例都有用，特别在疾病后期阶段，当左旋多巴的效应明显减弱或者开-关现象比较显著的时候.高发病率的不良反应往往限制了这两个药物的应用，不良反应包括恶心，直立性低血压，精神错乱，谵妄与精神病。降低左旋多巴的剂量可能使不良反应有所控制。在疾病早期应用溴隐亭或培高利特有可能延迟药物诱发的不自主动作与开-关现象的出现，但这种效果未经证实。这种效果可能与这两种药物的半衰期比较长有关：它们对多巴胺受体产生的延长的刺激比左旋多巴（血浆半衰期短）的作用更合乎生理性，能使突触后多巴胺受体的完整性得以保存，而药物效应也更合乎正常。不过，很少能成功地应用溴隐亭或培高利特作为单独的治疗药物。一些新的多巴胺受体激动剂对 D2 受体具有更高的特异性，例如 pramipexole 与 ropini-role。

司立吉林是一种单胺氧化酶 B 抑制剂，能抑制与脑内多巴胺降解有关的两个主要酶中之一，从而使各次左旋多巴剂量的作用有所延长.非选择性单胺氧化酶抑制剂使 A 型与 B 型同功酶都受到阻滞，若与奶酪同用，常可产生高血压危象（奶酪作用）；司立吉林 5～10mg/天口服不会引起高血压危象.在某些出现轻度开-关现象的病例中，司立吉林有助于减轻左旋多巴剂末药效消失.虽然司立吉林几乎是没有不良反应，但它可以加强左旋多巴的不良反应如动作困难，精神症状与恶心，可能须将左旋多巴剂量降低。

司立吉林作为首用治疗药物可延迟左旋多巴的起用约 1 年左右。司立吉林可能对早期帕金森病病例脑内残余的多巴胺起增强作用，或降低脑内多巴胺氧化代谢，使神经变性过程有所减慢。

抗胆碱能药物可用于疾病早期阶段的治疗，在后期可作为左旋多巴的辅助药物.常用的抗胆碱能药物包括苯甲托品 0.5～2mg 口服每天 3 次，苯海索 2～5mg 口服每天 3 次.具有抗胆碱能作用的抗组胺药物（如苯海拉明 25～200mg/天口服，奥芬那君 50～200mg/天口服）对治疗震颤有用。具有抗胆碱能作用的三环类抗抑郁剂（如阿米替林 10～150mg 临睡时口服）往往是左旋多巴有用的辅助药物，且有助于治疗抑郁症。开始应用时宜用小剂量，根据患者耐受情况逐步增加剂量。不良反应包括口干，尿潴留，便秘与视力模糊。在老年患者中特别麻烦的是精神错乱，谵妄以及出汗减少引起的体温调节障碍。

儿茶酚对甲基转移酶（COMT）抑制剂如托卡朋（tolcapone）与 entacapone，能阻滞多巴胺的降解，看来可作为左旋多巴有用的辅助药物。

心得安 10mg 每天 2 次至 40mg 每天 4 次口服，偶尔对某些病例中出现的动作性震颤或意向性震颤有用。

神经激活夜，它能改善脑部微循环、促进血流通畅、增强脑血管弹性、改善脑组织代谢，起到保护脑细胞，防止神经细胞变性萎缩，激活神经细胞因子再生，调节脑内多巴胺，使受损神经元在药物作用下，及时得到修复和保养。

3.外科治疗

通过立体定向切除苍白球的后腹侧部（苍白球切开术）可显著改善"关"状态下的动作过缓以及左旋多巴诱发的动作困难。在某些病例中病情的改善在术后持续长达 4 年.之前的手术治疗是通过脑神经损毁手术——将部分脑神经损毁来控制帕金森病，但脑神经一旦损毁就无法复原了，而且术后恢复也很困难，现在通过外科手术来治疗帕金森平已经有了成果，中国已经研制出了一种新疗法：在脑内装入一个脑起搏器，控制器埋在患者胸部的皮下组织中，埋在皮下的一根电线从控制器经脖子到达脑部，导管末端是一个能定时输出从控制器输过来的电波的机器，j 机器有开关，课自由控制，通过刺激患区能减轻甚至控制住患者的抖动，但目前只是能控制而不能彻底治好帕金森病。机器一旦关掉后患者仍出现抖动，但是这种设备电池使用时间较长，而且不妨碍患者正常的生活，所以目前来说是一种比较好的治疗方案。

胎儿多巴胺神经元移植可能逆转帕金森病的化学异常.在若干中心已开展了这项实验性的治疗措施，目前尚在研究之中。应用肾上腺髓质组织的方法已被放弃。

苍白球毁损术（Pallidotomy）：近年来随着微电极引导定向技术的发展，使定位精确度达到 0.1mm，进入到细胞水平，达到准确功能定位，确定电极与苍白球各结构及相邻视束和内囊的关系，有助于寻找引起震颤和肌张力增高的神经元。用此法确定靶点，手术效果较好，改善 PD 运动症状，尤其运动迟缓，很少产生视觉受损等并发症。

4.物理疗法

分离型脑起搏器（SBS）具备经颅磁刺激和经颅电刺激两大功能。

（1）经颅磁刺激。

将如此大剂量的磁直接作用于人体头颅从而治疗癫痫、帕金森、肌张力障碍等疾病在医学领域 SBS 首开先河，属重大发明具有里程碑式意义。磁为什么能治疗这类疾病它的作用机理是什么？这是一门新的学向，许多机理尚不清楚，需要我们多学科合作共同努力认真探索。SBS 发明人孙国安教授对此有许多新的见解提出来供大家讨论。

癫痫是由大脑神经细胞异常放电所引起的，多年来人们发明了许多抗癫痫药物和开颅手术治疗癫痫病，但都解决不了异常放电的电流，所以不能从根本上治疗癫痫病。20多年前，孙国安教授就提出用物理方法减弱异常电流的设想，用什么？用磁！这是 SBS发明的初衷。在致痫因素作用下神经细胞过度兴奋，细胞膜通透性增加，大量正电荷外流到细胞间质，形成异常电流，从而电压升高，脑电波幅增高，脑电频率变慢。正常脑电频率是 8～13 次/秒，癫痫患者变成了 3～6 次/秒，如何能把 3～6 次/秒的脑电频率变为 8～13 次/秒，成为治疗癫痫病的关键，需要脑起搏器来增快脑电频率。

磁场本身就是一个起搏器，它起搏的过程是：在磁磁力（洛仑兹力）作用下，大脑（大脑是容积导体）中的电荷由直线方向运动变为切线方向移动，这样电流分流了→电流↓→电压↓→波幅↓→频率↑。因而 SBS 最早用于治疗癫痫病取得成功。在治疗癫痫病的过程中发现对帕金森、肌张力障碍、共济失调等也有很好的疗效，这是为什么呢？孙国安教授对这一问题提出了新的见解。他认为人体生理功能的实现由锥体系和锥体外系两个系统共同完成，它们不断发出有规律的电信号，一个管运动，一个管协调，锥体系电信号过强出现慢波，临床上就会出现癫痫发作，椎体外系，电信号过强出现慢波，临床就会发生帕金森、肌张力障碍、共济失调等表现。这一见解得到临床验证，证明是正确的。磁场能够通用抑制电流使慢波变为快波，所有能够有效治疗帕金森、肌张力障碍、共济失调等锥体外系疾病。

磁场除了能够消除大脑异常电流外，对人体组织还有什么作用呢？国内外许多医学家研究还发现磁场对人体有如下良好作用。

对神经系统的作用，对过度兴奋的神经细胞有抑制作用，对紊乱的神经细胞有整合作用，对缺氧受损的神经细胞有修复作用，对功能低下的神经细胞有激活唤醒作用。最近美国科学家研究还发现磁场能够促进神经细胞的再生，防止老年性痴呆，延长人的寿命。

对血液血管的作用，磁场可使血液中的红细胞体积增大，血红蛋白携带氧的能力增加，纠正人体缺氧。血液流经磁场时，血液被磁化，红细胞表面负电荷增加，相互之间排斥力增加，减少了聚集性，防止血栓形成。磁场使毛细血管扩张，管径变大，血流加速，血液粘稠度下降，血脂下降，血压下降。

对其他方面的作用，磁场能促使心脏血管扩张，改善心脏血液循环，提高供血能力，能预防和治疗心绞痛、冠心病，对内分泌系统有调理作用，增加免疫力。

（2）经颅电刺激。

SBS 内电极的安装，去掉了颅骨皮质，电阻减小 50～70%，外加电流很容易通过，其正负两个外电极分别作用于左右两颞叶下部，这样脉冲发生仪发出的脉冲电流就能遍及整个大脑，治疗作用较 DBS 的局部电刺激更广泛，效果更好。外用的脉冲电通过超强抑制消除慢波，使脑电频率恢复正常，从而治疗疾病，我们称之为电场调频。

（三）帕金森病患者的康复锻炼

1. 放松和呼吸锻炼

找一个安静的地点，放暗灯光，将身体尽可能舒服地仰卧。闭上眼睛，开始深而缓慢地呼吸。腹部在吸？气时鼓起，并想象气向上到达了头顶，在呼气时腹部放松，并想象气从头顶顺流而下，经过背部到达脚底，并想象放松全身肌肉。如此反复练习 5～15 分钟。

还可以取坐位，背靠椅背，全身放松，将两手放于胸前做深呼吸。

2. 面部动作锻炼

帕金森病患者的特殊面容是"面具脸"，是由于面部肌肉僵硬，导致面部表情呆板，因此做一些面部动作的锻炼是必要的。皱眉动作：尽量皱眉，然后用力展眉，反复数次。用力睁闭眼鼓腮锻炼：首先用力将腮鼓起，随之尽量将两腮吸入。露齿和吹哨动作，尽量将牙齿露出，继之作吹口哨的动作。

对着镜子，让面部表现出微笑、大笑、露齿而笑、撅嘴、吹口哨、鼓腮等。

3. 头颈部的锻炼

帕金森病患者的颈部往往呈前倾姿势，非常僵硬，许多人以为是颈椎病造成的。如果不注意颈部的运动和康复，容易加重姿势异常，表现为驼背日益严重。下面介绍一套颈部康复的方法。但要注意，由于帕金森病患者多为老年人，多伴有程度不同的颈椎病。因此，在进行下述锻炼时一定要循序渐进，逐步加大动作幅度，运动时动作要缓慢轻柔。头向后仰，双眼注视天花板约 5 秒钟，上下运动：然后头向下，下颌尽量触及胸部。左右转动：头面部向右转并向右后看大约 5 秒钟，然后同样的动作向左转。面部反复缓慢地向左右肩部侧转，并试着用下颌触及肩部。左右摆动：头部缓慢地向左右肩部侧靠，尽量用耳朵去触到肩膀。

前后运动：下颌前伸保持 5 秒钟，然后内收 5 秒钟。

4. 躯干的锻炼

侧弯运动：双脚分开与肩同宽，双膝微曲，右上肢向上伸直，掌心向内，躯干向左侧弯，来回数次；然后左侧重复。转体运动：双脚分开，略宽于肩，双上肢屈肘平端于胸前，向右后转体两次，动作要富有弹性。然后反方向重复。

5. 腹肌锻炼

平躺在地板上或床上，两膝关节分别曲向胸部，持续数秒钟。然后双侧同时做这个动作。平躺在地板上或床上，双手抱住双膝，慢慢地将头部伸向两膝关节。腰背肌的锻炼：俯卧，腹部伸展，腿与骨盆紧贴地板或床，用手臂上撑维持 10 秒钟。俯卧，手臂和双腿同时高举离地维持 10 秒钟，然后放松。反复多次。

6. 上肢及肩部的锻炼

两肩尽量向耳朵方向耸起，然后尽量使两肩下垂。伸直手臂，高举过头并向后保持 10 秒钟。双手向下在背后扣住，往后拉 5 秒钟。反复多次。手臂置于头顶上，肘关节弯曲，用双手分别抓住对侧的肘部，身体轮换向两侧弯曲。

7. 手部的锻炼

帕金森患者的手部关节众多，容易受肌肉僵直的影响。患者的手往往呈一种奇特屈曲的姿势，掌指关节屈曲，导致手掌展开困难；而其它手指间的小关节伸直，又使手掌握拳困难。针对这种情况，患者应该经常伸直掌指关节，展平手掌，可以用一只手抓住另一只手的手指向手背方向搬压，防止掌指关节畸形。还可以将手心放在桌面上，尽量使手指接触桌面，反复练习手指分开和合并的动作。为防止手指关节的畸形，可反复练习握拳和伸指的动作。

8. 下肢的锻炼

双腿稍分开站立，双膝微屈，向下弯腰，双手尽量触地。左手扶墙，右手抓住右脚向后拉维持数秒钟，然后换对侧下肢重复。"印度式盘坐"：双脚掌相对，将膝部靠向地板，维持并重复。

双脚呈"V"型坐下，头先后分别靠向右腿、双脚之间和左腿，每个位置维持 5～10 秒钟。

9. 步态锻炼

大多数帕金森病患者都有步态障碍，轻者表现为拖步，走路抬不起脚，同时上肢不摆臂，没有协同动作。严重者表现为小碎步前冲、转弯和过门坎困难。步态锻炼时要求患者双眼直视前方，身体直立，起步时足尖要尽量抬高，先足跟着地再足尖着地，跨步要尽量慢而大，两上肢尽量在行走时作前后摆动。其关键是要抬高脚和跨步要大。锻炼时最好有其他人在场，可以随时提醒和改正异常的姿势。

患者在起步和行进中，常常会出现"僵冻现象"出现，脚步迈不开，就象粘在地上了一样。遇到这种情况，不要着急，可以采用下列方法：首先将足跟着地，全身直立站好。在获得平衡之后，再开始步行，必须切记行走时先以足跟着地，足趾背屈，然后足尖着地。在脚的前方每一步的位置摆放一块高 10～15cm 的障碍物，做脚跨越障碍物的行走锻炼。但这种方法比较麻烦，在家里不可能摆放一堆障碍物，因此借助"L"型拐杖是一个很好的方法。

10. 平衡运动的锻炼

帕金森病患者表现出姿势反射的障碍，行走时快步前冲，遇到障碍物或患者突然停步的时容易跌倒，通过平衡锻炼能改善注重症状。双足分开 25～30cm，向左右、前后移动重心，并保持平衡。躯干和骨盆左右旋转，并使上肢随之进行大的摆动，对平衡姿势、缓解肌张力有良好的作用。

11. 语言障碍的训练

患者常常因为语言障碍而变得越来越不愿意讲话，而越不讲话，又会导致语言功能更加退化。和家人长期的没有语言交流，加上帕金森病患者的表情缺乏，常常造成患者和亲属情感上的交流障碍和隔阂。因此，患者必须经常进行语言的功能训练。

12. 舌运动的锻炼

保持舌的灵活是讲话的重要条件，所以要坚持练习以下动作--舌头重复地伸出和缩回；舌头在两嘴间尽快地左右移动；围绕口唇环行尽快地运动舌尖；尽快准确地说出"拉-拉-拉""卡-卡-卡""卡-拉-卡"，重复数次。

13. 唇和上下颌的锻炼

缓慢地反复做张嘴闭嘴动作；上下唇用力紧闭数秒钟，再松弛；反复做上下唇撅起，如接吻状，再松弛；尽快地反复做张嘴闭嘴动作，重复数次；尽快说"吗-吗-吗……"，休息后在重复。

14. 朗读锻炼

缓慢而大声地朗读一段报纸或优美的散文。最好是朗读诗歌，唐诗、宋词或者现代诗歌，可以根据自己的喜好来选。诗歌有抑扬顿挫的韵律，读起来朗朗上口，既可以治疗语言障碍，又可以培养情操，好的诗歌还可以激发您的斗志，是一个很好的方法。

15. 唱歌练习

唱歌是一个很好的方法。您可以选自己喜欢的歌曲来练习。有的患者告诉我，换病之后，说话变得不利索，可唱歌却不受影响。坚持练习唱歌之后，说话也明显改善。更重要的是唱歌可以锻炼肺合量，有利于改善说话底气不足的感觉，还能预防肺炎的发生。

（四）预防常识

帕金森病是发生于中、老年的一种慢性疾病，目前病因不清，预防尚困难。本病一旦发生，一般不会自动缓解，但病情大多发展缓慢，药物治疗须长期。因长期用药，会有一定副作用，故早期治疗用药量不可太大，如能用较小剂量达到较好的治疗效果是最理想的。药物的调整必须在医师指导下进行。由于本病的主要症状是震颤、强直、运动减少，故在疾病早期应鼓励患者多活动，尽量继续工作，多吃水果、蔬菜、蜂蜜、防止跌倒，不吸烟、饮酒。晚期卧床不能起床者应勤翻身，在床上做被动活动，以防并发症。

据美国夏威夷研究人员最近宣布：一种可口的东西也许能预防帕金森病，这就是美国人早晨爱喝的饮料：咖啡。发表在最近出版的《美国医学会会刊》上的这份研究报告显示，喝咖啡成习惯的人似乎受益最大，每天喝 3 大杯咖啡也许能明显减少患帕金森氏病的危险。调查人员在 30 年里对瓦胡岛上的 8004 名男性进行了跟踪调查，他们询问了这些男性的饮食习惯，然后在调查哪些人得了帕金森氏病（大约有 100 万美国人患有这种神经变性疾病）。

研究人员在控制了年龄和吸烟等其他因素之后发现，每天至少喝 28 盎司（约 750g）咖啡的人患帕金森氏病的可能性是一般人的 1/5，不论他们喝的咖啡是否加进了奶油和糖。

巧克力，含咖啡因的饮料和可乐也有助于帕金森氏病的预防。

另据美国最新的两次大型调查，那些经常服用含有布洛芬和萘普生成分非处方止痛药的人，与那些不服用任何上述类型药物的人相比，前者患上帕金森氏综合症的概率只有后者的 45%。哈佛公共卫生学院的陈博士表示，如果更多的调查和实验得到相似结论的话，那非处方止痛药在预防帕金森氏综合症中的地位将非常重要，因为直到目前，医学界还没有公认的治疗和预防该病的手段。

陈博士所在科研小组得出的这项结论已经在本周一出版的《神经学档案》发表。美国有线新闻网（CNN）介绍说，总共有 142902 人向陈博士所在的科研小组递交了其近 10 年医疗史资料。陈博士则按照服用各类处方和非处方止痛药的人进行分类，结果发现，在 30 岁到 75 岁经常使用布洛芬和萘普生的受调查者中，只有 415 人最后患上了帕金森氏综合症，其患病概率不到服止痛药间隔超过两周的那些人的一半。此外，每天服用阿司匹林等止痛药两到三次的人也收到了类似的效果。

陈博士表示，这一发现有可能给医学界提供一个新的思路，即主要依靠各种类似于阿司匹林等抗炎症药物来预防帕金森氏综合症。

CNN 表示，陈博士的这项发现和其他研究机构在动物体内进行的相关抗炎药物实验中得出的结论非常相似。

（五）帕金森病的饮食注意事项

许多帕金森病患者在服用美多巴或息宁时，常常是跟其他药物一样在饭后服用，最后效果往往不佳，以为是药物不对。甚至很多神经科医师也不太清楚如果服用。其实，应该在饭前半小时左右服用，这样避免饭后高蛋白抑制多巴的吸收。

另外，很多人还认为，得了慢性病就要"补一补"。常有患者服用多巴类制剂的同时，给患者服用甲鱼等高蛋白食品。结果，患者非但没有壮实起来，反而病情反复、症状加重。

帕金森病本身没有忌口，应本着均衡饮食的原则安排饮食。对于咀嚼能力正常的帕金森病患者，可以参照正常人的饮食结构；对于咀嚼能力和消化功能不良的患者，应该根据情况给予软食、半流食和流质，以保证热量、蛋白质、维生素和矿物质的摄入。

帕金森病患者一般都会服用左旋多巴类药物，这种药有个特点：会与食物中的蛋白质相结合，影响吸收，所以服药必须与进食肉类、奶制品的时间间隔开。例如，牛奶中的蛋白质成分对左旋多巴类药物的吸收有一定影响，会降低其疗效，因此建议在晚上睡觉前喝牛奶。另外，建议使用植物油烹调食物。至于谷类、蔬菜和瓜果等食物，对左旋多巴的影响较小，可以放心食用。

总之，帕金森病患者的饮食应考虑病情、营养及服药情况，最好向医生和营养师咨询。尚未服用左旋多巴的患者，则无需过分关注蛋白质的摄入问题。

李洪斌编

第十章　颈椎病

一、概念

颈椎病是因颈椎间盘退行性改变，导致颈部（筋）软组织和（骨）椎体动静力平衡失调，产生椎间盘的突出、韧带的钙化和椎体骨质的增生等病理变化，从而刺激或压迫颈部神经根、交感神经、脊髓和血管而出现一系列症状和体征的综合征。根据不同组织结构受累而出现不同的临床表现，本病主要分为脊髓型颈椎病、神经根型颈椎病、椎动脉型颈椎病、颈型颈椎病以及交感型颈椎病。

二、流行病学

颈椎病是一种中老年的常见病，高发于 40～50 岁的人群，其发病率在成人中占10%～15%，40 岁以上发病率为 80%，我国颈椎病患者已达 5 千万人，每年新增颈椎病患者大约 1 百万人，而我国青少年的颈椎病发病率在 10% 以上。目前各地区颈椎病的流行病学调查结果不一，不同性别、不同年龄段、不同职业和地区的人群，颈椎病的发病存在差异，患病率呈逐年升高和年轻化趋势。

三、颈椎病的发病机制

1. 颈椎的解剖结构

颈椎是人体中最灵活的椎骨部位，由 7 个颈椎组成。每个颈椎的结构包括椎体、椎弓、椎间盘、椎管和椎旁软组织等。椎体是颈椎的主要负重部位，椎弓是椎体的延伸部分，椎间盘位于相邻椎体之间，起到缓冲和支撑的作用。椎管是椎体和椎弓的空腔，内部包含脊髓和神经根。椎旁软组织包括颈部肌肉、筋膜、韧带、血管和神经等。

颈椎的生理功能主要包括支持头颅、保护脊髓和神经根、保持颈部的灵活性等。颈椎的运动主要包括弯曲、扭转和伸展等。颈椎的运动主要依赖于相邻椎体之间的椎间盘和关节，以及颈部肌肉的协同作用。

颈椎病的发病原因复杂，常见的因素包括颈部劳损、颈部姿势不良、颈椎不稳定、骨质疏松、肌肉劳损等。颈椎病的病理变化主要包括椎间盘突出、椎间关节退行性变、颈椎骨折、颈椎脱位、颈椎管狭窄等。椎间盘突出是指椎间盘向后突出，压迫神经根或脊髓，引起疼痛和神经功能障碍。椎间关节退行性变是指由于年龄、劳损等因素导致关节软骨磨损、骨赘形成，使关节间隙变窄，引起颈椎疼痛和运动受限。颈椎骨折和脱位是严重的颈椎损伤，常常伴随着脊髓损伤，需要及时治疗。颈椎管狭窄是指椎管内空间变窄，压迫脊髓，引起神经功能障碍。

2. 颈椎病发病因素

（1）年龄。根据近年的文献研究显示，颈椎病与年龄有较强的相关性。普遍认为颈椎病好发于中老年人，30～50岁为颈椎病高发人群，发病率随着年龄的增加而增高；同时存在严重的低龄化趋势，青少年学生占了较大比例，29.1%的少年儿童出现颈椎异常，青少年中出现颈椎异常的人数大体上随年龄的增加而增加，且出现颈椎异常的人数在小学六年级、初三、高三都出现阶段峰值。

（2）职业。不同职业涉及的工作内容不同，相关研究发现，颈椎病的患病与职业有一定相关性。长期伏案的劳动者，如会计、教师、医护、手工操作者、学生的颈椎病发病率较高，提示具有长期低头工作性质的人群为本病的高危职业人群。

（3）慢性劳损。日常生活习惯不良、不正确的劳动姿势，长期的超限负荷易造成颈椎病变及周围组织受损。其中长时间低头学习，特别是桌椅的高度不符合人体工程学要求更容易导致颈椎病的发病，长时间低头工作等强迫体位对颈椎及周围韧带损伤明显。随着从业时间的增加，颈椎病发病率明显升高，调查发现，各项危险因素按照危险度的前两位是伏案时间长和工作姿势不当。

（4）颈部外伤。颈部外伤也是导致颈椎病发病的重要因素。颈部损伤导致局部水肿、渗出、充血，易引起肌群痉挛，如治疗不当或反复发作则容易出现病变。颈椎病患者中10.3%～32.6%因为外伤患病，大学生中该因素发生率较高，考虑与活动量大及个人保护颈椎的意识不强有关。

（5）感染因素。颈部发生急性、慢性感染时，炎症反应会直接及间接刺激并累及颈肌及颈部深层软组织，使肌肉、韧带等纤维组织变性、挛缩，使韧带松弛，最终破坏了颈椎稳定性而诱发颈椎病，例如，咽喉部或颈部有急、慢性炎症时，易诱发颈肩综合征的症状或使症状加重。

（6）生活习惯。某些日常生活、活动的姿势，也可以使颈椎病症状加重，或出现颈椎病症状。例如，枕头高度不当（过高或过低）或睡眠姿势不良，枕头过高，会使颈部肌肉韧带产生疲劳性损伤。日久，韧带弹性降低，肌肉组织断裂、出血、机化和钙化，椎间盘内压力增高，甚至出现颈椎间盘突出，最终引起颈椎病，另外，经常熬夜、打牌、麻将、操作电脑等也可影响颈椎。

（7）环境因素。潮湿、寒冷等因素可造成局部肌肉张力增加，肌肉痉挛，椎间盘内的压力增大，引起纤维环损害。例如，夏天颈背部长时间吹空调或电风扇，怕热不运动，造成颈椎部运动平衡失调，久而久之导致颈椎病，又或者在冬季，尤其睡觉时，气温较低，不注意颈肩部的保暖，或居室内长时间处于潮湿状态，这些都易引发颈椎病。

（8）缺乏锻炼。当今的青少年的体质下降是由于户外活动极少，严重缺乏体育锻炼所导致。调查同时发现，平时体育活动多者，身体素质明显较高，颈曲异常率也较少锻炼的人低。

四、颈椎病的危害

（1）影响生活质量：颈椎病会导致颈部疼痛、僵硬、头痛等症状，影响日常生活和工作。

（2）影响工作效率：颈椎病会导致手臂麻木、无力等症状，影响工作效率。

（3）导致神经系统疾病：颈椎病严重时，会压迫颈椎周围的神经，导致神经系统疾病，如颈神经根型颈椎病、脊髓型颈椎病等。

（4）导致颈椎病并发症：颈椎病长期不治疗，会导致颈椎病并发症，如颈椎间盘突出、颈椎骨质增生等。

（5）影响心理健康：颈椎病长期困扰，会影响患者的心理健康，导致情绪低落、焦虑、抑郁等。

五、颈椎病的诊断与分型

1. 颈椎病的分型

根据受累组织和结构的不同，颈椎病分为颈型、神经根型、脊髓型、交感型、椎动脉型、其他型（目前主要指食道压迫型）。如果 2 种以上类型同时存在，称为"混合型"。

（1）颈型颈椎病。颈型颈椎病是在颈部肌肉、韧带、关节囊急、慢性损伤，椎间盘退化变性，椎体不稳，小关节错位等的基础上，机体受风寒侵袭、感冒、疲劳、睡眠姿势不当或枕高不适宜，使颈椎过伸或过屈，颈项部某些肌肉、韧带、神经受到牵张或压迫所致。多在夜间或晨起时发病，有自然缓解和反复发作的倾向。30～40 岁女性较为多见。

颈型颈椎病临床表现：①颈项强直、疼痛，可有整个肩背疼痛发僵，不能作点头、仰头、及转头活动，呈斜颈姿势。需要转颈时，躯干必须同时转动，也可出现头晕的症状。②少数患者可出现反射性肩臂手疼痛、胀麻，咳嗽或打喷嚏时症状不加重。③急性期颈椎活动绝对受限，颈椎各方向活动范围近于零度。颈椎旁肌、胸1～胸7椎旁或斜方肌、胸锁乳头肌有压痛，冈上肌、冈下肌也可有压痛。如有继发性前斜角肌痉挛，可在胸锁乳头肌内侧，相当于颈3～颈6横突水平，扪到痉挛的肌肉，稍用力压迫，即可出现肩、臂、手放射性疼痛。

（2）神经根型颈椎病。神经根型颈椎病是由于椎间盘退变、突出、节段性不稳定、骨质增生或骨赘形成等原因在椎管内或椎间孔处刺激和压迫颈神经根所致。在各型中发病率最高，占60～70%，是临床上最常见的类型。多为单侧、单根发病，但是也有双侧、多根发病者。多见于30～50岁者，一般起病缓慢，但是也有急性发病者。男性多于女性1倍。

神经根型颈椎病临床表现：①颈痛和颈部发僵，常常是最早出现的症状。有些患者还有肩部及肩胛骨内侧缘疼痛。②上肢放射性疼痛或麻木。这种疼痛和麻木沿着受累神经根的走行和支配区放射，具有特征性，因此称为根型疼痛。疼痛或麻木可以呈发作性、也可以呈持续性。有时症状的出现与缓解和患者颈部的位置和姿势有明显关系。颈部活动、咳嗽、喷嚏、用力及深呼吸等，可以造成症状的加重。③患侧上肢感觉沉重、握力减退，有时出现持物坠落。可有血管运动神经的症状，如手部肿胀等。晚期可以出现肌肉萎缩。

临床检查表现为颈部僵直、活动受限。患侧颈部肌肉紧张，棘突、棘突旁、肩胛骨内侧缘以及受累神经根所支配的肌肉有压痛。椎间孔部位出现压痛并伴上肢放射性疼痛或麻木、或者使原有症状加重具有定位意义。椎间孔挤压试验阳性，臂丛神经牵拉试验阳性。仔细、全面的神经系统检查有助于定位诊断。

（3）脊髓型颈椎病。脊髓型颈椎病的发病率占颈椎病的 12～20%，由于可造成肢体瘫痪，因而致残率高。通常起病缓慢，以 40～60 岁的中年人为多。合并发育性颈椎管狭窄时，患者的平均发病年龄比无椎管狭窄者小。多数患者无颈部外伤史。

脊髓型颈椎病临床表现：①多数患者首先出现一侧或双侧下肢麻木、沉重感，随后逐渐出现行走困难，下肢各组肌肉发紧、抬步慢，不能快走。继而出现上下楼梯时需要借助上肢扶着拉手才能登上台阶。严重者步态不稳、行走困难。患者双脚有踩棉感。有些患者起病隐匿，往往是想追赶即将驶离的公共汽车，却突然发现双腿不能快走。②出现一侧或双侧上肢麻木、疼痛，双手无力、不灵活，写字、系扣、持筷等精细动作难以完成，持物易落。严重者甚至不能自己进食。③躯干部出现感觉异常，患者常感觉在胸部、腹部、或双下肢有如皮带样的捆绑感，称为"束带感"。同时下肢可有烧灼感、冰凉感。④部分患者出现膀胱和直肠功能障碍。如排尿无力、尿频、尿急、尿不尽、尿失禁或尿潴留等排尿障碍，大便秘结。性功能减退。病情进一步发展，患者须拄拐或借助他人搀扶才能行走，直至出现双下肢呈痉挛性瘫痪，卧床不起，生活不能自理。⑤临床检查。颈部多无体征。上肢或躯干部出现节段性分布的浅感觉障碍区，深感觉多正常，肌力下降，双手握力下降。四肢肌张力增高，可有折刀感；腱反射活跃或亢进：包括肱二头肌、肱三头肌、桡骨膜、膝腱、跟腱反射；髌阵挛和踝阵挛阳性。病理反射阳性，如上肢 Hoffmann 征、Rossolimo 征、下肢 Barbinski 征、Chacdack 征。浅反射如腹壁反射、提睾反射减弱或消失。如果上肢腱反射减弱或消失，提示病损在该神经节段水平。

（4）交感型颈椎病。由于椎间盘退变和节段性不稳定等因素，从而对颈椎周围的交感神经末梢造成刺激，产生交感神经功能紊乱。交感型颈椎病症状繁多，多数表现为交感神经兴奋症状，少数为交感神经抑制症状。由于椎动脉表面富含交感神经纤维，当交感神经功能紊乱时，常常累及椎动脉，导致椎动脉的舒缩功能异常。因此，交感型颈椎病在出现全身多个系统症状的同时，还常常伴有的椎-基底动脉系统供血不足的表现。

交感型颈椎病的临床表现：①头部症状。出现头晕或眩晕、头痛或偏头痛、头沉、枕部痛，睡眠欠佳、记忆力减退、注意力不易集中等。偶有因头晕而跌倒者。②眼耳鼻喉部症状。眼胀、干涩或多泪、视力变化、视物不清、眼前好象有雾等；耳鸣、耳堵、听力下降；鼻塞、"过敏性鼻炎"，咽部异物感、口干、声带疲劳等；味觉改变等。③胃肠道症状。恶心甚至呕吐、腹胀、腹泻、消化不良、嗳气以及咽部异物感等。④心血管症状。心悸、胸闷、心率变化、心律失常、血压变化等。⑤面部或某一肢体多汗、无汗、畏寒或发热，有时感觉疼痛、麻木但是又不按神经节段或走行分布。以上症状往往与颈部活动有明显关系，坐位或站立时加重，卧位时减轻或消失。颈部活动多、长时间低头、在电脑前工作时间过长或劳累时明显，休息后好转。⑥临床检查。颈部活动多正常、颈椎棘突间或椎旁小关节周围的软组织压痛。有时还可伴有心率、心律、血压等的变化。

（5）椎动脉型颈椎病。正常人当头向一侧歪曲或扭动时，其同侧的椎动脉受挤压、使椎动脉的血流减少，但是对侧的椎动脉可以代偿，从而保证椎-基底动脉血流不受太大的影响。当颈椎出现节段性不稳定和椎间隙狭窄时，可以造成椎动脉扭曲并受到挤压；椎体边缘以及钩椎关节等处的骨赘可以直接压迫椎动脉、或刺激椎动脉周围的交感神经纤维，使椎动脉痉挛而出现椎动脉血流瞬间变化，导致椎-基底供血不全而出现症状，因此，不伴有椎动脉系统以外的症状。

椎动脉型颈椎病的临床表现：①发作性眩晕，复视伴有眼震。有时伴随恶心、呕吐、耳鸣或听力下降。这些症状与颈部位置改变有关。②下肢突然无力猝倒，但是意识清醒，多在头颈处于某一位置时发生。③偶有肢体麻木、感觉异常。可出现一过性瘫痪，发作性昏迷。

2. 颈椎病的诊断

根据第二届全国颈椎病专题座谈会，在确立颈椎病的诊断时必须同时具备下列条件：①具有颈椎病的临床表现。②影像学检查显示颈椎间盘或椎间关节退行性改变。③影像学征象与临床表现相应，即影像学所见能够解释临床表现。各种影像学征象对于颈椎病的诊断具有重要参考价值，但仅有影像学检查所见的颈椎退行性改变不宜诊断为颈椎病。

（1）颈型颈椎病。具有典型的落枕史及上述颈项部症状体征；影像学检查可正常或仅有生理曲度改变或轻度椎间隙狭窄，少有骨赘形成。

（2）神经根型颈椎病。具有根性分布的症状（麻木、疼痛）和体征；椎间孔挤压试验或/和臂丛牵拉试验阳性；影像学所见与临床表现基本相符；排除颈椎外病变（胸廓出口综合征、网球肘、腕管综合征、肘管综合征、肩周炎、肱二头肌长头腱鞘炎等）所致的疼痛。

（3）脊髓型颈椎病。出现颈脊髓损害的临床表现；影像学显示颈椎退行性改变、颈椎管狭窄，并证实存在与临床表现相符合的颈脊髓压迫；除外进行性肌萎缩性脊髓侧索硬化症、脊髓肿瘤、脊髓损伤、继发性粘连性蛛网膜炎、多发性末梢神经炎等。

（4）交感型颈椎病。诊断较难，目前尚缺乏客观的诊断指标。出现交感神经功能紊乱的临床表现、影像学显示颈椎节段性不稳定。对部分症状不典型的患者，如果行星状神经节结封闭或颈椎高位硬膜外封闭后，症状有所减轻，则有助于诊断。除外其他原因所致的眩晕：①耳源性眩晕。由于内耳出现前庭功能障碍，导致眩晕。如美尼耳氏综合征、耳内听动脉栓塞。②眼源性眩晕。屈光不正、青光眼等眼科疾患。③脑源性眩晕。因动脉粥样硬化造成椎-基底动脉供血不全、腔隙性脑梗塞；脑部肿瘤；脑外伤后遗症等。④血管源性眩晕。椎动脉的 V1 和 V3 段狭窄导致椎-基底动脉供血不全；高血压病、冠心病、嗜铬细胞瘤等。⑤其他原因。糖尿病、神经官能症、过度劳累、长期睡眠不足等。

（5）椎动脉型颈椎病。患者曾有猝倒发作、并伴有颈性眩晕，旋颈试验阳性，影像学显示节段性不稳定或钩椎关节增生，其他原因导致的眩晕和颈部运动试验阳性。

3. 影象学及其它辅助检查

X 线检查是颈椎损伤及某些疾患诊断的重要手段，也是颈部最基本最常用的检查技术，即使在影像学技术高度发展的条件下，也是不可忽视的一种重要检查方法。X 线平片对于判断损伤的疾患严重程度、治疗方法选择、治疗评价等提供影像学基础。常拍摄全颈椎正侧位片，颈椎伸屈动态侧位片，斜位摄片，必要时，拍摄颈 1～2 开口位片和断层片。正位片可见钩椎关节变尖或横向增生、椎间隙狭窄；侧位片见颈椎顺列不佳、反曲、椎间隙狭窄、椎体前后缘骨赘形成、椎体上下缘（运动终板）骨质硬化、发育性颈椎管狭窄等；过屈、过伸侧位可有节段性不稳定；左、右斜位片可见椎间孔缩小、变形。

颈椎管测量方法。在颈椎侧位 X 线片上，3～6 颈椎任何一个椎节，椎管的中矢状径与椎体的中矢状径的比值如果小于或等于 0.75，即诊断为发育性颈椎管狭窄。节段性不稳定在交感型颈椎病的诊断上有重要意义，测量方法为在颈椎过屈过伸侧位片上，于椎体后缘连线延长线与滑移椎体下缘相交一点至同一椎体后缘之距离之和大于等于 2mm；椎体间成角大于 11°，CT 可以显示出椎管的形状及颈椎后纵韧带骨化的范围和对椎管的侵占程度；脊髓造影配合 CT 检查可显示硬膜囊、脊髓和神经根受压的情况。

颈部 MRI 检查则可以清晰地显示出椎管内、脊髓内部的改变及脊髓受压部位及形态改变，对于颈椎损伤、颈椎病及肿瘤的诊断具有重要价值。当颈椎间盘退变后，其信号强度亦随之降低，无论在矢状面或横断面，都能准确诊断椎间盘突出。磁共振成像在颈椎疾病诊断中，不仅能显示颈椎骨折与椎间盘突出向后压迫硬脊膜囊的范围和程度，而且尚可反映脊髓损伤后的病理变化。脊髓内出血或实质性损害一般在 T2 加权图像上表现为暗淡和灰暗影像。而脊髓水肿常以密度均匀的条索状或梭形信号出现。

经颅彩色多普勒（TCD）DSA、MRA 可探查基底动脉血流、椎动脉颅内血流，推测椎动脉缺血情况，是检查椎动脉供血不足的有效手段，也是临床诊断颈椎病，尤其是椎动脉型颈椎病的常用检查手段。

实验室检查目前暂无对颈椎病具有诊断及预后评估的实验室检查指标，一些炎症和氧自由基代谢，如超氧化物歧化酶、6-酮前列腺素 F1α 等，可作为参考性指标。

六、中医对颈椎病的认识

1. 中医病因

颈椎病属中医学"项强""痹症""眩晕"等范畴，其病位主要在颈、肩、臂。本病为本虚标实之证，多以肝肾不足为本，以风寒湿邪侵袭，痹阻经脉，气血瘀滞为标。

《黄帝内经·六节藏象论》："肝者，罢极之本，魂之居也，其华在爪，其充在筋，以生血气。"可见肝与疲劳有直接的因果关系。由长期慢性劳损导致的颈椎病，最终伤其肝。肝主筋，筋主活动，而颈椎病以颈部活动受限为表现特征，且患者颈项部常扪及病态的条索状筋肉。肝主藏血，主生血，主疏泄，肝以血为体，调畅气机，喜条达，肝为刚藏，体阴而用阳。肝血虚则头晕耳鸣，肝血久虚，血不养筋，则可兼见肢体麻木，关节拘急不利。颈椎病常见头晕头昏、双上肢无力、感觉异常，颈项部及肩部不适等症状，可见颈椎病与肝的生理特性有直接关系。

肾藏精，精能生髓，精髓可化为血，濡养全身，《侣山堂类辨》："肾者水脏，主藏精而化血。"肾主骨，肾精亏虚而引起骨质疏松、骨质结构异常等，进而造成局部气血运行不畅，产生一系列症状。

《黄帝内经·素问·痹论》："黄帝问曰：'痹之安生？'，岐伯对曰：'风寒湿三气杂至合而为痹也'"，充分说明古人对于痹证由风寒湿三邪引起。当风寒湿邪侵袭颈肩部时则经脉不利、阳气受损、气滞血瘀、不通则痛，故出现颈项强痛、肩臂麻木、活动不利、眩晕等症状；若病程日久累及肝肾，气血不足，则出现疼痛，所谓不荣则痛。

颈椎病缠绵难治，极易复发，和其致病之邪气关系密切。风邪为百病之长，易挟其他邪气伤人。颈部经脉众多，若气血壅滞，极易津液不行，长久而生湿；湿邪粘滞，且最易阻遏气机，损伤阳气，故有内寒，寒又凝滞，进一步遏制气机运行。寒湿邪气相互影响，颈项部荣卫之气不足，故见颈项疼痛，屈伸不利等证。

《皇帝内经》："脉弗荣则筋急"。《杂病源流犀烛》："筋急之原由血脉不荣于筋之故也"。《张氏医通》云："有肾气不循故道，气逆夹脊而上，致头肩痛。或观书对弈久坐而致脊背痛"。指出长期低头伏案，颈部负荷过度可致颈椎病。

《证治准绳》："颈痛头晕非是风邪，即是气挫，亦有落枕而成痛者……由挫闪及久坐而致颈项不可转移者，皆由肾气不能生肝，肝虚无以养筋，故机关不利"。认为诸如闪挫、久坐、失枕等慢性劳损因素均可阻遏气机，气停血瘀痰阻，筋脉失养，导致颈项疼痛，清窍失养形成颈椎病。

2. 颈椎病中医辩证分型

中医基础理论认为，肝主筋且肾主骨，因此，认为颈椎病常因肝肾不足而气滞血瘀所造成的。中医学又将颈椎病分为痹证、痉证、痿证。认为太阳经循行经脉阻滞和气滞血虚，因而无法濡养筋脉，致使邪气入里，滞留于筋脉之间，引起筋脉的闭塞不通，不通则痛，进而出现头昏、目眩、恶心呕吐、耳鸣、四肢麻木、酸麻、疲软无力、屈伸不利、疼痛等颈椎病常见症状。基于在 1994 年国家中医药管理局颁布的中医诊断疗效标准，中规定颈椎病中医辨证分为 5 种证型，中医在临床对其 5 种证型颈椎病辨证科学治疗。

颈椎病基本病机为经络痹阻，气虚血瘀，分型为风寒湿痹型、气滞血瘀型、痰湿阻络型、肝肾不足型、气血亏虚型。

（1）风寒湿痹型。颈、肩、上肢串痛麻木，以痛为主，头有沉重感，颈部僵硬，活动不利，恶寒畏风。舌淡红，苔薄白，脉弦紧。

（2）气滞血瘀型。颈肩部、上肢刺痛，痛处固定，伴有肢体麻木。舌质暗，脉弦。

（3）痰湿阻络型。头晕目眩，头重如裹，四肢麻木不仁，纳呆。舌暗红，苔厚腻，脉弦滑。

（4）肝肾不足型。眩晕头痛，耳鸣耳聋，失眠多梦，肢体麻木，面红目赤。舌红少津，脉弦细。

（5）气血亏虚型。头晕目眩，面色苍白，心悸气短，四肢麻木，倦怠乏力。舌淡苔少，脉细弱。

七、颈椎病的治疗

颈椎病的治疗有手术和非手术之分。大部分颈椎病患者经非手术治疗效果优良，仅一小部分患者经非手术治疗无效或病情严重而需要手术治疗。

1. 非手术治疗

目前报道称 90%～95%的颈椎病患者经过非手术治疗获得痊愈或缓解。非手术治疗目前主要是采用中医、西医、中西医结合以及康复治疗等综合疗法，中医药治疗手段结合西药消炎镇痛、扩张血管、利尿脱水、营养神经等类药物。

1）中药辨证治疗。

（1）风寒湿痹型。

治法：祛风散寒，除湿通络。

代表方：桂枝附子汤加减。

方药：桂枝、附子、生姜、大枣、甘草等。

（2）气滞血瘀型。

治法：活血化瘀，理气通络。

代表方：活血止痛汤加减。

方药：当归、苏木末、积雪草、川芎、红花、乳香、没药、三七、炒赤芍、陈皮、紫荆藤等。

（3）痰湿阻络型。

治法：化痰行瘀，蠲痹通络。

代表方：羌活胜湿汤加减。

方药：羌活、独活、藁本、防风、甘草、蔓荆子、川芎等。

（4）肝肾不足型。

治法：培补肝肾，通络止痛。

代表方：独活寄生汤加减。

方药：独活、细辛、防风、秦艽、肉桂、桑寄生、杜仲、牛膝、当归、川芎、生地黄、白芍、人参、茯苓、甘草等。

（5）气血亏虚型。

治法：益气养血，和营通络。

代表方：归脾汤加减。

方药：黄芪、龙眼肉、人参、白术、当归、茯神、炒枣仁、远志、木香、炙甘草、生姜、大枣等。

2）中药外治疗法。有行气散瘀、温经散寒、舒筋活络或清热解毒等不同作用的中药制成不同的剂型，应用在颈椎病患者的有关部位。颈椎病中药外治的常用治法有腾药、敷贴药、喷药等。

3）推拿和正骨手法。主要予以理筋手法和正骨手法，根据各型颈椎病的临床及病理特点，推拿操作略有差异。颈型颈椎病以理筋手法为主，也可配合颈椎扳法；神经根型颈椎病遵从筋骨并重原则，先理筋后正骨；其他型颈椎病（包括椎动脉型和交感型）根据患者个体差异，适时选用理筋手法与正骨手法。

治疗的具体手法如下：①颈型颈椎病。采用一指禅、㨰法、按法、揉法、推法、弹拨法、擦法作用于患者颈部督脉、足太阳膀胱经、足少阳胆经，重点于患侧风池、肩井、肩中俞、天宗、阿是穴，以拇指按揉痛性结节，弹拨痉挛肌肉，并配合颈部屈伸运动，予以颈部拔伸手法。②神经根型颈椎病。操作上先施以一指禅、擦法或按揉法等理筋类手法放松颈部周围肌肉。后予以使用旋提手法、定位旋转扳法等正骨类手法调整颈椎小关节，改善神经走行通道。③脊髓型颈椎病。可以使用较轻柔的拿揉法作用于颈部两侧及肩部以放松肌肉，点按双侧风池、肩井、天宗、肩贞等穴，最后予以颈椎坐位拔伸手法调整颈椎曲度，纠正颈椎小关节紊乱。④其他型颈椎病。以理筋和正骨为主，先予以一指禅、擦法、揉法等手法放松患者颈项部及肩背部肌肉，后以正骨手法调整颈椎小关节，并点揉颈夹脊、风池等穴，最后配合头面部的舒缓手法。

特别强调一下，推拿必须由专业医务人员进行。颈椎病手法治疗宜柔和，切忌暴力。难以除外椎管内肿瘤等病变者，椎管发育性狭窄者，有脊髓受压症状者，椎体及附件有骨性破坏者，后纵韧带骨化或颈椎畸形者，咽、喉、颈、枕部有急性炎症者，有明显神经官能症者，以及诊断不明的情况下，禁止使用任何推拿和正骨手法。

4）针灸疗法。采用毫针、火针、温针、耳针、腹针、针刀、穴位注射、穴位埋线、热敏灸、雷火灸、放血、拔罐、刮痧等治疗方法，每种方法各有所长，根据各型颈椎病的临床症状及病例特点，适用于不同的针灸治疗手段，且同一种针灸治疗措施针对各型颈椎病的具体操作也略有差异。

治疗的具体方法如下：①颈型颈椎病。多以采用普通针刺、灸法、电针、拔罐等疗法为主；针灸处方常循经取穴为主，最常用的经脉为足太阳膀胱经、足少阳胆经、手太阳小肠经、督脉，穴位多选用颈夹脊、风池、天柱、阿是穴等，同时辅以辨证配穴。②神经根型颈椎病。多采用体针、电针、艾灸、小针刀、放血、穴位注射等疗法，处方以颈椎局部选穴、阿是穴或阳性反应点及远端循经辨证取穴为主。急性期急则治标，局部施以强刺激；慢性期缓则治本，配合施以灸法，从整体着眼，以调补机体整体、五脏六腑为主。③脊髓型颈椎病。多以针灸治疗为主，用于该型术后治疗，可改善肢体功能，针刺配以电针、火针、艾灸等方法，消除水肿，消炎止痛，解除肌肉痉挛。减轻对神经的刺激和压迫，以改善疼痛、麻木等症状。④其他型颈椎病。针灸治疗多采用普通针刺、针刀、热敏灸、温针灸、穴位埋线及腹针等方法，取穴以循经及局部取穴为主，配合辨证取穴。

5）浮针治疗。浮针疗法临床中主要应用于治疗各类肌肉相关痛症，尤善颈肩腰腿疼痛疾病，往往痛随针止，具有起效快、痛苦轻、安全性高、副作用小等特点。浮针疗法结合现代医学理论逐渐完善。浮针操作的核心内容为"患肌、扫散、再灌注活动"，其临床疗效快捷高效的特点，在实践中不断被印证，取决于浮针作用机制下的理论基础。①患肌的"肌筋膜学说"。患肌是 MTrP 所在的肌肉，是运动中枢正常时在人体放松状态下仍处于紧张状态的肌肉；而 MTrP 的形成主要是因为慢性劳损造成局部肌肉的持续性紧张，使得局部血液循环障碍，供血供氧减少，释放相关神经递质，产生疼痛感，因此局部缺血是肌筋膜疼痛的共性特点。在浮针治疗过程中，寻找到 MTrP 并改善其缺血缺氧状态是起效的关键环节。②进针点的"引徕效应"。引徕效应是指先后针刺人体皮肤上的两个点，第二个针刺点的针感会传导到第一个针刺点的现象。浮针治疗以肌痛点为中心，在其周围非疼痛处进针，肌痛点为第一个刺激点，进针点为第二个刺激点，通过扫散将针感从进针点传导到肌痛点，符合引徕效应，在实际操作中发现两点间距越大，浮针的疗效越差，但所影响的范围越广。③扫散的"结缔组织液晶态理论"。人体皮肤下的疏松结缔组织为液晶状态，是浮针发挥治疗作用的结构基础。疏松结缔组织具有导电性，并且能够高效地传导生物电，浮针在扫散时使结缔组织的空间结构产生变化，由于压电效应，释放出生物电，液晶态的结缔组织将生物电传导到相应的病变组织时，又产生反压电效应，改变了相关细胞的离子通路，从而调动人体抗病机制，迅速缓解病痛。④再灌注活动的"血液再灌注理论"。再灌注活动是指医者根据患肌的生理功能，通过对抗运动或自主运动使患肌做出收缩或拉长的动作，旨在加快局部毛细血管充盈，恢复局部血液循环，使患肌恢复正常状态。再灌注活动是借鉴了当代医学中"血液再灌注理论"提出的，是浮针操作过程中的重要步骤，可大幅提高浮针治疗的效率。

2. 康复治疗

（1）物理因子治疗。物理因子治疗的主要作用是扩张血管、改善局部血液循环，解除肌肉和血管的痉挛，消除神经根、脊髓及其周围软组织的炎症、水肿，减轻粘连，调节植物神经功能，促进神经和肌肉功能恢复。

常用治疗方法：①直流电离子导入疗法。常用各种西药（冰醋酸、VitB1、VitB12、碘化钾、奴佛卡因等）或中药（乌头、威灵仙、红花等）置于颈背，按药物性能接阳极或阴极，与另一电极对置或斜对置，每次通电 20 分钟，适用于各型颈椎病。②低频调制的中频电疗法。一般用 2000Hz～8000Hz 的中频电为载频，用 1～500Hz 的不同波形（方波、正弦波、三角波等）的低频电为调制波，以不同的方式进行调制并编成不同的处方。使用时按不同病情选择处方，电极放置方法同直流电，每次治疗一般 20～30 分钟，适用于各型颈椎病。③超短波疗法。用波长 7m 左右的超短波进行治疗。一般用中号电极板两块，分别置于颈后与患肢前臂伸侧，或颈后单极放置。急性期无热量，每天 1 次，每次 12～15 分钟，慢性期用微热量，每次 15～20 分钟。10～15 次为 1 个疗程。适用于神经根型（急性期）和脊髓型（脊髓水肿期）。④超声波疗法：频率 800kHz 或 1000kHz 的超声波治疗机，声头与颈部皮肤密切接触，沿椎间隙与椎旁移动，强度用 $0.8～1W/cm^2$，可用氢化可的松霜做接触剂，每天 1 次，每次 8 分钟，15～20 次为 1 个疗程。用于治疗脊髓型颈椎病。超声频率同上，声头沿颈两侧与两岗上窝移动，强度 $0.8～1.5W/cm^2$，每次 8～12 分钟，余同上，用于治疗神经根型颈椎病。⑤超声电导靶向透皮给药治疗。采用超声电导仪及超声电导凝胶贴片，透入药物选择 2% 的利多卡因注射液。将贴片先固定在仪器的治疗发射头内，取配制好的利多卡因注射液 1mL 分别加入到两个耦合凝胶片上，再将贴片连同治疗发射头一起固定到患者颈前。治疗参数选择电导强度 6，超声强度 4，频率 3，治疗时间 30 分钟，每天 1 次，10 天为 1 个疗程。用于治疗椎动脉型和交感神经型颈椎病。⑥高电位疗法。使用高电位治疗仪，患者坐于板状电极或治疗座椅上，脚踏绝缘垫，每次治疗 30～50 分钟。可同时用滚动电极在颈后领区或患区滚动 5～8 分钟，每天 1 次，每 12～15 天为 1 个疗程，可用于各型颈椎病，其中以交感神经型颈椎病效果为佳。⑦紫外线疗法。颈后上平发际下至第二胸椎，红斑量（3~4生物量），隔天1次，3次为1个疗程，配合超短波治疗神经根型急性期。⑧红外线疗法。各种红外线仪器均可，颈后照射20~30分钟/次。用于软组织型颈椎病，或配合颈椎牵引治疗（颈牵前先做红外线治疗）。⑨其他疗法。如磁疗、电兴奋疗法、音频电疗、干扰电疗、蜡疗、激光照射等治疗也是颈椎病物理治疗经常选用的方法，选择得当均能取得一定效果。

（2）牵引治疗。颈椎牵引是治疗颈椎病常用且有效的方法。颈椎牵引有助于解除颈部肌肉痉挛，使肌肉放松，缓解疼痛；松解软组织粘连，牵伸挛缩的关节囊和韧带；改善或恢复颈椎的正常生理弯曲；使椎间孔增大，解除神经根的刺激和压迫；拉大椎间隙，减轻椎间盘内压力。调整小关节的微细异常改变，使关节嵌顿的滑膜或关节突关节的错位得到复位；颈椎牵引治疗时必须掌握牵引力的方向（角度）重量和牵引时间3个要素，才能取得牵引的最佳治疗效果。

牵引方式：常用枕颌布带牵引法，通常采用坐位牵引，但病情较重或不能坐位牵引时可用卧式牵引。可以采用连续牵引，也可用间歇牵引或两者相结合。

牵引角度：一般按病变部位而定，如病变主要在上颈段，牵引角度宜采用0~10°，如病变主要在下颈段（颈5~7），牵引角度应稍前倾，可在15°~30°间，同时，注意结合患者舒适来调整角度。

牵引重量：间歇牵引的重量为自身体重的10%~20%，持续牵引则应适当减轻。一般初始重量较轻，如6kg开始，以后逐渐增加。

牵引时：牵引时间以连续牵引20分钟，间歇牵引则20~30分钟为宜，每天1次，10~15天为1个疗程。

注意事项：应充分考虑个体差异，年老体弱者宜牵引重量轻些，牵引时间短些，年轻力壮则可牵重些长些；牵引过程要注意观察询问患者的反应，如有不适或症状加重者应立即停止牵引，查找原因并调整、更改治疗方案。

牵引禁忌证：牵引后有明显不适或症状加重，经调整牵引参数后仍无改善者；脊髓受压明显、节段不稳严重者；年迈椎骨关节退行性变严重、椎管明显狭窄、韧带及关节囊钙化骨化严重者。

（3）手法治疗。手法治疗是颈椎病治疗的重要手段之一，是根据颈椎骨关节的解剖及生物力学的原理为治疗基础，针对其病理改变，对脊椎及脊椎小关节进行推动、牵拉、旋转等手法进行被动活动治疗，以调整脊椎的解剖及生物力学关系，同时，对脊椎相关肌肉、软组织进行松解、理顺，达到改善关节功能、缓解痉挛、减轻疼痛的目的。常用的方法有中式手法及西式手法。中式手法指中国传统的按摩推拿手法，一般包括骨关节复位手法及软组织按摩手法。西式手法在我国常用的有麦肯基方法、关节松动手法，脊椎矫正术等。

（4）运动治疗。颈椎的运动治疗是指采用合适的运动方式对颈部等相关部位以至于全身进行锻炼。运动治疗可增强颈肩背肌的肌力，使颈椎稳定，改善椎间各关节功能，增加颈椎活动范围，减少神经刺激，减轻肌肉痉挛，消除疼痛等不适，矫正颈椎排列异常或畸形，纠正不良姿势。长期坚持运动疗法可促进机体的适应代偿过程，从而达到巩固疗效，减少复发的目的。颈椎运动疗法常用的方式有徒手操、棍操、哑铃操等，有条件也可用机械训颈椎柔韧性练习、颈肌肌力训练、颈椎矫正训练等。此外，还有全身性的运动如跑步、游泳、球类等也是颈椎疾患常用的治疗性运动方式。可以指导颈椎病患者采用"颈肩疾病运动处方"。运动疗法适用于各型颈椎病症状缓解期及术后恢复期的患者。具体的方式方法因不同类型颈椎病及不同个体体质而异，应在专科医师指导下进行。

（5）矫形支具应用。颈椎的矫形支具主要用于固定和保护颈椎，矫正颈椎的异常力学关系，减轻颈部疼痛，防止颈椎过伸、过屈、过度转动，避免造成脊髓、神经的进一步受损，减轻脊髓水肿，减轻椎间关节创伤性反应，有助于组织的修复和症状的缓解，配合其他治疗方法同时进行，可巩固疗效，防止复发。

最常用的有颈围、颈托，可应用于各型颈椎病急性期或症状严重的患者。颈托也多用于颈椎骨折、脱位，经早期治疗仍有椎间不稳定或半脱位的患者。乘坐高速汽车等交通工具时，无论有还是没有颈椎病，戴颈围保护都很有必要。但应避免不合理长期使用，以免导致颈肌无力及颈椎活动度不良。

无论哪一型颈椎病，其治疗的基本原则是遵循先非手术治疗，无效后再手术这一基本原则。这不仅是由于手术本身所带来的痛苦和易引起损伤及并发症，更为重要的是颈椎病本身，绝大多数可以通过非手术疗法是其停止发展、好转甚至痊愈。除非具有明确手术适应证的少数病例，一般均应先从正规的非手术疗法开始，并持续3～4周，一般均可显效。对个别呈进行性发展者（多为脊髓型颈椎病），则需当机立断，及早进行手术。

3. 手术治疗

手术治疗主要是解除由于椎间盘突出、骨赘形成或韧带钙化所致的对脊髓或血管的严重压迫，以及重建颈椎的稳定性。脊髓型颈椎病一旦确诊，经非手术治疗无效且病情日益加重者应当积极手术治疗；神经根型颈椎病症状重、影响患者生活和工作、或者出现了肌肉运动障碍者；保守治疗无效或疗效不巩固、反复发作的其他各型颈椎病，应考虑行手术治疗。手术术式分颈前路和颈后路。

（1）颈前路手术。经颈前入路切除病变的椎间盘和后骨刺并行椎体间植骨。其优点是脊髓获得直接减压、植骨块融合后颈椎获得永久性稳定。在植骨同时采用钛质钢板内固定，可以提高植骨融合率、维持颈椎生理曲度。前路椎间盘切除椎体间植骨融合手术适应证如下：1～2个节段的椎间盘突出或骨赘所致神经根或脊髓腹侧受压者；节段性不稳定者。植骨材料可以采用自体髂骨、同种异体骨、人工骨如羟基磷灰石、磷酸钙、硫酸钙、珊瑚陶瓷等。椎间融合器（Cage）具有维持椎体间高度、增强局部稳定性、提高融合率等作用，同时，由于其低切迹的优点，可以明显减少术后咽部异物感和吞咽困难，专用的髂骨取骨装置可以做到微创取骨。对于孤立型颈椎后纵韧带骨化、局限性椎管狭窄等可以采用椎体次全切除术、椎体间大块植骨、钛板内固定的方法。如果采用钛笼内填自体骨（切除的椎体）钛板内固定则可以避免取骨。对于椎间关节退变较轻、椎间隙未出现明显狭窄的患者可以在切除病变的椎间盘后进行人工椎间盘置换术。

（2）颈后路手术。经颈后入路将颈椎管扩大，使脊髓获得减压。常用的术式是单开门和双开门椎管扩大成形术。手术适应证如下：脊髓型颈椎病伴发育性或多节段退变性椎管狭窄者；多节段颈椎后纵韧带骨化；颈椎黄韧带肥厚或骨化所致脊髓腹背受压者。有节段性不稳定者可以同时行侧块钛板螺钉或经椎弓根螺钉内固定、植骨融合术。

（3）围手术期的康复治疗。颈椎病"围手术期"的康复治疗，有利于巩固手术疗效，弥补手术之不足，以及缓解手术所带来的局部和全身创伤，从而达到恢复患者心身健康的目的。围手术期治疗的基本方法既离不开有关颈椎病的康复医疗（如中药、理疗、体育疗法、高压氧等），又不能忽视一些新的病理因素，如手术给患者带来的忧虑恐慌等精神负担，又如手术的创伤和术后体质虚弱。

八、颈椎病的误区

1. 见到骨刺就想"拔"

很多人会把拍摄 X 线片时发现的颈椎骨质增生认定为颈椎病，其实不然，二者并不能简单地画上等号。颈椎骨质增生，又叫骨刺，在多种情况下属于一种生理状态，表现为颈椎在生长、发育及其完成功能的过程中，某些部分失去正常的形态，出现异常表现。颈椎间盘退行性病变导致的颈椎失稳，可引起一系列症状体征，而机体通过椎体骨质增生来增加椎体间的接触面积，加强椎体间乃至整个脊柱的稳定性，可起到代偿作用。因此，颈椎骨质增生的出现，对机体来说也是一种保护性反应。很多人在没有全面了解颈椎状态的情况下，谈到骨质增生就"色变"，见到骨刺就要消除，这属于盲目的、毫无科学依据的行为。其实，颈椎骨质增生的出现并不一定会导致颈椎病，只有在骨质增生压迫神经、血管的前提下，经专业医师评估并给出手术建议后，才可考虑手术去除。

2. 忽视潜在的危险信号

颈椎病的发病原因十分复杂，临床表现多样，涉及多个血管、神经、脏腑，许多症状容易被忽视，造成误诊或漏诊。常见的情况有以下几种：①头晕、头痛。因为突然转头或身体不平衡时，出现头晕、头痛、恶心、呕吐、出汗等症状，有时可伴有血压升高等情况。当颈椎症状较轻或不明显时，容易被误认为是脑部疾病，此类颈椎病患者会很快清醒，无后遗症。②心慌、胸闷。颈椎病可引发心脏不适，即颈源性心脏病，是第 5 颈椎神经根的胸长神经受压所致，与颈椎位置的突然改变有关。当患者颈部症状不明显，而主要表现为心慌、胸闷等心血管症状时，容易被误认为心脏病。③吞咽异常。有一种颈椎病表现为食管异物感、吞咽困难、声音嘶哑等，是椎体骨质增生向前压迫食道而引起。常见于第 6 颈椎骨质增生，压迫和刺激食管所致，容易被误认为食道疾病。④下肢无力，步态不稳。脊髓型颈椎病患者可出现下肢无力、麻木、步态不稳，如踩在棉花上的感觉，随着病程的发展，导致脊髓受压、缺血，影响肢体感觉和运动功能，甚至瘫痪，容易被误认为脑部疾病。⑤失眠。很多颈椎病患者都有失眠的表现，但有相当一部分人只针对失眠进行治疗，忽视了颈椎病这个"元凶"，疗效往往欠佳。颈部动脉血液流通不畅、脑供血障碍，或早期颈椎病的症状如头痛、胸闷、胃胀等，都容易造成患者烦躁、焦虑、失眠多梦等。而且，颈椎病引起的疼痛，可直接影响睡眠质量。

3. 长期自行佩戴颈托

近年来，互联网上风靡一种"上班族一定要佩戴颈托防治颈椎病"的说法，呼吁经常坐办公室的人长期佩戴颈托来保护颈椎。颈托对颈椎具有固定和保护作用，能限制颈椎的过伸、过屈和旋转，减少不稳定因素，增加颈部的支撑，使颈部肌肉得到休息，缓解颈椎间隙的压力状态，减轻疼痛、头晕等症状，同时，可以避免脊髓和周围神经进一步损伤。需要注意的是，长期佩戴颈托可能会引起患者颈部肌肉萎缩，产生对颈托的依赖性，这样反而对颈椎不利。建议颈椎病患者在医生的指导下佩戴颈托，具体佩戴时间应遵医嘱。

4. 自行牵引治颈椎

牵引治疗是颈椎病常见的治疗方法之一，用于神经根型颈椎病。有些颈椎病患者由于各种原因不能到医院及时进行相关治疗，便在看到颈椎牵引器广告后进行购买，自行在家中牵引，殊不知这样做存在安全隐患，轻者可加重颈椎损伤导致疼痛加重、眩晕呕吐；重者可导致休克或瘫痪，甚至危及生命。因此，牵引治疗并非人人适用，牵引器也不可盲目使用，建议大家到正规医院进行牵引治疗，或在专业医生指导下进行。由于患者病情和医生习惯、经验不同，颈椎牵引治疗的模式（间歇性牵引或持续性牵引）力度、角度和时间有所区别。牵引治疗常见体位包括仰卧位、坐位，由于坐位牵引的可操作性和安全性不如仰卧位，因此，更推荐仰卧位进行牵引治疗。大多数医生采用持续或间歇性牵引的每次时长为15~30分钟，每天1~2次，维持2~4周。家庭牵引的有效牵引重量建议为小重量，一般为2~5千克。牵引重量超过5千克需慎重，有心血管疾病的患者牵引重量不宜过重。牵引角度的大小与牵引位置和具体病情有关。家庭牵引建议在医生指导下使用，需要严格排除禁忌证，在保证安全的情况下进行，最好有人陪同，如有不适立即停止。

九、颈椎病的调护

随着年龄的增长，颈椎椎间盘发生退行性变，几乎是不可避免的。但是如果在生活和工作中注意避免促进椎间盘退行性变的一些因素，则有助于防止颈椎退行性变的发生与发展。

1. 正确认识颈椎病，树立战胜疾病的信心

颈椎病病程比较长，椎间盘的退变、骨刺的生长、韧带钙化等与年龄增长、机体老化有关。病情常有反复，发作时症状可能比较重，影响日常生活和休息。因此，一方面要消除恐惧悲观心理，另一方面要防止得过且过的心态，放弃积极治疗。

2. 关于休息

颈椎病急性发作期或初次发作的患者，要适当注意休息，病情严重者更要卧床休息2~3周。从颈椎病的预防角度说，应该选择有利于病情稳定，有利于保持脊柱平衡的床铺为佳。枕头的位置、形状与选料要有所选择，也需要一个良好的睡眠体位，做到既要维持整个脊柱的生理曲度，又应使患者感到舒适，达到使全身肌肉松弛，调整关节生理状态的作用。

3. 关于保健

（1）医疗体育保健操的锻炼无任何颈椎病的症状者，可以每天早、晚各数次进行缓慢屈、伸、左右侧屈及旋转颈部的运动。加强颈背肌肉等长抗阻收缩锻炼。颈椎患者戒烟或减少吸烟对其缓解症状，逐步康复，意义重大。避免过度劳累而致咽喉部的反复感染炎症，避免过度负重和人体震动进而减少对椎间盘的冲击。

（2）避免长期低头姿势要避免长时间低头工作，银行与财会专业人士、办公室伏案工作、电脑操作等人员，其特殊工作体位使颈部肌肉、韧带长时间受到牵拉而劳损，促使颈椎椎间盘发生退变。工作 1 小时左右后改变一下体位。改变不良的工作和生活习惯，如卧在床上阅读、看电视等。

（3）颈部放置在生理状态下休息。一般成年人颈部垫高约 10 公分较好，高枕使颈部处于屈曲状态，其结果与低头姿势相同。侧卧时，枕头要加高至头部不出现侧屈的高度。

（4）避免颈部外伤。乘车外出应系好安全带并避免在车上睡觉，以免急刹车时因颈部肌肉松弛而损伤颈椎。出现颈肩臂痛时，在明确诊断并除外颈椎管狭窄后，可行轻柔按摩，避免过重的旋转手法，以免损伤椎间盘。

（5）避免风寒、潮湿夏天注意避免风扇、空调直接吹向颈部，出汗后不要直接吹冷风，或用冷水冲洗头颈部，或在凉枕上睡觉。

（6）重视青少年颈椎健康随着青少年学业竞争压力的加剧，长时间的看书学习对广大青少年的颈椎健康造成了极大危害，从而出现颈椎病发病低龄化的趋势。建议在中小学乃至大学中，大力宣传有关颈椎的保健知识，教育学生们树立颈椎的保健意识，重视颈椎健康，树立科学学习、健康学习的理念，从源头上堵截颈椎病

4. 关于体位

（1）急性期：卧床制动，头部前屈，枕头后部垫高，避免患侧卧位，保持上肢上举或抱头等体位。

（2）缓解期：可适当下床活动，避免快速旋转、俯仰等动作；卧位时保持头部中立位，枕头水平。

（3）康复期：可下床进行肩部、上肢活动。在不加重症状的情况下逐渐增大活动范围。

5. 关于起居

（1）避免长时间低头劳作，在伏案工作时，每隔 1～2 小时稍活动颈部。

（2）座椅的高度以端坐时双脚刚能触及地面为宜。

（3）避免长时间曲颈斜枕、半躺看书等。

（4）睡眠时应保持头颈部处于一条直线，枕头长要超过肩，高为握拳高度（平卧后），枕头的颈部稍高于头部，避免颈部悬空。

（5）颈部防风寒湿邪侵入，同时保暖。

（6）咽炎、扁桃腺炎等咽喉部疾病的防治有利于颈椎病的恢复。

（7）开车、乘车注意系好安全带或扶好扶手，防止急刹车致颈部"挥鞭样损伤"，

乘车、体育锻炼时做好自我保护，避免头颈部受伤。

6. 关于锻炼

（1）急性期颈部制动，避免进行功能锻炼，防止症状加重。

（2）缓解期或手法整复 2～3 天后，指导患者在颈托保护下行颈部拔伸、项臂争力、耸肩、扩胸等锻炼。

（3）康复期及手法整复 1 周后，可间断佩戴颈围，开始进行项臂争力、翘首望月、仰首观天等锻炼，每天 2～3 次，每次 2～3 组动作，每个动作 10～15 次。

（4）康复后要保持颈部肌肉的强度和耐力，应坚持做耸肩、扩胸、项臂争力、颈部的保健"米字操"等锻炼，以预防复发。

（5）针对眩晕患者，保健"米字操"、回头望月等转头动作慎用，或遵医嘱进行。

（6）各种锻炼动作要缓慢，以不引起疼痛和疲劳为度，要持之以恒、循序渐进、量力而行。

张子环编

第十一章　良性阵发性位置性眩晕

一、概念

良性阵发性位置性眩晕（BPPV），俗称"耳石症"，为最常见的外周性前庭疾病，是一种相对于重力方向的头位变化所诱发的、以反复发作的短暂性眩晕和特征性眼球震颤为表现的外周性前庭疾病，常具有自限性，易复发。此病是由于椭圆囊囊斑上脱落的耳石（碳酸钙结晶）进入半规管，对半规管感受器刺激、造成头位与重力改变相关的短暂眩晕发作。

BPPV 的研究历史已有几十年，早在 1897 年由 Adler 最先提出良性阵发性眩晕一词，Barany 在 1921 年正式提出该病。Dix 和 Hallpike 在 1952 年对其进行了详细描述，且将其命名为"良性阵发性位置性眩晕"。Schuknecht 在 1969 年首先提出嵴顶结石症学说，Hall 在 1979 年提出管结石症理论，Semont 在 1988 年设计了管石解脱法，Epley 在 1992 年提出管石复位法，包括随后提出的 Barbecue 法、Gofuni 法和 Brandt-Daroff 习服法，均得到了广泛的认可和应用，并收到了较好的临床治疗效果。1999 年，邢光前等提出颗粒复位法治疗后半规管良性阵发性位置性眩晕（PC-BPPV），由此，国内耳鼻喉医生对 BPPV 的治疗开始向着细分化及精确化发展。2007 年，李进让等依据半规管结石快速旋转解脱复位法原理，设计了一套治疗不同半规管的"李氏复位法"。美国手动三维滚轮耳石复位系统在 2003 年研制成功并获得美国专利。同年，中国也研制成功手动三维滚轮耳石复位系统并获得中国专利。随着对该病认识的逐渐提高及经验的积累，中华耳鼻咽喉头颈外科杂志编辑委员会，中华医学会耳鼻咽喉科学分会于 2006 年在贵阳会议上提出良性阵发性位置性眩晕的诊断依据和疗效评估，此诊断指南大大地促进了国内医务人员对 BPPV 的认识与普及。美国在 2008 年成功研制了全自动化的简易的耳石诊断复位仪，同年，中国亦成功研制出功能全面的全自动化耳石诊断复位系统（BPPV 诊疗系统）并获得中国专利。全自动化的耳石诊断复位系统使得对 BPPV 的诊断和治疗有了新的突破。

二、流行病学

（1）目前报道的 BPPV 年发病率为（10.7～600）/10 万，年患病率约 1.6%，终生患病率约 2.4%。

（2）BPPV 患者占前庭性眩晕患者的 20%～30%。

（3）男女比例为 1∶1.5～1∶2.0。

（4）通常 40 岁以后高发，且发病率随年龄增长呈逐渐上升趋势。

（5）每年复发率 15%～18%，40 个月复发率可达 50%。

三、BPPV 发病机制

1. 半规管的结构与功能

（1）半规管的解剖结构。半规管是维持姿势和平衡有关的内耳感受装置，是内耳的组成部分，由上、后和外三个相互垂直的环状管，即上半规管、后半规管和外侧半规管组成，连结内耳与前庭。其一端有一个膨大部分，称为壶腹，具有隆起的隔膜，其中有感觉细胞，与前庭中的椭圆囊相通。

半规管分为外周的骨半规管和中央的膜半规管两部分，都是膜质管道，和蜗管一样，因构造曲折繁复，有膜迷路之称，而且管道中充满内淋巴，其外面的骨迷路和外淋巴起着保护作用。

椭圆囊和球囊位于内耳前庭腔内，它们的前面为耳蜗，后面为 3 条半规管，两囊之间有短管相通，半规管与耳蜗又分别与两囊相连通，所以膜迷路各部分之间的内淋巴是相通的。椭圆囊和球囊的囊壁上，各有一个直径为 2mm 多、加厚的小区域，称为囊斑。囊斑也称位觉斑，由一层结缔组织、一层上皮和耳石膜组成。

耳石膜覆盖在囊斑上皮层表面，为一层厚的蛋白样胶质膜，它的浅层含有碳酸钙和蛋白质组成的结晶体，称为耳石，所以椭圆囊和球囊也称耳石器官。囊斑上皮内含有毛细胞及支持细胞两种细胞，毛细胞为感觉上皮细胞，夹在支持细胞之间，其底部为前庭神经节内的双极细胞的周围突所包绕，毛细胞的顶端有一束纤毛伸入至耳石膜内。

3 条半规管（外半规管、上半规管和后半规管）互成直角，代表空间的 3 个面。外半规管又称水平半规管，当人直立时，它和地面成 30°角，如头部向前倾 30°，则它恰与地面平行。上半规管、后半规管又称垂直管，与地面成垂直关系。每管均有一端为壶腹，壶腹内一侧黏膜增厚，并向管腔内凸出，形成一个与管长轴相垂直的壶腹嵴。壶腹嵴的构造与囊斑相似，其不同处为毛细胞顶端的纤毛束较长，并包埋于高帽状的胶质性的终帽（也称盖帽）内，其中无耳石，但终帽与嵴上皮之间有一微细的腔隙，此腔隙与毛细胞的纤毛活动有关，壶腹嵴毛细胞的基部也被前庭神经节细胞周围突的末梢所包绕。

（2）半规管的功能。椭圆囊和球囊的适宜刺激为耳石的重力。因此，它们是提供与地心引力有关的头部方位（倾斜度）的信息的，也因直线加（减）速运动而兴奋。头部处于正常位置时，耳石与毛细胞间呈一定的压力关系。头部位置改变时，两者在空间的相对位置也发生改变，耳石就不同程度地牵拉毛细胞的纤毛，从而刺激了毛细胞。毛细胞兴奋后，冲动经前庭神经传至前庭神经核，反射性地引起肌紧张的变化，维持了身体平衡。

半规管的适宜刺激是旋转加速运动。在头旋转时，内淋巴因惰性向与旋转相反的方向移位，终帽随之弯曲变形，这就间接地刺激了毛细胞及其基部的前庭神经末梢。电生理研究表明，当头部在静位状态下，终帽内的神经末梢发放一定的冲动。当终帽向一侧移位，即当水平管内淋巴流向壶腹、垂直管内淋巴流出壶腹导致终帽弯曲时，冲动发放增加；当向相反方向移位时，冲动发放就减少。等速持续进行旋转时，发放开始时与加速度时相同，以后逐渐恢复到原先水平，而旋转突然停止时（减速运动），则终帽也受到移位，但方向与开始时相反。虽然内淋巴移位在 3 秒内即停止，而终帽却要 25～30

秒钟才回到静息状态，此时，人会有一种向相反方向旋转的感觉。

2. BPPV 的发病机制

对于 BPPV 的发病机理尚未明确，半规管结石学说和壶腹嵴顶学说是目前被广泛接受的两个假说：①半规管结石学说，认为脱落的耳石在半规管靠近壶腹的部位聚集，一旦患者的体位发生变动，则耳石向壶腹方向移动，并且引起其中的淋巴流发生相对位移，进而导致相关症状出现。各种内耳疾病造成囊斑耳石脱落后，都可能会发生 BPPV。耳石受到外界暴力影响而脱落，例如，头颅损伤就是 BPPV 发生的一个重要原因，除此之外，还包括前庭神经炎、梅尼埃病等，但是对于半规管功能没有显著的影响。②壶腹嵴顶学说，认为耳石脱落后附着于壶腹嵴或者直接落至半规管，由于密度的不同，内淋巴和壶腹嵴顶的双侧比重不同，导致壶腹嵴在感知重力时出现异常，这就是眩晕发生的原因。人们的听觉和保持平衡的能力都是内耳的功能，内耳是一种对缺血感知敏感的、具有较高代谢能力的器官，一旦缺血就会导致椭圆囊斑逐渐老化，随之而来的就是耳石脱落和眩晕。

另外，两侧前庭功能所导致的内耳血液循环障碍，会引起患者前庭功能发生减退，双侧前庭对中枢神经发出的冲动传导不对称，进而诱发位置性眩晕。

3. BPPV 的发病因素

（1）高血压、糖尿病和高血脂。高血压、糖尿病、高血脂在多种疾病共存情况下与 BPPV 发病相关性更加显著。一项多中心调查表明 BPPV 患者的高血压（55.8%）和糖尿病（17.7%）等患病率较高，并且有心血管疾病家族史的患者达 49.4%。BPPV 与高血压和高脂血症相关的机制是由于内耳可能的血管损伤引起的迷路缺血导致耳石脱落。

（2）缺血性卒中和冠心病。缺血性卒中是 BPPV 的危险因素，前庭系统的血管供应来源于小脑前下动脉及分支前庭前动脉。由于前庭系统的侧支供应有限，易发生缺血性梗阻。因此，椎基底动脉系统的缺血性改变最初可产生前庭症状，如 BPPV。影响 BPPV 患者的前庭动脉的缺血性改变可能先于全面的缺血性卒中发生。多项研究报道，心血管疾病和脑血管疾病一样与眩晕症密切相关，尤其是心脑血管疾病作为复发性 BPPV 的危险因素已经有一定的认可度。

（3）内耳疾病。BPPV 常继发于前庭神经炎（VN）、梅尼埃氏病（MD）、慢性化脓性中耳炎（CSOM）和突发性感音性聋（SSHL）等内耳疾病。继发性 BPPV 相关的内耳疾病中 SSHL 占 50.7%、MD 约为 28.9%。SSHL 病史患者中患同侧 BPPV 者达到12.1%。患有 SSHL、MD 的 BPPV 患者较原发性 BPPV 更容易累及后半规管和水平半规管。患有 SSHL 和 VN 的 BPPV 患者对手法复位治疗有效率不如原发性 BPPV，患有 MD 的 BPPV 患者表现出更高的复发率。

（4）头外伤。头外伤是明确的继发性 BPPV 主要致病原因，其发病数占总 BPPV 发病数的 7%～17%。21% 的头外伤者，3 个月内出现继发 BPPV。继发 BPPV 的风险与伤情严重程度有关，轻微伤情 BPPV 发生率为 12%，轻度伤情为 24%，中度伤情为 40%。

（5）牙科手术、内耳手术。牙科手术是最常见的医疗措施，手术器械传递的冲击和振动力等使耳石脱落至淋巴管内漂浮，引起 BPPV，被认为是牙科手术导致 BPPV 的一个可能的原因。

内耳手术也能引起继发性 BPPV，原因是手术过程损伤了椭圆囊，导致耳石脱落并聚集于半规管。在人工耳蜗植入术后的眩晕患者中，诊断为 BPPV 者占相当比例，这一定程度上证实了该机制的存在。同时，研究发现，人工耳蜗植入术后的患者的发病时间不等，考虑与内耳电刺激引起耳石碎屑移位到半规管有关。

（6）骨质疏松、年龄和性别。患者的骨密度、维生素 D 和雌激素水平降低，尤其是 41 岁～60 岁的女性，已成为 BPPV 发病率最高的群体，这可能是激素水平剧烈波动下降状态，导致骨质疏松、骨质减少。维生素 D 缺乏和钙水平降低也可能是骨质疏松症 BPPV 的关键联接途径。

年龄与 BPPV 显著相关，随着年龄的增加 2 个囊斑的耳石都有明显的凹痕、裂缝甚至碎成碎片，老年人碎裂的耳石间仅有微弱的连接丝相连，这种退化在球囊耳石中更加明显。耳石的退化及耳石间纤维连接变弱都影响了耳石的稳定性。

四、BPPV 的危害

1. 引起中风偏瘫，甚至猝死

BPPV 患者发作期会出现旋转、呕吐，同时，还会造成迷路、前庭、耳蜗器官损害，造成耳蜗毛细胞死亡和前庭功能丧失，进而引起耳鸣、耳聋、共济失调等危害性。如不及时治疗，很容易引起思维下降、头痛痴呆、脑血栓、脑溢血、半身不遂、中风偏瘫，甚至猝死。

2. 影响脑血管调节机能及大脑微循环

中老年患者，多次发作可影响脑血管调节功能及大脑微循环，加重脑供血不足，诱发脑梗塞等症。

3. 影响交际

BPPV 的发生严重影响患者的日常生活，使其生活圈缩小，精神压力加大。

4. 前庭功能减退

BPPV 是造成前庭功能减退的最主要病因之一，其原因有 BPPV 本身造成的前庭功能损害，也有反复发作 BPPV 使用大量前庭抑制剂造成的药物性损害，也有因病造成功能性前庭功能降低。患者前庭功能减退后往往会造成走路晕、双侧前庭病，可谓是"次生灾害"。

5. 内淋巴液"变质"，耳石易脱落

耳石脱落后发生脱钙、裂解的过程中，内淋巴液成分发生改变，类似"变质"过程，使耳石生长代谢的内环境发生"污染"，恶化耳石代谢环境，结果造成其它未脱落的耳石更容易脱落，这也是 BPPV 反复发作的一个原因，形成恶性循环。

五、BPPV 的诊断

（一）BPPV 的分型

（1）特发性 BPPV：病因不明，占 50%～97%。

（2）继发性 BPPV：继发于其他耳科或全身系统性疾病，如梅尼埃病、前庭神经炎、特发性突聋、中耳炎、头部外伤、偏头痛、手术后（中耳内耳手术、口腔颌面手术、骨科手术等）以及应用耳毒性药物等。

（二）按受累半规管分类

（1）后半规管 BPPV：最为常见，占 70%～90%，其中嵴帽结石症约占 6.3%。

（2）外半规管 BPPV（水平半规管 BPPV）：占 10%～30%。根据滚转试验时出现的眼震类型可进一步分为"向地性眼震型"和"离地性眼震型"，其中向地性眼震型占绝大部分。

（3）上半规管 BPPV：少见类型，占 1%～2%。

（4）多半规管 BPPV：为同侧多个半规管或双侧半规管同时受累，占总 BPPV 发病数的 9.3%～12%。

典型 BPPV 很容易根据临床表现特点诊断。患者通常在头位相对于重力发生改变后发生短暂一过性眩晕，根据耳石碎片的大小，持续约数秒或数十秒不等。累及垂直半规管时，眩晕通常由垂直平面的头位改变诱发，例如，当躺下或起床时，向上看或向上超过头位伸手拿东西时，弯腰向下或触及脚上的鞋时均可诱发。由于来自半规管，通常为持续数秒或数十秒的旋转性眩晕，有些患者可以描述旋转方向。累及水平半规管时，眩晕通常由水平面的头位改变诱发，例如，躺在床上向左或向右翻转时。由于强烈的眩晕，患者通常被迫仰卧在床上不敢动，以致有困难确认是否为位置性眩晕。眼震方向通常由受累半规管的旋转轴决定，旋转轴通常与受累半规管的旋转平面垂直。但也有患者仅有头晕或不稳等主诉，而非眩晕。

BPPV 患者在短暂眩晕发作后，可能会有持续性的头晕、漂浮或姿势不稳的感觉，症状持续数小时数天不等。本质上说，BPPV 的眩晕为位置性而非头动性，站立或直立时，通常没有问题，向侧方转头不引发眩晕，可以安全开车。BPPV 一般不伴听力障碍或神经系统症状，除非继发于其他疾病或合并了其他疾病。由于眩晕发作的感觉令人紧张害怕，很容易导致焦虑、产生回避行为，即使无症状了还不敢动，降低了生活质量。

活动期时患者仍有症状，非活动期时患者没有症状。BPPV 有自限性，有时即使不治疗，经过一定时间也会症状消失，这种情况很常见。如果不治疗，症状可持续数、天数周，偶尔数月，中间值大约 15 天。复发常见于活动期，非活动期的持续时间很难预期。有些患者的活动期较密集，有些患者的非活动期持续较长可达数年。持续性活动期的慢性类型成为顽固性 BPPV。约 30% 未经治疗者成为持续性 BPPV。活动期时经检查正确诊断通常不难。眼震的类型可以确定所累及的半规管。

（三）常见 BPPV 的诊断

BPPV 的诊断需要解决 3 个主要问题：①哪个半规管受累。②哪一侧是病侧。③管石症还是顶石症。这直接关系着 BPPV 的治疗，特别是耳石复位治疗方法的选择。诊断不准或者选择有误可能会影响治疗效果。典型病史特点和查体阳性变位试验结果通常不难诊断 BPPV，也不难诊断是那个半规管病变以及病变侧。

1. BPPV 的诊断要注意的问题

（1）病史不典型患者可能没有明显的眩晕，仅有短暂的头晕或不稳，特别当患者同时合并了其他外周源性或中枢源性前庭疾病，病史可能因此而更不典型。据统计，约 42% 的 BPPV 随后发生前庭神经元炎（41%）、梅尼埃病（10%）、血管疾病（3%）等其他疾病。BPPV 也可继发于原发性感音性耳聋（51%）、梅尼埃病（28.9%）、病毒感染（20.2%）等内耳疾病。要学会识别，需要了解其他发作性前庭或眩晕疾病的本质和特点。

（2）变位试验手法受操作者的规范程度可影响以下因素：①变位试验的速度。②变位试验的角度。③两侧检测的速度和角度是否大致相同。速度不够或者角度偏差较大可能影响半规管位置，重力向量方向以及重力变化的程度，导致结果不敏感。两侧半规管应该都检测，但要注意保持两侧速度和角度尽可能相同，否则可能影响两侧眼震强度的对比，进而影响病变侧的判断。

（3）进行变位试验前，应注意观察和检查是否存在自发性眼震以及自发性眼震的特点，以便识别是否存在副瘤性感觉性神经元病，也有助于比较所见到的变位试验诱发性眼震。某些自发性眼震可能被 Dix-Hallpike 试验强化，例如，同时伴发右侧前庭神经元炎情况下，左向自发性水平眼震，可能在 Dix-Hallpike 试验时成为左侧卧时左向，右侧卧时右向。

（4）Dix-Hallpike 试验阴性不能完全排除 BPPV，由于 Dix-Hallpike 试验的阴性预测值偏低，因此，Dix-Hallpike 试验阴性时，应进行 Supineroll 检测，以确定是否为外侧半规管 BPPV（LC-BPPV）所致。由于个体差异，并非所有患者的左前右后半规管（LARP）和右前左后半规管（RALP）都与矢状线呈 45°夹角，必要时调整角度再试，使用替代或改良方法，也可进行摇头眼震 Dix-Hallpike 检查。

（5）主观性 BPPV（坐位 BPPV 或 II 型 BPPV）其特点是 Dix-Hallpike 或者 Supineroll 试验时没有诱发出眼震。这可能涉及多种因素：①很少量的耳石吸附在嵴顶上或漂浮在受累半规管内，没有足够的动力产生眼震，但足以引起眩晕和恶心。②短臂内的管石症。如后半规管短臂内的慢性管石症，导致位置性眩晕但不伴位置性眼震。③眼震太微小，没有仪器设备时裸眼很难观察到。使用设备检查 200 名头晕的老年人，其中 50% 发现微弱的位置性背地性眼震，符合 LC-BPPV。④钙代谢障碍所导致的未吸收自由耳石，增加了在半规管内的耳石数量，在头动引发位置改变时导致眩晕。这可根据引发症状的一侧来确定病变侧，也可借助仪器观察测定微小的眼震。

（6）正规变位试验的禁忌证：变位试验的检测手法一般不会引起损伤，但是对于某些患者（如患有颈腰椎疾病，骨关节疾病，严重的血管病）等，应视为禁忌，不宜进行正规的变位试验手法，以免造成损害。由于不能过度后仰或翻转，对这些患者来说，正规的变位试验很难得到理想的结果。这时可根据情况使用替代或改良方法进行变位检测。

（7）耳石复位效果复查：反复进行复位的患者，需在复位治疗一个月时复查治疗效果。复查时，如患者复位治疗后仍有持续性眩晕、头晕、不稳等症状，应视为治疗失败。效果不佳，特别是 2～3 次正规复位治疗失败者，要高度警惕中枢性疾病，及时检查以免误诊，同时，应积极寻找和评估治疗失败的原因。

（8）不典型性 BPPV：因病史和变位试验结果均不典型造成诊断困难。自发性不典型 BPPV 可按典型性 BPPV 给予正规的耳石复位治疗。正规复位治疗失败者，应首先排除中枢性疾病，必要时进行包括影像学在内的其他辅助检查，再考虑其他变异性 BPPV 的可能性。

（9）合并或继发于其他外周前庭或中枢前庭疾病的 BPPV 复位治疗失败者，还常见于继发于颅脑创伤和前庭神经元炎等疾病的 BPPV，以及合并梅尼埃病和前庭神经元炎等疾病的 BPPV。前庭功能障碍在这些原发或伴发的疾病中很常见，由于前庭功能的损害导致症状持续，并有较高的复发概率。前庭功能检查或听力学检查是必要的，若有其他可疑情况，应及时进行影像学检查。对于这些患者需要积极治疗原发病，同时辅以前庭康复，单纯的耳石复位效果有限。

（10）持续性 BPPV：除上述原因造成持续性 BPPV 和复发性 BPPV 外，即使 BPPV 不伴上述情况，耳石脱落也可造成前庭功能损害，耳石复位本身也有可能造成一过性的前庭功能损害。当存在前庭功能损害时，即使变位试验已经正常了，患者仍会有症状存在，成为持续性 BPPV。此时，单靠耳石复位是不够的，应及时评估前庭功能，积极进行前庭康复。复查时，单次耳石复位或前庭康复后仍有持续性 BPPV 的比例为 15%～50%。此外，先天性半规管狭窄等也是造成顽固性 BPPV 的原因之一。

（11）复发性 BPPV：BPPV 的复发率每年约为 15%，5 年复发率为 37%～50%。应向患者提供相关的信息，让患者应该了解 BPPV 的复发性，有所心理准备，积极应对，及时进行再治疗。20% 的 BPPV 合并至少一种其他疾病，37% 的 BPPV 合并 2 种或以上其他疾病。合并疾病越多，复发概率越高。

（12）跌倒风险和防跌倒措施：尤其是伴有平衡和前庭功能障碍的患者，跌倒的风险高，害怕跌倒的恐惧也高，特别是患有慢性疾病的老年人，37% 的人有 BPPV 的诊断，其中 53% 跌倒过。应当评估患者的跌倒风险，及时采取防跌倒措施。

2. 后半规管 BPPV 的诊断

Dix-Hallpike 试验是诊断后半规管 BPPV 的特异性实验，敏感性和特异性分别为 79%～82% 和 71%～75%。在操作时，首先令患者取坐位，向被检查侧旋转 45°，保持头部位置不变，使患者迅速变换为仰卧位，既往建议是将患者头部悬挂于床的边缘，将头后仰 20° 左右，但近期的研究认为并不需要使患者的头后仰，因为颈部过伸可增加假阳性的出现。操作完成后需观察患者眼震情况，若符合以下特征，可诊断为后半规管 BPPV：①眼震的出现通常有 2～5 秒的潜伏期。②保持姿势不变约 30 秒通常可见眼震消失。③眼震为旋转性，方向为患侧。④重复进行 Dix-Hallpike 试验时，上述症状会减弱，即眼震存在疲劳性。

3. 水平半规管 BPPV 的诊断

在 Dix-Hallpike 试验中，当患者出现水平眼球震颤或无眼球运动时，应考虑水平管 BPPV 的可能。仰卧侧头位试验也称为 McClure-Pagnini 试验，是水平半规管 BPPV 的标准诊断试验，首先将患者取坐位，迅速转换为仰卧位，然后将头部快速向一侧旋转 90°，观察是否存在眼震。若出现眼震，应待震颤减轻后将头部转换为中立位，然后向另一侧迅速旋转90°，观察眼震情况。若患者出现剧烈的旋转型眩晕及水平眼震，则诊断为水平半规管BPPV。与Dix-Hallpike试验不同的是，仰卧侧头位试验可以同时激发2个水平半规管，而Dix-Hallpike动作在测试过程中只能击发一侧，而且水平半规管BPPV引发的眩晕更强烈，潜伏期更短，持续时间更长，更不容易疲劳。

4. 各类BPPV位置试验的眼震特点

（1）后半规管BPPV（PC-BPPV）。在Dix-Hallpike试验或侧卧试验中，当患耳向地时，出现带扭转成分的垂直上跳性眼震（垂直成分向上，扭转成分向下位耳），由激发头位恢复至坐位时，眼震方向逆转。

（2）外半规管BPPV。①眼震分型：a.水平向地性。若双侧滚转试验均可诱发水平向地性眼震（可略带扭转成分），持续时间小于1分钟，则可判定为漂浮于外半规管后臂内的管石症。b.水平离地性。双侧滚转试验均可诱发水平离地性眼震（可略带扭转成分），若经转换手法或能自发转变为水平向地性眼震，持续时间小于1分钟，则可判定为漂浮于外半规管前臂内的管石症；若诱发的水平离地性眼震不可转换，持续时间大于等于1分钟，且与体位维持时间一致，则可判定为外半规管嵴帽结石症。②患侧判定。滚转试验中水平向地性眼震诱发眼震强度大、持续时间长的一侧为患侧；水平离地性眼震中诱发眼震强度小、持续时间短的一侧为患侧。当判断患侧困难时，可选择假性自发性眼震、眼震消失平面、低头-仰头试验、坐位-仰卧位试验等加以辅助判断。

（3）前半规管BPPV（SSC-BPPVt）。在Dix Hallpike试验或正中深悬头位试验中，出现带扭转成分的垂直下跳性眼震（垂直成分向下，扭转成分向患耳），若扭转成分较弱，可仅表现为垂直下跳性眼震。

（4）多半规管BPPV。多种位置试验可诱发相对应半规管的特征性眼震。

5. 视频眼震图

视频眼震图（VNG）的普及使眼震方向、强度及时间等参数的观测判断更加精确、客观，为BPPV眼震分析提供了技术支撑。VNG出现时间尚短，作为一种创新性数字化眼震电图描记手段，被用于临床检测眼球震颤以及眼球运动异常等。借助VNG能够经出视频记录以及电脑分析技术，对眼动与眼震特点进行精准记录，在记录上能够达到显示水平方向±30°，垂直方向±20°，最小幅度0.5°的眼震。另外，VNG通过远红外技术记录眼球震颤整个动态的过程，消除了电极易受干扰的缺点，在诸多方面均能够实现精准描记，包括眼震潜伏期、持续时间、强度、方向以及幅度等，并且同时具备储存资料、放大图像以及回放资料的功能，为实时与事后分析判断提供便利，可使诊断精准度提升。VNG在PC-BPPV、水平半规管BPPV（HSC-BPPV）、多半规管型BPPV诊断中，典型眼震的检出率均高于裸眼，检出率大大提高。VNG的特点：①VNG具有高度敏感性，能检测出部分裸眼下不能分辨的微弱眼震，一般是小于5°/s的眼震，可使诱发眼震的检出率得到极大提高。②能够精准定位BPPV受累半规管，通过视频眼震电图仪，能够获知眼震的诸多参数，包括潜伏期、慢相角速度、方向与频率等，参照视图所示眼震数据，即能够使受累半规管的准确判别率得到极大提升。③精准定量眼震潜伏期有助于半规管与嵴顶结石的鉴别。④眼震强度定量除了能够对其疲劳性进行监测，也可对颈性眩晕等疾病进行鉴别。⑤可以在 RollTest 中辨别两侧眼震的强烈程度，从而正确判断受累侧。

6. 可选检查

（1）前庭功能检查：包括自发性眼震、凝视眼震、视动、平稳跟踪、扫视、冷热试验、旋转试验、摇头试验、头脉冲试验、前庭自旋转试验、前庭诱发肌源性电位、主观垂直视觉/主观水平视觉等。

（2）听力学检查：纯音测听、声导抗、听性脑干反应、耳声反射、耳蜗电图等。

（3）影像学检查：颞骨高分辨率 CT 检查、含内听道-桥小脑角的颅脑 MRI 检查。

（4）平衡功能检查：静态或动态姿势描记、平衡感觉整合能力测试以及步态评价等。

（5）病因学检查：包括钙离子、血糖、血脂、尿酸、性激素等相关检查。

7. 需要与 BPPV 鉴别的疾病

（1）梅尼埃病。梅尼埃病（MD）它是一个古老而年轻的疾病，经过百余年的研究其发病机制仍尚不明确，随着对它的认识与研究，1995 年 AAO 听力与平衡委员会制定了梅尼埃病的诊断标准。2006 年中国贵阳会议制定的梅尼埃诊断标准；2015 年 Barany 协会制定梅尼埃病诊断标准。①确定的梅尼埃病：a.前庭症状，2 次以上自发性、发作性眩晕，每次发作的持续时间 20 分钟到 12 小时。b.听力损失特点符合低频、中频感音神经性听力损失，具有反复波动性。c.患侧耳伴有波动性听觉症状包括耳聋、耳鸣和耳闷胀感。d.排除其他前庭疾病。②可能性的梅尼埃病：a.前庭症状。2 次以上自发性、发作性眩晕或头昏，每次发作持续时间 20 分钟到 24 小时。b.患侧耳伴有波动性听觉症状包括耳聋、耳鸣和耳闷胀感。c.排除其他前庭疾病。1995 版 AAO 梅尼埃病诊断标准的听力学特点为 250Hz、500Hz 和 1000Hz 的平均听阈与 1000Hz、2000Hz 和 3000Hz 的平均听阈比较，提高 15dB 或 15dB 以上；单耳患病，患耳与健耳比较在 500Hz、1000Hz、2000Hz 和 3000Hz 平均听阈值提高 20dB 或 20dB 以上；双耳病变时，患耳 500Hz、1000Hz、2000Hz 和 3000Hz 平均听阈值大于 25dB。而 2015 年新版梅尼埃病的诊断标准中，单耳患病，患耳与健耳比较低频听力损失平均 30dB；双耳患病，低频听力损失平均 35dB。与 1995 老版相比，2015 新版的梅尼埃病标准患者平均听阈提高 10dB，使临床上部分出现耳蜗症状，听力学检查符合低、中频下降型感音神经性耳聋却没有达到新版梅尼埃病诊断标准的患者，可能被诊断为前庭性偏头痛。

（2）前庭性偏头痛。前庭性偏头痛的临床表现有相当部分的前庭症状与 BPPV 相似，患者为短暂的与头位变化相关的眩晕和眼震，约 30%的患者不同时出现头痛和先兆症状，VonBrevern 等发现，30%～50%的偏头痛患者有头晕或眩晕，偏头痛患者出现 BPPV 的比例也是健康人的 3 倍。前庭性偏头痛患者在位置试验中，诱发眼震为持续性，不显示单一半规管特点，方向发生改变；前庭性偏头痛诊断标准如下。

①明确性前庭性偏头痛。a.出现 5 次前庭症状持续 5 分钟到 72 小时。b.有或无先兆偏头痛病史（按照 ICHD 诊断标准）。c.至少有 50%的前庭症状和 1 个或多个偏头痛（特点为头痛为一侧、搏动性、中、重度发作，恐声、恐光，视觉先兆）。d.不符合其他前庭疾病或偏头痛标准。②很可能前庭性偏头痛。a.出现 5 次前庭症状持续 5 分钟至 72 小

时。b.符合前庭性偏头痛诊断标准中的 b 或 c。c.不符合其他前庭疾病或头痛标准。

（3）前庭阵发症。前庭阵发症（**VP**）是由神经血管交互压迫引起，以反复发作的短暂性眩晕为临床特征，属于血管性眩晕疾病的一种。1994 年，BrandtT 和 Dieterich 等提出前庭阵发症的概念，Hufner 又做了进一步的工作，Lempert 在这些工作的基础上提出了前庭阵发症的诊断标准：①肯定前庭阵发症的标准，至少 5 次发作，并且满足以下标准。a.眩晕发作持续数秒至数分钟。单独发作有自限性并且在没有特异性治疗的情况下消退。b.以下 1 个或数个诱发因素导致发作。休息时发作，某种头位或身体位置时发作，头位和身体位置改变时（非 BPPV 特异性变位实验）发作。c.发作时不出现或出现 1 次或数次以下特征：姿势障碍，步态障碍，单侧耳鸣，耳内或耳周的单侧压力或麻木，一侧听力减退。d.一个或数个以下的附加诊断标准。MRI 影像提示有 NVCC 征象，VNG 发现过度换气，可诱发眼震，随访检查前庭功能障碍加重，对抗癫痫药物治疗有反应。e.症状不能由其他疾病解释。②可能前庭阵发症的诊断标准为至少 5 次发作，并且满足以下标准：眩晕发作持续数秒至数分钟，单独发作有自限性并且在没有特异性治疗的情况下消退。

（4）前庭神经元炎。前庭神经元炎（**VN**）是神经末梢发生炎性改变的一种良性疾病。病变部位可以是前庭神经节或者是前庭通路的向心部分。病前 2 周左右多有上呼吸道病毒感染史。眩晕症状可突然发生，持续时间长通常几日到几月不等，活动时症状加重。它是单发性眩晕，是突发的持续性眩晕，伴有恶心呕吐、自发性眼震和姿势不稳，无神经科体征或听力下降。眼震常无潜伏期，呈持续性，急性期眼震向健侧水平；甩头试验异常，偏向病灶侧；活动时向患侧倾倒；呈单向病程。Hotson 等报道前庭神经元炎患者约有三分之一在 3 个月内可以继发 PC-BPPV，而此类患者的颈性前庭诱发肌源性电位反应良好。颈性前庭诱发肌源性电位可以反应前庭神经炎患者的前庭下神经分支的受累情况。

（5）上半规管裂综合征。上半规管裂综合征在 1998 年由 Minor 等首先报道，患者受强声刺激或者用力排便、擤鼻等导致颅内压增高时会引起眩晕发作，伴有低频听力下降，患者的主诉通常是能听到自己的脉搏、自己的说话声增强和走路时的脚步声增强，有些患者因自声增强不敢发声。体格检查有垂直旋转性眼震，多数患者通过强声刺激试验能明确病变为半规管。它是因为位于中颅窝部位的上半规管表面缺乏骨质覆盖而引起的，颞骨高分别率 CT 检查加上半规管重建可显示上半规管骨质缺损。纯音测听显示为低频传导性听力下降，声反射可正常。

（6）后循环缺血。后循环缺血患者有基础病病史，血管超声和血管造影资料结合临床表现的"6 个 D"为特点，即头晕、复视、构音障碍、吞咽困难、共济失调和跌倒发作，可为临床诊断提供帮助。

（7）中枢性发作性位置性眩晕。中枢性发作性位置性眩晕（**CPPV**）是一组中枢源性的发作性位置性眩晕，此眩晕症状较轻，甚至无明确的眩晕，但其发生的眼震持续时间长，可达 1 分钟以上，无疲劳性，眼震方向一般多为单纯向上或向下，诱发体位与眼震方向可出现任意组合；可伴有脑干或/和小脑的异常定位体征，可伴有听觉改变；成单向病程，无多次缓解及复发现象。常见病变部位有：①四脑室背外侧部。②小脑背侧蚓部。③小脑小结叶和舌叶。故临床上常借助影像学检查，如头颅 CT 检查或 MRI 检查等。

六、BPPV 的治疗

有相关研究表明，患有后半规管 BPPV 的患者，在 39～47 天之内能够不治而愈。而水平半规管 BPPV 的患者则需要 1～2 周。耳石微粒在内淋巴液和前庭暗细胞中被吸收是目前比较接受的自愈机制。在头部运动过程中，耳石微粒可以自行消失，在无意识前提下，患者可以通过健侧卧位自我痊愈。虽然姑息治疗是治疗选择之一，但更为积极的治疗可以帮助患者尽早缓解间发性眩晕引起的相关不适和潜在伤害。临床医生应该避免常规应用前庭抑制药物治疗 BPPV，目前手法复位或仪器辅助耳石复位已成为治疗 BPPV 的首选方案。BPPV 除了最推荐的手法复位外，还有复位联合药物治疗、全自动前庭功能诊治系统、康复治疗、手术治疗等。

在美国耳鼻咽喉头颈外科协会发表的 BPPV 诊治指南中，表明了观察疗法不适合应用于老年人或平衡功能障碍者，这是由于此类人群有很高的眩晕摔跤风险。所以，他们首推的方法是 Epley 法复位法。医学科学家们经过大量的临床研究，发现在 BPPV 发作期的首选治疗方法是颗粒复位法，也就是让患者的头部位置在一定的顺序下进行变动，使半规管长臂淋巴中散落的碎块进入椭圆囊中，经过耳石复位治疗一次后，一半以上的患者能治愈，2 次治疗后，大部分患者治愈。

1. 手法复位

它是最常见也是最首选的治疗方法，首先确认患者是否患有耳石疾症并确定责任半规管。在已确定责任半规管、多发或单发、嵴帽结石还是管结石情况下，采用 Dix-Hallpike 试验（针对于后半规管与上半规管）和 Roll 试验则（针对于水平半规管），可快速诊断耳石的位置。后半规管 BPPV 使用改良的 Epley 管石复位手法或通过使用 Semont 管石解脱手法进行相应的治疗，上半规管使用深悬头位或是反 Semont 管石复位手法进行相应的操作。水平半规管 BPPV 治疗通常使用 Gufoni 复位手法或是 Barbecue 复位手法，背地眼震类型水平半规管 BPPV 复位手法的主要类型包含有强迫体位、甩头性治疗、改良式 Semont 手段或 Gufoni 手段性治疗，通过治疗观察到，这类复位手法难度明显比向地眼震类型水平半规管 BPPV 高，并且经相关复位手段后，其复位效果明显比向地眼震型水平半规管 BPPV 要差一点。前半规管 BPPV 非常罕见，相关研究数据较少。有研究发现，大多数病例常用的治疗手法是反向 Epley 手法或 Yacovino 手法。

（1）Semont 手法。法国物理治疗师 Alain Semont 和他的同事们在 1988 年首次描述了这种复位手法，该方法旨在通过头部位置的迅速变化，使附着在壶腹上的耳石碎片重新回到椭圆囊中。研究发现，与对照组相比，Semont 法安全有效，有效率为 70%～90%，复发率约为 29%。但是由于 Semont 手法的体位变化极快，在老年人、肥胖者和体弱者中的应用受到了一定的限制，这种情况下可采用仪器辅助耳石复位。

（2）Epley 手法。Epley 手法也被称为管石复位术，旨在通过一系列的头部运动，在重力的影响下，让耳石从后半规管返回椭圆囊。虽然最初的管石复位术还需要治疗后限制头部活动，并需要增加乳突振动治疗，但均未提高复位成功率。复位操作的初始步骤类似于 Dix-Hallpike 试验，首先，患者取坐位，将患者的头部转向接受治疗的一侧呈45°，迅速将患者转换为仰卧位，颈部处于伸展状态，此时可见患者眼震，这一姿势保持 1～2 分钟。然后，将患者的头旋转 90° 以转向另一侧，使颈部保持完全伸展。接下来保持患者头部与躯干的相对角度不便，迅速将患者转换为朝向健侧的侧卧位，此时，头部与第 1 个 Dix-Hallpike 位置呈对角。观察患者第 2 次眼震，当眼震消退时，恢复坐姿。如果操作成功，当患者恢复坐姿时，不会出现眼震或眩晕。

（3）翻滚复位法（Barbecue 复位法）。患者取仰卧位，头部转向患侧，然后头部和身体以 90° 度的增量从患侧转向健侧，每个姿势保持大约 1 分钟，或者直到眼震停止。一旦完整的 360° 旋转完成，将患者转换为坐姿。

（4）Gufoni 手法。患者首先取坐位，面向前方，然后迅速转换为侧卧位（当眼震为向地性倾斜时，转向健侧侧卧位，当眼震为非向地性倾斜时，转向患侧侧卧位），同时保持头部相对位置不变。在这个姿势保持 2 分钟后，患者把头转向地面 45°，再保持这个姿势 2 分钟，然后回到坐姿。Gufoni 手法与翻滚复位法的成功率相当。

2. 耳石复位联合药物治疗

患者被给予规范的耳石复位法后，部分患者虽然眩晕和眼震消失，但仍有患者残留非特异性头晕或行走不稳感。这些症状无神经系统查体及实验室检查阳性表现，称之为残余头晕。其原因可能与脱落的耳石返回椭圆囊后改变了椭圆囊斑的敏感性有关，这种改变会重新纠正大脑对双侧前庭神经的冲动信号，因此，即使在 BPPV 痊愈的情况下，仍然出现头晕等临床症状。也有研究认为，年龄和复位前 BPPV 持续的时间与复位术后发生残余头晕密切相关，尤其是对于复位次数超过 3 次的患者，容易出现上述症状。因此，使用药物辅助治疗就成为必要的手段。研究发现，虽然 PC-BPPV 患者通过 Epley 手法复位治疗后效果较好，但是该方法复位联合甲磺酸倍他司汀的治疗效果更为理想。倍他司汀可减轻 BPPV 手法复位成功后患者仍存在的头晕。倍他司汀改善患者头晕的作用机制与改善患者内耳供血障碍密切相关，内耳供血障碍已经被证实是引起或加重 BPPV 的重要因素，其机制是影响前庭椭圆囊斑的血液循环，导致耳石脱落。而甲磺酸倍他司汀具有消除内耳淋巴水肿的作用，因此，能够对缓解 BPPV 后头晕具有一定疗效。此外，银杏叶制剂也具有缓解或改善眩晕症的作用。这可能是与老年患者容易出现脑缺血、血黏度升高的情况，而银杏叶制剂能够调节血脂、抗血小板、改善耳部循环等有关。

3. 全自动型前庭功能诊治体系（SRM-IV）

SRM-IV 对一些年龄较大，有严重心脏病、颈腰疾病、过于肥胖或者有其他不适合转颈治疗的患者，具有一定临床效果。其作用原理为可实现任何一个半规管的 360° 滚转复位，可有效使耳石在半规管内流动进入椭圆囊，克服了手法复位不易准确掌握动作要领、难于统一、个人经验不同而效果不同的缺点。

4. 康复治疗

前庭康复治疗（VRT）是治疗 BPPV 的一种常用方案，通过前庭适应、替代，使外周前庭病变部位发生代偿反应，从而对功能进行重塑。Epley 在 1992 年就提出康复治疗的理念。Epley 认为，患者有意识地进行一些头位活动，自行做出刺激动作刺激诱发头晕，以便从患耳传来的错误信息在大脑中得到补偿，但是康复治疗往往需要几周的持续时间，并且会导致症状加重，患者往往难以接受。在此理论基础上，VRT，成为非常重要的替代治疗手段。临床研究已经证实，VRT 能够减轻眩晕的发作频率和程度，增强平衡能力，所以临床应用越来越广泛。该治疗方法主要有视觉刺激训练、替代训练等，其主要原理是前庭系统的损伤具有一定的可塑性适应能力，这种能力能够使机体能适应外周前庭不对称的异常信息传入，同时，出现适应性控制，以改变前庭反射，达到治疗的目的。

5.手术治疗

BPPV 是一种良性疾病，手术干预只应针对顽固性病例，以及严重且频繁复发并对生活质量有显著影响的患者。术前应确定受影响的是哪一侧，同时应进行听力、前庭功能测试，完善 CT 和 MRI 检查以排除中枢神经系统病变引起的 BPPV 症状。总体上，不到 l% 的 BPPV 患者需要手术治疗，且大多数为顽固性后半规管 BPPV。

（1）单一神经切除术。该术式在 20 世纪 70 年代由 Gacek 推广，应用于后半规管 BPPV 的治疗。它将后壶腹神经横断，阻断了后半规管信号传人，虽然会在当下对前庭功能造成损伤，但随着时间推移，前庭功能可完全恢复。研究表明，单一神经切除术取得了良好的效果，眩晕的完全消退率为 80%～97%。然而，手术还存在造成感音性神经性耳聋的风险，研究发现，术后感音性神经性耳聋发生率可达 12%。但 Gacek 对 252 例神经切除术病例的研究结果显示，感音性神经性耳聋的发生率为 3.7%。这种差异也表明外科医生的经验对手术的成功至关重要。

（2）后半规管闭塞术。后半规管闭塞术是 Pames 和 McCluret 于 1990 年首次提出的一种治疗顽固性 BPPV 的方法。手术通过标准的耳后切口和有限的乳突切除术做了 lmm ×3mm 的开窗手术。用乳突皮质骨片和纤维蛋白原封闭剂混合形成一个塞子，然后，通过开窗插入，从而使膜迷路塌陷，阻塞管腔。然后，用颞肌筋膜和纤维蛋白原胶覆盖周围骨，以防止术后发生外淋巴瘘。随着时间的推移，骨屑在半规管内骨化，导致半规管永久闭塞。

七、中医对 BPPV 的认识

1. 中医病因病机

BPPV 在中医学中属于"眩晕病"，各家医卷中眩晕一词的提出，说明古人对眩晕病已有了一定的认识。《证治汇补》："眩者，视物皆黑；晕者，视物皆转，二者兼有曰眩晕。"《医宗己任篇·卷三》："晕时眼不可开，开则所见之物非倒即斜。"通过查阅书籍发现，很多医家对眩晕病病因病机的论述记载，《灵枢·海论》中提到"因髓海不足，致使脑转耳鸣，胫酸眩冒"；《灵枢·卫气失常》中有"上虚则会生眩"；金代刘完素在《河间六书》中主张"风火论"，"风火为阳，多兼化，多主动，若风火两者相搏，则会引起眩晕"之观点；元代朱丹溪《丹溪心法》中则提出以"痰"致病，因痰致眩晕，也得到诸多医家赞同；张介宾《景岳全书》主张以"虚"立论，提出"因虚作眩"这一观点。

BPPV 反复发作，经常伴有呕吐，易引起患者焦虑抑郁，情志不畅，肝失调达，肝郁化火，损伤肝阴，肝风内动，上扰头目发为眩晕，肝为风木之性，主升主动，若肝肾日益亏损，水不涵木，阴精不能滋养肝阳，阳亢上扰清窍，发为眩晕。现代人随着生活水平的改善，出现饮食不规律，或活动过少，致形体偏胖"肥人多痰"，痰湿体质者居多。饮食不节，影响脾胃运化功能，聚湿生痰，痰浊蒙蔽清窍，络脉不通则头重如裹，清窍失养，故发眩晕。BPPV 多发生在年老体弱患者，且以女性多见，多为久病、过劳之后，耗伤气血，气虚亏虚，不能上荣脑窍，则发生眩晕。本病肾虚为本，患者久病体弱或房事不节，导致肾元亏虚，阴精亏耗，致髓海不足，则脑之精髓无以充盈而发为眩晕。综上，该病病因病机多为风邪、肝火、痰湿、瘀血、脑髓不足。

2. 中医治疗

（1）中药汤剂。BPPV 在中医学中多为虚实夹杂兼见，其病位在脑，髓海不足，而致眩晕，多涉及脾、肾、肝三脏。治以虚则补之，实则泻之，以涤痰息风、健脾祛湿、滋补肝肾、补益气血等方法治疗。临床上通过对病因病机的分析，以及对病证的辨证施治精准把握，能够立竿见影，效如桴鼓。通过研究柴胡加龙骨牡蛎汤加减治疗眩晕的临床疗效，得出其对眩晕有明显疗效，能够改善患者病情。另有医者利用苓桂术甘汤辅助治疗 BPPV，疗效显著，有效改善患者生活质量，降低复发率，并且安全性良好。研究发现，安神解晕汤治疗水平半规管 BPPV，可有效减轻患者眩晕症状及中医证候。临床通过用红参、当归、杜仲、枸杞子等组成的大补元煎治疗 BPPV，证实了其对于减轻患者眩晕症状方面有很好的疗效。

（2）针刺疗法。除中药调理治疗之外，针刺疗法治疗 BPPV 也能发挥较好的疗效。眼针刺激眶周穴区，可借经络以沟通脏腑，达到疏通气血、调整脏腑阴阳之效，治疗 BPPV 复位后残余头晕，较口服甲磺酸倍他司汀片疗效更显著。通过数据挖掘技术对针灸治疗 BBPV 进行相关分析和总结，发现针刺能有效提高治疗的有效率，并能明显降低患者的中医症候评分。针刺风池穴可改善脑血管血流速度，影响脑组织灌注，从而治疗眩晕、头晕及其残余症状。临床观察排针平刺晕听区、平衡区对 BPPV 手法复位成功后残余头晕的影响，发现排针平刺法能显著降低眩晕障碍量表（DHI）和视觉模糊量表（VAS）评分，能明显改善头晕症状、缩短病程。

（3）灸法。灸法具有扶正补中、祛邪散寒、疏通脉络等功效，在治疗眩晕患者中发挥重要作用。对手法复位成功后的 BPPV 患者，采取艾灸穴位治疗（头维、大椎、百会、奇穴）发现，灸法能够起到温通经络、行气活血、扶正祛邪、促进血液循环等作用，可有效提高 BPPV 治愈率。温针灸借火助阳、开门祛邪、以热引热的机理，作用于完骨穴、风池穴，可缓解肌肉紧张，促进血液循环，达到通经络、和气血的目的。研究温针灸（完骨穴、风池穴）对 BPPV 患者的疗效发现，温针灸治可改善脉络气机与血运，尤其是脑部，使髓海得养进而改善眩晕症状。复方天麻密环糖肽片联合温针灸风池穴与完骨穴干预治疗，可明显缓解患者眩晕症状，改善心理状态及脑供血状况。

（4）穴位贴敷。中药贴敷于体表，药物可通过腧穴部位皮肤直接吸收，进入体内、输布全身、发挥药效。常用穴位有太冲、阴陵泉、内关等，通过穴位贴敷激发经络功能，达到平肝潜阳、化痰止眩的效果，对治疗眩晕有很好效果。耳廓可以看作是全身各部位的缩影，与各脏腑、经络关系密切。耳穴是分布于耳廓上的腧穴，脉气输注于此。耳穴压豆治疗对患者平衡功能改善有积极作用，能明显缓减患者眩晕症状。穴位贴敷经济简便，具有稳定的疗效，持续改善患者症状，但穴位贴敷亦需要进行辨证治疗，且治疗时需注意，心脏病、贫血等有禁忌证的患者。

八、BPPV 的诊疗误区

尽管头晕和眩晕症状常见，但对于头晕和眩晕的病因诊断却常常走偏或陷入误区。不少医生对其诊断比较"困惑""模糊"或"随意"：所谓"困惑"是指由于患者对头晕相关症候表述不清，或问诊者缺乏头晕相关诊断经验而难以确诊；所谓"模糊"是指临床医生不能进行细致病因分析与思考，干脆就以症状冠名，用"头晕"二字诊断，对症下药；所谓"随意"是指医生对于病因不清的头晕常常随意地以"脑供血不足""颈性头晕"来诊断。比如，当某个患者主诉头部活动时出现头晕或眩晕，有的外科医师可能仅仅根据颈椎 X 线片示骨质增生、椎间隙狭窄，就考虑为颈性头晕/眩晕；有的内科医生根据经颅多普勒超声提示某支动脉血流速度增快，就考虑为动脉狭窄或痉挛所致的眩晕；有的笼统地诊断梅尼埃病或前庭周围性眩晕；还有的笼统地以"虚"字辩证。结果，同一头晕患者就诊多科获得了诸多不同的诊断，诊疗措施自然也五花八门。有的心因性头晕患者，尤其是转换性障碍型（癔病）患者，被误以为是颈性头晕或颈椎病，采取颈椎手术或传统的正骨或针刀治疗，也会收到立竿见影的"奇效"，而治疗者或许还以为是治疗得法，但有的患者治疗后却症状反弹。因此，应当明确头晕、眩晕的概念，掌握常见头晕与眩晕疾病的特点，避免盲目诊断与治疗。

九、BPPV 的防治与调护

1. 要进行饮食调养

BPPV 患者的饮食应以富有营养、新鲜、清淡为原则。要多食蛋类、瘦肉、青菜及水果。忌食肥甘辛辣之物，如肥肉、油炸物、酒类、辣椒等。

2. 要进行精神调养

BPPV 患者的精神调养也是不容忽视的。忧郁、恼怒等精神刺激可致肝阳上亢或肝风内动，诱发眩晕。因此，眩晕患者应胸怀宽广、精神乐观、心情舒畅、情绪稳定，这对预防 BPPV 发作和减轻发作次数十分重要。

3. 要注意休息起居

过度疲劳或睡眠不足为 BPPV 的诱发因素之一。不论眩晕发作时或发作后都应注意休息。在 BPPV 急性发作期，患者应卧床休息。

4. 耳鸣耳聋要重视

耳鸣耳聋患者往往是内耳微循环出了问题，这时候迷路缺血、代谢障碍，造成耳石膜代谢障碍，耳石会出现松动、脱落，导致发病。"根基不牢，地动山摇"，耳石的根基就是耳石膜，一旦耳石膜出现问题，耳石就很容易脱落。所以，如果有耳鸣、耳聋，必须要重视，尽早治疗。

5. 积极控制血压、血糖、血脂等心血管病危险

研究发现，心血管疾病的危险因素同样是 BPPV 的危险因素。预防 BPPV 复发和预防心血管疾病一样。

6. 适当补充维生素 D 和钙质

研究发现，随着骨质疏松症的进展，BPPV 的发生率也在增加。耳石的主要成分和骨质类似，其代谢也有相似之处。所以，预防骨质疏松也同样在预防 BPPV。

7. 改善睡眠，避免熬夜

研究发现，BPPV 患者有很大一部分存在睡眠不足的问题，有些是因为熬夜打牌，有些是因为焦虑失眠，有些是因为生活习惯，总之，睡眠不足或不正常，会使患者出现耳石脱落导致发病。

张子环编

第十二章　偏头痛

一、概述

偏头痛是一种常见的慢性发作性脑功能障碍性疾病，是一种常见的神经系统疾病，病程长，发病率高。发病机制目前尚不完全清楚。根据 2016 年全球疾病负担（GBD）研究，偏头痛是第二大常见的神经系统失能性疾病，与焦虑抑郁、睡眠障碍等存在共病关系，部分研究亦发现，其可能增加罹患认知功能障碍和心脑血管疾病的风险。长期反复发作会导致严重的健康损失、生活质量下降和生产力的损耗，现已成为全球公共卫生的主要问题之一。

1. 偏头痛的定义

偏头痛是最常见的致残性原发性头痛，临床表现为反复发作的中重度头痛，多发生于偏侧头部，常为搏动性，可伴恶心、呕吐、畏光和畏声等自主神经功能紊乱症状。

2. 偏头痛的流行病学

全球约 10.4 亿人患有偏头痛，男性终身患病率约为 10%，女性约为 22%。偏头痛的发病率在 20～24 岁的女性和 15～19 岁的男性中达到高峰，分别为 18.2/1000（人·年）和 6.2/1000（人·年）。流行病学调查显示，我国偏头痛的年患病率为 9.3%，男女患病比率约为 1∶2.2。具有一定的家族聚集性，其遗传率为 42%，我国研究显示遗传率为 46.0～52.1%。

偏头痛在任何年龄、地区和种族的人群中都有发病，有研究显示，青少年及 50 岁以上人群年患病率约为 5%。同时，50 岁以上人群的新发偏头痛样头痛需警惕继发性头痛。

3. 偏头痛的主要危害

偏头痛长期反复发作可能增加罹患认知功能障碍和心脑血管疾病的风险，而且会导致严重的健康损失、生活质量下降和生产力的损耗。在急性发作期，患者的工作生活质量严重受损，社交和职业能力会受到严重影响。偏头痛导致的残疾对寿命的影响在人类全部疾病中排名第二，也是 15～49 岁女性人群伤残年排名居首位的疾病，对患者及其家庭和社会均造成非常大的负面影响，世界卫生组织也将偏头痛列为全球 20 大致残原因之一。

二、偏头痛的临床表现

根据偏头痛发作的临床表现可分为前驱期、先兆期、头痛期和恢复期，不同时期的症状可能会有重叠，亦有部分患者仅存在部分分期，如仅有先兆症状而无头痛。

（一）前驱期

前驱症状通常在头痛发作前数小时或数天出现，如疲乏、注意力差、颈部僵硬感、思睡、焦虑、抑郁、易怒、畏光、流泪、频繁打哈欠、尿频、恶心、腹泻等，多与下丘脑功能异常有关。我国的一项研究显示，21.5%的患者存在至少1种前驱症状，多于头痛发生前的数小时至2天内出现，最常见的前驱症状包括颈部僵硬感、头晕、频繁打哈欠和困倦感等。另外，偏头痛发作前常常存在诱因，我国的一项研究表明，70%的偏头痛患者至少具有一个诱因，最常见的是情绪紧张、劳累、睡眠障碍，此外，还包括环境因素（如冷、热、日晒、风吹等）、饮食（如酒精、巧克力、富含硝酸盐的食物等）、特殊气味、密闭空间、体育活动等。由于诱因和前驱症状均出现在头痛发作之前，且两者的临床意义不同，问诊和宣教时，应提醒患者注意区分。

（二）先兆期

我国14%的偏头痛患者存在先兆，主要表现为视觉、感觉、语言或脑干功能障碍等相关症状，通常持续5～60分钟，多于头痛前数十分钟发生，也可与头痛发作同时或在其之后发生。少数家族性偏瘫型偏头痛患者的症状可持续超过60分钟。视觉先兆是最常见的先兆类型，表现为单侧闪光、暗点或水波纹等。感觉异常是第二常见的先兆类型，表现为自一侧肢体、面或舌的某点开始并逐渐波及同侧肢体、面和/或舌的其他区域的阳性感觉（如麻刺感）或阴性感觉（如发木感），感觉先兆较少作为唯一先兆症状出现。部分患者可出现语言先兆，多表现为语言表达困难。脑干先兆极罕见，可表现为复视、眩晕、耳鸣、共济失调（非感觉损害引起）构音障碍等。视网膜先兆表现为单眼的视觉先兆症状，临床较少见。

（三）头痛期

偏头痛的典型头痛表现为单侧搏动性疼痛，但也有双侧或全头部疼痛，可因日常活动加重或由于头痛休息减轻，头痛部位可在同次发作内或不同发作间转换。头痛程度多为中重度，VAS评分多为4分以上，成人偏头痛持续时间为4～72小时，儿童为2～48小时，中位持续时间为24小时。偏头痛发作时可伴有多种症状，60%以上的患者伴有恶心、呕吐、畏光、畏声，少部分患者也可出现眼红、流涕、流泪、烦躁不安等症状，我国数据显示，70.4%的偏头痛患者有皮肤异常性疼痛。6.4%～59.6%的偏头痛患者在前驱期及头痛期常常会伴发眩晕、头晕等前庭症状。研究显示，77%的患者在偏头痛发作时可合并颈痛。

（四）恢复期

头痛症状消失至完全恢复至基线感觉之间，多数患者存在恢复期表现，表现为疲乏、思睡、注意力差、畏光、易怒、恶心等症状，可持续至头痛停止后12小时。

（五）头痛严重程度分级

头痛严重程度分为无、轻度、中度和重度疼痛。头痛严重程度评估常用视觉模拟评分法（VAS）：①无头痛（VAS评分0～4mm）。②轻度疼痛，不干扰日常活动（VAS评分为5～44mm）。③中度疼痛，抑制但不完全阻止日常活动（VAS评分45～75mm）。④重度疼痛，妨碍所有活动（VAS评分为75～100mm）。

三、偏头痛的病因学

偏头痛的发病机制目前尚不完全清楚，有部分证据支持偏头痛起源于外周三叉神经传入纤维的激活和敏化，而更多证据表明，偏头痛发作可能源于中枢神经系统，如下丘脑或脑干在前驱期的激活，还有血管学说。目前较公认的观点是皮层扩散性抑制（CSD）参与偏头痛的先兆发生，并可能进一步激活三叉神经血管系统，从而将痛觉信号传递至脑干、丘脑和大脑皮层等高级中枢，并促进多种血管活性物质的释放，共同参与偏头痛发作。

（一）血管学说

该学说认为，偏头痛是由血管收缩和舒张功能异常状态使脑部血管过分充盈引起搏动性疼痛。血管学说是最早的用来解释偏头痛发作原因的学说，麦角胺等血管收缩剂可以缓解偏头痛发作症状的现象，从侧面印证了这一观点。但近年来，随着影像学的发展，如灌注成像、三维动脉自旋标记等新技术的出现，逐渐使血管舒缩功能障碍并不是偏头痛发生的必要条件这一观点进入人们的视线。目前认为，血管的痉挛状态并非是偏头痛发生的重要成因，而是偏头痛发生时的一种重要而明显的伴随症状。

（二）神经学说

该学说认为，偏头痛是因神经功能异常活跃或缺损而引发的疾病，偏头痛出现先兆症状的根源是一种神经电活动抑制带。该神经电活动抑制带又被称为皮质扩展性抑制（CSD），邻近皮质扩展性血量减少通常伴随 CSD 一同出现。此外，偏头痛的视觉先兆症状与癫痫发作的先兆症状有一定的相似性，并且表现特点也符合重复性、发作性、刻板性和短暂性，因此，部分学者认为，偏头痛与癫痫具有共同的遗传学基础，可以与癫痫共病。

（三）三叉神经血管学说

三叉神经血管学说是目前受到广泛关注的一种说法，逐渐成为近年来的研究热门。该学说认为，颅内痛敏组织的周围神经纤维随三叉神经眼支进入神经传导路径，最终投射至丘脑，颅内血管周围分布的三叉神经纤维受到刺激后，会增加相关神经肽的释放，使痛阈调节系统失调，还会导致血管渗出、血浆蛋白渗出，出现无菌性炎症，这些伤害性刺激引起的冲动传入大脑皮质，则产生疼痛。5-HT 受体激动剂可作用于三叉神经血管复合体的相关受体，抑制三叉神经血管系统痛觉信息的传递，以减缓偏头痛发作的程度，这提示三叉神经与其周围血管的复合组织参与偏头痛发作的始末。

（四）基因与离子通道学说

皮层扩散抑制学说（CSD）可以解释头痛的先兆症状，其机制是当钾离子和谷氨酸超过了组织缓冲和清除能力的水平，过度释放到细胞外空间时，神经元和胶质细胞去极化的皮层波缓慢传播，随后，长期的活动抑制导致的头痛。有研究将偏头痛的发病机制指向基因，偏头痛已经在研究中被证实与遗传因素有关，但是尚未发现明确的遗传机制。只有家族性偏瘫型偏头痛（FHM）符合孟德尔遗传学理论。FHM 是一种罕见的单基因常染色体显性偏头痛亚型，3 个 FHM 的基因已经被确认，即 CACNA1A（FHM1）、ATP1A2（FHM2）、SCN1A（FHM3），上述 3 个基因分别编码电压门控钙通道、钠钾酶和电压门控钠通道的亚单位。所有 FHM 基因参与编码离子通道或转运体的亚单位，这些亚单位在神经传递中发挥着重要的作用。散发性偏瘫型偏头痛患者，即没有家族中第一代或第二代成员患有偏瘫型偏头痛，虽然临床发作与家族病例相近，但是 FHM 基因中只有少数会突变。在发病年龄较早且表现出其他神经症状的患者中，75%的人 CACNA1A 和 ATP1A2 基因发生突变。所以，FHM 基因的鉴定具有重要的临床意义，这一项鉴定可以增加临床医生诊断的准确性，并为患者家庭成员的基因检测提供帮助。尽管常见形式偏头痛与偏瘫型偏头痛的临床特征存在重叠，但是最大规模的 FHM 基因临床研究中，从数千例偏头痛患者的 150 多个候选离子转运基因中筛选了数千个基因变体，结果都为阴性。所以只存在一种可能，即常见形式偏头痛的疾病风险是由其他基因赋予的，这些基因可能对神经递质和离子通路产生更微妙的调节作用。

（五）颈后与枕下肌群学说

肌筋膜触发点（TrP）存在于颈后肌群和枕下肌中，TrP 的活跃在偏头痛和紧张型头痛中都很普遍，且成年人活跃的 TrP 数量高于青少年。一项比较了单侧偏头痛组和健康对照组双侧的颞肌、胸缩乳突肌、斜方肌和枕下肌中存在的 TrP 差异的实验发现，偏头痛组比健康对照组显示出更多的活性 TrP。

（六）外因学说

偏头痛的发生与环境因素也有一定的关系，如患者的生活和工作长期处于高压的状态，或者环境比较污浊，周围环境过度嘈杂会通过影响睡眠而诱发或加重偏头痛，有强声强光刺激时，会增加患者的紧张焦虑情绪。长期精神紧张会兴奋交感神经，诱发偏头痛。另外，气候环境改变也是导致偏头痛发生的环境因素之一，如温度过冷、过热，居住海拔的变化导致所处环境气压改变，都可能会影响血管的收缩和舒张功能，从而导致偏头痛的发生。某些食物和药物也可成为偏头痛的发作因素，食物包括奶酪、巧克力、腌制品或其他加工肉类中的亚硝酸盐、谷氨酸钠，以及香烟、油漆等强烈的气味；药物包括口服避孕药和血管扩张剂，如硝酸甘油等，均可成为血管痉挛的诱因，导致发作偏头痛。

四、偏头痛的诊断原则及流程

（一）偏头痛诊断原则

由于原发性头痛的发病率较高，头痛的诊断是允许多种头痛同时诊断的，当存在多个头痛诊断时，应根据所诊断头痛对患者影响程度的大小进行排序。偏头痛分类标准是分层的，如果是全科医疗，建议达到第一、二层诊断；如果是头痛专病门诊或头痛中心，达到第四、五层诊断更合适。对头痛患者存在的每种头痛分类、亚类或亚型必须单独诊断和编码。因此，1 例严重的头痛患者在头痛门诊就诊时，可能被给出下列 3 种诊断：无先兆偏头痛，有先兆偏头痛和药源性疼痛（MOH）。

（二）偏头痛的分类及诊断标准

2018 年国际头痛协会（IHS）发布了《国际头痛分类-第 3 版》（ICHD-3），将偏头痛分为无先兆偏头痛、有先兆偏头痛、慢性偏头痛（CM）偏头痛并发症、很可能的偏头痛和可能与偏头痛相关的周期性综合征 6 个类型，其中最常见的是无先兆偏头痛。另外，ICHD-3 附录中，还包括尚待进一步研究和验证的偏头痛类型，例如，月经性偏头痛和前庭性偏头痛等类型。常见类型详细诊断标准如下。

1. 无先兆偏头痛

诊断标准：①符合②～④标准的头痛至少发作 5 次。②头痛发作持续 4～72 小时（未治疗或治疗效果不佳）。③至少符合 4 项中的 2 项（单侧、搏动性、中重度疼痛、日常体力活动加重头痛或因头痛而避免日常活动如行走或上楼梯）。④至少符合 2 项中的 1 项（恶心和/或呕吐、畏光和畏声）。⑤不能用 ICHD-3 中的其他诊断更好地解释。

2. 有先兆偏头痛

诊断标准：①至少 2 次发作符合②和③。②至少有 1 个可完全恢复的先兆症状（视觉、感觉、言语和/或语言、运动、脑干、视网膜）。③至少符合 6 项中的 3 项（至少有 1 个先兆持续超过 5 分钟、2 个或更多的症状连续发生、每个独立先兆症状持续 5～60 分钟、至少有 1 个先兆是单侧的、至少有 1 个先兆是阳性的、与先兆伴发或在先兆出现 60 分钟内出现头痛）。④不能用 ICHD-3 中的其他诊断更好地解释。

先兆症状通常发生在头痛前，较少情况下也可以和头痛伴随出现或出现于头痛发作后。部分患者可既出现有先兆偏头痛发作，也有无先兆偏头痛发作，此时，2 种头痛应同时诊断。具体可分为以下 4 种亚型。

（1）典型先兆偏头痛：先兆发生应同时满足完全可逆的视觉、感觉和/或语言症状，且无运动、脑干或视网膜症状。若头痛伴随先兆出现或在先兆出现 60 分钟内发作，不论是否符合偏头痛特征均可诊断为典型先兆伴头痛；若先兆发生 60 分钟内无头痛出现，应诊断为典型先兆不伴头痛。

（2）脑干先兆偏头痛：曾被命名为"基底动脉偏头痛""基底型偏头痛"等，其先兆满足大于等于 2 项完全可逆的脑干症状，包括构音障碍、眩晕、耳鸣、听力减退、复视、非感觉损害引起的共济失调、意识水平下降即格拉斯哥昏迷评分法（GCS）评分小于等于 13，且不伴有运动及视网膜症状。

（3）偏瘫型偏头痛：分为家族性偏瘫型偏头痛及散发性偏瘫型偏头痛。先兆症状包括肢体力弱，及视觉、感觉、言语/语言症状之一。运动症状通常持续时间小于 72 小时，但部分患者可达数周。家族性偏瘫型偏头痛根据其突变基因可具体分为 1 型（CACNA1A 突变）、2 型（ATP1A2 突变）、3 型（SCN1A 突变）和其他基因位点型。

（4）视网膜型偏头痛：先兆表现为反复发作的单眼视觉症状，包括闪光、暗点或黑矇等，且须经过临床视野检查或自画单眼视野存在缺损（得到充分指导）证实；需要注意的是，有部分患者描述"单眼"先兆，实为双眼的同侧视觉先兆，而非视网膜型先兆，应注意区分；注意排除其他导致一过性黑矇的疾病。

3. 慢性偏头痛

诊断标准：①符合②和③的头痛（偏头痛样头痛或紧张型样头痛）每月发作至少 15 天，至少持续 3 个月。②符合无先兆偏头痛诊断②～④标准和/或有先兆偏头痛②和③标准的头痛至少发生 5 次。③头痛符合下列 1～3 任意 1 项，且每月发作大于 8 天，持续时间大于 3 个月。a.无先兆偏头痛的③和④。b.有先兆偏头痛的②和③。c.患者所认为的偏头痛发作可通过服用曲普坦类或麦角类药物缓解。d.不能用 ICHD-3 中的其他诊断更好地解释。慢性偏头痛多无先兆。发作性偏头痛患者常因过度服用镇痛药物导致头痛发作逐渐频繁，因此，诊断慢性偏头痛时，应考虑到是否还同时存在药物过度使用性头痛。

4. 偏头痛并发症

（1）偏头痛持续状态。若某次发作持续时间超过 72 小时，头痛程度较重，且头痛或伴随症状使其日常活动能力下降，则可诊断为偏头痛持续状态，但需要与可逆性脑血管收缩综合征、蛛网膜下腔出血、动脉夹层等引起的继发性头痛进行鉴别。

（2）不伴脑梗死的持续先兆。较为罕见，是指先兆持续时间超过 1 周且头颅影像学（CT、MRI）检查无异常发现。此类患者的先兆症状通常表现为双侧。诊断时，需要与偏头痛性脑梗死相鉴别，并除外其他原因可能导致的症状性先兆。

（3）偏头痛性脑梗死。一般发生在后循环，年轻女性多见。患者有典型先兆偏头痛病史，此次先兆持续时间超过 60 分钟，神经影像学检查证实责任脑区存在新发梗死。其诊断须满足在典型的有先兆偏头痛发作过程中发生脑梗死，才可考虑偏头痛性脑梗死，若因其他典型危险因素致缺血性卒中者则不属此类。

（4）偏头痛先兆诱发的痫样发作。临床少见，又称之为偏头痛性癫痫，是指偏头痛患者先兆期间或发作后 1 小时内发生痫样发作。目前没有证据表明这种痫样发作与无先兆偏头痛有关。

5. 很可能的偏头痛

当偏头痛样发作表现仅有 1 项不符合上述偏头痛各亚型诊断标准，且不满足其他类型头痛诊断时，应诊断为很可能的偏头痛。

6. 可能与偏头痛相关的周期综合征

既往称儿童周期综合征，以儿童多见，但成人亦可出现。具体可分为以下 3 种亚型。

（1）反复胃肠功能障碍。反复发作的腹痛和/或腹部不适、恶心和/或呕吐，可能和偏头痛发作相关，主要包括周期性呕吐综合征和腹型偏头痛。周期性呕吐综合征多见于儿童，为典型的儿童自限性发作性疾病，表现为恶心、呕吐呈刻板性、周期性发作，发作时，患儿多面色苍白、精神萎靡，发作间期症状完全缓解；恶心、呕吐每小时出现大于等于 4 次，发作持续 1 小时至 10 天，且发作间隔大于 1 周。腹型偏头痛主要表现为反复发作性的中重度腹痛，疼痛位于腹中线、脐周或难以定位，持续 2～72 小时，多为钝痛，可伴有食欲减退、恶心、呕吐或面色苍白等，发作间期可完全缓解；病史和体格检查无胃肠或肾脏疾病征象；多数患儿后续会发展为常见的偏头痛类型。

（2）良性阵发性眩晕。儿童多见，但成人亦不少见。近期名称更新为儿童复发性眩晕，表现为儿童出现的反复发作性眩晕，部分儿童可表现为单纯的发作性眩晕而不伴头痛，眩晕持续数分钟至数小时可自行缓解，无意识丧失，发作时可有眼球震颤、共济失调、呕吐、面色苍白或恐惧；发作间期无神经系统阳性体征，且听力与前庭功能检查正常。

（3）良性阵发性斜颈。一般发生于 1 岁以内的婴幼儿。

7. 其他类型偏头痛

（1）月经性偏头痛。ICHD-3 附录中根据月经性偏头痛的类型、发作频率、以及非月经期是否发生偏头痛等，将月经性偏头痛分为单纯月经性偏头痛（仅发生在月经期）、月经相关性偏头痛（月经期和非月经期都有发作）和非月经性偏头痛（只发生在非月经期）。头痛性质须符合偏头痛性质（有或无先兆），头痛频率须符合3个月经期中至少有2次头痛发作，且头痛发生在月经期-2至+3天范围内。临床上较多女性报告偏头痛与月经的关系密切，但应符合上述诊断标准才可诊断。需要注意的是偏头痛与月经的关系、在女性偏头痛整个病程中形式并不固定。

（2）前庭性偏头痛。前庭症状可表现为自发性眩晕、位置性眩晕、视觉诱发眩晕、头部运动引发的眩晕或头部运动诱发的头晕伴恶心，多持续数分钟到数小时，很少超过72小时，且至少50%的前庭症状发作顺伴有偏头痛发作。前庭症状发作可出现在偏头痛发作之前、之中或之后。多数前庭功能检查结果在正常范围之内。

（三）偏头痛的诊断方法

正确诊断是偏头痛有效治疗的前提，需要结合详尽的头痛病史问诊、可靠的体格检查以及必要的辅助检查做出判断，其中，详细和准确的病史采集对偏头痛的诊断至关重要。在诊断过程中，需识别继发性头痛的预警信号以鉴别其他头面痛疾病，并筛查是否合并药物过度使用性头痛。还应根据偏头痛的不同临床特征，进行偏头痛亚型诊断，并评估偏头痛的严重程度和失能程度等，为制订准确、个体化的治疗策略和长期管理方案提供充分的依据。

1. 病史资料

详细和准确的问诊对偏头痛的诊断至关重要，问诊应包括以下内容：初始发病年龄、最近的发病情况、发作频率、每次发作持续时间、头痛程度、头痛性质、头痛位置、可能的诱发因素、加重和缓解因素、有无家族史、精神病史及其他相关病史、活动功能受限程度、用药情况、两次发作间期的健康状态等。部分患者的病程短或临床表现不典型，在询问病史和体格检查时，应特别注意识别"预警征象"，即由某些特殊病因所引起特征性症状和体征，如发热、伴神经系统症状或体征、突然发作的剧烈头痛、非典型先兆头痛（持续1小时以上）、头痛性质发生改变或新发头痛、与体位或姿势变化相关的头痛、咳嗽或Valsalva动作诱发加重的头痛、视乳头水肿、妊娠或产褥期头痛进展或不典型头痛、存在免疫系统缺陷、伴自主神经症状、创伤后头痛、止痛药过量或使用新药。

2. 体格检查

体格检查内容包括意识状态、认知状态、精神状态及病理征等。

3. 辅助检查

应根据诊断需要选择性进行头颅CT/MR（占位性病变及颅内出、缺血改变）、鼻窦X线片（鼻窦炎）、颈椎X线/MR（颈椎骨质增生、颈椎压迫）、脑血管造影（占位性病变及动脉瘤等）、脑电图（癫痫）、腰椎穿刺（脑膜炎、颅内出血等）等检查。其他血、尿常规等有关检查可按需要选择进行。

（四）偏头痛的鉴别诊断

头痛的病因主要包括偏头痛和紧张型头痛、神经精神障碍相关性头痛、神经痛、神经五官科疾病、外伤、颅内非血管疾病、颈颅血管疾病、感染和药物等。常见鉴别诊断如下。

1. 紧张型头痛

紧张型头痛表现为轻中度、双侧、压迫性或紧箍样头痛，不因日常活动而加重，多数无偏头痛相关性伴随症状。因 40% 的偏头痛患者可表现为双侧头痛，77% 可有颈项部疼痛或压痛，且患者可以同时存在多种类型的原发性头痛，尤其是头痛程度较轻的无先兆偏头痛，与紧张型头痛表现类似，故需鉴别。偏头痛发作时，日常活动会使头痛加重，且可伴有恶心、呕吐、畏光、畏声，均为与紧张型头痛鉴别的要点。

2. 继发性头痛

继发性头痛可能表现为搏动样疼痛等偏头痛性质，尤其是缘于头颈部血管性疾病的头痛，如高血压、未破裂颅内动脉瘤或动静脉畸形、慢性硬膜下血肿等；缘于非血管性颅内疾病的头痛如颅内肿瘤；缘于颅内感染的头痛如脑脓肿脑膜炎等；缘于内环境紊乱的头痛如高血压危象、高血压脑病、子痫或先兆子痫等。但其头痛发作的表现、持续时间及过程等特点不典型，部分病例存在局限性神经功能缺损体征、癫痫发作或认知功能障碍，脑 CT、MRI 及 DSA 等检查可帮助发现引起继发性头痛的病因。

对具有以下情况的头痛，应谨慎排除继发性头痛可能：①50 岁以后的新发头痛。②高凝风险患者出现新发头痛。③肿瘤或艾滋病史者出现的新发头痛。④突然发生的、迅速达到高峰的剧烈头痛。⑤与体位改变相关的头痛。⑥伴有发热。⑦伴有视盘水肿、神经系统局灶症状和体征（除典型的视觉、感觉先兆外）或认知障碍。⑧头痛性质在短时期内发生变化等。

3. 丛集性头痛

丛集性头痛表现为固定偏侧的眶、眶上和/或颞部的剧烈疼痛，表现刻板，伴痛侧自主神经症状（如结膜充血、流泪、流涕、瞳孔缩小、上睑下垂等）和/或躁动不安感，每次头痛持续时间为 15 分钟至 3 小时，男性多于女性。头痛发作具有周期性、节律性特点，频率从隔天 1 次至每天 8 次不等，丛集期常于每年春季和/或秋季，发作间期为数月或数年。丛集性头痛与偏头痛在临床表现上有相似之处，均可由饮酒诱发，曲普坦类与 CGRP 或其受体类药物可能有效，可有自主神经症状等，但在患病性别优势、周期节律性、发作频率、持续时间、是否伴烦躁不安等方面两者均有不同，可帮助鉴别。

（五）偏头痛诊断中的注意事项

准确的评估偏头痛疾病发作程度，对确定治疗方案、评价治疗效果、规范治疗等非常重要。偏头痛发作程度的评估可使用视觉模拟量表（VAS）、数字评定量表（NRS）、偏头痛残疾程度评估问卷（MIDAS）、头痛影响测评量表-6（HIT-6）等。应根据头痛严重程度、伴随症状、既往用药和患者的个体情况，结合阶梯治疗或分层治疗原则。

另外，应筛查是否合并 MOH。在偏头痛的诊疗过程中，应警惕急性止痛药的过度使用导致的 MOH，它是偏头痛慢性化的重要因素。当每月头痛天数大于等于 15 天，持续 3 个月以上，且服用单纯对乙酰氨基酚或非甾体抗炎药（NSAIDs）治疗大于等于 15 天/月；或服用复方止痛药、曲普坦类、麦角胺、阿片类、巴比妥类并与止痛药联用大于等于 10 天/月时，则诊断为偏头痛合并 MOH。

五、偏头痛的治疗

偏头痛的临床治疗推荐采取分级诊疗，基层或初级医疗机构的内科或全科医师负责偏头痛患者治疗的启动和维持，对于诊断和治疗困难的偏头痛患者，可转诊至头痛门诊（中心），由头痛专科医师进一步诊治。根据治疗手段，可分为药物治疗和非药物治疗；根据应用时机和目的，可分为急性期治疗与预防性治疗。

（一）偏头痛的治疗原则

尽管有多种药物可用于偏头痛急性期治疗和间歇期预防治疗，但是，许多需要药物预防治疗的偏头痛患者并未服用预防药物，导致急性镇痛药的滥用和头痛的慢性化。偏头痛的治疗应根据症状及分期，选择相对应的治疗药物及治疗方法。

1. 急性期治疗原则

应根据头痛严重程度、伴随症状、既往用药和患者的个体情况，结合阶梯治疗或分层治疗原则选用急性期治疗药物。终止头痛发作、缓解伴随症状、并兼顾精神症状和躯体症状。首先，要消除危险因素，让患者放松和休息；然后，针对头痛和伴随症状进行紧急镇痛和对症治疗，可采用针灸、神经调节技术和行为疗法。避免使用安乃近，以及含有巴比妥类和阿片类成分的止痛药；最后，警惕发生急性止痛药过度使用和 MOH 的风险。

2. 间歇期治疗原则

疾病管理、调理体质、预防头痛复发并兼顾精神症状。应鼓励患者记录偏头痛日记，观察各种诱发因素与偏头痛发作之间的关系，调整生活方式，给予行为疗法，减少偏头痛发作频率。基于中医"治未病"原则，针对患者中医体质，间歇期给予针灸疗法也有助于控制偏头痛发作。

（二）偏头痛急性发作期治疗

1. 治疗目标

急性发作期药物治疗的核心目标是快速持续止痛，避免相关不良事件发生，恢复患者功能、生活、职业、学习及社会能力，减少经济及医疗资源消耗。

2. 头痛评估

一般认为患者在最近 1 个月中偏头痛发作的天数大于等于 8 天或发作天数小于 8 天但满足：①HIT6 评分大于等于 60 分。②多于半数发作使患者丧失工作、家务、学习及娱乐能力者，视为重度偏头痛。

3. 阶梯治疗

首先给予治疗剂量的对乙酰氨基酚或非甾体抗炎药（NSAIDs），根据患者需求和药物反应，逐步升级或直接给予曲普坦类和降钙素基因相关肽（CGRP）受体拮抗剂和高选择性的 5-羟色胺 1F 受体激动剂 Ditans 等特异性药物治疗。

4. 分层治疗

头痛较轻时，服用 NSAIDs，1 小时后若反应不足，加用曲普坦类药物；中度或重度头痛（在最近 3 个月中丧失工作、家务、学习或娱乐等能力超过 50% 的天数大于 10 天）时，应尽早足量服用曲普坦类药物，1 小时后若反应不足，可加用 NSAIDs；对于有先兆偏头痛，在先兆开始时服用 NSAIDs，在头痛开始时服用曲普坦类药物。

原则上，建议使用非甾体抗炎药或对乙酰氨基酚治疗轻中度的发作；对于中重度发作或对非甾体抗炎药治疗效果不佳者，可选用含咖啡因的复方制剂（如阿司匹林+对乙酰氨基酚+咖啡因）或偏头痛特异性药物（如曲普坦类）等。无论选择何种急性期治疗，都应在头痛初期启动，以提高治疗有效率，并减少对生活、职业、学习及社会的影响。急性期用药时需注意避免药物过度使用，若患者在应用预防性治疗的情况下仍存在药物过度使用的情况，需相应调整急性期和预防性治疗方案。

5. 疗效评估

①服药 2 小时后无任何疼痛。②2 小时内最困扰的伴随症状（即恶心、呕吐、畏光或畏声）消失。③2 小时后疼痛缓解，由中重度疼痛转为轻度或无痛。④在治疗成功后的 24 小时内，无头痛再发或镇痛药的使用。

6. 临床常用治疗偏头痛急性期药物

（1）非特异性药物：①非甾体抗炎药（NSAIDs）。NSAIDs 是偏头痛急性期治疗使用最广泛的药物，主要包括布洛芬、双氯芬酸、阿司匹林、萘普生。其有效性已得到证明，特别是对轻中度的疼痛发作，76%的患者可通过急性期用药完全缓解。主要不良反应是胃肠道不适，少数可出现胃溃疡及出血、肝肾损伤及粒细胞减少等。此外，阿司匹林及其他 NSAIDs 均有可能诱发哮喘，需排除禁忌后应用。②对乙酰氨基酚。对乙酰氨基酚是一种较为安全且耐受性较好的药物，适用于轻-中度的头痛发作，3 个月以上婴儿及儿童也可应用。③含咖啡因复方制剂。含咖啡因的复方制剂在国内应用较为普遍，对中-重度头痛发作的疗效较单一成分制剂更好。

原则上，建议使用非甾体抗炎药或对乙酰氨基酚治疗轻中度的发作；对于中重度发作或对非甾体抗炎药治疗效果不佳者，可选用含咖啡因的复方制剂（如阿司匹林+对乙酰氨基酚+咖啡因）或偏头痛特异性药物（如曲普坦类）等。但长期频繁应用此类药，需警惕药物依赖及药物过度使用性头痛。所以，推荐剂量根据头痛程度和患者耐受程度决定。同时，应注意对乙酰氨基酚和 NSAIDs 引起的主要不良反应（出血综合征、消化不良、恶心、腹泻、便秘、头晕、乏力和肾脏毒性等），严重肝肾功能不全的患者应禁用。

（2）特异性药物：①曲普坦类。曲普坦类药物为 5-HT1B/1D 受体激动剂。目前国内上市的口服剂型有舒马普坦、利扎曲普坦和佐米曲普坦，鼻喷剂型有佐米曲普坦。其中，利扎曲普坦可用于对急性期非特异性药物无效或效果不佳的 6 岁以上儿童。曲普坦类药物作用迅速、头痛复发率较低，在头痛期的任何时间应用均有效，但越早应用效果越好。如果以单次最大推荐剂量口服一种曲普坦类药物治疗 3 次偏头痛发作均未成功，应建议患者改为口服另一种曲普坦类药物。如果口服曲普坦对疼痛的缓解有效但效果不佳，可将曲普坦与速效非甾体抗炎药联合使用（如舒马普坦和萘普生）。如果头痛早期即出现严重的恶心呕吐，建议应用非口服剂型或合用止吐药物。服用期间密切观察使用曲普坦类药物可能出现的不良反应（四肢感觉异常、恶心、发冷、头晕、乏力、胸痛、潮红、嗜睡、冠状动脉痉挛、严重高血压、血清素综合征等），需注意禁用于偏瘫型偏头痛、脑干先兆偏头痛、TIA、脑梗死、严重的外周血管疾病、缺血性肠病、心血管疾病（心绞痛、心肌梗死、预激综合征及难治性高血压等）及严重肝肾功能不全的患者。②麦角胺类。麦角胺类药物为强效 5-HT1B/1D 受体激动剂，是最早用于偏头痛急性发作的药物。由于不良反应较多、易产生药物依赖而逐渐退出市场。③地坦类药物。地坦类药物为 5-HT1F 受体激动剂，主要包括拉米地坦，由于其没有 5-HT1B 受体活性，不存在曲普坦类药物收缩血管的不良反应。目前，已有多项临床试验表明，其治疗偏头痛急性发作的安全性及有效性，尤其适用于对患有心脑血管疾病或有心脑血管疾病风险的偏头痛患者。④吉泮类药物。吉泮类药物是 CGRP 受体拮抗剂，其脂溶性较弱，不易透过血脑屏障，与曲普坦类药物相比较，无血管收缩作用和患药物过度使用性头痛的风险。目前，获得 FDA 批准用于成人有或无先兆偏头痛的急性治疗的吉泮类药物，包括瑞美吉泮和乌布吉泮。多项研究显示，上述 2 种药物在偏头痛急性期治疗中安全有效且耐受性良好。此 2 种药物适用于有非甾体抗炎药和曲普坦类药物使用禁忌或治疗无效的患者。同时，瑞美吉泮还有预防性治疗偏头痛的作用，是目前唯一获批偏头痛急性期治疗和预防性治疗双重适应证的药物。

（3）辅助性药物。氯丙嗪、异丙嗪与甲氧氯普胺等止吐药及多潘立酮等促胃动力药可缓解恶心、呕吐等偏头痛伴随症状，并有利于其他药物的吸收。苯二氮䓬类、巴比妥类镇静剂可通过镇静、抗焦虑作用来缓解头痛，但因氯丙嗪等多巴胺受体拮抗剂药物依赖性及镇静、体重增加等不良反应，建议适用于其他药物治疗无效的难治患者。应在综合考量利弊后使用。

（4）孕期、哺乳期用药推荐。有证据表明，对乙酰氨基酚在孕期应用相对安全，为孕期首选的急性期治疗用药，但仍建议尽可能地减少服用。

无论选择何种急性期治疗，都应在头痛初期启动，以提高治疗有效率，并减少对生活、职业、学习及社会的影响。急性期用药时需注意避免药物过度使用，若患者在应用预防性治疗的情况下仍存在药物过度使用的情况，需相应调整急性期和预防性治疗方案。

（三）偏头痛预防性治疗

预防性治疗包括对发作性偏头痛和慢性偏头痛的预防性药物治疗。

1. 治疗目标

预防性治疗旨在降低偏头痛发作的频率，减少持续时间，减轻严重程度，改善偏头痛相关性失能，提高生活质量，减少频繁或慢性头痛引发的相关心理疾患，同时，提高对急性期治疗的应答率并减少对急性期治疗的依赖，避免药物过度使用性头痛的发生。

2. 预防性药物治疗指征

①通过避免诱因并且使用急性治疗药物后，偏头痛发作仍明显影响患者的生活质量（HIT6 评分大于等于 60 分）。②急性治疗失败或不耐受，存在药物过度使用或禁忌证。③不伴失能的偏头痛发作每月大于等于 4 次，伴轻微失能的偏头痛发作每月大于等于 3 次，伴严重失能的偏头痛发作每月大于等于 2 次。④特殊类型偏头痛：偏瘫型偏头痛，脑干先兆偏头痛，先兆持续时间>60 分钟的偏头痛，偏头痛性脑梗死，偏头痛持续状态（偏头痛发作时间持续 72 小时以上）。⑤患者希望减少发作次数。

3. 疗效评估

疗效评估主要包括偏头痛发作频率、头痛持续时间、头痛程度、头痛的功能损害程度及对急性期治疗的反应。满足以下任意 1 条，就可以认为预防性治疗有效：偏头痛或中重度头痛天数显著减少（如减少 50%）；程度显著减轻；持续时间显著缩短；对急性期治疗的反应改善；偏头痛相关失能的改善；偏头痛引起的心理痛苦减少。对每种药物应给予足够的观察期以判断疗效，对口服药物需要在达到目标剂量后至少观察 8 周，对每月注射 1 次的 CGRP 或其受体单克隆抗体需要观察至少 3 个月，对每 3 个月注射 1 次的需要观察至少 6 个月。评价偏头痛预防性治疗有效的指标应结合头痛程度显著减轻、持续时间显著缩短、偏头痛相关失能改善和精神心理痛苦减少等指标综合考虑。同时，应注意通过问诊，结合头痛日记、HIT6 和 MIDAS 量表来评估疗效、药物耐受性与依从性，以及偏头痛患者的疾病负担。若疗效或耐受性不佳，应重新评价预防用药方案，同时，考虑是否存在急性药物过度使用。

4. 治疗方案

药物治疗应从单药、小剂量开始，根据患者对药物的耐受程度，缓慢加量至推荐剂量或最大耐受剂量，同时，需注意对每种药物应给予足够的观察期以评估疗效。为避免回忆偏倚，患者需要记录头痛日记以评估治疗效果。若达到最大可耐受剂量时仍无效，应试用其他预防性治疗药物。若数种药物单用均无效，或患者的病史提示其头痛难治或为慢性头痛，可考虑多种药物联合治疗，同样每种药物均需从小剂量开始。待达到满意疗效后，治疗需至少维持 6 个月，或 MOH 需要维持治疗 12 个月以上。然后逐渐减停药物，并监测头痛频率。停药期间或停药后，若头痛频率增加，可再重复以上步骤。对于预防性治疗后仍有发作的患者，应随访给出指导意见。

5. 临床常用偏头痛预防性治疗药物

（1）钙通道拮抗剂。氟桂利嗪是证据级别较强的预防性药物，其有效性与普萘洛尔相当，最常见的副作用是体重增加，长期、大剂量使用可能导致锥体外系反应，推荐疗程不超过 6 个月。其他钙通道拮抗剂（如硝苯地平、维拉帕米、尼莫地平等）均证据不足或证据不支持。

（2）抗癫痫药。此类药主要包括托吡酯和丙戊酸钠。针对成人发作性偏头痛，多项高质量研究证实，托吡酯和丙戊酸钠有效，且与氟桂利嗪、普萘洛尔的疗效无明显差异。托吡酯在慢性偏头痛中效果显著，但其不良反应较多。最常见的不良反应是嗜睡、认知和语言障碍、感觉异常和体重减轻，另外，泌尿系结石是需要关注的不良事件及禁忌证。丙戊酸盐不良反应包括疲乏、震颤、肝损伤、血细胞异常、低钠、体重增加、脱发、精神异常、胎儿畸形等。丙戊酸盐禁用于急慢性肝炎、其他严重肝病和妊娠期女性，育龄女性服用时，需关注其对生殖系统的不良反应。

（3）β-受体阻滞剂。常用的是普萘洛尔和美托洛尔，其中普萘洛尔的疗效最为确切，对头痛频率、程度、持续时间均有明显改善，其次证据较为充分的是美托洛尔。研究表明，在慢性偏头痛中，普萘洛尔疗效与氟桂利嗪、丙戊酸钠等相当。常见的不良反应包括心动过缓、头晕、疲劳和抑郁等，故有高血压或心动过速的患者可优先考虑。对本类药物过敏、哮喘、心力衰竭、房室传导阻滞、心动过缓等患者禁用。

（4）钙通道调节剂。一项 meta 分析显示，单独应用加巴喷丁预防成人发作性偏头痛效果不佳，但仍有 2 项小样本随机对照试验证实其有效。普瑞巴林相关研究较少，仅有 1 项预防性治疗成年人发作性偏头痛的随机双盲对照临床试验显示，普瑞巴林每次50mg，每天 2 次，在降低偏头痛的频率、强度和发作持续时间方面与丙戊酸钠每次 200mg，每天 2 次的疗效相当。

（5）吉泮类。瑞美吉泮是目前唯一获批偏头痛急性期治疗和预防性治疗双重适应证的药物，目前已有随机对照研究证明其预防性治疗偏头痛的有效性。需要注意的是，当使用该药物预防性治疗偏头痛时剂量为 75mg，隔天口服。阿托吉泮是一种口服小分子吉泮类药物，既往临床试验已经证明其有效性，阿托吉泮可显著降低每月偏头痛天数，但仍然需要开展更长时间、更大规模的试验来确定其预防偏头痛的疗效和安全性。

（6）A 型肉毒毒素。A 型肉毒毒素是肉毒杆菌释放的嗜神经毒素，通过破坏突触相关膜蛋白，抑制周围运动神经末梢突触前膜乙酰胆碱释放，阻断神经肌肉接头的信号传递来缓解疼痛。研究证实，A 型肉毒毒素对慢性偏头痛治疗有效，可显著降低偏头痛发作频率、减少头痛天数、减轻头痛严重程度及偏头痛相关失能。对于发作性偏头痛，A型肉毒毒素不能降低头痛频率，但可能降低头痛严重程度。不良反应主要包括上睑下垂、局部肌肉无力、注射部位和颈部疼痛，但通常为轻度且持续时间短暂。重症肌无力、肌萎缩侧索硬化等患者禁用。

（7）CGRP 或其受体单克隆抗体。CGRP 或其受体的注射型单克隆抗体主要包括 4种：依瑞奈尤单抗、瑞玛奈珠单抗、加卡奈珠单抗和艾普奈珠单抗。此类药主要通过选择性阻断 CGRP 或其受体而抑制该通路的生物学活性以发挥治疗作用，其中依瑞奈尤单抗为全人源的 CGRP 受体单克隆抗体，其他 3 种为人源化的 CGRP 单克隆抗体。这 4 种药物在预防发作性和慢性偏头痛的随机试验中均被证实有效，且安全易耐受。在目前已经上市的国家（如美国、丹麦等），因 CGRP 或其受体的单克隆抗体价格昂贵，其临床应用设有严格的适应证。具体预防性治疗方案应根据医生的临床判断和患者的个体需求制订：①依瑞奈尤单抗。在欧美人群中已证明，依瑞奈尤单抗在发作性和慢性偏头痛患者中的有效性和安全性。最新的 DRAGON 研究显示，在亚洲慢性偏头痛患者中，依瑞奈尤单抗同样可显著降低每月偏头痛的天数并改善其生活质量。其主要不良反应为便秘、注射部位瘙痒与红斑或疼痛，以及肌肉痉挛，但均为一过性，一般持续不超过 1 周，特别在与致胃肠动力减弱药物合用时，需要注意其可能增加便秘的风险和便秘相关并发症。②瑞玛奈珠单抗。既往已有研究证明，瑞玛奈珠单抗在发作性和慢性偏头痛患者中的有效性和安全性。一项荟萃分析显示，瑞玛奈珠单抗在 12 周内较安慰剂显著减少了偏头痛天数和头痛天数。最常见的不良反应是注射部位疼痛、硬结、红斑和出血、上呼吸道感染、鼻咽炎、尿路感染和恶心等。③加卡奈珠单抗。目前已有多项研究证明，加卡奈珠单抗在发作性、慢性及难治性偏头痛患者中的有效性和安全性，近期的 PERSIST 研究显示，加卡奈珠单抗可使偏头痛患者每月头痛天数明显降低。同时，其可降低偏头痛发作的频率、强度并减少持续时间，减轻其合并的抑郁或焦虑症状，提高患者生活质量，且对于既往已尝试 2～4 种预防性药物治疗失败的患者部分有效。最常见的不良反应是注射部位反应及呼吸道感染等。④艾普奈珠单抗。已有多项多中心、随机、双盲、安慰剂对照研究显示,艾普奈珠单抗可显著降低成人偏头痛发作频率,且耐受性良好并具有安全性。最常见的不良反应是注射部位反应及呼吸道感染、疲劳等。

（8）抗抑郁药（SNRI）。三环类抗抑郁药阿米替林预防偏头痛效果显著优于安慰剂,是证据最为充分的抗抑郁药,但耐受性不佳,主要的不良反应包括口干、嗜睡、体重增加、排尿异常、便秘等。选择性 5-羟色胺再摄取抑制剂缺乏高质量的证据支持。一项小样本研究显示,5-羟色胺-去甲肾上腺素再摄取抑制剂文拉法辛可显著减少头痛天数并降低镇痛药的应用频率,但头痛程度和头痛持续时间改善不显著。因此,SNRI 类药物适用于偏头痛合并抑郁障碍的患者。

（9）其他药物。坎地沙坦可有效预防偏头痛,且与普萘洛尔疗效相当；赖诺普利也可显著降低偏头痛频率,但其咳嗽、头晕及晕厥等不良反应发生率较高。应注意使用坎地沙坦出现的不良反应（血管性水肿、晕厥和意识丧失、急性肾功能衰竭、血钾升高、肝功能恶化或黄疸、粒细胞减少、横纹肌溶解等）,对本药或同类药过敏、严重肝肾功能不全或胆汁瘀滞患者、孕妇或有妊娠可能的妇女应禁用。

（10）孕期、哺乳期用药推荐。不建议推荐偏头痛患者孕期应用预防性药物治疗,只有在治疗需要显著超过潜在风险时,才考虑开始或继续使用。怀孕期间,可首选低剂量普萘洛尔、美托洛尔,二线治疗药物可选择阿米替林,当合并焦虑抑郁时,亦可考虑使用文拉法辛；丙戊酸钠、托吡酯、赖诺普利和坎地沙坦均被证实与胎儿畸形有关,孕期应禁用。哺乳期主要推荐普萘洛尔作为一线治疗,二线用药可考虑托吡酯或丙戊酸钠,托吡酯相关证据较少,服药期间,需监测婴儿生命体征及不适反应；丙戊酸钠有致畸风险,若需要使用,应避孕；阿米替林由于其镇静作用且在婴儿体内半衰期较长,应在普萘洛尔无效或有禁忌的情况下再考虑使用。

6. 其他疗法

其他疗法主要包括中医药治疗、无创或有创神经调节和生物行为疗法等。部分替代治疗既可作为急性期和预防性药物治疗的辅助疗法,也可在常规药物治疗不耐受或存在药物禁忌时单独应用。

（1）神经调控技术。神经调控技术在治疗几种原发性头痛方面变得越来越重要。现在越来越多地在早期治疗阶段和非难治性情况下加以考虑。神经调控通过用电流或磁场刺激中枢或周围神经以缓解头痛,可单独或与药物同时用于急性期或预防性治疗,已有多项临床试验结果支持神经调控的有效性和安全性,目前有 4 种神经调控装置（三叉神经电刺激、非侵入性迷走神经刺激、经颅磁刺激及远程电神经调节）可用于偏头痛急性期治疗,其中前 3 种装置亦被批准用作偏头痛预防性治疗。同时,也有研究提示,前庭神经刺激（CVS）和经皮乳突电刺激（PMES）对偏头痛有一定预防性治疗作用：①经皮眶上神经刺激（tSNS）。tSNS 是三叉神经电刺激（eTNS）的主要手段,通过精确微脉冲刺激作用于三叉神经第一支的末梢支眶上神经和滑车上神经,可以预防偏头痛发作及降低镇痛药物用量。该疗法具有较好的满意度及耐受性,不良反应主要包括前额皮肤刺痛感、嗜睡、疲劳、失眠及刺激后头痛等。②无创迷走神经刺激（nVNS）。nVNS已被开发用于偏头痛的急性和预防性治疗。此外，经皮刺激迷走神经耳支（t-VNS）已被应用于慢性偏头痛的治疗。nVNS治疗的副作用包括颈部抽搐、声音变化和刺激部位发红，但患者普遍耐受性良好。③经皮枕神经电刺激（tONS）。我国开展的随机对照研究显示，高、中或低频的tONS对无先兆偏头痛均有显著的预防疗效，tONS组的50%反应率和头痛程度降低幅度均显著优于假刺激组。④单脉冲经颅磁刺激（sTMS）。sTMS是通过引起相应脑区微小感应电流以产生单脉冲刺激，使神经元去极化，调节远隔部位皮质的可塑性，从而缓解头痛，国外多项研究显示sTMS可用于偏头痛急性期或预防性治疗。⑤远程电神经调节（REN）。REN通过经皮电刺激上臂达到治疗偏头痛的效果，具体机制不明，可用于急性期治疗。多项随机对照研究和真实世界研究均证实了REN在偏头痛治疗中的有效性及安全性，在缓解头痛的同时，可减少镇痛药物的使用和随之而来的药物滥用风险，常见不良反应为感觉异常。

（2）生物行为疗法。生物行为疗法主要包括认知行为疗法（通过指导患者更好地处理与头痛相关的应激反应及其他伴随心理疾患来治疗偏头痛）、生物反馈（通过描记、加工、反馈躯体信息给患者，使患者能够有意识的控制及改变自身躯体机能，从而达成由生物反馈促进的放松）和放松疗法（通过训练有意识地控制自身心理生理活动，降低身体各系统的唤醒水平，从而改善因紧张而紊乱的机体功能）。目前有研究表明，生物行为疗法作为偏头痛的预防性治疗，可单独使用或与药物或其他非药物治疗结合使用，以提高治疗效果。

（3）卵圆孔封堵术。虽然偏头痛患者，尤其是有先兆性偏头痛患者，合并卵圆孔未闭（PFO）的发生率较高，但迄今完成的3项经皮卵圆孔未闭封堵术治疗偏头痛的随机对照临床试验均未达到研究终点，未能证实封堵PFO对缓解偏头痛有显著效果。因此，目前对于既往无PFO相关卒中的偏头痛患者，建议首先使用偏头痛常规药物治疗；对于未能从常规治疗中获益的难治性偏头痛患者，在经过严格评估后认为PFO封堵的获益较高而风险较低，可合理选择卵圆孔封堵术。

（四）偏头痛治疗中的误区

在偏头痛的诊疗过程中，应警惕急性止痛药的过度使用，不应一味叠加药物或症状缓解仍长期服药。因其导致的药物过度使用性头痛是偏头痛慢性化的重要因素。易导致药物过度使用性头痛的急性期药物及其用药频率：非甾体抗炎药每月使用超过15天；曲普坦类药物每月使用超过10天；阿片类药物每月使用超过10天；含咖啡因的复方制剂每月使用超过10天。对已确诊且病程较长的慢性偏头痛患者，或前期多次预防治疗失败的患者，减量或停药需谨慎，过早地停药可能导致病情反复，且在重新启用既往有效治疗药物时，可能疗效欠佳。因此，慢性偏头痛患者的预防用药应减量，停药需咨询头痛专科医师。

六、偏头痛的预后

偏头痛通常不能根治，其治疗的目的仅是终止头痛发作、缓解伴发症状和预防复发。

大多数偏头痛患者的预后良好。偏头痛的长期预后因人而异，患者可以完全或部分临床缓解，偏头痛症状可随年龄的增长而逐渐缓解，部分患者可在 60～70 岁时偏头痛不再发作，也可以数十年发作频率、严重程度或症状不变，或发展为慢性偏头痛。

七、偏头痛的中医认识

偏头痛属于中医学"头痛"范畴，头痛，也可被称为头风，表现为自觉头部疼痛，疼痛持续时间不定。在中国最早的医学典籍《黄帝内经》中记载了有关头痛的病名和病因病机。《黄帝内经·素问·风论》："风气循风府而上，则为脑风"，这是传统医学中对"头痛"最早的记录；在《黄帝内经·素问·五脏生成》中则对病因病机做了解释："头痛癫疾，下虚上实，过在足少阴、巨阳，甚则入肾"，认为头痛的发生是由于人体足少阴经与足太阳经所对应的脏腑气血运行不畅、阴阳失衡而下虚上实所致。临床采用辨病与辨证方式分期进行诊断治疗。

（一）病因病机

头为"诸阳之会""清阳之府"，又为髓海之所在，居于人体之最高位，五脏精华之皮，六腑清阳之气皆上注于头，手足三阳经亦上会于头。若六淫之邪上犯清空，阻遏清阳，或痰法、瘀血痹阻经络，壅遏经气，或肝阴不足，肝阳偏亢，或气虚清阳不升，或血虚头窍失养，或肾精不足，髓海空虚，均可致头痛的发生。

1. 感受外邪

起居不慎，感受风、寒、湿、热之邪，邪气上犯巅顶，清阳之气受阻，气血凝滞，而发为头痛。以风邪、寒邪为主要病因，风为百病之长，风性轻扬，善行而数变，易侵袭人体阳位，首犯头面，侵入脑络，使脑络拘挛，引发头痛。头痛时作时止，掣痛连背，头部有紧张收缩感，遇寒加重。寒邪侵犯经脉，导致脉络拘急，经气不畅，不通则痛。同时，多夹湿、热邪而发病。

2. 情志失调

"内风扰巅者……肝阳上冒，震动髓海。"肝主木，主生发条达，在志为怒，肝失疏泄，则使肝胆阴阳失衡，忧郁恼怒，情志不遂，肝失条达，气郁阳亢，或肝郁化火，阳亢火生，上扰清窍，可发为头痛，或头胀痛而眩，或头痛如劈，多以两侧为主，筋脉掣起，甚则痛连目珠。若肝火郁久，耗伤阴血，肝肾亏虚，精血不承，亦可引发头痛。

3. 先天不足或房事不节

禀赋不足，或房劳过度，使肾精久亏。肾主骨生髓，髓上通于脑，脑髓有赖于肾精的不断化生。若肾精久亏，脑髓空虚，则会发生头痛。

4. 饮食劳倦及体虚久病

气是维持人体各系统正常发挥作用的基本物质之一。脾胃为后天之本，气血生化之源。若脾胃虚弱，气血化源不足，或病后正气受损，气虚则推动无力，营血亏虚，气滞于经脉头窍之间，不能上荣于脑髓脉络，可致头痛发生。虚则运化不利，体内轻清之气无法顺利上承于头面，致使头窍虚空而痛，清阳不升，则无法神清目明，症见头痛隐隐，时发时止，遇劳则加重，纳食减少，易倦怠乏力，甚则气短，不动而自汗出。脾为生痰之源，若因饮食不节，嗜酒太过，或过食辛辣肥甘，脾失健运，痰湿内生，水谷精微无法输布周身与头面，阻遏清阳，上蒙清窍而为痰浊头痛。

5. 头部外伤或久病入络

跌仆闪挫，头部外伤，各种原因引起的气血不通皆可瘀阻经脉，或久患者络，气血滞涩，瘀血阻于脑络，不通则痛，发为头痛。

（二）常见辨证分型

1. 风寒阻络证

多由感受风寒邪而诱发，表现为突发头痛，程度较剧，连及项背，呈掣痛样，时有拘急感，常伴恶风畏寒，遇风加剧，舌淡红，苔薄白，脉浮或浮紧。

2. 肝阳上亢证

常因情志过激、劳累过度等诱发；可先有暗点、闪光等先兆，继而出现剧烈头痛，呈跳痛或胀痛，头痛部位多一侧尤甚，面红目赤，眼目抽痛，心烦易怒，夜眠不宁；或伴有恶心、呕吐；舌质红，苔薄黄或少苔，脉弦或弦数。

3. 痰浊上扰证

表现为呈昏痛或胀痛，头重如裹，多为两侧，胸脘满闷，或伴有恶心，呕吐痰涎；舌质淡红，或舌胖大，舌苔白腻或黄腻，脉弦或滑。

4. 瘀血阻络证

多为病程日久、头痛反复、经久不愈者。头痛如锥刺，程度较剧，固定不移，入夜尤甚，可一侧或两侧颞部疼痛，患者面色晦滞，妇女行经色暗或夹血块，舌质紫暗或见瘀斑，脉细或涩。

5. 气虚头痛

头痛隐隐，时发时止，遇劳则加重，纳食减少，疲乏无力，气短汗多，舌质淡，苔白，脉细弱。

（三）中医治疗

偏头痛的中医药治疗原则是发作期以祛邪、止痛为主，间歇期以疏风化痰、通络等为主。治疗方法丰富多样，一般内治与外治结合，灵活多变，如药物、针灸、按摩、心理调适等措施，往往根据病情选用几种方法配合应用。对于急性期显效迅速的主要治疗方法是针灸等外治法。

1. 外治法治疗

（1）偏头痛急性期：①毫针刺法治疗。在偏头痛急性期，以辨经论治为主，兼顾辨证论治，采用强刺激穴位诱导得气效应，以达到通经活络、行气止痛的目的，迅速获得镇痛效果。急性期针灸方法包括毫针刺法、电针、火针、放血等具有较强刺激的操作方式。在恢复期，以辨证论治为主，兼顾辨经论治，以达到缓则治其本的目的，多采用毫针刺法、温针灸、耳穴压丸等操作方式。推荐主穴：阿是穴、百会、丝竹空、率谷、太阳、风池。根据经络辨证，随证配穴。此外，根据辨证配穴，肝阳上亢型加太冲、侠溪穴；痰浊上扰型加丰隆、阴陵泉穴；肝气郁结型加太冲、血海穴；气血亏虚型加足三里、三阴交穴。推荐疗程及操作方法：主穴、辨经配穴采用平补平泻法，辨证配穴根据证型的不同选择相应的补泻方法。针刺得气后，留针 30 分钟，每 10～15 分钟行针 1 次，诱导得气。每天治疗 1 次，连续治疗 5～10 次；头痛发作频繁者可 1 日治疗 2 次。若患者头痛剧烈，可配合电针疗法，增强镇痛疗效，在针刺得气后，选择主穴中的 1～2 组穴位连接电针，选择 2/100Hz 疏密波，刺激强度以患者耐受为度。②灸疗法。主要适用于寒湿型偏头痛。推荐穴位：阿是穴、太阳、率谷、风池、外关、百会、大椎、双侧足三里、三阴交。对上述穴位施以雀啄或回旋灸，每穴灸 3～5 分钟，灸至皮肤红晕潮热，或有温热传导感为度。③刺血疗法。主要适用于痰浊型或痰瘀型偏头痛。推荐穴位：阿是穴、百会、太阳、风池、耳尖。穴位消毒后用三棱针点刺，每穴放血 8～10 滴（约 0.5～1mL），然后用消毒干棉球加压止血，或用刺络拔罐法选取患侧太阳及周边血管充盈的静脉处，常规消毒后用三棱针快速点刺，出血后用火罐进行吸拔，出血量以 2～3mL 为宜。④火针疗法。主要适用于瘀血型、肝阳上亢型偏头痛，选取阿是穴、率谷、风池穴。常规消毒后，选用 0.5mm×35mm 的细火针烧红后迅速点刺穴位，头部阿是穴、率谷穴平刺进针 0.3～0.5cm，风池穴直刺进行 0.1～0.2cm，随即迅速出针，用碘伏棉球按压片刻，嘱患者 24 小时内火针针孔不沾水。

（2）偏头痛间歇期：①毫针刺法。推荐主穴：百会、风池、率谷、太阳、外关、阳陵泉。辨经论治同根据辨证，肝阳上亢型加列缺、太溪、行间穴；痰浊型加列缺、丰隆、内关穴；瘀血型加膈俞、血海、三阴交穴；气血不足型加足三里、气海、三阴交穴。推荐疗程及操作方法：操作方法同急性发作期，隔天治疗 1 次，每周 3 次，10 次为 1 个疗程，每隔 1 个疗程休息 5～10 天，共治疗 4 个疗程。若患者头痛剧烈，可配合电针刺激，增强镇痛疗效。针刺得气后，于风池、率谷、太阳处各接一组电针，频率为 2/100Hz，以患者耐受为度，留针 30 分钟。②温针灸。主要适用于寒凝血瘀型偏头痛。推荐穴位：丘墟、三阴交、关元、气海、足三里、合谷。针刺得气后，于针柄处捻裹 2cm 长艾条，点燃加灸，每穴每次 2 壮。推荐隔天治疗 1 次，10 次为 1 个疗程，每隔 1 个疗程休息 2 天，共治疗 4 个疗程。③耳穴压丸。推荐耳穴：脑、颞、神门、交感、皮质下。局部消毒后，将王不留行籽贴压在其穴区，以食、拇指进行按压，手法由轻到重，直至局部出现发热、酸、胀、痛等感觉，自行按压 3～5 次/天，每穴按压 3～5 分钟，两耳交替进行。推荐疗程：每周 1 次，4 周为 1 个疗程，共治疗 1～2 个疗程。

2. 中药治疗

（1）风寒阻络证。治法：疏风散邪止痛。方用川芎茶调散加减。主要药物为川芎、荆芥、薄荷、羌活、细辛、白芷、防风、甘草；恶寒重可加麻黄、桂枝；若巅顶痛，干呕吐涎沫，甚至四肢厥冷者，方用吴茱萸汤加减。

（2）肝阳上亢证。治法：平肝息风，活血止痛。天麻钩藤饮加减。主要药物为天麻、钩藤、石决明、牛膝、桑寄生、杜仲、栀子、黄芩、益母草等；若头痛剧烈，目赤口苦，急躁易怒可加龙胆草、夏枯草等。

（3）痰浊上扰。治法：化痰降逆，通络止痛。方用半夏白术天麻汤加减。主要药物为半夏、白术、天麻、橘红、茯苓、甘草、生姜、大枣；若痰湿中阻，胸脘满闷重者，加厚朴、枳壳、砂仁等。

（4）瘀血阻络证。治法：活血化瘀、通络止痛。方用通窍活血汤加减。主要药物为赤芍、川芎、桃仁、红花、大枣、酒等组成；如头疼剧烈，可加全蝎、蜈蚣等虫类药；若久痛不已，兼神疲乏力，脉细无力，可加黄芪、党参、当归等。

（5）气虚头痛。治法：益气升清止痛。方用益气聪明汤加减。主要药物为黄芪、人参、升麻、葛根、蔓荆子、白芍、黄柏、甘草方用；若头痛缠绵不休，心悸失眠，可加当归、熟地黄、何首乌；若畏寒怕冷，手足欠温可加附子、肉桂等。

另外，还可以根据辨证采用中成药治疗，如正天丸、养血清脑颗粒、头痛宁胶囊、通心络胶囊等。

八、偏头痛的日常护理

患者教育和生活方式调整是偏头痛管理的基石。规律作息、定期锻炼、均衡营养及合理膳食、充足睡眠、寻找并避免诱发因素以及合理的压力管理，均对偏头痛的预防起重要作用。目前，偏头痛是可防、可治，但无法根除的疾病，应向患者普及相关知识，帮助确立科学理性的防治观念与目标，建立切合实际的期望，同时避免镇痛药物的过度使用。

（一）药物指导

正确合理使用急性期药物，告知急性止痛药物在头痛发作初期（头痛发作后 1 小时内）服用效果更好，但需要控制使用频率，建议每周不超过 1 次，避免 MOH 的发生，给药途径需考虑消化系统症状。

（二）调整生活方式

睡眠不规律或睡眠不足、饥饿或饱食、压力过大、过度咖啡因摄入、缺乏锻炼、天气变化和饮食、女性患者经期等均可诱发头痛。应管理诱因，改变生活方式，避免偏头痛复发。生活方式指导包括以下 4 个步骤：①学习和掌握哪些不良生活方式会影响偏头痛的发生和转归。②让充分了解自己的生活方式，分析其生活方式在哪些地方需要改变。③记录偏头痛日记能有效帮助患者评估自己的生活方式对偏头痛发作的影响，筛查导致自身偏头痛发作的特定诱发因素。详细的偏头痛日记需要记录数月。④改变已往生活方式，并记录偏头痛日记，观察调整后的生活方式对偏头痛发作频率的影响。详细的日记需要几个月来确定哪些触发因素对患者很重要，要充分了解自己的个体化诱因，尽量消除和避免诱因，进行规律的有氧耐力运动。

（三）饮食管理

偏头痛患者要注意避开可能诱发头痛发作的食品，过度饥饿、饮食过饱以及暴饮暴食都可能会诱发头痛，因此，患者要养成一日三餐规律饮食的习惯，选择清淡、营养丰富且容易消化的饮食。多项研究结果显示，饮食干预可影响偏头痛发作的频率及程度，饮食中常见的诱因有酒、巧克力、含酪胺的食物（成熟奶酪、腌制品、熏制品、发酵食品等）、含咖啡因的饮食（咖啡、茶等）、味精（谷氨酸单钠）、糖精（天门冬酰苯丙氨酸甲酯）、含亚硝酸盐和硝酸盐的食物（腌制品、熏制品、泡菜、发色剂、防腐剂等），特殊类型饮食，如低血糖指数饮食、生酮饮食、二十二碳六烯酸、二十碳五烯酸饮食等可缓解头痛症状。

（四）锻炼运动

有氧运动可减少偏头痛发作天数，提高患者生活质量。具体运动形式不限，但偏头痛患者坚持数周有氧运动后有明确获益。建议根据自身身体状况，每次中等强度运动30～50分钟，每周运动2～3次，至少持续6周。

（五）偏头痛日记

头痛日记可以帮助患者更好的了解自己的病程。记录头痛日记，帮助识别偏头痛发作的触发因素、评估疗效，医生应定期随访及适时调整干预方案等。患者记录以下情况至少8周：头痛的频率，持续时间和严重程度；任何伴随症状；所有缓解头痛的处方药和非处方药；可能的促发因素；女性患者应详细记录头痛和月经的关系。

韩慧编

第十三章　紧张型头痛

一、概述

紧张型头痛（TTH）是最常见的头痛疾病，也是最常见的原发性头痛，是仅次于龋齿的全球第二高发疾病，大多数紧张型头痛为发作性，且具有自限性。但患病日久常合并精神心理障碍如焦虑抑郁。我国紧张型头痛发病率高，正确诊断率及规范治疗率较低，其中，慢性紧张型头痛造成的疾病负担较重。目前，部分从事头痛相关诊疗的医师对于紧张型头痛认识不足，诊断和治疗尚不规范。

（一）紧张型头痛的定义

紧张型头痛是最常见的原发性头痛，主要表现为双侧轻到中度压迫样或紧箍样头痛，通常不伴有恶心或呕吐，日常活动后不加重。

（二）紧张型头痛的流行病学

紧张型头痛发病率非常高，不同年龄段均有患病，其中女性患者比男性患者患病率稍高些。全球每年患病率为26%～38%。我国的患病数占原发性头痛患病数的45.3%。流行病学调查显示，我国紧张型头痛的年患病率为10.8%，东部高于西部，男女比例约为1∶1.81，在40～49岁达到高峰。

（三）紧张型头痛的主要危害

根据2018年全球疾病负担研究，紧张型头痛是导致慢性疾病及损伤的第二位原因。紧张型头痛随着发作频率增加，常合并精神心理障碍，其中以焦虑抑郁最为突出，进一步加重其疾病负担。

二、紧张型头痛的临床表现

典型症状是双侧压迫样头痛，或者头部的紧箍感、束带感，如孙悟空之紧箍咒被念起之感，但程度较之略轻。疼痛可扩散至颈、肩、背部，伴随局部肌肉的易疲劳、麻木和僵硬紧绷感。一般日常体力活动不会加重头痛，较少引起恶心呕吐。

三、紧张型头痛的病因学

紧张型头痛的发病机制目前尚不完全清楚，目前，紧张型头痛的发病机制可能有多种潜在机制参与其中，主要可概括为以下3个方面：外周机制、中枢机制及遗传机制，其中，外周机制可能与发作性紧张性头痛（ETTH）关系密切，而中枢机制与遗传因素在慢性紧张性头痛（CTTH）中发挥主要作用。另外，应激、紧张、抑郁等与持续性颈部及头皮肌肉收缩有关，也能加重紧张型头痛。

（一）外周因素

1. 肌筋膜因素

颅周压痛在 TTH 患者急性发作期及部分患者发作期外很常见，同时，头部、肩颈部肌肉僵硬度也可增加，由此推测，肌筋膜结构可能与 TTH 病理生理学有关。对频繁 ETTH 及 CTTH 患者进行手触诊，其颅周肌肉不仅表现为对疼痛的敏感性增加，而且在某些情况下表现出对非疼痛水平的压力刺激有疼痛反应，这可能与脊髓背角持续的感觉输入导致肌筋膜伤害性感觉纤维的痛阈降低或外周致敏有关。骨骼肌对压力过度敏感的局部紧张区域称为肌筋膜触发点（TrPs），刺激 TrPs 时会引起局部的疼痛或牵涉痛。TTH 相关 TrPs 主要分布于斜方肌、胸锁乳突肌、颞肌、咬肌，它可以分为活跃和潜在两种类型。活跃 TrPs 会产生持续的疼痛症状，这可能是持续的肌肉收缩促进了组织低氧和缺血，使降钙素基因相关肽（cGRP）和 P 物质等的浓度增加。而潜在 TrPs 仅在手触诊时产生疼痛。目前，已有实验通过超声弹性成像技术识辨 TrPs 的大小和类型（活动型、潜伏型）。然而，目前学者对颅周肌肉压痛与肌筋膜触发点是 TTH 的原因还是结果仍存在争议。

2. 代谢因素

TTH 与局部肌肉缺血之间也可能存在联系。这可能是由于肌肉持续收缩引起局部组织的微循环障碍，影响其新陈代谢及线粒体功能，产生的乳酸或炎症因子等刺激外周伤害感受器，从而引发 TTH。但目前有关的研究结果是相互矛盾的，对其作用机制的研究仍需要继续探索。

（二）中枢机制

CTTH 患者在头和头外周区域对压力、电和热刺激的疼痛检测阈值和耐受阈值较低，而且在 CTTH 患者中，使用阈上刺激时疼痛敏感性的改变更明显，这可能比阈值测量更具临床意义。CTTH 患者的疼痛阈值降低及反应性增高，这可能不仅与肌筋膜伤害感受器水平的外周致敏有关，还与脊髓背角或三叉神经核的敏化、躯体感觉皮层和脑内结构（如丘脑、边缘系统、运动皮质和体感皮质）致敏以及疼痛调节功能的降低有关。

1. 中枢致敏

CTTH 患者对机械压力的疼痛反应在数量和质量上与 ETTH 患者不同，触诊压力引起 CTTH 患者更强的疼痛反应，表现为刺激-反应函数更陡峭，这可能是脊髓背角和三叉神经核的中枢敏化导致的。另外，在 CTTH 患者中发现了皮质痛超敏反应和肌筋膜压痛之间的中度相关性。

2. 下行疼痛调节系统

下行疼痛调节系统的缺陷可能导致 CTTH 疼痛敏感性中枢致敏性增加。中枢神经系统根据个体的痛苦刺激的性质和行为状态，通过脑干投射的下行调节通路抑制或促进伤害性信息在脊柱、脊髓背角、三叉神经核的向上传递，以此来进行疼痛调节。弥漫性伤害抑制控制（DNIC）就是其中一种下行调节方式，施加到身体任何部位的有害刺激通过 Aδ 和 C 纤维触发 DNIC，它以抑制三叉神经脊束核和脊髓背角伤害性神经元的功能来发挥抑制疼痛的作用，DNIC 功能可通过伤害性屈曲反射（NFR）的阈值和振幅反应进行评估，这是一种脊髓介导的撤退反射，对有害刺激做出反应，来作为脊髓伤害性感受的电生理标志物，由下行疼痛调节系统对其进行调控，当 DNIC 被激活时，NFR 则被抑制。慢性 TTH 患者不仅对 NFR 这种疼痛反射的阈值降低，而且没有抑制，证明这种反射对疼痛的反应易化，提示 DNIC 功能障碍。在其他慢性疼痛疾病中观察到 DNIC 功能障碍，目前仍在研究这种下行抑制性疼痛途径功能障碍的潜在原因。

3. 分子机制

目前，已经有许多关于血清素/5-羟色胺（5-HT）在 TTH 病理生理学作用的研究。有些学者认为 5-HT 水平升高和摄取减少是一种生理性镇痛反应，而 CTTH 患者在响应外周伤害性刺激时血浆 5-HT 释放能力下降，这可能导致功能失调性疼痛。同时，去甲肾上腺素和腺苷等其他神经递质与 5-HT 一起作用于中枢镇痛机制；阿片受体存在于中枢或外周伤害性传入纤维中，并参与下行疼痛调节，虽然现有实验未得出明确结论，但推测去甲肾上腺素、腺苷及β-内啡肽在 TTH 病理生理学中也发挥一定的作用。

（三）遗传机制

目前，偏头痛的部分遗传基因已被发现，而对 TTH 的遗传因素研究却很少，其机制仍在探索中。

TTH 的发病可能通过外周机制、中枢机制及遗传机制等进行调节，临床上通过上述机制，可协助对 TTH 患者的诊断及治疗，但因在实际情况中，部分医生对 TTH 认识不足或重视不够，将发作性 TTH 患者误诊为偏头痛或未给予及时的规范诊治，使患者转为慢性 TTH，并常伴有焦虑、抑郁等合并症，增加了 TTH 患者诊治及管理的难度。但对 TTH 具体病理生理学的研究仍在继续。

其他因素，如一氧化氮（NO）神经递质、炎症因子、神经营养因子等也参与中枢神经系统疼痛调控。动物实验研究表明，从血管、血管周围神经末梢或中枢神经系统组织释放 NO 是自发性疼痛的重要分子触发机制，NOS 抑制剂可降低持续性的中枢敏化。有学者认为，5-羟色胺等神经递质的代谢异常可能会影响对来自三叉神经末梢和脊髓后角的传入伤害性输入的调节，导致疼痛基质的核异常激活。一项队列研究表明，唾液中的炎症因子白细胞介素 IL-1β、白细胞介素 IL-6 等含量与 TTH 及偏头痛之间有一定关联。

四、紧张型头痛的诊断原则及流程

（一）紧张型头痛诊断原则

TTH 的症状、诊断和治疗与偏头痛有明显的重叠，与偏头痛非常相似，TTH 的诊断也需要排除次要原因。在此，SNOOP4 警示征象同样适用。

（二）紧张型头痛的分类及诊断标准

2018 年国际头痛协会（IHS）发布了《国际头痛分类-第三版》（ICHD-3），可将紧张型头痛分为偶发性紧张型头痛、频发性紧张型头痛、慢性紧张型头痛和很可能的紧张型头痛 4 类。根据手法触诊是否产生颅周压痛，可将其进一步分为伴或不伴颅周压痛的紧张型头痛。常见类型详细诊断标准如下。

1. 偶发性紧张型头痛

诊断标准：①符合②～④特征的至少 10 次发作；平均每月发作小于 1 天；每年发作

小于 12 天。②头痛持续 30 分钟至 7 天。③至少有下列中的 2 项头痛特征，a.双侧头痛。b.性质为压迫感或紧箍样（非搏动样）。c.轻或中度头痛。d.日常活动（如步行或上楼梯）不会加重头痛。④符合下列 2 项：a.无恶心和呕吐。b.无畏光、畏声，或仅有其一。⑤不能归因于 ICHD-3 的其他诊断。根据触诊颅周肌肉是否有压痛可分为伴颅周压痛的偶发性紧张型头痛、不伴颅周压痛的偶发性紧张型头痛 2 类。

2. 频发性紧张型头痛

诊断标准：①符合②～④特征的至少 10 次发作；平均每月发作大于等于 1 天且小于 15 天，至少 3 个月以上；每年发作大于等于 12 天且小于 180 天。②头痛持续 30 分钟至 7 天。③至少有下列中的 2 项头痛特征，a.双侧头痛。b.性质为压迫感或紧箍样（非搏动样）。c.轻或中度头痛。d.日常活动（如步行或上楼梯）不会加重头痛。④符合下列 2 项：a.无恶心和呕吐。b.无畏光、畏声，或仅有其一。⑤不能归因于 ICHD-3 的其他诊断。根据触诊颅周肌肉是否有压痛可分为伴颅周压痛的频发性紧张型头痛、不伴颅周压痛的频发性紧张型头痛 2 类。

3. 慢性紧张型头痛

诊断标准：①符合②～④特征；平均每月发作大于等于 15 天，3 个月以上；每年发作大于等于 180 天。②头痛持续数小时或数天或持续不断。③至少有下列中的 2 项头痛特征，a.双侧头痛。b.性质为压迫感或紧箍样（非搏动样）。c.轻或中度头痛。d.日常活动（如步行或上楼梯）不会加重头痛。④符合下列 2 项，a.无畏光、畏声及轻度恶心症状，或仅有其一。b.无中重度恶心和呕吐。⑤不能归因于其他疾病。根据触诊颅周肌肉是否有压痛可分为伴颅周压痛的慢性紧张型头痛、不伴颅周压痛的慢性紧张型头痛 2 类。

4. 很可能的紧张型头痛

（1）很可能的偶发性紧张型头痛：①偶发性紧张型头痛诊断标准中②～④特征仅 1 项不满足。②发作不符合无先兆偏头痛诊断标准。③不能归因于其他疾病。

（2）很可能的频发性紧张型头痛：①频发性紧张型头痛诊断标准中②～④特征仅一项不满足。②发作不符合无先兆偏头痛诊断标准。③不能归因于其他疾病。

（3）很可能的慢性紧张型头痛：①头痛平均每月发作大于等于 15 天，3 个月以上；每年发作大于等于 180 天，且符合慢性紧张型头痛诊断标准的②③项。②无畏光、畏声及轻度恶心症状，或仅有其一。③不能归因于 ICHD-3 的其他诊断，但药物过量者符合药物过量性头痛任一亚型的诊断标准。

（三）紧张型头痛的诊断方法

正确诊断需要结合详尽的头痛病史问诊、可靠的体格检查以及必要的辅助检查作出判断，其中，详细和准确的病史采集对头痛的诊断至关重要。在诊断过程中，需识别预警信号以鉴别其他头面痛疾病，还应根据紧张型头痛的不同临床特征，进行亚型诊断，并评估头痛的严重程度和失能程度等，为制订准确、个体化的治疗策略和长期管理方案提供充分的依据。

1. 病史资料

紧张型头痛的诊断需要结合详尽的头痛问诊、可靠的体格检查以及必要的辅助检查，其中，详细和准确的病史采集对紧张型头痛的诊断至关重要。2018 年制定的 ICHD 作为紧张型头痛的诊断标准。其典型特征为双侧轻到中度压迫性或紧箍样头痛，日常体力活动不加重头痛，不伴随恶心和（或）呕吐，畏光或畏声症状不应超过一种，需要鉴别继发性头痛和其他原发性头痛。问诊内容应包括以下内容：初始发病年龄、最近的发病情况、发作频率、每次发作持续时间、头痛程度、头痛性质、头痛位置、可能的诱发因素、加重和缓解因素、有无家族史、精神病史及其他相关病史、活动功能受限程度、用药情况、两次发作间期的健康状态等。

2. 预警征象

头痛问诊中常见的预警征象包括突然发作的剧烈头痛（1 分钟内达高峰）头部外伤后 3 个月内新发头痛、头痛特征改变、发热、体位改变相关、咳嗽、运动或性活动引起的头痛、轻至中度的进行性或复发性头痛，伴有易怒、头晕、恶心和（或）疲倦和意识模糊、记忆或性格改变、50 岁以上患者新发头痛、免疫系统缺陷患者新发头痛及有风湿性多肌痛病史等。

3. 体格检查

体格检查包括意识状态、认知状态、精神状态及病理征等检查。要注意相关的查体预警征象。需要立即处理的预警征象主要包括：发热和颈部僵硬、视乳头水肿伴意识水平下降和（或）局灶性神经症状、视力下降、眼压高、瞳孔扩大等。需要数小时至数天内处理的预警征象主要包括：体重减轻、一般情况差、视乳头水肿但意识水平正常且无局灶性神经症状，以及新发头痛伴亚急性认知改变的老年患者等。需要留意的预警征象主要包括：不明原因的局灶性神经症状及颞下颌关节检查异常等。

4. 辅助检查

应根据诊断需要选择性进行头颅 CT/MR（占位性病变及颅内出、缺血改变）检查、鼻窦 X 线片（鼻窦炎）、颈椎 X 线/MR（颈椎骨质增生、颈椎压迫）检查、脑血管造影（占位性病变及动脉瘤等）检查、脑电图（癫痫）检查、腰椎穿刺（脑膜炎、颅内出血等）检查等。其他血、尿常规等有关检查可按需要选择进行。

（四）紧张型头痛的鉴别诊断

1. 继发性头痛

当患者出现预警征象时需进一步完善辅助检查，排除继发性头痛，同时，需要关注与药物过度使用性头痛、缘于精神障碍的头痛的鉴别和共病。应避免过度诊断以下疾病：①颈源性头痛。颈部检查可见异常（运动异常或肌肉压痛），如果头痛发生在颈部创伤后并持续 3 个月以上，则应使用"颈部挥鞭伤致持续性头痛"诊断标准，需注意紧张型头痛患者也可存在颈部不适及肌肉压痛。②高血压引起的头痛 [180/110mmHg（1mmHg=0.133kPa），以下的慢性动脉高压似乎不会引起头痛]。③因屈光不正引起的头痛（成人罕见，但有证据表明儿童有此症状）。④归因于"鼻窦炎"的头痛。⑤枕神经痛（头皮后部、单侧或双侧、阵发性疼痛反复发作，每次发作持续几秒到几分钟；疼痛程度严重；疼痛性质为电击痛、刺痛或锐痛；对头皮和/或头发进行非伤害性刺激时，出现明显的感觉倒错和/或触诱发痛）。

2. 原发性头痛

偶发性及频发性紧张型头痛首先应与偏头痛相鉴别，可鉴别点包括偏头痛可能存在先兆症状，日常体力活动会加重头痛，多伴随恶心、呕吐等症状。此外，慢性紧张型头痛还应当与新发每天持续头痛（NDPH）和慢性偏头痛进行鉴别。NDPH 的特点是存在明确的并能准确记忆的头痛起始时间，头痛在 24 小时内变为持续不缓解。虽然慢性偏头痛也可以表现为紧张型头痛样头痛，但每个月至少有 8 天以上的头痛符合偏头痛特征

3. 丛集性头痛

丛集性头痛表现为固定偏侧的眶、眶上和/或颞部的剧烈疼痛，表现刻板，伴痛侧自主神经症状（如结膜充血、流泪、流涕、瞳孔缩小、上睑下垂等）和/或躁动不安感，每次头痛持续时间 15 分钟至 3 小时，男性多于女性。头痛发作具有周期性、节律性特点，频率从隔天 1 次至每天 8 次不等，丛集期常于每年春季和/或秋季，发作间期为数月或数年。两类头痛可由饮酒诱发，曲普坦类与 CGRP 或其受体类药物可能有效，患者可有自主神经症状等，但在患病性别优势、周期节律性、发作频率、持续时间、是否伴烦躁不安等方面，丛集性头痛有所不同，可帮助鉴别。

4. 药物过量头痛

患者以前有原发性头痛病史，镇痛药和麦角胺的使用频率较高，停止用药后头痛加重。在几个月的时间里，头痛攻击的频率和持续时间都在增加，以至于每天或几乎每天都有头痛，尽管不一定更严重。类阿片类药物和巴比妥酸类止痛药最常产生这种综合征。

（五）紧张型头痛诊断中的注意事项

（1）当头痛发作同时符合很可能的偏头痛与确诊的偶发/频发紧张型头痛的诊断标准时，确诊的诊断优先于很可能的诊断，此时，应诊断偶发/频发紧张型头痛，并根据头痛日记进一步鉴别。

（2）当慢性紧张型头痛和其他继发性头痛均存在时，同时诊断慢性紧张型头痛和继发性头痛。

（3）当头痛发作同时符合慢性偏头痛与紧张型头痛的诊断标准时，因为慢性偏头痛诊断标准可涵盖紧张型头痛，故只诊断慢性偏头痛。

（4）当头痛发作同时符合慢性紧张型头痛与药物过度使用性头痛的诊断标准时，同时诊断慢性紧张型头痛和药物过度使用性头痛。若经过戒药试验证实或排除了药物过度使用性头痛，可以相应地修改诊断。

（5）允许多种头痛的同时诊断，当同时存在多个头痛诊断时，应根据所诊断头痛对患者影响程度的大小排序分别予以诊断。

五、紧张型头痛的治疗

紧张型头痛的治疗应采用综合管理模式，包括疾病教育、非药物治疗及药物治疗。偶发性紧张型头痛患者很少导致失能，通常非药物治疗即可缓解头痛。频发及慢性紧张型头痛急性期使用非处方镇痛药对症治疗，当头痛频繁时，可以采用预防性治疗、改变生活方式以及心理干预等措施。

（一）患者教育

（1）向患者解释紧张型头痛的特点与可能的机制。

（2）教育患者记录头痛日记，这有利于识别诱发和加重因素（抑郁、焦虑、失眠、压力、高海拔、酒精、药物过度使用）等，帮助诊断以及评估疗效。

（3）提倡健康的生活方式，如规律作息、健康饮食、日常锻炼以及进行头颈部姿势矫正。

（4）告知患者首先采用非药物措施，指导患者进行放松肌肉的锻炼、认知行为疗法及物理治疗，偶尔急性发作可使用非处方镇痛药对症治疗。

（5）告知患者如何正确使用急性期药物，以及发生药物过度使用性头痛的风险。

（6）向可能需要进行预防性治疗的患者解释治疗的目的、疗程及注意事项。

（二）药物治疗

1. 急性期治疗

（1）急性期治疗目标：急性发作期药物治疗的核心目标是快速缓解疼痛、减少经济及医疗资源消耗、改善生活质量。

（2）急性期治疗原则：应根据头痛严重程度、发作频率并结合患者的个体化因素制定治疗方案。紧张型头痛程度较轻时以休息等非药物治疗为主；可以通过头痛损失时间-90（HALT-90）量表来评估紧张型头痛发作的频率以及对患者生活、工作的影响程度，并结合患者意愿制订诊疗计划。头痛发作不频繁的患者（小于等于2天/周），头痛发作时可使用最小有效剂量的单一成分非处方镇痛药治疗。在治疗过程中，阿片类药物、巴比妥类药物、安乃近及曲普坦类药物应避免使用。

（3）急性期治疗疗效评估：①服药2小时后无任何疼痛。②疼痛程度减轻。③治疗反应持续24小时。④健康状况和健康相关的生活质量评估。⑤不良事件发生率减少。

（4）治疗方案调整：头痛发作不频繁的患者（小于等于2天/周），单一镇痛药疗效欠佳时，可换用咖啡因与对乙酰氨基酚、阿司匹林或布洛芬的复合制剂。当头痛较频繁（大于2天/周），慢性紧张型头痛、紧张型头痛共病、对症治疗无效时，需要延长药物治疗时间，此时需要考虑启动预防性治疗，避免镇痛药过度使用。

（5）急性期常用药物：以对乙酰氨基酚或非甾体类抗炎药（NSAIDs）为首选药物，二者与咖啡因组合的复方镇痛药作为二线治疗药物。大多数发作性紧张型头痛患者的头痛是轻度至中度的，建议将单纯镇痛药和非甾体抗炎药作为紧张型头痛急性发作期对症治疗的首选药物。常用的药物有对乙酰氨基酚和NSAIDs（如阿司匹林、布洛芬、萘普生、双氯芬酸等）。NSAIDs的主要不良反应是出血综合征、消化不良、恶心、腹泻、便秘、头晕及乏力等，对乙酰氨基酚有一定的肝脏、肾脏和血液毒性。这些药物禁用于严重肝、肾功能不全的人群。此类药具体包括以下药物。

对乙酰氨基酚：又名扑热息痛，属于苯胺类的镇痛药，为单纯镇痛药，抗炎作用极弱，半衰期为2~4小时。主要通过抑制下丘脑体温调节中枢前列腺素合成酶，减少前列腺素 E1、缓激肽和组胺等的合成和释放而发挥镇痛作用。对乙酰氨基酚治疗紧张型头痛疗效不及阿司匹林，但其胃肠道不良反应相对较轻。存在一定的肝肾毒性，服用期间不得饮酒或饮用含有酒精的饮料。推荐剂量每次 500～1000mg，每天最大剂量 4000mg（Ⅰ级推荐，A 级证据）。

布洛芬：布洛芬属于芳基丙酸类的 NSAIDs，同类还包括萘普生。布洛芬的血浆半衰期为 2 小时，萘普生的血浆半衰期为 13 小时。通过抑制环氧化酶，减少前列腺素的合成，产生镇痛、抗炎作用，用于缓解各种原因引起的急性疼痛。对于发作性紧张型头痛，布洛芬的镇痛效果强于对乙酰氨基酚。推荐剂量每次 200～800mg，每天最大剂量为 800mg（Ⅰ级推荐，A 级证据）。

双氯芬酸：双氯芬酸属于芳基乙酸类的 NSAIDs，半衰期为 1.0～1.8 小时，镇痛作用强于萘普生和吲哚美辛等。双氯芬酸钠可有效缓解紧张型头痛，疗效与布洛芬相当。推荐剂量每次 12.5～100.0mg，每天最大剂量 150mg（Ⅰ级推荐，A 级证据）。

阿司匹林：阿司匹林属于水杨酸类的 NSAIDs，抗炎作用相对较强，半衰期 15～30 小时，可缓解轻中度疼痛。由于存在胃肠道不适、出血和多汗等不良反应，建议饭后服用，有胃病的患者应避免使用。由于存在 Reye 综合征的风险，含阿司匹林的制剂不应提供给 16 岁以下的患者。推荐剂量每次 250～1000mg，每天最大剂量 3000mg（Ⅰ级推荐，A 级证据）。

萘普生：既往多项随机安慰剂对照试验已经证实，奈普生 275mg、375mg、550mg 对紧张型头痛急性发作期治疗的有效性及安全性。萘普生的不良反应主要是胃肠道不良反应，如恶心、胃部不适，还可能有出血风险。对伴有消化道溃疡史者慎用，孕妇及哺乳期妇女不宜应用。推荐剂量每次 275～550mg，每天最大剂 1000mg（Ⅰ级推荐，A 级证据）。

含咖啡因的复方制剂：多项 RCT 研究表明，含咖啡因的复方制剂治疗紧张型头痛急性发作效果优于安慰剂和对乙酰氨基酚，不良反应主要是恶心、困倦和疲劳等。咖啡因戒断会导致头痛，同时含咖啡因的复方镇痛药会增加药物过度使用的发生概率，应避免过度使用。推荐剂量为 1 片/次，每天最大剂量 2 片（Ⅱ级推荐，A 级证据）。

治疗紧张型头痛急性发作首选非甾体消炎镇痛药，单一药物不能缓解头痛时，可考虑咖啡因联合非甾体消炎镇痛药，且在用药时，需密切关注用药疗效及不良反应，避免药物过度使用性头痛的发生。

2. 预防性药物治疗

治疗前应与患者充分沟通，并根据循证医学证据、医生专业经验、共患疾病、特殊人群、药物耐受性、用药偏好、禁忌证与过敏史、治疗费用等个体化地选择治疗方案。

（1）预防性治疗目标：减少头痛发作频率；减轻头痛程度及缩短持续时间；提高急性治疗疗效，减少急性治疗消耗，避免药物过度使用性头痛；减少失能，提高生活质量。

（2）预防性治疗指征：当头痛较频繁（大于 2 天/周）时，非药物治疗及急性期治疗的改善程度不明显，存在药物过度使用风险，共病特定疾病，如焦虑抑郁、睡眠障碍等，可考虑预防性治疗。

（3）预防性治疗疗效评估：通过问诊、头痛日记，评估头痛频率和头痛程度的变化；健康状况和健康相关生活质量评估；不良事件的发生率减少；急性期治疗药物使用的减少。

（4）治疗方案调整：单一药物疗效不佳时，可以考虑多药联合或药物与非药物疗法联合治疗，并加强共病与危险因素的管理；在达到满意疗效后治疗继续维持 6 个月，慢性紧张型头痛或伴有药物过度使用者维持 12 个月，然后可以考虑逐步停用。

（5）预防性治疗常用药物：频发的紧张型头痛和慢性紧张型头痛可能会影响患者功能，每周发作大于 2 天的紧张型头痛患者，需要接受预防性治疗。焦虑、抑郁在紧张型头痛患者中比在非头痛人群中更为普遍，焦虑和抑郁与紧张型头痛发作的频率和严重程度有关。焦虑、抑郁是促进紧张型头痛发生的重要因素，目前，紧张型头痛预防用药以抗抑郁药为主，三环类抗抑郁药是应用最广泛的一线药物。肌肉松弛药可以与抗抑郁药联合使用增加疗效。

阿米替林：属于三环类抗抑郁药，在肝脏代谢为活性产物去甲替林，通过抑制 5- 羟色胺和去甲肾上腺素再摄取发挥其药理作用。老年患者由于代谢和排泄能力下降，对阿米替林敏感性增强，应减少用量。肝肾功能不全的患者需减量。应注意使用阿米替林出现的不良反应（多汗、口干、便秘、嗜睡、体重增加等），对本药或同类药过敏者、近期有心肌梗死发作史、青光眼、尿潴留等患者禁用。推荐剂量为每天 10～75mg（Ⅰ级推荐，A 级证据）。

米氮平：属于去甲肾上腺素和特异性 5- 羟色胺能抗抑郁药。建议低剂量起始，滴定加量。米氮平与阿米替林的疗效相当，使用阿米替林疗效不佳的患者也可以考虑使用米氮平，但应注意相关不良反应（食欲增加、体重增加、嗜睡、镇静、粒细胞缺乏等），对本药或同类药过敏者禁用。推荐剂量为每天 15～30mg，从低剂量开始逐渐加量（Ⅱ级推荐，B 级证据）。

文拉法辛：属于选择性 5- 羟色胺和去甲肾上腺素再摄取抑制剂。应注意使用文拉法辛出现的不良反应（多汗、口干和恶心等），对本药或同类药过敏者、同时服用单胺氧化酶抑制剂的患者禁用。推荐剂量为每天 75～150mg，小剂量起始逐渐加量（Ⅱ级推荐，B 级证据）。

其他药物：其他抗抑郁药如四环类的马普替林、米安色林，三环类的氯丙咪嗪（氯米帕明）的临床证据有限。肌肉松弛药如替扎尼定、乙哌立松，可镇痛、改善睡眠，可与其他药物（如阿米替林、文拉法辛）联合用于紧张型头痛的预防性治疗。肌肉松弛药常见的不良反应包括疲乏、嗜睡、口干及肌张力降低等。马普替林推荐剂量为每天 25～75mg；米安色林推荐剂量为 30～60mg/天；氯丙咪嗪（氯米帕明）推荐剂量每天 10～150mg。上述药物需要小剂量起始，逐渐滴定至治疗剂量（Ⅱ级推荐，B 级证据）。

预防频发性和慢性紧张型头痛首选药物为阿米替林。如患者对阿米替林没有反应或不耐受，可以尝试米氮平。为减少药物过量性头痛风险，在预防性药物治疗同时，应避免每日使用镇痛药。预防性药物治疗在紧张型头痛中疗效通常是适中，可早期联合非药物治疗，加强治疗效果。

（三）认知行为治疗

认知行为疗法帮助紧张型头痛患者实现自我管理，改变不良认知，识别并学习如何应对触发因素，安全且经济实惠，尤其适用于青少年患者。一项 RCT 研究证实，认知行为疗法可降低慢性紧张型头痛患者的头痛强度、频率和持续时间。

（四）放松训练

放松训练包括渐进式肌肉放松和呼吸训练等项目，用于紧张型头痛防治具有充分的安全性，尤其推荐用于儿童青少年患者。放松训练单独用于治疗紧张型头痛的临床证据有限，但联合认知行为疗法治疗有效。太极拳作为具有中国特色的放松训练，可以有效改善紧张型头痛患者的短期生活质量，但其确切疗效仍需大样本量、长期观察的高质量研究。紧张型头痛非药物治疗是以压力和疼痛管理为目的，是紧张型头痛治疗的重要组成部分。除疾病教育及生活方式管理外，心理、康复等非药物治疗方法对紧张型头痛管理也很重要。

（五）其他疗法

目前，一些非药物治疗手段可单独使用或作为药物治疗的辅助手段，如经颅磁刺激，重复经颅磁刺激在某些皮层区域产生感应电流，以此改变大脑内部的电路活动来缓解疼痛，可改善 CTTH 患者的疼痛强度、焦虑症状和心理疼痛信念等。肌电生物反馈疗法治疗紧张型头痛研究较多，一项荟萃分析称，肌电生物反馈与放松训练联合使用可使头痛发作减少近 50%，且病史越长的患者治疗效果越好。

（六）紧张型头痛治疗中的误区

急性期避免使用药物。阿片类、巴比妥类、曲普坦类以及安乃近等药物对紧张型头痛的急性发作期治疗效果不佳，而且有增加药物过度使用性头痛的风险，并可引发其他严重的不良反应，应该避免使用。不推荐紧张型头痛患者行外科手术治疗。肉毒毒素对慢性紧张型头痛的预防作用未被证实有效，且有眼睑下垂等风险，应避免使用。

六、紧张型头痛的中医认识

紧张型头痛在中医学中称为"头风"或"头痛"，《皇帝内经》中首称其为"首风""脑风"，并将其病因归纳为外感和内伤两大类。明代王肯堂在《杂病证治准绳》中提到头颈疼痛不适"有风，有湿，有寒，有热，有闪挫，有血瘀气滞，有瘀积，皆其标也"，明确指出头痛病因有外感风、寒、湿、热邪等外因及气滞、血瘀等内因。根据古代各医家对头痛病因病机的总结记载，结合现在临床实践，现代中医对紧张型头痛有了进一步的认识，认为紧张型头痛发生的内在因素主要是肝、脾、肾三脏功能失调，由外遇风、寒、湿、热等外邪的引触，导致病情反复发作，延绵不断。

（一）病因病机

中医认为紧张型头痛的病位在脑，与心肝脾肾密切相关。脑为髓海，受脏腑经络之气血涵养，若感受外感六淫之邪，则阻碍气血运行，使清阳不升；或因内伤瘀血、痰浊导致气血壅滞，经络不通；或因气血亏虚而致头窍失养等，导致脑络气血运行不畅，均可引发头痛。主要从外感、内伤两个方面立论。外感因素如风、寒、湿等邪气上扰清窍，脉络不通则痛。内伤与五脏六腑功能欠调有关，如原文所提"头痛巅疾，下虚上实，过在足少阴、巨阳……甚则入肝"。张仲景在《伤寒杂病论中》首创头痛的分经辨治，认为头痛的部位与全身经络循行有关，并主要辨治三阳经头痛及厥阴头痛。李东垣也认可分经论治头痛，并补充了太阴和少阴头痛，将头痛的四经辩治拓展为六经辨治。朱丹溪则在《丹溪心法·头痛》中提到"头痛多主于痰，痛甚者火多"。清代王清任以为瘀血是头痛发病的最重要病理因素。

1. 从外因论治

《医学入门》指出"是以头痛之症……风痛居多"。头处于人体最高位，诸阳经皆上交会与头部，而风为百病之长，"高颠之上，唯风可到""伤于风者，上先受之"等理论均提出外感风邪是头痛的重要外感因素。风为六淫之首，若风邪外袭，同时，常夹杂他邪以上犯清窍、阻遏清阳，导致邪客肌腠，上扰清窍，阻滞脑络，头部经气不利而出现头痛。风夹寒邪外袭，上侵于头，经脉受寒致风寒头痛，症见头部紧痛伴恶寒；风夹热邪外袭，上扰清窍，清窍失和致风热头痛，症见头胀痛发热；风夹湿邪外袭，上蒙头窍，清阳受困致风湿头痛，症见头重如裹。上述外感风寒、风热、风湿所致的头痛类型与紧张型头痛、胀痛等疼痛性质相符合，更加表明外感六淫是为紧张型头痛的重要诱发因素，但临床研究中发现，紧张型头痛非一日可发且病程长久反复，与外邪致病迅速、邪去则愈的特点稍有不符，故在临床中多将其病因主要集中于内因方面。

2. 从内伤论治

内伤所致主要与肝、脾、肾三脏及瘀血有关。尤以情志失调为关键。

（1）情志不畅。中医学历来强调"形神一体"观，情志的异常变化对人体各脏腑都会产生影响，最终导致形体疾病的发生。人体以五脏化生五气，以化生为五志，情志作为脏腑机能的外在表现形式，情志的失常势必会影响人体气机升降出入的正常运行，进而导致脏腑功能失调而致病。脏腑功能失调，运行气血津液的能力下降，导致痰、瘀等病理产物堆积阻滞清窍，清窍不通则引发头痛。内伤头痛的发生虽与肝、脾、肾三脏有关，但主要以肝为病变中心，故中医对于头痛的治疗多从肝着手。《证治准绳·头痛》："怒气伤肝及肝气不顺，上冲于脑，令人头痛。"肝性喜舒畅恶抑郁，主疏泄，调畅全身气机，故情志不遂，则气机阻滞不畅，头部气血、清窍不通故出现头痛。肝为刚脏，其气升发，主升主动，若升发太过，失于调达，肝气久郁则化火出现气郁化火伤阴，肝阴被耗，日久出现肝肾阴虚，阴不制阳，继之出现肝阳过旺而上亢导致头痛或肝肾阴液消耗过多无以上滋髓海，髓海空虚无以滋养清窍，使清窍失养出现头部不荣而痛。

（2）痰瘀阻滞。元代朱丹溪在《丹溪心法》指出"头痛多主于痰"，若患者长期喜食肥甘厚腻之味加重脾胃运化负担，日久有损脾胃。脾胃健运失常，则机体水液代谢失常，水饮不化，水液失于运化使水液内停，日久体内化痰生湿，痰浊上扰，蒙蔽清窍，清阳无以升华则发为头痛。清代王清任在《医林改错·头痛》中记载，头痛在无外感、痰饮等其他因素作用下而出现久病不愈时，可从瘀论治，采用血府逐瘀汤以祛瘀止痛，指出了血瘀在头痛致病中的作用。瘀血的产生因素很多，除劳损外伤外还受情志、痰湿等影响。当患者长期饱受情志影响会出现肝气郁结，气不行则血阻，气血运行不畅，日久血不运化则成瘀；或者痰湿等病理产物的产生也会阻碍气血的运行，从而使血液停聚而成瘀，头部经络运行不畅而成头痛。

（3）气血亏虚。脑为髓海，中医认为，脑与五脏六腑之间存在紧密联系，各脏腑之间功能协调、正常，则精、气、血生化有源，精气血充盈方能充盈髓海，脑部得以濡养；若脏腑之间功能失调，无以维持正常的水谷精微等物质的代谢功能则水谷精微化等物质化生不足，导致人体所需的精气血生化不足，进而出现精气血亏虚，气虚无力升举则清阳不升而痛，血虚则头窍失养不荣而痛；或先天肾精亏虚无以滋养脑髓，加上后天精气生化不足无以补充先天之精，使脑髓不充，髓海空虚，出现不荣则痛；此外，肾作为藏精的主要脏器，肾精素亏又会导致肝阴不足，肝阴不足无以与肝阳相抗衡，使肝阳上扰清窍致头痛，这些因脏腑虚弱所致的病理因素皆可引起头痛的发生。

综上所述，可将内伤头痛分为由气滞、瘀血、痰浊等实邪引起的实证性头痛与气血亏虚、肝肾阴虚等所致的虚证性头痛。

（二）常见辨证分型

紧张型头痛的证候分布研究相对较少，临床报道多集中于一法一方的疗效观察为主。总结其中所涉及证候，多以肝郁、肝阳、肝风为主，组合气滞、痰阻、血瘀、火热、络脉阻滞等证素为主。证型分为肝阳上亢、肝气郁结、痰浊内阻、痰热内扰、瘀血阻滞、气血亏虚、肾精不足等证型。从证候分布可以看出，本病证候特点为虚实夹杂，病位主要在肝脾肾三脏，气（风）血、痰、瘀、虚为主要病理因素。常见分型及表现如下。

1. 外感头痛

（1）风寒头痛。头痛或连及项背；恶风寒，骨节酸痛，鼻塞流清涕；舌苔薄白，脉浮紧。

（2）风热头痛。头胀痛，甚者头痛如裂；发热或恶风，面红耳赤，口渴欲饮，便秘尿黄；舌质红，苔黄，脉浮数。

2. 内伤头痛

（1）肝阳上亢头痛。头痛，头晕，失眠，心烦急躁，面红耳赤，口苦咽干，舌红苔黄，脉弦。

（2）痰浊上扰头痛。头痛且头重昏蒙；胸脘痞闷，呕吐痰涎，恶心纳差苔白腻，脉滑或弦。

（3）瘀血阻络头痛。头痛经久不愈，痛处固定不移，痛如锥刺；或有头部外伤史；舌紫暗，或有瘀斑、斑点，苔薄白，脉细或细涩。

（4）气血亏虚头痛。头痛隐隐；或伴头晕，心悸不宁，面色少华，神疲乏力，遇劳加重，休息减轻；舌质淡，苔薄白，脉细弱。

（三）中医治疗

中医治疗紧张型头痛从整体出发，辨证用药。外感头痛治疗当以疏风祛邪为主，并根据夹寒、夹热、夹湿的不同，兼以散寒、清热、祛湿。内伤头痛实证当平肝、化痰、化瘀；虚证当益气升清，滋补阴血；虚实夹杂者，酌情兼顾。

1. 中药治疗

（1）风寒头痛。治法：祛风通络，散寒止痛。方用川芎茶调（散）汤加减：川芎、荆芥、羌活、白芷、细辛、法半、防风、旋覆花（包煎）柴胡等。

（2）风热头痛。治法：辛凉解表，清热止痛。方用芎芷石膏汤加减：金银花、白芷、菊花、川芎、蔓荆子、石膏、防风、羌活、知母、薄荷等。

（3）肝火上炎。治法：清肝泻火止痛。方用龙胆泻肝汤加减：龙胆、栀子、生地黄、泽泻、牛膝、当归、石决明（先煎）、柴胡、生牡蛎（先煎）、地龙、大黄、车前子（包煎）等。

（4）痰浊上扰。治法：祛痰化浊。方用半夏白术天麻汤加减：天麻、胆南星、法半夏、白术、陈皮、钩藤、枳实、石菖蒲、僵蚕、茯苓、甘草等。

（5）瘀血阻络。治法：活血化瘀止痛。方用通窍活血汤加减：桃仁、赤芍、红花、黄芪、川芎、全蝎、地龙、党参、丹参、水蛭（研末冲服）、炙甘草等。

（6）气虚亏虚。治法：补益脾胃，调畅中焦。可用八珍汤加减以补养气血，补益脾胃。

2. 针灸治疗

中医治疗紧张型头痛，常内服中药，同时，结合针灸等中医特色疗法，针灸对治疗频发性或慢性紧张型头痛十分有效。以手法治疗为基础的物理治疗，对减轻紧张型头痛患者疼痛强度及改善患者生活质量方面有积极效果。中医学认为"不通则痛"，头部为诸阳之会，阳经与督脉交会于头部，同时，肝经与督脉会于巅顶，肝、胆、胃、膀胱经气血阻滞不通，导致头痛产生。传统针刺治疗头痛主要通过3个途径来实现，一是针灸对病因治疗，纠正和清除使气血瘀滞、运行障碍的因素；二是针对病机治疗，通过调节经络、气血，改善全身气血运行障碍的状态；三是对症治疗，即按头痛的病位分经辨证，后头部疼痛连及颈、项、背属太阳经痛，前额连及眉棱骨痛属阳明经痛，头两侧痛属少阳经，巅顶头痛属厥阴经，全头痛沉重如裹属太阴经，循经取穴来治疗。

（1）辨证取穴。临床上运用针灸治疗头痛，常选用百会、风池、太阳等有效、常用穴位为主穴，再根据患者自身情况辨证取配穴，效果颇佳。其中外感头痛一般会选百会、合谷、风池、风府、曲池、太阳；如果有发热，可选大椎、天柱；如合并血管性头痛，可选头维、角孙；如伴有神经性头痛，可以加风池、风府；血虚头痛一般会取上清、血海、足三里、三阴交；瘀血头痛一般会取合谷、三阴交，也可以取血海；风湿头痛一般取穴是风池、头维、合谷、丰隆；如肝阳上亢性头痛，一般会取悬颅、太冲、行间等穴位。

（2）经筋辨证。十二经筋是经络系统的重要组成部分，具有连接四肢骨骼肌筋，维持关节屈伸运动，保证机体运动功能的作用。六淫七情，瘀血、痰阻等因素均可使经筋肌肉拘挛、结聚，以致头痛的发生。TTH 以头痛、颅周压痛、结节、肌肉紧张、痉挛等为主要表现，属中医"经筋病"范畴。经筋（肌肉）的结聚不通，气滞血瘀，血行不畅，筋肉不荣，常表现为局部疼痛和肌肉拘挛，如《灵枢》述"（经筋）所过而结者皆痛及转筋"，故"以痛为腧"为治疗经筋病的取穴原则，可以通过针刺痛点的局部效应来改善触痛点区域的局部血液循环状态，降低肌肉紧张程度的同时，可以促进肌肉功能恢复，以及提高肌肉的痛阈值和降低敏感性，从而达到预防头痛发生的目的。通过手法触诊颅周压痛点，可明确发现颅周肌筋膜中的疼痛触发点，触痛结节主要分布在足太阳经经筋、手少阳经经筋及足少阳经经筋。有研究发现，根据主要疼痛部位分为前额、两侧、巅顶、后枕四个区域，并由此探讨头痛触发点与经筋循行的关系，指出前额部 TTH 主要与足阳明、足太阳经筋相关，触发点位于胸锁乳突肌和枕额肌；两侧部 TTH 主要与足少阳、手少阳、手太阳经筋相关，触发点位于头半棘肌、枕下肌群、上斜方肌、胸锁乳突肌和颞肌；巅顶部 TTH 主要与足太阳、足少阳经筋相关，触发点位于胸锁乳突肌胸骨部和头夹肌；后枕部 TTH 主要与足太阳经筋相关，触发点位于头半棘肌、斜方肌枕下肌群等肌束。采用局部联合远端取穴，即所谓的"气至病所"，直接调整局部的气血运行，抑制局部的疼痛反应。故目前以痛为腧阿是穴治疗头痛的研究多取得较好的疗效。

（3）从督脉论治。督脉为阳脉之海，奇经八脉之一，既络于肾脏，又络于脑络，可调节诸经之阳气。督脉与脊髓、脑髓均有密切联系，故选用"通督调神法"针刺百会、神庭、哑门、风府、颈部夹脊穴、大椎等穴，能有效改善 TTH 患者头痛评分、头痛指数、头痛发作次数等指标。

（4）特色取穴及针法。针灸治痛重视调经络、通气血的同时，把调神宁心放在重要位置，即针灸通过"以移其神使神归其室"。具体包括：①头皮针。以百会穴为中心点，督脉为中心线分布，其取穴以额顶为主，其治疗可起到宁心安神定惊的作用。头皮和颅骨是一个良导体，针刺头皮针感可以快速影响大脑皮层，整合和调节大脑的系列功能，大脑额叶是人体的情感中枢，针刺本身具有兴奋和抑制的双向调节功能，针对大脑情感功能失调出现的头痛、头晕、失眠、焦虑，经过针刺的双向调节，可以取得很好的治疗效果。针刺手法则以抽气和进气法为主，小幅度提插，既能激发针感，又可减轻患者对针刺的心理障碍，增进疗效，同时，还可起到宁心安神定惊的作用，具有较好地改善头痛症状的作用。②调神疏肝针刺法。从取穴上督脉为阳脉之海，"上至风府，入属于脑。"其分支"上额交巅上，入络脑""上贯心"，位于督脉上的穴位百会、风府可直接调理脑神、安神定志、健脑调神、通窍止痛。风府与百会穴又合称为"髓海穴"，可直接调理脑神。"心者，君主之官，神明出焉"，心经原穴神门可安神定志，为治疗神志病要穴。"肝足厥阴之脉，与督脉会于巅"，肝经原穴太冲与背俞穴肝俞相配，谓"俞原配穴法"。二穴配泻，可增强疏肝解郁、调畅气机的功效。肝疏泄条达，则气机调畅，气血调和，则神明自安，痛自止。风池穴为手足三阳与阳维之会穴，又是阳维与督脉之会穴。针刺风池穴可调理诸阳、健脑宁神、清利头目、醒神止痛，为疏风止痛之要穴。颈夹脊穴位于膀胱经与督脉之间，与阿是穴起到疏通局部经络气血的作用，"通则不痛"则达到治头痛的目的。③排针平刺法。取枕穴组、颞穴组、顶穴组及额穴组，为依据中医学理论进行的局部辨经取穴。头为诸阳之会，三阳经、足厥阴经及督脉皆上行于头面（足少阳胆经"上抵头角，下耳后，循颈"；足阳明胃经"循发际至额颅"；足太阳膀胱经"上额，交巅"；足厥阴肝经"上出额，与督脉会于巅"），上述经脉循行部位皆为 TTH 头痛好发部位（颞部、枕部、前额部、巅顶部）。十二经脉"是主某所生病"，上述穴组可主治头痛。同时，局部取穴近治作用显著，疏通局部气血，气血通则不痛。排针平刺法在治疗时，运用透刺疗法，多针平刺，刺向病所，久留针，以增大刺激量，激发经气，达"气至病除"之效，对颅周肌肉障碍，可能起到显著的调整作用，对于急性期发作的 TTH 有即刻止痛的优势。④腕踝针疗法。腕踝针可以起到疏经通络、活血化瘀的作用，现代研究发现，腕踝针可以调节神经、体液，促进炎症物质吸收，改善血流循环，达到治疗头痛的效果。

3. 其他疗法

中医养生学认为，人体五脏六腑在足部都有相对应，常洗脚能刺激足部穴位，可增强血运，疏通经络。如果能经常按摩足部相应的反射区，可以起到促进血液循环、提高肌体抵抗力。足部反射保健的原理是以压力刺激足部的皮肤，以至于对内部脏器及身体的其他部位也起到了一定调理作用。经常按摩足部，更可锻炼脚部肌肉、促进血液循环、强身健体、增强免疫力、预防和治疗头痛。具体包括：①刺血疗法。引起头痛的病机与肝气郁结、气滞血瘀密不可分，故通过刺络达到疏通经络、舒经止痛的作用，耳穴为经脉交汇处，气血运行旺盛，故可选取百会、耳尖放血，头部、肢体部分刮痧。②热敏灸疗法。热敏灸是利用艾条悬灸热敏化腧穴，因人因病施灸，使产生透、扩、传热等热敏灸感，激发经气传至病所，以提高艾灸疗效。热敏灸艾热具有很强的穿透力与传导性，在施行热敏灸过程中，它可以使艾热穿透体表组织不断地传入病灶内部，加快病灶内部组织的血液流动速度，具有活血通络的作用，可促进局部病灶处病理产物、致痛物质的消散，减轻周围组织水肿，松解痉挛肌肉。紧张型头痛由于存在肌肉紧张挛缩等现象可将归于祖国医学中的经筋病，其病灶主要表现为"筋结"，通过热敏灸筋结点，可使艾热不断地传入筋结内部，加快筋结点的血液流动速度，从而加快筋结点的消散，解除病灶，缓解头痛。③针刀疗法。紧张型头痛患者普遍伴随颅周肌肉紧张，针刀疗法作为治疗紧张型头痛的有效手段，通过松解颈枕部痛性结节，改善肌痉挛、促进血液循环，从而达到治疗头痛的目的。④推拿疗法。基于中医经筋理论予以推拿治疗，推拿按摩可放松头颈部肌肉，改善血流循环、给予身体良性刺激，从而达到治疗头痛的目的。⑤揿针疗法。揿针疗法又称为皮内针，是由"十二刺"中"浮刺"发展而来。揿针的特点就是浅刺，透皮即可，对腧穴的刺激更精准而且不易脱落。针对反复发作的头痛疾患，揿针浅刺的痛楚少，患者更易于接受。通过浅刺给予皮下微小的刺激量，通过"皮-络-经-腑-脏"的通路，调气血，沟通表里和阴阳，气机枢纽得以通畅，达到疏通经络、调和气血、祛邪扶正的目的。揿针刺入体内后长期刺激皮肤，通过神经-内分泌-免疫网络可提高局部的神经传导性和兴奋性，刺激调节交感及中枢神经系统释放神经递质，可达到局部止痛的作用。

中医药辨证论治 TTH 理论基础丰富，百家争鸣，各有千秋。近年来，医家多从太阳证、肝风、气郁、风寒、怒、思、痰、瘀、虚及手足太阳经筋证等角度论治 TTH，治疗方案包括药物治疗、毫针治疗、火针治疗、推拿治疗等，通常可取得解除筋膜粘连、较快缓解头痛、延长疼痛间歇期、改善生活质量、减少不良反应等作用，疗效确切，且副作用少。

七、紧张型头痛的日常护理

健康的生活方式是紧张型头痛管理的基石。规律作息、定期有氧锻炼、营养均衡及合理膳食、保证睡眠、寻找并避免诱发因素以及合理的压力管理，均对紧张型头痛的预防起重要作用。建议患者记头痛日历，将头痛性质、部位、持续时间、发作频率、用药等情况进行详细记录，便于复诊及调整治疗方案。

韩慧编

第十四章 面神经炎

一、概述

面神经炎又称特发性面神经麻痹、贝尔麻痹，也被称为面瘫，是最常见的面神经疾病。面神经从颅内中枢发出，最后分布在面部，支配面肌运动。面神经通路较长，其中任何一处的面神经运动神经元受损，均可导致面神经炎。目前，治疗方法有药物（脱水药、B 族维生素、糖皮质激素、抗病毒药物等）治疗、针灸、理疗、面部康复训练等。轻中度患者大多经过 2 周至 3 月的治疗可以基本痊愈，但有 1/3 以上的中度和重度患者残留程度不等的后遗症，中西医结合神经修复规范治疗有助于改善预后。

（一）面神经炎的定义

面神经炎为急性发作的、特发性的脑神经单神经病变，是周围性面瘫最常见的病因，其被定义为不明原因的、72 小时内发生的急性单侧面神经麻痹。临床以面部自主运动、表情功能减退或丧失、面神经和面部表情肌组织营养障碍为主要表现。

（二）面神经炎的流行病学

面神经炎发病率非常高，任何年龄均可发病，多见于 20～40 岁，男性多于女性。其中春季和夏季发病率较高，在 9 月份达到顶峰。流行病学调查显示，发病率为（11.5～53.3）/10 万人，复发率为 2.6%～15.2%。流行病学调查发现，贝尔面瘫是最常见类型，占周围性面瘫的 61%～76%。

（三）面神经炎的主要危害

面神经炎因导致面部肌肉功能损伤，故显著影响患者容貌、个人自尊心和社会形象。重度患者早期出现严重面神经水肿，引发神经鞘膜内高压，面神经缺血、缺氧，水肿进一步加重等恶性循环，导致神经轴突坏死、崩解、脱髓鞘的病理改变。后期则错位再生，引起面部连带运动出现面肌瘫痪。若恢复不彻底，常伴发瘫痪肌的萎缩、眼睑痉挛、患侧面部牵拉感等。

二、面神经炎的临床表现

特征性表现是急性发作的单侧下运动神经元性面神经麻痹，影响上下面部肌肉，常伴颈、乳突或耳朵疼痛、味觉障碍、听觉过敏或面部感觉改变。患者通常表现为患侧口角歪斜、讲话漏风，不能作皱眉、闭目、示齿、鼓腮等动作；进食时，常滞留于病侧的齿颊间隙中，并常有口水自患侧流下；泪点随下睑而外翻，使泪液不能按正常引流而致外溢。部分患者起病前几天可有同侧耳后、乳突区轻微疼痛，可于 72 小时内达到高峰。进行体格检查时，可见患侧面肌瘫痪、患侧额纹变浅或消失、眼裂增大、鼻唇沟变浅；面部肌肉运动时，因健侧面部的肌肉收缩正常，牵拉患侧使上述体征更为明显。患侧眼睑闭合不能，闭目时瘫痪侧眼球转向外上方，露出白色巩膜，称 Bell 现象。

面神经的不同部位损害出现的临床症状也不同。

（一）面神经解剖

1.面神经纤维成分

以运动神经为主的混合神经，含以下 4 种神经纤维成分。

（1）特殊内脏运动纤维：起源于脑桥被盖部的面神经核，主要支配面肌、镫骨肌、茎突舌骨肌、二腹肌后腹和颈阔肌的运动。

（2）一般内脏运动纤维：起源于脑桥的上泌涎核，属于副交感神经节前纤维，换元后的节后纤维支配泪腺、颌下腺、舌下腺及鼻、颚黏膜腺体的分泌。

（3）特殊内脏感觉纤维：其胞体位于颞骨岩部内面神经管弯曲处的膝状神经节，中枢突终止于孤束核，周围突分布于舌前 2/3 黏膜的味蕾。

（4）一般躯体感觉纤维：传导外耳道及耳后皮肤的躯体感觉和表情肌的本体感觉。

2.面神经的分支

（1）面神经管内分支：面神经颅内段自脑干接近脑桥延髓沟外侧端发出，由较粗的运动根和较细的混合根（中间神经）组成，两根进入内耳道后合成一干。颞骨内段的面神经穿内耳道底进入面神经管，先水平走行，后垂直下行，由茎乳孔出颅。该段面神经依次发出 3 个分支，即岩浅大神经、镫骨肌神经和鼓索。

（2）面神经管外分支：出茎乳孔后，颞骨外段的面神经向前穿过腮腺到达面部，主干在腮腺内分为上、下两干，发出 5 个分支（颞支、颧支、颊支、下颌缘支、颈支），各分支间的纤维互相吻合，最后分布于面部表情肌。

（3）表情肌的支配：颞支支配额肌、皱眉肌、耳上肌、耳前肌、眼轮匝肌；颧支支配颧肌、上唇方肌；颊支支配颊肌、口轮匝肌；下颌缘支支配颊肌下唇方肌、三角肌；颈支支配颈阔肌。

（二）面神经损伤

运动单位是肌肉收缩的最小单位，一个完整的运动单位包括运动神经元胞体、轴突、运动终板及其支配的肌纤维 4 个部分。其中任意一个或多个部位病变都可能导致面神经损伤，出现功能异常。

1. 膝状神经节前损害

鼓索神经损害，舌前 2/3 味觉障碍；镫骨肌神经分支损害，出现听觉过敏。

2. 膝状神经节损害

不仅表现有面神经麻痹、听觉过敏和舌前 2/3 味觉障碍，还有耳廓和外耳道感觉迟钝、外耳道和鼓膜上出现疱疹，称亨特综合征，为带状疱疹病毒感染相关。

3. 茎乳孔附近病变

茎乳孔附近病变会出现上述周围性面瘫的体征以及耳后区压痛感。面神经麻痹患者如果恢复不彻底，常伴发瘫痪肌的萎缩、眼睑痉挛、连带运动、患侧面部牵拉感。瘫痪肌的挛缩，表现为病侧鼻唇沟加深、口角反而向患侧歪斜、眼裂缩小，但若让患者做主动运动如鼓腮、示齿时，可发现患侧的面肌收缩异常，而健侧面肌收缩正常，患侧眼裂更小。眼睑痉挛表现为面部稍做剧烈表情时患侧眼周肌肉痉挛。临床常见的连带征包括患者瞬目时病侧上唇轻微颤动；示齿时病侧眼睛不自主闭合；试图闭目时病侧额肌收缩；进食咀嚼时，病侧流泪（鳄鱼泪）伴颞部皮肤潮红、局部发热及汗液分泌等表现。这些现象可能是由于病损后导致再生的神经纤维向邻近其他神经纤维通路生长，进而支配原来属于其他神经纤维的效应器所致。

三、面神经炎的病因学

目前确切的病因尚不明确，病毒感染，如潜伏的 I 型单纯疱疹病毒和带状疱疹病毒的重新激活是被广泛接受的原因。也有人认为，该病亦属于自身免疫性疾病，如家族性面神经麻痹可能是继发于遗传性人类白细胞抗原的自身免疫性疾病。面神经管解剖结构异常也可能与该病的发生有关，面神经管狭窄的患者面神经更容易受压，损害程度与面神经管狭窄的程度相关。另外，气候温度的急剧变化也可能是面瘫的危险因素。特发性面神经麻痹的病理早期发生面神经水肿，面神经受压或局部循环障碍，早期髓鞘出现水肿，晚期可出现轴索变性，其中以茎乳孔及面神经管内部分最为显著。

（一）面神经核损害

面神经核损害多因肿瘤、血管病等损伤面神经核脑桥段，表现为同侧周围性麻痹，常并发外展神经麻痹和对侧锥体束征。现有的研究表明，面神经损伤后，核内脑原性神经营养因子（BDNF）与受体 TrkB 的表达均明显降低，二者特异性结合后，下游相关信号通路受到抑制，使神经元的不能正常生长、分化、死亡，从而出现神经阻滞。此外，发生于小脑角段或内听道段的面神经鞘瘤患者没有面神经麻痹症状，可能是因运动神经比感觉神经具有更厚的髓鞘，加之周围丰富的血运，使其更易产生神经耐受所致。

（二）膝状神经节损害

此类损害多见于病毒侵袭膝状神经节、面神经核神等部位，或者病毒潜伏后重新复制，向面神经远端传播，引起同侧表情肌麻痹，多伴有耳后剧烈疼痛，鼓膜、外耳道疱疹，即亨特综合征。有研究表明，单纯疱疹病毒 I 型感染小鼠后，通过 NF-KB 信号传导通路，使面瘫小鼠面神经、脑干、膝状神经节、大脑皮层面神经核细胞内的 NF-KB 活化，并从细胞质转移到细胞核内，与相应的炎症相关基因结合，启动炎性细胞因子 IL-1β、TNF-α 转录，诱发炎症。后面神经团中 MMP-9 等炎性因子达到了峰值，且随小鼠症状的缓解其表达水平逐渐降低。面神经复合肌肉动作电位（CMAP）波幅下降比可作为判断预后的重要指标，研究发现，膝状神经节病变波幅下降比较膝状神经节增大，也提示膝状神经节病变导致的周围性面神经麻痹较重，预后较差。

（三）鼓索神经处炎症

此类炎症指鼓索神经至镫骨肌神经段发生炎症损伤后，神经传导阻滞，临床表现常伴随舌前 2/3 味觉消失，而无听觉损害。鼓索神经断裂导致舌患侧味乳头萎缩需 5～10 天，而贝尔麻痹在起病 24 小时后即可出现味乳头萎缩，故可认为，鼓索神经处的炎性病变早在 10 天前就已经开始了，所以味乳头在 10 天内进行性消失可以作为预示的重要信号。鼓索神经炎症仅引起该侧舌前 2/3 味觉的丧失，且损伤后很快出现味觉代偿，因此，部分贝尔麻痹患者味觉可自行恢复，或有轻度的味觉异常，但不影响日常生活。

（四）炎性损害

贝尔麻痹系早期近颞段面神经发生严重变性时，远段神经病变程度仍处于较轻水平。五组面神经分支发生感染性炎症时，常并发各神经支分布部位的疾病如中耳炎、腮腺炎、下颌淋巴炎等，此种损害往往有明确的病史和神经各分支麻痹症状，症状多随炎症消退得以缓解。由此可见，茎乳孔以外的无菌性和感染性炎症损害所致的面神经麻痹，病情较轻，一般1～2月可完全康复，不会留有后遗症。

四、面神经炎的诊断

参照《中国特发性面神经麻痹诊治指南》，该病起病急，常有受凉吹风史，或有病毒感染等病史，具有特征性表现。

（一）临床特点

（1）任何年龄、季节均可发病。

（2）急性起病，病情多在3天左右达到高峰。

（3）临床主要表现为单侧周围性面瘫，如受累侧闭目、皱眉、鼓腮、示齿和闭唇无力，以及口角向对侧歪斜；可伴有同侧耳后疼痛或乳突压痛；根据面神经受累部位的不同，可伴有同侧舌前2/3味觉消失、听觉过敏、泪液和唾液分泌障碍。个别患者可出现口唇和颊部的不适感，当出现瞬目减少、迟缓、闭不拢时，可继发同侧角膜或结膜损伤。

（二）面神经炎诊断标准

（1）急性起病，通常3天左右达到高峰。

（2）单侧周围性面瘫，伴或不伴耳后疼痛、舌前味觉减退、听觉过敏、泪液或唾液过多分泌。

（3）排除继发原因。

（三）面神经炎的诊断方法

该病的诊断需要详尽的病史问诊，尤其是询问前期是否有感染史、着凉史等，可靠的体格检查对于区别中枢性面瘫和周围性面瘫非常重要。在诊断过程中需识别其他原因导致的面神经麻痹疾病，还应根据面神经炎的不同临床特征，进行分期诊断，并评估面神经损伤的严重程度和失能程度等，为制订准确、个体化的治疗策略和长期管理方案提供充分的依据。

1. 病史资料

注意询问既往史，近期如受凉、病毒感染史，既往如糖尿病、卒中、外伤、结缔组织病面部或颅底肿瘤，以及有无特殊感染病史或接触史。

2. 体格检查

接诊后，首先需鉴别患者是否为周围性面瘫。由于前额肌肉受双侧运动皮质束支配，中枢性面瘫前额通常不受累，医生可通过嘱皱额、观察额纹是否变浅或消失来进行判断；让患者蹙额、皱眉、闭眼、呲牙、鼓腮等一系列动作，判断是否存在上部、下部面肌瘫痪；检查外耳道、耳廓部位有无疱疹，触摸腮腺有无包块；检查双侧面部有无痛觉减退、双侧听力是否正常。当脑桥病变损伤面神经核时，患者表现为周围性面瘫。本型常伴临近颅神经麻痹，需与核下型周围性面瘫相鉴别。确诊为周围性面瘫后，应采用House-Brackmann 量表、Sunnybrook 面部分级系统等进一步评估患者的面神经功能，判断面瘫严重程度。

3. 辅助检查

（1）电生理检查。神经电生理检测技术是一种能够快速检测面神经功能的手段，可以为临床预测预后及治疗方法的选择提供参考，促使最大化恢复面神经功能，改善患者生活质量，对临床具有重要的指导意义。

常用的神经电生理评测技术包括以下几种。①神经兴奋性试验（NET）。在面神经损伤的情况下，残留的神经纤维达到一定数量时，在很弱的电流刺激下就可以引起面部肌肉的收缩，从而评估面神经兴奋性，为后期预后提供有效依据。方法为采用面神经刺激仪对面神经茎乳孔以下神经干进行电脉冲刺激，刺激脉冲的频率为 1Hz，时程为 1ms，分别测定引起两侧面部肌肉收缩的最小电流强度（刺激阈值）。结果判定：两侧刺激阈值对比，如两侧相差 2～3.5mA 即表示患侧有神经变性。预后提示：发病 10 天内神经兴奋性试验阳性者 88% 可以完全恢复，反应减弱者 73% 可以完全恢复，10 天内无反应者则不能恢复。该试验对于双侧面神经麻痹不适合。②最大刺激试验（MST）。方法为采用面神经刺激仪器结合超强电流对面神经神经干进行刺激，使所有面神经纤维产生兴奋，比较健侧与患侧面部肌肉收缩强度并分为四级。如果患侧肌肉收缩明显减弱或运动消失，则反映面神经功能恢复不佳，预后相对较差。③同心圆针电极肌电图（EMG）。肌电图可以快速、客观地反映神经肌肉本身的功能状态，是目前面瘫最好的神经功能定性检测方法。方法为用同心圆针电极记录上唇方肌的动作电位，正常静止时肌肉为静息电位，随意收缩时肌肉会出现两相或三相电位的情况。如果插入电位延长、有纤颤电位、正锐波、重收缩募集电位中度减小等情况提示为异常。检测时间及预后：肌电图检测应在病变 2～3 周后进行较为适宜，检测时间太早因轴索变性不完全只显示部分异常，检测时间太晚病程转归可能检测不到轴索损伤。病损 2～3 周未能检测到诱发电位提示完全去神经损害，受损严重，预后较差。如能记录到诱发电位，潜伏期正常，提示神经失用。④神经电图（EnoG）。神经电图又称诱发肌电图，其方法为双刺激的电极在茎乳孔处刺激面神经，记录各周围支支配的口周围肌群的复合动作电位。采用超强刺激，比较健侧及患侧的双向的复合动作电位，采用振幅减少的百分数来表示神经改变的程度。结果判定：3周内神经变性程度少于 90% 的建议可保守治疗。若发病 4 天程度达 50%，6 天出现变性达 90%，或 2 天内变性程度增加 15%～20% 以上，提示有手术探查指征。神经电图的优点是可定量分析神经轴索受损的程度。

（2）超声检查。超声可以评估面神经的大小、回声和血流。高频超声作为一种与神经电生理学相结合的补充技术，可以建立面神经的正常值。当轻度面神经麻痹患者的症状体征不是很明显，同时，主观评分系统存在不确定时，超声可为面神经水肿提供影像学证据。在贝尔麻痹症状出现后 3 天内的超声可以检测到患侧的面神经增大，其结果与贝尔麻痹的最初严重程度呈正相关。此外，高频超声有助于贝尔麻痹的评估和预后。分别在 1 周和 3 个月内对正常面神经和受累面神经进行纵向超声检查。两侧正常神经直径之间存在显著差异，面神经直径与临床分级结果高度相关。超声可识别Ⅱ级患者，对Ⅰ、Ⅱ级患者的疗效评价更具临床意义，因此，超声可以为患者和医生提供关于是否继续治疗面瘫的准确指导。在贝尔麻痹症状出现后 3 个月，远端面神经的直径是贝尔麻痹患者预后的良好预测因子，有助于根据预期预后决定最佳治疗方案，同样面神经超声检查在儿童中也是可行的，有助于儿童面瘫的诊断。

（3）磁共振检查。面神经 MRTA 和内听道 MRI 检查必不可少，以排除听神经瘤、面神经瘤、胆脂瘤、脑膜瘤等肿瘤，同时，为了更好区别中枢性面瘫还是周围性面瘫，建议发病初起行头颅磁共振检查。

（四）面神经炎的鉴别诊断

患者一旦出现面瘫，首先根据典型的体征来鉴别中枢性和周围性面瘫。在周围性面瘫中，75%为特发性面神经麻痹，大约 25%为其它病因所致，需要结合其它情况鉴别。常见鉴别诊断如下。

1. 中枢性面瘫

中枢性面瘫主要见于急性脑血管病，神经科查体尤为重要，必要时应结合影像学检查。主要鉴别根据下表。

中枢性面神经麻痹与周围性面神经麻痹的鉴别

中枢性面神经麻痹	周围性面神经麻痹
为上运动神经元损伤所致，病变在一侧中央前回下部或皮质脑干束。临床仅表现为病灶对侧下部面肌瘫痪，即鼻唇沟变浅、口角轻度下垂，而上部面肌（额肌、眼轮匝肌）不受累，常见于脑血管病。	为下运动神经元损伤所致，病变在面神经核或核以下周围神经。临床表现为同侧上、下部面肌瘫痪，即患侧额纹变浅或消失，不能皱眉，眼裂变大，眼睑闭合无力。

2. 吉兰-巴雷综合征

患者急性或亚急性起病，常有发热或腹泻前驱感染病史，突然出现四肢迟缓性瘫痪，伴有双侧周围性面瘫，脑脊液可见蛋白-细胞分离现象。

3. 莱姆神经螺旋体病

患者多经蜱虫叮咬传播，伴慢性游走性红斑或关节炎史。

4. 糖尿病性神经损害

常伴有其他颅神经损害，以动眼神经、外展神经及面神经损害居多，可单一神经发生。

5. 继发性面神经麻痹

该病常继发于腮腺炎症或肿瘤、中耳炎等累及面神经的疾病，但多伴随有原发病的其他临床表现。肿瘤压迫也可导致面神经麻痹，多见于桥小脑角肿瘤，如听神经瘤、脑膜瘤等。

6. 神经结节病

神经结节病最常见的表现是颅神经症状，50%～75%的病例中会出现。其中面神经最常受累，双侧受累占其中的 1/3。其他神经学症状则包括癫痫、急性或慢性脑膜炎、中枢神经系统占位症状（往往偏爱大脑、下丘脑和垂体）脊髓症状、精神症状、运动障碍和周围神经肌肉受累。

7. 面肌痉挛

面肌痉挛是指一侧或双侧面部肌肉（眼轮匝肌、表情肌、口轮匝肌）反复发作的阵发性、不自主的抽搐，在情绪激动或紧张时加重，严重时可出现睁眼困难、口角歪斜以及耳内抽动样杂音。

8. 家族性面瘫

家族性面瘫非常罕见，神经病理研究发现，家族性面瘫患者面部神经核的神经元数量显著减少。家族性面瘫发病可能与面神经管解剖结构异常以及面神经运动神经核神经元数量明显减少有关，使面神经尤其敏感，容易受到侵害。家族性面瘫患者除周围的面神经损害外，同时存在核性损害。目前，遗传性面神经管解剖结构异常导致家族性面瘫是最被认同的病因。

9. 外伤性面瘫

该病多由颞骨骨折、面部外伤、医源性损伤、新生儿产伤等造成，诊断应仔细询问外伤史。

对于急性起病的单侧周围性面瘫，在进行鉴别诊断时，主要通过病史和体格检查，寻找有无特发性面神经麻痹不典型的特点。当临床表现不典型，或发现可疑的其他疾病线索时，需要根据临床表现评估实验室检查的价值，确定是否需要开展相关针对性的检查。特发性面神经麻痹不典型表现包括双侧周围性面瘫；既往有周围性面瘫史，再次发生同侧面瘫；只有面神经部分分支支配的肌肉无力；伴有其他脑神经的受累或其他神经系统体征。对于发病 3 个月后面肌无力且无明显好转甚至加重的患者，也有必要进行神经科或耳科专科的进一步评估，必要时行磁共振成像或高分辨率 CT 检查。

（五）面神经炎诊断中的注意事项

（1）该病的诊断主要依据临床病史和体格检查。详细的病史询问和仔细的体格检查是排除其他继发原因的主要方法。

（2）检查时，应要特别注意确认临床症状出现的急缓。

（3）注意寻找是否存在神经系统其他部位病变表现（特别是脑桥小脑角区和脑干），如眩晕、复视、共济失调、锥体束征、听力下降、面部或肢体感觉减退；是否存在耳科疾病的表现，如外耳道腮腺、头面部、颊部皮肤有无痘疹、感染、外伤、溃疡、占位性病变等；注意有无头痛、发热、呕吐等。

（六）面神经炎的治疗

面神经炎的自愈率有限，原则是积极去除病因，早期发现，早期治疗，提高治愈率，预防后遗症，杜绝并发症。目前，治疗根据疾病分期及神经功能缺损程度等进行相应对策，主要包括基础药物、中医及康复等治疗。

1. 临床分期

急性期为发病 15 天以内；恢复期为发病 16 天至 6 月；后遗症期为发病 6 月以上。也有将其分为 4 期的报道，即发病 1～5 天为急性期，发病 8～15 天为静止期，发病 15 天以上为恢复期，发病 2 个月以上为后遗症期。

2. 面神经功能损伤程度评估

根据 House-Brackmann 面神经瘫痪分级，共分为 6 级：①Ⅰ级正常。所有面部功能正常。②Ⅱ级轻度功能障碍。眼睑闭合检查时轻度无力；可有非常轻微的连带运动。静止状态面部对称，张力正常。运动状态：额部功能中度至良好，眼部轻度用力可完全闭合，嘴部轻度不对称。③Ⅲ级中度功能障碍。面部两侧有明显差异但不影响外观，明显可见但不严重的连带运动、痉挛和/或半侧面肌痉挛。静止状态面部对称，张力正常。运动状态额部轻度至中度运动，眼部用力可完全闭合眼睑，嘴部用最大力仍有轻度无力。④Ⅳ级中重度功能障碍。明显的无力和/或影响外观的不对称。静止状态面部对称，张力正常。运动状态额部无运动，眼部闭合不完全，嘴部用最大力仍有不对称。⑤Ⅴ级重度功能障碍。只有非常轻微的可察觉的运动。静止状态不对称。运动状态额部无运动，眼部闭合不完全，嘴部仅有轻度运动。⑥Ⅵ级完全无功能，无运动。

Seddon 将周围神经损伤分为 3 种类型。①神经失用：最轻微的神经损伤，只有髓鞘的暂时损伤，而轴突结构没有改变，通常预后良好，绝大部分数天至数周即可恢复。②轴突断伤：指轴突被破坏，但周围神经的髓鞘、内膜、束膜和外膜等结构仍可能部分或全部保持完整。③神经断伤：最严重的神经损伤形式，即轴突、髓鞘和结缔组织均受到严重损伤，手术修复对于增强神经支配和功能恢复至关重要。

采用电生理手段评估预后，可以定位、评估严重度、针极肌电图确定轴索损害，帮助判断预后；最好在出现无力症状至少 6 天后进行，以检测到轴突损伤的证据；在最初 3 周，受损 90% 或以上，只有半数患者可以恢复较好；若无反应，则很难获得较好的恢复；波幅保留 50% 以上则提示较好的预后。

3. 病程及进展

没有危险因素的患者，75%～80% 可获得满意的恢复，只有在特殊情况下，运动功能完全丧失，可能出现异常的神经再生，导致连带运动或进食流泪、出汗。能完全恢复的患者，通常 3 周内就开始好转，而那些永远不能完全恢复的患者，则大约 3 个月都不会有好转，预后取决于电生理结果。

4. 药物治疗

（1）急性期治疗。

急性期治疗原则：休息为主，减少不良刺激，着重加强神经保护治疗。

急性期治疗方案：急性期如有带状疱疹等病毒感染的证据时，可给予抗病毒类药物（如阿昔洛韦、伐昔洛韦），口服；神经营养类药物包括甲钴胺、维生素 B_1，口服；泼尼松片等糖皮质激素类，口服。

急性期常用药物:急性期使用脱水剂可减轻神经水肿,通常选用甘露醇 125～250mL，静脉滴注，1 天 2 次；甲钴胺 0.5mg，肌肉注射，每 1～2 天 1 次；地塞米松 5mg，每天

1～2 次（或选用七叶皂苷钠、甲强龙等）；法舒地尔等药物改善微循环；鼠神经生长因子 30μg，肌肉注射，每天 1 次。银杏叶提取物 15mL，静脉滴注，每天 1 次，7～10 天为一个疗程，可以重复 2～4 个疗程。

关于激素的应用：目前国际上均推荐发病 72 小时内尽早应用糖皮质激素。糖皮质激素只是小剂量（每天小于 0.5mg/kg）到中剂量（每天 0.5～1.0mg/kg）的应用，对于所有无禁忌证的 16 岁以上患者，急性期尽早口服使用糖皮质激素治疗，可以促进神经损伤的尽快恢复，疗程通常也不会超过两周，所以一般不会导致停药反应和反跳现象，无需逐渐减量停药，但出于安全考虑也可以逐渐减量。改善预后通常选择泼尼松或泼尼松龙口服，每天 30～60mg，连用 5 天，之后于 5 天内逐步减量至停用。患者患有肺结核、免疫系统受损、活动性感染、结节病、败血症、消化性溃疡病、糖尿病、肾或肝功能障碍、恶性高血压等疾病以及怀孕时应谨慎使用糖皮质激素，如需应用，应充分权衡利弊。

（2）恢复期和后遗症期治疗。

这两个时期的治疗原则为积极神经修复，适度程序激活冬眠神经，促进神经良好再生；内外兼治，科学康复训练与治疗，饱和神经修复。恢复期建议继续使用神经营养类药物。后遗症期患者可酌情间断使用神经营养类药物。

5. 康复锻炼

康复训练主要通过进行徒手功能训练改善肌肉及筋膜的弹性及张力，使瘫痪的肌肉本体感受器受到刺激加快功能重建。其原理为物理因子可以有效地减轻周围神经损伤后的病理改变；被动手法训练可以改善神经系统的功能活性，防止疤痕形成，减少神经变性，从而促进周围神经再生；诱导正确的主动运动、提高肌力及破坏联动应依靠脑功能重塑原则：整合分离原则、用进废退原则和熟能生巧原则。

（1）制定目标。

根据病史、肌电图、量表评估及康复查体，制定近期目标及远期目标。①近期目标：在短期内能达到的，如嘴角外展可至对侧的三分之一，耐力可提高至 10 秒，颧部可触及肌肉收缩。②远期目标：根据病程、肌电图对比及损伤程度制定，如面瘫功能分级由Ⅱ级提高至Ⅳ级。

（2）制订训练计划。

根据瘫痪程度进行被动运动、筋膜松解。①诱发主动运动。可根据患者能力利用健侧进行主动抬额，并调整抬额的幅度，耐力加大难度，如抬额伴眉头内收，这个过程可反复评估查看是否触及肌肉收缩。②强化主动运动：如予以阻力要求患者控制眼睑上抬下降速度及幅度，双侧交替闭；口唇的缩拢幅度与健侧对比，保持延长；鼓腮能力，能否抗阻，能否运气。③破坏连带动作：如眼裂的变小问题，嘱患者缩唇的同时眼裂放松，甚至张大引导患者分离运动。

（3）常用训练方法。

抬眉训练：抬眉动作的完成主要依靠枕额肌额腹的运动。嘱上提健侧与患侧的眉目，有助于抬眉运动功能的恢复。患者用力抬眉，呈惊恐状。

闭眼训练：闭眼的功能主要依靠眼轮匝肌的运动收缩完成。训练闭眼时，开始时轻轻地闭眼，两眼同时闭合 10～20 次，如不能完全闭合眼睑，露白时可用食指的指腹沿着眶下缘轻轻地按摩 1 次，然后再用力闭眼 10 次，有助于眼睑闭合功能的恢复。

耸鼻训练：耸鼻运动主要靠提上唇肌及压鼻肌的运动收缩来完成。耸鼻训练可促进压鼻肌、提上唇肌的运动功能恢复。

示齿训练：示齿动作主要靠颧大、小肌、提口角肌及笑肌的收缩来完成。口角向两侧同时运动，避免只向一侧用力，导致练成一种习惯性的口角偏斜运动。

努嘴训练：努嘴主要靠口轮匝肌收缩来完成。进行努嘴训练时，用力收缩口唇并向前努嘴，努嘴时要用力。口轮匝肌恢复后，能够鼓腮，刷牙漏水或进食流口水的症状随之消失。训练努嘴时也训练了提上唇肌、下唇方肌及颏肌的运动功能。

鼓腮训练：鼓腮训练有助于口轮匝肌及颊肌运动功能的恢复。鼓腮漏气时，用手上下捏住患侧口轮匝肌进行鼓腮训练。能够进行鼓腮运动，说明口轮匝肌及颊肌的运动功能可恢复正常，刷牙漏水、流口水及食滞症状消失。此方法有助于防治上唇方肌挛缩。

（七）其他疗法

面神经炎其他疗法主要以外治法为主，包括星状神经节阻滞、高压氧、手术等治疗方法。

1. 星状神经节阻滞

该治疗方法适用于临床各期患者。星状神经节阻滞技术的原理是将局部麻醉药注入到含有星状神经节的颈部疏松结缔组织内，以此来阻滞支配头面颈部、上胸部及上肢的交感神经。这种技术能够改善神经及面部血管的痉挛，增加面部血流和营养的供应，从而减轻或消除管内鞘膜的水肿，增强神经营养，改善缺氧状态，能够减少继发性神经变性并促使神经恢复。星状神经节阻滞可显著提高治愈率，缩短治疗时间，且镇痛复合液中加入皮质类固醇激素不仅不影响糖尿病患者血糖，而且较口服对血糖影响更小。禁忌证包括出、凝血时间延长或正在进行抗凝治疗者；高度恐惧不合作者；局部炎症、肿瘤、气管造口者；持续强烈咳嗽不止者。

2. 高压氧治疗

该治疗方法主要用于急性期患者。通过高压氧的治疗，能够大幅提高血液中的物理氧溶解量，同时，气弥散距离也明显增大，从而改善受损神经组织的氧供，促进细胞代谢，消除细胞水肿，极大地促进神经功能的恢复。具体方法可为：治疗压力 2ATA，吸氧 30 分钟，休息 5 分钟，继续吸氧 30 分钟，10 天为 1 个疗程。

3. A 型肉毒毒素注射

该治疗方法主要用于后遗症期痉挛型患者。注意事项如下：让患者取半坐位或者仰卧位，避免注射到浅表的血管，注射后适度按压 5～10 分钟，酌情施以冰敷，以减少出血和青肿。

4. 经颅刺激

经颅刺激技术是一种无痛、无创的绿色治疗方法，磁信号可以无衰减地透过颅骨，从而刺激到大脑神经，应用中并不局限于头部的刺激，外周神经肌肉同样可以刺激，可缓解面部肌肉痉挛。

5. 手术治疗

根据病情和患者需求，适时选择手术治疗。手术方式包括面神经减压术、神经茎乳孔区松解术，此类手术对部分患者神经修复有一定疗效。手术适应证尚待更多研究，一般建议急性期后至恢复期5～6级重度面瘫、经过其他治疗无效或效果差者，可考虑面神经减压术；神经茎乳孔区松解术多用于治疗后遗症期连带运动；面-舌下神经吻合术、面-副神经吻合术等可改善部分患者的症状，适用于后遗症期患者；面神经高电压长时程脉冲射频术，可激活神经，促进面瘫恢复，对面部神经微卡压综合征有效，适用于恢复期和后遗症期患者。其他如神经肌肉移植、转位手术等，对严重面瘫改善面容和动力重建有一定效果，适用于后遗症期患者。需要注意的是，面瘫的外科治疗价值尚存在争议，例如，对重度难治性面瘫急性期经乳突入路面神经管次全程减压、面瘫后高兴奋性后遗症（面部联动等）慢性期经乳突入路面神经管垂直段减压加面神经束膜间梳理术等术式的手术指征、方法、疗效、术后并发症等在目前还需要高等级循证医学证据支持。面部神经、肌肉移植、转位手术对于慢性期面瘫及面瘫后高兴奋性后遗症的外科治疗可能具有价值。

六、面神经炎的中医认识

中医称面神经炎为"口僻""吊线风""口眼㖞斜"等。中医认为该病多由于人体正气不足，卫外不固，络脉空虚，风邪夹寒，或夹热、夹暑湿等邪乘虚入中面部阳明、少阳等脉络，致使营卫不和，气血痹阻，筋脉失养而致。中医药治疗本病历史悠久，治疗方法多种多样，尤其是中医药疗法和针灸、推拿疗法疗效显著。

（一）病因病机

中医认为此病多为本虚标实，大多因机体正气不足，脉络空虚，卫外不固，风寒、风热之邪乘虚侵袭经络，导致经络痹阻不通，经脉迟缓不收而发病。本病的发生主要有外感和内伤2个方面因素。内伤多因劳作过度、起居失宜、情绪郁结，导致面部脉络空虚；外感则与风寒或风热之邪乘虚而入有关。《灵枢·经筋》："足阳明之筋……其病……卒口僻，急者目不合，热则筋纵，目不开，颊筋有寒，则急引颊移（哆）口；有热则筋弛纵缓，不胜收，故僻。"《灵枢·经筋》："足之阳明，手之太阳，筋急则口目为僻，此十二经及受病之处也，非为病者，天之六气也。六气者何？风、暑、燥、湿、火、寒是也。"此时足阳明、手太阳受邪之侵袭，经脉挛急不舒，则见口眼㖞僻，面部肌肉僵硬。隋代巢元方《诸病源候论·风病诸候·风口㖞候》："风邪入于足阳明、手太阳之经，遇寒则筋急引颊，故使口㖞僻，言语不正，而目不能平视。"《圣济总录·风口㖞》："《论》曰足阳明脉循颊车，手太阳脉循颈上颊。二经俱受风寒气，筋急引颊，令人口㖞僻，言语不正，目不能平视。"以上典籍均指出外受风寒是导致该病的重要原因。在病机方面，《金匮要略·中风历节病脉证并治》："脉络空虚，贼邪不泻，或左或右，邪气反缓，正气即急，正气引邪，㖞僻不遂。"隋代《诸病源候论·妇人杂病诸候·偏风口㖞候》："偏风口㖞，是体虚受风，风入于颊口之筋也。足阳明之筋，上夹于口，其筋偏虚而风因乘之，使其经筋偏急不调，故令口㖞僻也。"这些典籍明确指出患者脉络空虚，面部经筋易感受外邪，筋肉纵缓不收，而发为面瘫。

（二）中医辨证

本病主要根据面部症状、体征、病程和全身兼症等进行辨证。主症为口眼㖞邪。起病急，表现为一侧面部肌肉麻木、瘫痪，额纹消失变浅，眼裂增大，鼻唇沟变浅，口角歪斜，患侧不能皱眉、闭目。部分患者初起时有耳后疼痛、乳突区压痛，还可出现患侧舌前 2/3 味觉消失或减退，听觉过敏等症状。

1. 辨经络

足太阳、足阳明经筋分别为"目上网"和"目下网"，故眼睑不能闭合者，多与之相关；口颊部为手太阳和手、足阳明经筋所主，故口㖞者责之于此三条经筋。耳前、耳后隶属于手、足少阳经筋，故该部位疼痛归于手、足少阳经筋病变。

2. 辨病期

急性期以实为主，后遗症期以虚为主。部分患者病程迁延日久，可因瘫痪肌肉出现挛缩，口角反牵向患侧，形成"倒错"现象，甚则出现面肌痉挛。

3. 辨兼证

一般而言，发病初期，面部有感寒史、舌淡、苔薄白、脉浮紧者，为风寒外袭；继发于风热感冒或其他感染性疾病、舌红、苔薄黄、脉浮数者，为风热侵袭。恢复期或病程较长者，兼肢体困倦无力、舌淡苔白、脉沉细者，为气血不足。部分患者平素过食肥甘厚味，痰浊内蕴，郁久化热，外受风寒，则为风寒外束，内有痰浊或痰热，表现为恶寒、畏风、舌淡、苔白腻或黄腻、脉浮滑等。此外，亦有外伤或手术后所致面瘫，以瘀血阻络为主。

（三）中医治疗

中医治疗主要为辨证选方用药、针灸治疗、推拿治疗及其他康复疗法，中医治疗适用于临床各期患者，对于症状恢复效果显著。

1. 辨证治疗

（1）风寒袭络。治法：祛风散寒，温经通络。以葛根汤合牵正散加减。药物：麻黄、桂枝、白芍、葛根、白僵蚕、全蝎、制白附子、白芷、炙甘草、生姜、大枣等。汗出多去麻黄；兼吹风后头痛等，可加川芎、羌活等。

（2）风热袭络证。治法：疏风清热，活血通络。以大秦艽汤加减。药物：秦艽、甘草、川芎、当归、白芍药、细辛、羌活、防风、黄芩、石膏、白芷、白术、生地黄、熟地黄、白茯苓、独活等。带状疱疹引起的，局部红肿灼热，可用龙胆泻肝汤合瓜蒌红花汤加减。

（3）风痰阻络证。治法：祛风化痰通络。以涤痰汤合牵正散加减。药物：胆南星、竹沥半夏、枳实、茯苓、橘红、石菖蒲、竹茹、白僵蚕、全蝎、制白附子、丝瓜络、炙甘草等。

（4）气虚血瘀证。治法：益气活血通络。以补阳还五汤合牵正散加减。药物：黄芪、当归、赤芍、川芎、桃仁、红花、地龙、白僵蚕、全蝎、制白附子、炙甘草等。恶寒者，加桂枝、生姜，甚则加熟附子。

2. 针灸治疗

治法：祛风通络，疏调经筋。取局部穴、手足阳明经穴为主。

主穴：攒竹、丝竹空、阳白、四白、颧髎、颊车、地仓、合谷、太冲。

配穴：风寒外袭配风池和风府；风热侵袭配外关和关冲；气血不足配足三里和气海；瘀血阻络配血海；痰湿阻络配丰隆、三阴交；味觉减退配足三里；听觉过敏配阳陵泉；鼻唇沟变浅配迎香；人中沟歪斜配水沟；颏唇沟歪斜配承浆。

操作：急性期可毫针刺法，但面部穴位的手法需要轻柔，可行补法；肢体远端的穴位则手法可重，可行泻法。恢复期，足三里行补法，合谷、太冲行平补平泻法。恢复期主穴多加灸。

疗程：每天 1 次，5 次为 1 个疗程，每 1 个疗程间隔 2 天，中病即止。

（1）急性期。急性期的选穴原则是散寒解表，祛风通络。通过大量临床研究证明急性期是针刺治疗的最佳时机，早期针刺治疗可以减轻神经炎性水肿，促进炎性渗出物的吸收，防止面神经变性，从而阻断病情进展，这说明，在面瘫的急性期开始进行针刺的疗效要明显优于静止期，同时，面神经功能评价也支持针灸在急性期介入，急性期只要选择恰当的针刺手法，则可以缩短病程。面瘫急性期病位表浅，风邪侵袭，正邪抗争，多属实证，且面部神经处于炎性水肿期，宜遵循新病浅刺的原则，针刺宜浅不宜深，采用平补平泻法。此法能激发经络之气，抵御外邪，驱邪外出。若刺激过重，则会导致邪气深入，加重面部的水肿。此外，急性期在耳后茎乳突孔附近进行热敷、红外线照射或超短波照射，有助于改善局部血液循环，消除神经水肿，减缓局部疼痛症状。最常用的穴位是风池，因为此期络脉空虚，风邪为百病之长，易侵络脉，邪在卫表，病轻邪浅，使针刺风池穴，运用手法，既祛风邪，又能解表。

（2）恢复期。恢复期期由于病程久，耗伤正气，气血亏虚，致面部筋脉失养，若不能充盈气血，可导致病情加重或病程延长，着重以辅助正气。进入恢复期后，适当增加面部取穴。最佳恢复期（8 天～1 个月）局部取穴与远端取穴结合，通常加足阳明胃经和足太阴脾经的腧穴，调补脾胃功能，化生气血。此外，太冲亦是面瘫的常用腧穴，对于太冲穴的方义，认为太冲虽然是足厥阴肝经腧穴，不经过面部，但因为面瘫患者在病程中往往会出现焦虑、自卑的心理，太冲可以调节情志，对患者的康复起到积极作用。《四总穴歌》中有"面口合谷收"，《针灸甲乙经》中有"唇吻不收，合谷主之"，因此，合谷是临床治疗面瘫的常用穴。此外，临床上多采用面部取穴与远端取穴相结合的原则。恢复期可用透刺，透刺法具有疏通经络、调和气血、增强针感等特点，能通过增加刺激量，促进面部气血运行，濡养面部筋脉，加速面神经功能的恢复。待患者面神经功能障碍停止加重后，在头面部的腧穴施予电针治疗，例如，阳白、太阳、颧髎、地仓等，以加强针感，带动面部肌肉恢复、运动。闪罐和拔罐疗法都是通过负压作用使患侧面部充血，改善血液循环，以达到通经活络的目的。采用拔罐或闪罐疗法，不仅有利于面部血脉运行，同时通过被动的牵拉运动，可以改善面部表情肌的运动功能，促进面部肌肉恢复。《景岳全书》记载："用灸治百病""善于温中逐冷湿"，提示艾灸可温通经络，行气活血。患者进入恢复期后施加艾灸有助于改善面部血液循环。恢复期进行局部按摩和面肌锻炼，可以促进整个面部表情肌的功能恢复。

（3）后遗症期。后遗症期由于病程久，耗伤正气故着重选用补法。后遗症期常面部双侧取穴，相应地加大刺激量，如采用斜刺、透刺等，如阳白四透、太阳透地、承浆透地、颊车地互透等。中药外敷是面瘫后遗症期的治疗特色。后遗症期可用针刺联合马钱子散外敷治疗顽固性面瘫，进针后立即于面部针刺腧穴部位敷贴马钱子散，敷贴时以针刺点为中心，贴敷范围壹圆硬币大小，或者用运用牵正散膏药贴敷。

其他治疗还包括：①皮肤针法。取阳白、颧髎、地仓、颊车，轻叩，以局部潮红为度，每天或隔天1次。②电针法。取太阳、阳白、地仓、颊车，刺激10~20分钟，刺激强度以患者面部肌肉出现跳动且能耐受为宜。③刺络拔罐法。取阳白、颧髎、地仓、颊车，用皮肤针叩刺或三棱针点刺出血后加拔火罐。④揿针联合针刺。取阳白、颧髎、颊车、翳风、四白、太阳、地仓、合谷、足三里等穴位针刺，治疗组在针刺的基础上加揿针贴压耳穴，取口、眼、面颊、神门、额等位置，每次24小时，每周3次，2周为治疗总周期。⑤面部熏蒸联合针刺。取百会、合谷、足三里，味觉丧失加廉泉；眼睑闭合困难加攒竹等，可同时使用面部中药熏蒸后，穴位按摩与针灸联合治疗。熏蒸方药包括防风、白芷、全蝎、天麻、白芥子等，风寒者加桂枝、细辛；血瘀气虚加红花、桃仁。熏蒸后，由印堂按摩至神庭36次，再由攒竹穴按摩至丝竹空36次，每穴停留3秒，治疗周期为1月。⑥温针灸法。取穴以手足阳明经穴为主，手足太阳经穴为辅，于患侧下关穴进行温针灸法，共4个疗程。⑦火针法。火针疗法是将特制的金属针具烧红，迅速刺入人体的特定部位或腧穴，并迅速退出以治疗疾病的一种方法，古称"燔针"，火针治疗面瘫多以局部选穴为主，具有选穴少、奏效快、治疗次数少的优势，且借助"火"的力量可使其对局部穴位形成刺激，起到温煦经脉、调节机体自身免疫功能的作用。通常每次选取4~6个穴，火针出针后用干棉球按压针孔，后用毫针针刺面部各穴，火针隔2~3天治疗1次。⑧热敏灸法：取穴患侧翳风、双侧合谷、足三里、血海，当患者有传热、透热，局部不热远端热等现象，说明出现热敏反应。热敏灸能够激发经气及促进循经感传，有益气通络、活血养血的功用。

注意事项：①针刺早期局部取穴宜少，手法宜轻。②选穴以患侧局部穴位和双侧合谷为主，刺法以毫针刺法为主，面部穴位宜采用沿皮刺，可配合灸法、TDP照射、超短波等。③急性期患侧局部不建议行电针治疗，恢复期可配合电针治疗。④急性期，部分患者可伴有耳后疼痛及偏头痛等。可配合翳风拔罐刺络放血。⑤儿童面瘫可采用毫针针刺配合中药治疗，对于3岁以下，不能配合的儿童，可采用快针点刺、不留针来治疗。取穴同成人，进针宜浅、手法宜轻。⑥孕期面瘫，禁止针刺水沟、合谷、太冲、三阴交及下腹部等孕妇禁用或慎用的穴位，手法宜轻缓，忌重刺激，注意胎动。⑦面瘫后遗症可根据症状选择面部闪罐等治疗。

3. 膏摩疗法

膏摩疗法是发挥推拿和药物的综合治疗作用来防治疾病的一种方法。治疗面瘫时，推拿手法在疏通经络、行气活血的同时，可以充分促进中药膏剂内有效成分经皮部络脉、皮部卫气、皮部经穴的途径吸收进入体内，从而发挥推拿和药物的双重功用，进而增强疗效，以达补益气血，濡养筋脉之功效，从而改善面瘫患者面部肌肉运动功能及结构。

操作方法如下：①取鲜姜、人参、莲藕、山药、甘草、菊苣、玫瑰、当归等药物制成中药膏剂备用。②观察患者静止、抬眉、闭眼、耸鼻、鼓气、示齿6个动作两侧运动是否对称；沿头面部阳明经、太阳经、少阳经循行部位施以切、循、按压等，以诊察有无疼痛、结节或条索物、凹陷、萎缩等改变，并结合望诊与切诊确定治疗路线。③中药膏结合揉、擦、点按、推拨等轻柔的推拿手法沿治疗路线进行操作使药物充分吸收。

具体手法如下：①颈项部。患侧平擦12遍，健侧平擦2遍。②头面部+颈前部。患侧平擦3遍、揉擦2遍、按压2遍，健侧平擦2遍。③在头维、颔厌、悬颅、悬厘、曲鬓等穴进行点按。④在循经可触结节、条索或凹陷处进行推拨，操作时间30～40分钟。

4. 外敷疗法

治疗方法：巴豆3个（去油，制成巴豆霜），鲜生姜拇指大（去皮），共捣如糊状，调和均匀，涂在穴位敷贴上，外敷患处牵正穴3～5小时。观察15天，口眼歪斜逐渐恢复。如果效果不理想，待局部皮肤颜色恢复正常后，可再按上法外敷1次，直至痊愈为止。为了更快地让药物发挥作用，在使用药物外敷的同时，特别是天冷或冬季可用热水袋外敷1小时，以提高治疗效果。

注意事项：①外敷时，应取坐位，勿将药液流入眼内或耳内，以免造成耳、眼损伤。在治疗及恢复期间，应用温水洗手、洗脸。避免受风着凉，亦不可用凉水洗衣服，以免加重病情或造成面瘫的复发。②外敷药物可刺激局部皮肤发生水泡，但不易感染化脓，如果感染化脓时，25%的氯霉素眼药水点滴消炎，控制感染。③外敷疗法，患者仅有拘急感，无明显疼痛。此法仅为表皮受损，局部皮肤不留色素沉着或疤痕。④敏感皮肤或者容易过敏者，应根据个人体质情况酌情使用，对药物成分过敏者禁用。

5. 推拿疗法

首先需辨经络，眼睑不能闭合者沿足太阳、足阳明经筋在头面部循行部位行轻柔推拿手法；口喝者于手太阳和手、足阳明经筋在头面部的循行之处行手法操作；耳前、耳后疼痛者沿手、足少阳经筋在头面部循行部位施推拿手法。操作结束后进行功能引导训练以恢复肌肉运动及经络传导记忆，引导过程注意全神贯注，以轻为宜。

（1）操作频率与疗程急性期：①第1周，开始治疗1天1次，治疗约5天。②第2周，当额纹变化明显时，隔天1次，治疗约3天。③第3周，继续隔天1次，治疗约3天，治疗3周可以恢复70%～80%。④第4周，治疗1～2次，基本痊愈。⑤巩固治疗，根据患者具体情况和需求，可以1周1～2次。

（2）恢复期及后遗症期：①第1月，治疗1周3次，治疗约1个月。②第2月，当额纹变化明显时，1周2次，治疗约1个月。③第3月，1周1～2次，治疗约1个月。④第4月，2周治疗1～2次，治疗约1个月。⑤巩固治疗根据，患者具体情况和需求，可以2周1次。治疗过程中关注患者病情变化，必要时，予以调整治疗方案。

（3）注意事项：①治疗时手法宜轻不宜重，宜缓不宜急。②避免多重方法进行治疗，尤其是损伤刺激性治疗。③治疗期间忌食白酒，辛辣食物及有兴奋刺激作用的保健品或药物，以免加重病情，甚至引发对侧不适。④避免热敷、外敷发泡药物等。⑤嘱患者遵医嘱，治疗方案根据个人病情而定。

6. 耳穴疗法

此法适用于急性期和恢复期患者。取穴的主穴可包括相应部位、三焦、皮质下、肾上腺。相应部位是指依面神经麻痹的部位取穴，可疏通面部之经络，调和面部之气血，濡养经筋。三焦是面、舌咽和迷走神经混合支刺激点，是治疗的主要穴位。皮质下即可增加对神经功能的调节，也可调节血管的舒缩功能，改善神经血液营养。肾上腺可促进炎症、水肿的消退，同时抗感染。脾主肌肉，人体的肌肉依靠脾所运化的水谷精微来营养。口为脾之外窍，脾其荣在唇。取脾以助脾气健旺、气血充足。"肝主疏泄"为"风木之脏"，取肝有畅达气机、养肝熄风和调节精神情志的作用。疗程：耳穴压豆持续 20天，5 天更换 1 次，每天摁压 10 次，每次每穴摁压 5～10 秒，中病即止。三焦、相应部位为治疗面神经麻痹的主穴，治疗时刺激量宜大，其余配穴可用中等刺激法。耳穴治疗周围性面神经麻痹，可避免不良的局部强刺激导致的面肌痉挛。

7. 穴位埋线疗法

主要用于后遗症期非痉挛型患者。穴位：阳白、鱼腰、攒竹、丝竹空、承泣、颧髎、颊车、地仓。进针点为阳白、承泣、颧髎、颊车。以阳白穴为进针点，分别为阳白透攒竹，阳白透鱼腰，阳白透丝竹空，针尖达到对应穴位后旋转退针；再分别以承泣、颧髎、颊车为进针点，分别采取承泣透地仓，颧髎透地仓，颊车透地仓进行透穴埋线。

8. 穴位注射疗法

适用于临床各期患者。选定的腧穴按照由国家技术监督局发布的中华人民共和国国家标准《腧穴名称与定位》（GBT12345～2006）中的穴位以定位。取穴包括腧穴选取患侧的面部的阳白穴、太阳穴、四白穴、迎香穴、巨阙穴、地仓穴、颊车穴等。穴位注射药物配制（经验方）为鼠神经生长因子 30ug+甲钴胺 0.5mg+维生素 B1200mg，配制成约5mL 后，穴位注射。用法用量：每天或隔天注射 1 次，每次选择 6～7 个穴位，每个穴位 0.8mL，将药物缓慢注射，并适度按压 15 分钟，1 个疗程 7 天。

9. 热敷疗法

面瘫患者是由发炎而引起的局部面瘫，此类患者可以用热敷患处的方法来消除炎症，活血通经，但避免使用热敷、外敷发泡药物等。每天热敷 3～4 次，每次 20 分钟。

七、面神经炎的日常护理

面神经麻痹的诱发因素主要是寒冷、凉风侵袭、病毒感染（单纯疱疹病毒、带状疱疹病毒、巨细胞病毒）等，合理的膳食和健康的生活习惯是预防面神经炎的有效方法。

（一）预防

（1）远离风寒。吹冷风、受冷水刺激是最常见致病因素。因此，要避免直吹空调、风扇。户外乘凉、洗浴、饮酒也应注意不要让风直接吹头面部。

（2）注意休息。面瘫预防和治疗期间都应该注意休息，保证睡眠充足，少看电视、电脑，避免各种精神刺激和过度疲劳，以利于疾病康复。

（3）心理减压。面对来自工作、学习、社交、家庭生活等各方面压力时，要学会自我心理调适，可以倾诉、听音乐、旅游、适当运动等。

（4）适当锻炼。早晨、傍晚时候根据自身情况，选择些适宜体育项目。如果长期坚持下去会使体质循环得到提高，对风寒易感性和抗御能力也会大大增强。

（5）合理膳食。少吃油腻刺激性食物，建议吃易消化食品，如绿色蔬菜、水果等。

（二）护理

（1）防寒保暖：面神经炎患者一定要避风寒，注意面部和耳后保暖，温水洗脸漱口，外出时一定佩戴口罩，必要可佩带保暖面罩。

（2）合理护眼：当患者存在眼睑闭合不全时，应重视对患者眼部的保护。由于眼睑闭合不拢、瞬目无力或动作缓慢，导致异物容易进入眼部、泪液分泌减少，使得角膜损伤或感染的风险增加，必要时应请眼科协助处理。建议根据情况选择滴眼液或膏剂防止眼部干燥，合理使用眼罩保护，特别是在睡眠中，防止眼睑闭合不拢尤为重要。

（3）面部护理：患者可自我按摩颜面部，手法宜轻柔、适度、持续、稳重，早晚各1次，更要自觉锻炼面部肌肉，做皱额、蹙眉、闭眼、吹口哨、示齿等运动，可以嚼口香糖，吃较硬的食物以锻炼面部肌肉。

（4）调整心态：面瘫患者易致紧张或悲观情绪，所以家属要关心和尊重患者，疏导其紧张的情绪。患者可以倾听舒心的音乐或观看喜悦的节目，抒发情感，排解悲观情绪，调理气血阴阳。鼓励病友间相互交流治疗体会，提高认知，调摄情志，增强信心。

（5）合理饮食：面瘫患者宜食益气活血、辛温散寒、通阳泄浊的食物，如桃仁、葱白、生姜、白萝卜、百合、桃仁、蘑菇、赤小豆等，忌食辛辣燥热、凉性或生冷瓜果、肥甘厚味的食品。有味觉障碍的患者应注意食物的冷热度，避免坚硬的食物，尽量将食物放在健侧舌后方，细嚼慢咽，注意饭后及时漱口，保持口腔清洁。

（6）患者宜充分休息，避免去人多、空气污浊的场所，避免受风寒加重病情，注意气候温、凉、湿、热变化。

面神经炎是生活中较为常见的疾病，患者一定要到正规医院就诊，早期即可进行正规治疗，大多数患者预后良好。轻中度患者，大多经过2周至3月的治疗可基本痊愈，但有1/3以上的中度和重度患者，残留程度不等的后遗症，中西医结合神经修复规范治疗有助于改善预后。

韩慧编

第十五章　癫痫病

一、概述

癫痫是中枢神经系统常见的慢性疾病之一，病因众多、病理机制复杂、症状表现差异较大。其病因复杂，包括结构、遗传、感染、代谢、免疫及其他未知病因等，儿童及老年人群高发，症状易反复发作。目前，对新诊断癫痫患者，抗癫痫发作药物（ASM）仍是治疗的基石，约 70%的患者通过 ASM 治疗，癫痫发作可得到良好控制。

（一）癫痫的定义

《临床诊疗指南·癫痫病分册》（2023 修订版）中明确指出，癫痫是一种以具有持久性的以致痫倾向为特征的脑病疾病。癫痫不是单一的疾病实体，而是一种有着不同病因基础、临床表现各异，但以反复癫痫发作为共同特征的慢性脑部疾病状态。首先，要明确癫痫是多种因素所致的临床变化，如自身免疫性脑炎所致的癫痫持续状态、多发性硬化合并癫痫等各种病理状态。其次，随着诊断手段的进展，绝大多数癫痫均可寻求到致痫病灶。再者，癫痫是一种慢性脑部疾病状态，除癫痫发作外，还合并认知减退、行为异常、抑郁等脑部功能异常及相应社会、心理的变化。对于癫痫疾病的理解不能从单一途径、单一致病机制考虑，需要进行综合分析和判断。

明确以下癫痫及相关的基本概念，有助于临床诊治过程采取正确的诊疗方案。

1. 癫痫发作

它是指脑神经元异常过度、同步化放电所造成的一过性临床表现，可分为诱发性发作及非诱发性发作。癫痫发作具有 3 个方面要素。

（1）临床表现。癫痫发作必须有临床表现（症状和/或体征）。临床表现可多种多样，如感觉、运动、自主神经、知觉、情感、认知及行为等障碍。

（2）起始和终止的形式。癫痫发作一般具有突发突止、短暂一过性、自限性的共同特点。通常可以根据行为表现或脑电图改变来判断癫痫发作的起始和终止。癫痫持续状态是一种表现为持续或反复发作的特殊情况。

（3）脑部异常。过度同步化放电要通过脑电图检查才能证实。这是癫痫发作区别于其他发作性症状的最本质的特征。

按照有无急性诱因，癫痫发作大体上可分为诱发性发作和非诱发性发作。诱发性发作最常见于中枢神经系统疾病（感染/卒中等）或全身系统性疾病（血糖异常/电解质紊乱/中毒/发热等）的急性期，是一种急性症状性发作。这种发作仅代表疾病急性期的一种症状，不意味急性期过后一定反复出现癫痫发作。非诱发性发作则没有明确的急性诱因。例如，病毒性脑炎急性期出现的癫痫发作是诱发性发作，而脑炎数年后出现的癫痫发作，则为非诱发性发作。

2. 癫痫

癫痫是一种以具有持久性的致痫倾向为特征的脑部疾病。在诊断癫痫时需要有至少两次的癫痫发作，或 1 次发作合并明确的致痫倾向。

3. 癫痫综合征

癫痫综合征是指一组特定临床表现和脑电图改变组成的癫痫疾患，着重强调脑电与临床结合的综合征，如颞叶癫痫、额叶癫痫、儿童良性癫痫伴中央颞区棘波、青少年肌阵挛性癫痫等。值得注意的是，并非所有患者均能明确诊断为某种癫痫综合征。临床上常结合发病年龄、发作类型、病学、解剖基础、发作时间规律、诱发因素、发作严重程度、其他伴随症状、脑电图及影像学结果、既往史、家族史、对药物的反应及转归等资料，做出某种癫痫综合征的诊断。

4. 癫痫性脑病

癫痫性脑病是指由于频繁癫痫发作和（或）癫痫样放电造成的进行性神经精神功能障碍或退化。本概念强调由于癫痫本身异常造成进行性神经功能衰退。神经精神功能障碍或退化的脑病表现包括认知、语言、感觉、运动及行为等方面。脑病表现可为全面性或具有选择性。根据患者脑病与癫痫的关系，可以分为 3 类：①第 1 类为由于癫痫性异常本身（即频繁癫痫发作和/或癫痫样放电）造成的脑病，称为癫痫性脑病。②第 2 类为如果癫痫患者伴有由于潜在发育性异常病因所致的脑病，癫痫发作本身对于脑病没有或者不起主要的作用，则称为癫痫伴发育性脑病。③第 3 类为癫痫患者的脑病状态是由潜在发育性异常病因和癫痫性异常双重作用导致的，此时称为发育性癫痫性脑病，患者大多在新生儿、婴幼儿或儿童期发病，脑电图明显异常，药物治疗效果差。

（二）癫痫的流行病学

我国癫痫的患病率为 4‰～7‰。活动性癫痫患病率为 4.6%，年发病率在 30/10 万左右。目前约有 640 万活动性癫痫患者。每年有 30 万左右新发癫痫患者。我国活动性癫痫患者的治疗缺口达 49.8%，总体仍处于较低的水平。

癫痫在任何年龄、地区和种族的人群中都有发病，但以婴幼儿期及老年期较高，近年来随着人口老龄化，脑血管病、痴呆、自身免疫性脑炎和神经系统退行性疾病的发病率增加，常常共患癫痫，也使得老年人群中癫痫患病率有所上升。

（三）癫痫的主要危害

癫痫是神经内科最常见的疾病之一。癫痫患者的死亡危险性为一般人群的 2～3 倍，主要死因为癫痫猝死、癫痫持续状态、意外伤害、自杀等。癫痫对于个人、家庭和社会带来严重的负面影响，被确诊为癫痫可使患者及其家属产生较严重的心理障碍。癫痫发作给患者造成巨大的生理和心理上的痛苦，严重影响患者和家庭的生活质量。长期服用抗癫痫发作药及其他诊治费用给家庭带来沉重的经济负担，同时，癫痫患者的保健、教育、就业、婚姻生育等问题也是重要的公共卫生和社会问题。

二、癫痫的分类

（一）癫痫发作的分类

1. 国际抗癫痫联盟（ILAE）2017 年推出癫痫发作分类

2017 年 ILAE 癫痫发作分类（扩展板）

局灶起始		全面性起始	起始不明
知觉保留	知觉障碍	运动症状	运动症状
运动症状起始		强直-阵挛	强直-阵挛
自动症		阵挛	癫痫性痉挛
失张力		强直	非运动症状
阵挛		肌阵挛	行为终止
癫痫性痉挛		肌阵挛-强直-阵挛	不能归类
过度运动		肌阵挛-失张力	
肌阵挛		失张力	
强直		癫痫性痉挛	
非运动症状起始		非运动症状（失神）	
自主神经性		典型失神	
行为终止		不典型失神	
认知性		肌阵挛失神	
认知性		眼睑肌阵挛失神	
感觉性			
局灶进展为双侧强直-阵挛			

2. 常见癫痫发作类型要点

（1）全面性发作。

全面性强直-阵挛发作（GTCS）：它是一种表现最明显的发作形式，也称为大发作，以意识丧失、双侧对称强直后紧跟有阵挛动作并通常伴有自主神经受累表现为主要临床特征。

强直发作：表现为躯体中轴、双侧肢体近端或全身肌肉持续性的收缩肌肉僵直。僵直通常持续 2～10 秒，偶尔可达数分钟。发作时，EEG 显示双侧性波幅渐增的棘液节律 [（20±5）Hz]或低波幅（约 10Hz）节律性放电活动。强直发作是 Lennox-Gastaut 综合征的最主要发作类型。

阵挛发作：表现为双侧肢体节律性（1～3Hz）的抽动，伴有或不伴有意识障碍，多持续数分钟。发作时 EEG 为全面性（多）棘波或（多）棘-慢波综合。

肌阵挛发作：表现为不自主、快速短暂、电击样肌肉抽动，每次抽动历时 10～50 毫秒，很少超过 100 毫秒。抽动可累及全身也可限于某局部肌肉或肌群，可非节律性反复出现。发作期典型的 EEG 表现为暴发性全面性多棘-慢波综合。肌阵挛发作既可见于一些预后较好的特发性癫痫患者（如青少年肌阵挛性癫痫）， 也可见于一些预后较差的癫痫性脑病（如 Dravet 综合征、Lennox-Gastaut 综合征）。

失张力发作：表现为头部、躯干或肢体肌肉张力突然丧失或减低，发作之前没有明显的肌阵挛或强直成分。发作持续约 1～2 秒或更长。临床表现轻重不一，轻者可仅有点头动作，重者可导致站立时突然跌倒。发作时，EEG 表现为短暂全面性 2～3Hz（多）棘-慢波综合发放或突然电压减低。失张力发作多见于癫痫性脑病，如 Lennox-Gastaut 综合征等。

肌阵挛-强直-阵挛发作：表现双侧肢体单次或数次阵挛或肌阵挛性抽动，随后演变为强直-阵挛性发作。这种发作类型多见于青少年肌阵挛性癫痫。

（2）局灶性发作。

知觉保留/知觉障碍的局灶性发作：分别用来描述发作时知觉有保留或知觉有障碍的局灶性发作，被定义为"感知自我和环境"。如果不能明确局灶性发作时知觉状态，则可简单地描述为"局灶性发作"。

自动症：指的是通常在知觉障碍状态下，患者做出的反复刻板、无目的或似乎有目的、基本协调的不自主动作或行为。常见自动症类型包括口咽自动症、手部自动症、言语性自动症及过度运动性自动症等。

过度运动性发作：是一种主要累及躯干及肢体的近端，动作幅度通常较大、快速剧烈的局灶性运动性发作。例如，上肢快速挥舞样运动或下肢反复蹬踏样动作。

自主神经性发作：指发作时以自主神经功能发生明显改变为主要表现的非运动局灶性发作。自主神经改变可能涉及心肺、瞳孔、胃肠、泌汗、血管舒缩和体温调节等功能，常被描述为心动过速、过度换气、胃气上升、脸红、面色苍白、恶心呕吐及竖毛等。

行为中止性发作：指从发作起始就以动作行为中止为主要表现并贯穿整个发作过程的非运动局灶性发作。

认知性发作：以语言、思维或其他高级皮质功能改变为主要表现的非运动局灶性发作。例如，似曾相识感幻觉或错觉性发作、失语性发作及强迫思维发作等。

情感性发作：以情绪改变为主要表现的非运动局灶性发作。例如发作性恐惧（害怕）焦虑、生气、激越、高兴、欣快等。

感觉性发作：指的是非外源性刺激诱发的自我感知体验性发作。临床常见类型包括躯体感觉性、视觉性、听觉性、嗅觉性、味觉性或前庭性发作等。

局灶进展为双侧强直-阵挛发作：是一种局灶起源的运动性或非运动性发作，此类发作可发展为双侧强直-阵挛性发作，本质上仍为局灶性发作。

（3）癫痫性痉挛。

癫痫性痉挛表现为突然累及躯干中轴和双侧肢体近端肌肉的强直性收缩，持续 0.2～2 秒，突发突止。临床可分为屈曲型或伸展型痉挛，以前者多见，表现为发作性点头动作，常在觉醒后成串发作。发作间期 EEG 表现为高度失律或类高度失律，发作期 EEG 表现多样化（电压降低、高幅双相慢波或棘慢波等）。癫痫性痉挛多见于婴幼儿，如West 综合征，也可见于其他年龄。

（二）癫痫的分类

2017 年 ILAE 推出癫痫分类

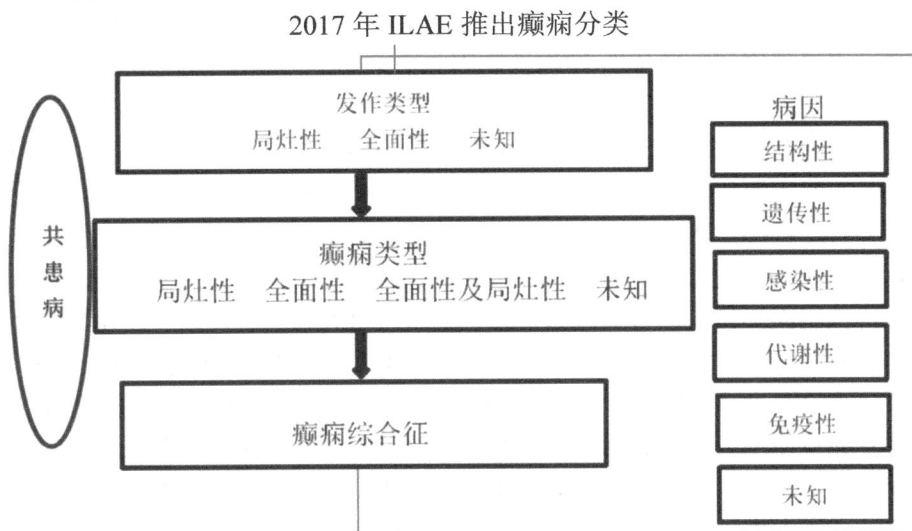

（三）癫痫综合征的分类

2022 年 ILAE 将癫痫综合征重新分类将癫痫综综合征分为以下 4 组：①新生儿期和婴儿期起病的癫痫综合征，发病年龄小于 2 岁。②儿童期起病的癫痫综合征，发病年龄 2~12 岁。③起病年龄可变的癫痫综合征，儿童和成年期均可发病。④特发性全面性癫痫综合征。新的癫痫综合征分类方案先依据起病年龄将癫痫综合征分组，再结合发作类型、病程和病因将癫痫综合征归类。

三、癫痫的病因学

癫痫的病因包括先天遗传因素和后天获得性因素。随着分子遗传学、神经影像学及神经科学的快速发展，目前认为约 30% 的癫痫患者主要由明确的后天获得性因素导致，如围产期脑损伤、中枢神经系统感染、卒中、脑外伤、免疫相关的中枢神经系统疾病（免疫性脑炎、脱髓鞘疾病等）和肿瘤等。约 70% 的癫痫患者中遗传因素起更重要的作用。2017 年 ILAE 提出了新的癫痫分类框架，将癫痫的病因分为 6 类，包括结构性、遗传性、感染性、代谢性、免疫性和病因不明。明确癫痫的病因对治疗方案的选择和判断预后有重要意义。

（一）结构性病因

结构性病因指神经影像学可见脑结构性异常，并且临床评估与影像学结合，推测该影像学异常很可能就是癫痫发作的直接原因。结构性病因可以是获得性的，如卒中、出血、外伤、肿瘤等，也可以是遗传性的，如皮质发育畸形、结节性硬化。有些脑结构异常既可以是遗传性的，也可以是获得性的，如多小脑回畸形可能是继发于 GPR56 基因突变，或者获得性地继发于宫内巨细胞病毒感染。与结构性病因相关的综合征常见的有伴海马硬化的颞叶内侧癫痫、伴下丘脑错构瘤的发笑发作、Rasmussen 综合征、皮质发育畸形和半侧惊厥-偏瘫-癫痫等。这些结构性病因相关的综合征具有其影像学特征，也提示药物治疗多数难以控制发作，大多数需要手术治疗。需要注意的是，结构性病因如有明确的遗传基础，如结节性硬化分别由编码错构瘤蛋白和结节蛋白的 TSCI 和 TSC2 基因突变引起，则这种癫痫为遗传性-结构性病因。

（二）遗传性病因

遗传性癫痫是指癫痫由已知或推论的遗传缺陷所直接导致，并且癫痫发作是该疾病的核心症状。确定遗传性病因主要基于两种条件之一，基于可靠的分子或细胞遗传学检测结果及分析，直接诊断，或者基于既往明确的家系研究结果推论诊断。如临床表型符合 Dravet 综合征，通过基因检测发现 SCNIA 基因新发杂合致病性变异，即可以确定该患者为遗传性病因；另一种情况，如某患者临床符合儿童失神癫痫（CAE）。根据既往家系研究及双生子研究的充分证据，已经公认典型 CAE 的病因为遗传性，该 CAE 患儿的病因可推论诊断为遗传性。癫痫的遗传性病因包括单基因遗传、多基因/复杂遗传、染色体异常及线粒体基因突变等各种遗传变异。随着二代测序技术的临床应用，近年来有很多癫痫综合征致病基因被发现，截至 2022 年 8 月，已有 105 个发育性癫痫性脑病相关致病基因被在线人类孟德尔遗传数据系统（OMIM）收录。

（三）代谢性病因

代谢性病因是癫痫相对少见的病因，但是在婴幼儿期相对常见。代谢性癫痫的定义为已知或推测的代谢性疾病直接导致的癫痫，并且癫痫发作是该疾病的核心症状。代谢性病因是指明确的代谢缺陷伴生化改变，如氨基酸代谢病、有机酸代谢病、吡哆醇依赖症、葡萄糖转运子 I 缺陷等。大多数的代谢性癫痫都有遗传基础，但有些可能是获得性的，如脑叶酸缺乏症。

（四）感染性病因

感染性病因是指癫痫由已知的感染性事件直接导致，并且癫痫发作是疾病的核心症状。感染性病因不是指发生于急性中枢神经系统感染急性期（如脑膜炎或脑炎急性期）的症状性癫痫发作。有高达 30% 的中枢神经系统感染患者，在疾病早期会出现癫痫发作，但这些癫痫发作在过了急性期后有可能完全缓解。癫痫的感染性病因包括脑囊虫病、结核病、人类免疫缺陷病毒（HIV）感染、脑型疟疾、亚急性硬化性全脑炎、脑弓形虫、原虫病以及先天性寨卡病毒和巨细胞病毒感染等，这些感染性病因在非洲以及南美洲的某些地区是导致癫痫的相对常见病因。

（五）免疫性病因

免疫性病因导致的癫痫是指癫痫为自身免疫介导的中枢神经系统炎症所导致，而且癫痫发作是疾病的核心症状。近年，在儿童及成人病例中认识到一系列有特殊表型的免疫性癫痫，急性起病的重症或者难治性颞叶癫痫以及符合自身免疫性脑炎临床综合征样表现的癫痫，均应考虑做相关抗体检测。免疫性病因可以通过检测到中枢神经系统的自身免疫性炎症证据，或者符合具有特征性临床表现的免疫性癫痫诊断标准来确定。由于对癫痫与自身免疫异常的研究不断深入，新的抗体不断被发现并可以检测，早期识别、早期治疗不仅能改善急性期预后，而且也能减少远期慢性癫痫的发生，因此，免疫性病因因为成为癫痫的重要病因而日益受到重视。

（六）病因不明

目前，仍有部分癫痫患者的病因不能确定，2017 年的《国际癫痫分类》将这些癫痫归类为病因不明的癫痫。在这一类中，只能根据基本的电临床表现做出癫痫基本诊断。

随着各种诊断技术的不断进步，尤其是头颅影像技术、遗传检测技术及神经免疫学的快速发展，越来越多的癫痫患者的病因可以被确定。明确病因才有可能进行精准治疗，尤其是对药物难治性癫痫患者，应该不断努力争取明确其病因，从而使治疗更有针对性，改善治疗效果和预后。

四、癫痫诊断的原则及流程

癫痫诊断的原则和完整流程包括确定发作性事件是否为癫痫发作，即诱发性癫痫发作和非诱发性癫痫发作的鉴别；按照 ILAE 癫痫发作分类确定癫痫发作的类型；按照 ILAE 癫痫及癫痫综合征分类系统来确定癫痫及癫痫综合征的类型；确定病因；确定残障和共患病。

（一）癫痫诊断的标准

临床出现两次（间隔至少 24 小时）非诱发性癫痫发作时就可诊断癫痫。这是目前普遍采用的、具有临床可操作性的诊断标准。2014 年 ILAE 癫痫临床实用性定义指出，除了上述传统的诊断标准，对于如下 2 种情况也可考虑诊断癫痫。

（1）首次非诱发性（或反射性）发作，并且在未来 10 年内再次发作风险至少达到 60%。这种情况对于首次发作就尽早诊断并控制癫痫具有积极意义，但多数情况下，较难确定某个体首次发作后的具体再发风险。目前有证据提示，能够增加成人首次癫痫发作后再发风险的因素包括存在既往脑损伤病史；脑电图有痫样异常表现；脑部影像学存在致痫病变；首次发作为夜间发作。

（2）诊断某种癫痫综合征。2014 年 ILAE 癫痫临床实用性定义同时指出了可解除癫痫诊断的 2 种情况：已经超过了某种年龄依赖癫痫综合征的患病年龄；已经 10 年无发作，并且近 5 年已停用抗癫痫发作药。

（二）癫痫诊断的方法

临床上，完整的癫痫诊断通常需要相近的病史资料、神经科查体检查、相应的辅助检查等。

1. 病史资料

完整病史是癫痫诊断中最重要的环节，应包括现病史、出生史、既往史、家族史、疾病的社会心理影响等。其中现病史尤为重要，包括首次发作年龄；发作前状态或诱发因素（觉醒、清醒、睡眠、饮酒、过度劳累、少眠、精神刺激、发热等等），发作最初时的症状/体征（先兆、运动性表现等），发作时表现（睁眼、闭眼、姿势、肌张力、运动症状、自主神经症状、自动症、舌咬伤、尿失禁等），发作演变过程，发作持续时间；发作后表现（清醒、烦躁、嗜睡、头痛等），发作频率和严重程度。

2. 体格检查

它包括意识状态、认知状态、精神状态、局灶体征（偏瘫偏盲等）及病理征等。

3. 辅助检查

（1）脑电图（EEG）。癫痫发作最本质的特征是脑神经元异常过度放电，而 EEG 是能够反映脑电活动最直观、便捷的检查手段，是癫痫发作、确定发作和癫痫的类型最重要的辅助手段，是癫痫的常规及必要检查。脑电图种类包括头皮脑电图监测（常规脑电图、动态脑电图监测、视频脑电图监测）和颅内电极脑电图（术前脑电图、术中脑电图）。

脑电图在癫痫诊断中的主要作用包括：①有助于确定发作性事件是否为癫痫发作。②有助于癫痫发作类型的诊断。③有助于癫痫综合征的诊断。④有助于发现癫痫发作的诱发因素。⑤有助于评估单次非诱发性癫痫发作后再次发作的风险。⑥辅助评估抗癫痫发作药治疗的疗效。⑦癫痫外科术前评估。⑧排除癫痫样放电所致的认知障碍。⑨辅助评估抗癫痫发作药撤药后的复发风险。

（2）神经影像学检查。MRI 检查对于发现脑部结构性异常有很高价值，可以提供脑结构的高分辨率诊断信息，并且可以多方位、多序列成像，能够发现很多头颅 CT 检查所不能发现的细微结构性异常，如海马硬化、局灶性皮质发育不良（FCD）海绵状血管瘤、低级别肿瘤等，因此，对于癫痫病因诊断、术前评估具有特别重要的作用，是癫痫患者影像学检查的首选项目。检查与复查指征为患者首次发作或新诊断癫痫时，在设备条件允许的情况下，行头颅 MRI 扫描，这将有助于发现前述病因、指导治疗以及判断预后。在疾病早期阶段，MRI 影像显示海马硬化的颞叶内侧癫痫患者，发展为药物难治性癫痫的概率是无病变患者的 3 倍；而对于 MRI 影像显示明确病变的患者，其术后癫痫无发作的概率比 MRI 影响显示无病变的患者要高 2.5 倍。定期重复做 MRI 检查对于很多患者都是必要的。头颅 CT 检查在显示钙化性或出血性病变时较 MRI 优势。其他影像学检查，如功能磁共振、磁共振波谱、正电子发射断层成像等，可根据病情需要进行，但不是癫痫患者的常规检查。

（3）其他辅助检查：①血液检查，包括血常规、血糖、电解质、肝肾功能、血气分析、乳酸等检查及检测，能够帮助查找病因。定期检查血常规、肝肾功能及电解质水平还可辅助监测药物不良反应。②脑脊液检查，可以主要排除颅内感染或免疫性炎性疾病，对某些遗传代谢病的诊断有辅助作用。③遗传学检测。临床怀疑癫痫病因可能与遗传因素有关，可进行遗传学检测，包括一代测序、二代测序、染色体芯片检测等。④心电图。对于怀疑癫痫或新诊断的癫痫患者，应常规进行心电图检查，有助于对某些心源性发作进行鉴别，并且早期发现某些心律失常，从而避免因使用某些抗癫痫药导致不良后果。

（三）癫痫的鉴别诊断

临床上的发作性事件可以分为癫痫发作和非癫痫发作。癫痫发作的本质是脑神经元突然异常放电导致的临床表现，有一过性、反复性及刻板性的特点，脑电图显示痫样放电。癫痫发作需要与各种各样的非癫痫性发作相鉴别。非癫痫发作是指临床表现类似于癫痫发作的所有其他发作性事件。鉴别癫痫发作和非癫痫发作是癫痫诊断的首要也是最重要部分。非癫痫发作的原因很多，包括病理性原因和生理性原因。非癫痫发作常见的包括心因性发作、晕厥、过度换气综合征、各种发作性感觉/运动/自主神经症状、睡眠障碍和感染、代谢紊乱等引起的发作性症状。常见鉴别诊断如下。

1. 晕厥

晕厥表现为突然短暂的可逆性意识丧失姿势性肌张力减低或消失，由全脑血流灌注量突然减少引起，并随着脑血流的恢复而正常。常见诱因有体位改变、持久站立、剧烈运动、情绪激动等。发作表现为面色苍白或发绀、肢体软弱无力、少见尿失禁及发作后症状。癫痫发作多伴有视觉、味觉、听觉等前驱症状，并出现肢体强直、抽搐等运动症状，多伴舌咬伤及尿失禁，发作后伴有头痛、嗜睡等。

2. 心因性非癫痫发作

心因性非癫痫发作的患者中青年女性多见，常在周围有人的场合，在精神刺激后出现眼睛紧闭、眼球乱动、动作夸张、不同步协调，常有颤抖样动作，可对抗被动运动。可能对外界刺激做出反应，经数小时后或安慰、暗示后缓解。发作后一切如常，发作期脑电图少有异常。

3. 过度换气综合征

过度换气综合征是一种主要由心理因素所致，由不恰当过度呼吸诱发，这部分患者中许多有慢性焦虑症。过度换气综合征引起的发作性精神症状、短暂的意识丧失和四肢抽动需分别与癫痫的自动症、失神发作及全身性发做鉴别。患者的症状能通过过度换气复制是鉴别的主要依据，发作间期或发作期脑电图无痫样放电，发作前后血气分析显示二氧化碳分压偏低也是重要的鉴别标准。

4. 短暂性脑缺血发作（TLA）

该病多见于老年人，常有动脉硬化、冠心病、高血压、糖尿病等病史，持续时间从数分钟到数小时不等，而癫痫可见于任何年龄，以青少年为多，前述的危险因素不突出，发作时间多为数分钟，极少超过 5 分钟。TIA 患者的肢体抽动从表面上看类似癫痫，但多数患者没有癫痫家族史，肢体的抽动不规则，也无头部和颈部的转动。TIA 的短暂性全面遗忘征是无先兆而突然发生记忆障碍，多见于 60 岁以上的老年人，症状常持续 15 分钟到数小时，复发的可能性小，脑电图上无明显的痫性放电；癫痫性健忘发作持续时间更短，常有反复发作，脑电图上多有痫性放电。

5. 睡眠障碍

睡眠障碍包括发作性睡病、睡眠呼吸暂停症、夜惊症、睡行症、梦魇、快速眼动期行为障碍、意识模糊性觉醒、节律性运动障碍、周期性睡眠增多等。而睡眠期间不愉快或不良的行为或体验亦可称为异态睡眠，即包括夜惊症、睡行症等。由于很多的癫痫发作类型也容易在睡眠中发病，也表现一定的运动和意识障碍等，如睡眠中发生的局灶性发作、强直-阵挛发作，某些额叶或颞叶起源的发作，且主要发生在非快速眼动期（NREM），其中夜间额叶癫痫（NFLE）需要与 NREM 异态睡眠相鉴别。

（四）癫痫诊断中的注意事项

并非所有的癫痫发作都要诊断为癫痫。按照定义患者的发作必须是非诱发性癫痫发作时才能诊断癫痫，而诱发性癫痫发作即使反复出现通常也不考虑诊断为癫痫。所以癫痫诊断中应注意以下几点。

1. 区分诱发性和非诱发性癫痫发作

把反复的急性症状性发作误诊为"症状性癫痫"的做法必然导致过度诊断及治疗，也会导致癫痫流行病学调查结果不可靠。有癫痫发作但通常不诊断为癫痫的情况包括新生儿良性发作、热性惊厥、酒精或药物戒断性发作、中枢神经系统或全身系统性疾病的急性期出现的发作等。

2. 病史和辅助检查的重要性

病史资料是诊断癫痫最重要的依据，多数情况下，详细询问病史，尤其是发作史就可确定发作性症状是否为癫痫性发作，甚至可以初步进行发作类型和癫痫（综合征）类型的诊断。病史采集不充分是造成癫痫误诊的最常见原因。癫痫发作往往历时短暂，医师目睹癫痫发作的可能性不大，所以详细而有条理的病史询问尤为重要。建议患者本人和发作目击者一同就诊，以便获取完整的病史。如有可能，建议患者或家属用手机或家用摄像机把发作过程摄录下来，就诊时供医师分析。后期的脑电图及影像学检查往往作为进一步验证或明确前期诊断的手段。脑电图异常不一定要诊断癫痫，脑电图正常也不能排除癫痫。应避免患者短期内已有数次典型的大发作，但因脑电图正常而未能诊断癫痫，延误治疗的情况。

3. 避免漏掉"轻微发作"

完整的发作类型信息对于癫痫（综合征）的类型诊断很重要。在询问病史时，既要关注明显的发作（如全面性强直-阵挛发作），也要关注患者或发作目击者经常忽略或不主动告之的某些"轻微发作"，例如，先兆发作、肌阵挛发作、意识障碍轻微的局灶性发作等。对于主诉有过数次全面性强直-阵挛发作且既往史正常的青少年患者，如果病史中能够问出常被患者忽视的晨起后肢体"抖动"的情况，则临床要考虑"青少年肌阵挛癫痫"的可能，否则考虑可能是"仅有全面强直-阵挛发作的特发全面性癫痫"。

4. 长程视频脑电图监测的应用

诊断癫痫发作的"金标准"应该依据发作期异常脑电活动和临床表现的时间相关性，这可通过长程视频脑电图监测来实现。对于通过详细病史询问仍不明确发作性质的病例，可以进行长程视频脑电图监测来明确诊断。当然，在实践中也应了解长程视频脑电图监测的局限性和不足。

5. 识别"假性"药物难治性癫痫

在诊断药物难治性癫痫之前，应注意排除是否为"假性"药物难治性癫痫。重点考虑有无如下可能：①非癫痫性发作。②癫痫发作的分类错误（如将失神发作误诊为局灶性发作）。③针对发作类型的选药不当（如用卡马西平控制失神发作）。④药物剂量不足或给药方法不当。⑤患者服药依从性差。⑥加重发作的可控诱因（如过量饮酒、缺少睡眠等）。⑦其他可导致癫痫难治的病因（如维生素 B6 依赖症、葡萄糖转运体 I 缺陷症等）。另外，有些癫痫患者可能同时存在癫痫发作和非癫痫发作，应注意鉴别，必要时行长程视频脑电图监测明确诊断。避免因为将发作性症状都误认为是癫痫发作，而通过不断增加药物剂量，或频繁更换药物来控制"难治性癫痫"的情况。

五、癫痫的治疗

癫痫是由多因素导致的、临床表现复杂的慢性脑功能障碍疾病，分为发作期和发作间期。癫痫治疗的主要目标是控制癫痫发作，在临床诊疗过程中既要遵循基本治疗原则，又要结合个体差异，因病因学具有异质性，在选择治疗方案时，应充分考虑癫痫的特点、共患病情况及患者的个人、社会因素，进行有原则的个体化综合治疗。最终目标是在控制发作同时，提高患者生活质量及社会功能。

（一）癫痫发作期治疗

不明原因的首次发作不一定都能确诊为癫痫，所以治疗也不同。如确诊癫痫应尽可能细化，包括癫痫诊断是否成立、癫痫发作的类型、癫痫综合征的分类、癫痫的病因及癫痫共患病等；在治疗过程中还应不断完善诊断，尤其是当治疗效果不佳时，应重新审视初始诊断是否正确。对于丛集性发作及癫痫持续状态者，应积极控制癫痫发作，维持生命体征。

1. 首次癫痫发作

①明确癫痫发作的类型与诊断。②严密观察患者意识、瞳孔及生命体征的变化，注意记录癫痫发作的具体症状学表现。③合理引导患者保持正确体位，注意周围环境的安全性，保护患者，防止意外受伤。④积极寻找病因及诱因，终止长时间的发作：需要询问患者及家属是否按时服药，有无诱发因素等。⑤必要时，完善常规检查血常规、肝肾功能、电解质、血糖、抗癫痫发作药度等，如有条件可进行脑电图同步记录。⑥发作持续时间超过 5 分钟按照癫痫持续状态处理。

2. 癫痫持续状态

（1）癫痫持续状态（SE）的含义实际为"癫痫发作的持续状态"，是一种临床症状，可见于癫痫患者的一次癫痫发作，也可见于其他病因（如病毒性脑炎、脑外伤、低血糖等）所导致的急性症状性癫痫发作。2015 年 ILAE 提出适用于所有癫痫发作类型的 SE 新定义，即 SE 是指发作自行终止的机制失败或异常持续发作的机制启动（在时间点 t1 之后）所导致的一种临床状态，可以导致包括神经元死亡、损伤和神经网络改变（在时间点 t2 之后）等长期不良后果，导致结果取决于发作的类型和时长。t1 提示启动治疗的时间点，t2 提示长期不良后果可能发生的时间点。强直-阵挛性癫痫持续状态的 t1 为 5 分钟，t2 为 30 分钟；伴意识障碍的局灶性癫痫持续状态的 t1 为 10 分钟，t2 大于 60 分钟；失神癫痫持续状态的 t1 为 10～15 分钟，t2 尚不明确。

（2）惊厥性癫痫持续状态总体治疗原则包括：①治疗目标是尽快终止临床发作和电发作。②尽早治疗，遵循 SE 处理流程，尽快终止发作。③积极查找 SE 病因，对因治疗。④支持治疗，维持患者呼吸、循环及水电解质平衡。

（3）处理流程处理流程及具体药物：①院前治疗。早期 SE 多数发生于院外（无静脉通路），有效的院前治疗可以明显缩短 SE 的持续时间。院前治疗的选择为咪达唑仑（鼻腔黏膜/口腔黏膜）或地西泮（直肠给药）。②院内治疗。通常发作开始 5 分钟启动治疗。初始治疗药物首选苯二氮䓬类药物，包括劳拉西泮（静脉给药，国内暂未上市）、地西泮（静脉给药）或咪达唑仑（肌内注射）。③第二阶段治疗药物。如果前述初始治疗后仍未终止发作，可给予第二阶段治疗药物，即二线治疗药物，均为静脉给药，包括磷苯妥英（国内暂未上市）、苯妥英（国内暂未上市）、丙戊酸、左乙拉西坦和苯巴比妥。④第三阶段治疗药物。如果前述第二阶段治疗仍未终止发作，为难治性 SE，应用全身麻醉药，静脉给药，主要包括咪达唑仑、丙泊酚、戊巴比妥和硫喷妥等。

（4）超难治性 SE 的治疗：①应积极寻找病因，争取对因治疗，如感染性疾病，针对病原积极抗感染；怀疑自身免疫性脑炎给予大剂量甲泼尼龙、丙种球蛋白，必要时血浆置换等免疫治疗；不明原因新发难治性癫痫持续状态（NORSE）或热性感染相关性癫痫综合征（FIRES）可给予糖皮质激素、丙种球蛋白、生酮饮食治疗及其他抗炎治疗等。②静脉抗癫痫发作药。可应用氯胺酮，无效可尝试利多卡因、硫酸镁等。③可尝试生酮饮食、急诊神经调控治疗和低温治疗等。④添加口服抗癫痫发作药。

（二）癫痫发作间期治疗

目前癫痫的治疗方法很多，常用的包括药物治疗、外科治疗、生酮饮食、神经调控等。

1. 癫痫药物治疗

抗癫痫发作药（ASMs）治疗是最重要、最基本的治疗，也是大部分癫痫患者的首选治疗方式。但对于仅有脑电图异常而没有癫痫发作的患者，建议慎用抗痫发作药。目前陆续上市的有三代抗癫痫药，包括钠通道阻滞剂、钙通道阻滞剂等。

（1）选择抗癫痫发作药的基本原则和注意事项：①根据发作类型和综合征分类选择药物是治疗癫痫的基本原则，同时，还需要考虑共患病、共用药、药物不良反应、患者的年龄、性别及患者或监护人的意愿等进行个体化。②如果合理使用一线 ASMs 仍有发作，需严格评估癫痫的诊断。③由于不同 ASMs 的制剂在生物利用度和药代动力学方面有差异，为了避免疗效降低或副作用增加，应推荐患者固定使用同一生产厂家的药品，尤其是苯妥英钠、苯巴比妥、扑痫酮和卡马西平。④尽可能单药治疗。⑤如果选用的第 1 种 ASMs 因为不良反应或仍有发作而治疗失败，应试用另一种药物，并加量至足够剂量后，将第一种用药缓慢地减停。⑥如果第 2 种单药仍无效，使用第 3 种及以上的单药治疗获得无发作的可能性较小，推荐合理地联合用药。临床联合应用 ASMs 时应注意，选择作用机制不同、有疗效协同/增强作用的 ASMs，且药代动力学应无不良的相互作用。⑦如果联合治疗没有使患者获益，治疗应回到原来患者最能接受的方案（单药治疗或联合治疗），以取得疗效和不良反应耐受方面的最佳平衡。⑧对于儿童、妇女、老人等特殊人群，用药需要考虑患者特点；避免给育龄期女性使用丙戊酸，除非其他药物疗效不佳或者不能耐受。治疗同时应做好避孕措施。育龄期女性与老年患者应当注意监测血药浓度。⑨对治疗困难的癫痫综合征及难治性癫痫，建议转诊至癫痫专科医师诊治。

（2）开始用药治疗的原则：①ASMs 治疗的起始决定需要与患者或其监护人进行充分的讨论，衡量风险和收益后决定，讨论时，要考虑癫痫综合征的类型及预后。②通常情况下，第 2 次癫痫发作后推荐开始用 ASMs 治疗。③虽然已发作 2 次，但发作间隔期在 1 年以上，可以暂时推迟药物治疗；反射性癫痫也符合癫痫的诊断，但治疗上首先考虑去除诱发因素。④对于有脑功能缺陷或既往有脑损伤史；脑电图提示明确的痫样放电；

头颅影像显示脑结构损害；出现夜间强直-阵挛发作时；虽然为首次发作，但是符合某些难治性癫痫综合征的诊断者建议第 1 次非诱发性发作后即可开始给药。

（3）血药浓度监测。通过血药物浓度的测定，临床医师可以依据患者的个体情况，利用药代动力学的原理和方法，调整药物剂量，进行个体化药物治疗。这不仅提高药物治疗效果，也避免或减少可能产生的药物不良反应。临床医师需要掌握基本的药代动力学知识，如稳态血药浓度、半衰期、达峰时间等，以做到适时采集标本和合理解释测定结果。血药浓度监测的指征如下：①由于苯妥英钠具有饱和性药代动力学特点（药物剂量与血药浓度不成正比例关系），而且治疗窗很窄，安全范围小，易发生血药浓度过高引起的毒性反应。因此，患者服用苯妥英钠达到维持剂量后以及每次剂量调整后，都应当测定血药浓度。②ASMs 已用至维持剂量仍不能控制发作时应测定血药浓度。以帮助确定是否需要调整药物剂量或更换药物。③在服药过程中，患者出现了明显的不良反应，测定血药浓度可以明确是否是药物剂量过大或血药浓度过高所致。④出现特殊的临床状况，如患者出现肝、肾或胃肠功能障碍，癫痫持续状态、怀孕等可能影响药物在体内的代谢，应监测血药浓度，以便及时调整药物剂量。⑤合并用药尤其与影响肝酶系统的药物合用时，可能产生药物相互作用，影响药物代谢和血药浓度。⑥成分不明的药，特别是一些自制或地区配制的抗癫痫"中成药"，往往加入廉价 ASMs。血药浓度测定有助于了解患者所服药物的真实情况，引导患者接受正规治疗。⑦评价患者对药物的依从性，即患者是否按医嘱服药。

（4）停药原则：①癫痫患者在经过 ASMs 治疗后，60%～70% 的患者可以实现无发作。在通常情况下，患者如果持续无发作 2 年以上，即存在减停药的可能性，但是否减停、如何减停，还需要综合考虑患者的癫痫类型（病因、发作类型、综合征分类）既往治疗反应、脑电图以及患者个人情况，仔细评估停药复发风险，确定减停药复发风险较低时，并且与患者或者其监护人充分沟通减药与继续服药的风险/效益比之后，可考虑开始逐渐减停 ASMs。②脑电图对减停 ASMs 有参考价值。减药前须复查脑电图，停药前最好再次复查脑电图。多数癫痫综合征需要脑电图完全无癫痫样放电再考虑减停药物，而且减药过程中需要定期（每 3～6 个月）复查长程脑电图，如果撤停药过程中再次出现癫痫样放电，需要停止减量。③更长时间的癫痫无发作可以增加减药后癫痫缓解的可能性。局灶性癫痫患者如无发作 5 年以上，可以尝试进行减药。艾滋病、梅毒、病毒性脑炎后遗脑损伤等症状性癫痫患者，需长期服用 ASMs 控制发作，临床上不建议进行减药尝试；对 ASMs 早期反应较差的患者，应延长减药前的无发作期。④少数年龄相关性癫痫综合征[如儿童良性癫痫伴中央颞区棘波（BECTS）]的患者超过患病年龄，撤停药前应复查脑电图正常。存在脑结构性异常者或一些特殊综合征[如青少年肌阵挛癫痫（JME）等]应当延长到 3～5 年无发作。⑤撤药过程宜缓慢逐渐减量；单药治疗时减药过程应当不少于 6 个月；多药治疗时每种 ASMs 减停时间不少于 3 个月，一次只撤停一种药。⑥在撤停苯二氮草类药物与巴比妥药物时，可能出现的药物撤停相关性综合征和/或再次出现癫痫发作，撤停时间应当不少于 6 个月。⑦如撤药过程中再次出现癫痫发作，应当将药物恢复至减量前一次的剂量并给予医疗建议。⑧停药后短期内出现癫痫复发，应恢复既往药物治疗并随访；在停药 1 年后出现有诱因的发作可以观察，注意避免诱发因素，可以暂不应用 ASMs；如有每年 2 次以上的发作、应再次评估确定治疗方案。

（5）抗癫痫药物不良反应。所有的 ASMs 都可能产生不良反应，其严重程度在不同个体有很大差异。ASMs 的不良反应是导致治疗失败的一个主要原因。大部分不良反应是轻微的，但也有少数会危及生命。最常见的不良反应包括对中枢神经系统的影响（镇静、思睡、头晕、共济障碍、认知障碍、记忆障碍等），对全身多系统的影响（血液系统、消化系统、体重改变、生育问题、骨骼健康等）和特异体质反应。常见不良反应可分为四类。

剂量相关的不良反应：例如，苯巴比妥的镇静作用，卡马西平、苯妥英钠引起的头晕、复视、共济失调等。用药应从小剂量开始缓慢增加剂量，尽可能不要超过说明书推荐的最大治疗剂量，这样可以减轻这类不良反应。

特异体质的不良反应：一般出现在治疗开始的前几周，与剂量无关。部分特异体质不良反应虽然罕见但有可能危及生命。几乎所有的传统 ASMs 都有特异体质不良反应的报道。不良反应主要有皮肤损害、严重的肝毒性、血液系统损害。新型 ASMs 中的拉莫三嗪和奥卡西平也有不良反应报告。不良反应一般比较轻微，在停药后迅速缓解。部分严重的不良反应需要立即停药，并积极对症处理。

长期的不良反应：与累积剂量有关。如给予患者能够控制发作的最小剂量，若干年无发作后可考虑逐渐撤药或减量，有助于减少 ASMs 的长期不良反应。

致畸作用：癫痫妇女后代的畸形发生率是正常妇女后代的 2 倍左右。造成后代畸形的原因是多方面的，包括遗传、癫痫发作、服用 ASMs 等。大多数研究者认为，ASMs 是造成后代畸形的主要原因。

（6）临床常见癫痫发作类型药物选择。

临床上 70% 左右新诊断的癫痫患者可以通过服用单一抗癫痫药物使发作得以控制，所以初始治疗的药物选择非常重要，选药正确可以增加治疗的成功率。根据发作类型选择药物是癫痫治疗的基本原则。同时，还需要考虑以下因素：禁忌证、可能的不良反应、达到治疗剂量的时间、服药次数及恰当的剂型、特殊治疗人群（如儿童、育龄妇女、老人等）的需要、药物之间的相互作用以及药物来源和费用等。

①全面强直-阵挛发作。丙戊酸是新诊断的全面强直-阵挛发作患者的一线用药。如果丙戊酸不适用，则使用拉莫三嗪、左乙拉西坦或苯巴比妥。如果患者也有肌阵挛发作或疑诊青少年肌阵挛癫痫，拉莫三嗪可能会加重肌阵车发作。卡马西平和奥卡西平可用于仅有全面强直-阵挛发作的患者。当一线药物治疗无效或不能耐受时，拉莫三嗪、氯巴占、左乙拉西坦、丙酸、托吡酯或苯巴比妥可作为添加治疗药物。②强直或失张力发作。丙戊酸是强直或失张力发作患者的一线药物治疗。如果丙戊酸无效或不能耐受，可选拉莫三嗪添加治疗。如果添加治疗仍然无效或者不能耐受，可考虑托吡酯。③失神发作。乙琥胺或丙戊酸是治疗失神发作的一线用药。如果出现全面强直-阵挛发作的风险高，如无禁忌证，应优先考虑丙戊酸。如果 2 个一线抗癫痫药无效，可考虑乙琥胺、丙戊酸和拉莫三嗪三种药中的两药联合使用。如果联合治疗无效或不能耐受，可考虑选用氯硝西

泮、氯巴占、左乙拉西坦、托吡酯或唑尼沙胺。不能选用卡马西平、加巴喷丁、奥卡西平、苯妥英钠、普瑞巴林等。④肌阵挛发作。丙戊酸是新诊断肌阵挛发作患者的一线用药。如果丙戊酸不适用或不耐受，可考虑使用左乙拉西坦或托吡酯。注意，与左乙拉西坦和丙戊酸比较，托吡酯的副作用相对大。如果一线治疗无效或无法耐受，左乙拉西坦、丙戊酸或托吡酯可作为肌阵挛发作患者的添加用药。不能使用卡马西平、加巴喷丁、奥卡西平、苯妥英钠、普瑞巴林、替加宾或氨己烯酸。⑤局灶性发作。卡马西平、拉莫三嗪或左乙拉西坦作为一线用药用于新诊断局灶性发作的患者。奥卡西平也可作为一线用药用于儿童新诊断局灶性发作的治疗。如果患者对卡马西平、奥卡西平、拉莫三嗪或左乙拉西坦不合适或不耐受，可考虑丙戊酸。当一线治疗无效或不能耐受时，卡马西平、奥卡西平、拉莫三嗪、左乙拉西坦、丙戊酸、托吡酯、氯巴占、加巴喷丁、唑尼沙胺均可作为局灶性发作的添加用药。

（7）临床常用抗癫痫药。

药代动力学特征是决定血液中和脑组织中药物浓度的关键环节，是了解药物的疗效、不良反应及药物之间相互作用的基础。理想的 ASMs 应具有以下特征：①生物利用度完全且稳定，半衰期较长，每天服药次数少。②一级药代动力学特征，即剂量与血药浓度成比例变化。③蛋白结合率低，并且呈饱和性。④无肝酶诱导作用。⑤无活性代谢产物。

苯妥英（PHT）为临床常用抗癫痫药，其体内代谢与其他抗癫痫发作药显著不同的是其代谢过程存在限速或饱和现象，在使用小剂量时 PHT 代谢呈一级动力学过程，而大剂量、血药浓度较高时则为零级动力学过程，因此，PHT 半衰期是随着剂量与血药浓度的变化而发生改变的，当剂量增大、血药浓度较高时，其半衰期延长，容易出现蓄积中毒。PHT 有效血药浓度为 10～20mg/L，儿童通常在接近 5mg/L 时开始起效，一般小于 10mg/L 的剂量对多数患儿治疗有效，剂量超过 20mg/L 容易发生毒性反应，当剂量超过 30mg/L 时，多数患者出现明显中毒表现。一般认为当血药浓度接近 10mg/L 时，极易由一级动力学消除转变为零级动力学过程，此时血药浓度的蓄积大于剂量的增加，容易发生中毒。因此，临床使用 PHT 时，应当进行血药浓度监测，根据测定结果合理调整剂量，以免发生毒性反应。

在临床使用中，除了考虑药物的安全性和有效性之外，还应当参考药物的药代动力学特点来选择药物：

丙戊酸：丙戊酸钠是一种广谱抗癫痫药物（AEDs），是全面性发作尤其是全面性强直-阵挛发作（GTCS）合并典型失神发作的首选药，也用于部分性发作。该药胃肠道吸收快，可抑制肝的氧化、结合、环氧化功能，与血浆蛋白结合力高，故与其他 AEDs 有复杂的交互作用；半衰期短，联合治疗时，半清除期为 8～9 小时。常规剂量为成人每天 600～1800mg，儿童每天 10～40mg/kg。剂量相关的不良反应为震颤、厌食、恶心、呕吐、困倦。长期治疗的不良反应为体重增加、脱发、月经失调或闭经、多囊卵巢综合征。特异体质不良反应为肝毒性（尤其在 2 岁以下的儿童）血小板减少、急性胰腺炎（罕见）、丙戊酸钠脑病。对妊娠的影响达 FDA 妊娠安全分级 D 级，能透过胎盘屏障，可能导致神经管畸形及新生儿出血。

卡马西平：卡马西平是部分性发作的首选药物，对复杂部分性发作疗效优于其他AEDs，对继发性 GTCS 亦有较好的疗效，但可加重失神和肌阵挛发作。由于对肝酶的自身诱导作用，半衰期初次使用时为 20～30 小时，常规治疗剂量为每天 10～20mg/kg，开始用药时清除率较低，起始剂量应为每天 2～3mg/kg，1 周后渐增加至治疗剂量。治疗 3～4 周后，半衰期为 8～12 小时，需增加剂量维持疗效。剂量相关的不良反应为头晕、视物模糊、恶心、困倦、中性粒细胞减少、低钠血症。长期治疗的不良反应为低钠血症。特异体质不良反应为皮疹、再生障碍性贫血、Stevens-Johnson 综合征、肝损害。对妊娠的影响是 FDA 妊娠安全分级 D 级，能透过胎盘屏障，可能导致神经管畸形。

拉莫三嗪：拉莫三嗪为部分性发作及 GTCS 的附加或单药治疗药物，也用于Lennox-Gastaut 综合征、失神发作和肌阵挛发作的治疗。胃肠道吸收完全，经肝脏代谢，半衰期 14～50 小时，合用丙戊酸钠可延长至 70～100 小时。成人起始剂量每天 25mg，之后缓慢加量，维持剂量每天 100～300mg；儿童起始剂量每天 2mg/kg，维持剂量每天 5～15mg/kg。与丙戊酸钠合用剂量减半或更低，儿童起始剂量每天 0.2mg/kg，维持剂量每天 2～5mg/kg。经 4～8 周逐渐增加至治疗剂量。剂量相关的不良反应为复视、头晕、头痛、恶心、呕吐、困倦、共济失调、嗜睡。长期治疗的不良反应为攻击行为、易激惹。特异体质不良反应为皮疹、Stevens-Johnson 综合征、中毒性表皮溶解症、肝衰竭、再生障碍性贫血。对妊娠的影响达到 FDA 妊娠安全分级 C 级。

奥卡西平：奥卡西平的适应证与卡马西平相同，主要用于部分性发作及继发性全面性发作的附加或单药治疗，稍有肝酶诱导作用，无药物代谢的自身诱导作用及极少药代动力学相互作用，在体内不转化为卡马西平或卡马西平环氧化物，对卡马西平有变态反应的患者 2/3 能耐受奥卡西平。成人初始剂为量每天 300mg，每天增加 300mg，单药治疗剂量每天 600～1200mg。奥卡西平 300mg 相当于卡马西平 200mg，故替换时用量应增加 50%。剂量相关的不良反应为疲劳、困倦、复视、头晕、共济失调、恶心。长期治疗的不良反应为低钠血症。特异体质不良反应为皮疹。对妊娠的影响达到 FDA 妊娠安全分级 C 级。

左乙拉西坦：左乙拉西坦为吡拉西坦同类衍生物，对部分性发作伴或不伴继发性GTCS、肌阵挛发作等都有效。该药口服吸收迅速，半衰期 6～8 小时；耐受性好，无严重不良反应。剂量相关的不良反应为头痛、困倦、易激惹、感染、类流感综合征。长期治疗的不良反应较少。特异体质不良反应为无报告。对妊娠的影响达到 FDA 妊娠安全分级 C 级。

托吡酯：托吡酯为天然单糖基右旋果糖硫代物，是难治性部分性发作及继发 GTCS的附加或单药治疗药物，对于 Lennox-Gastaut 综合征和婴儿痉挛症等也有一定疗效。半清除期为 20～30 小时。常规剂量为成人每天 75～200mg，儿童每天 3～6mgkg，应从小剂量开始，在 3～4 周内逐渐增至治疗剂量。该药远期疗效好，无明显耐药性，大剂量也可用作单药治疗。卡马西平和苯妥英钠可降低托吡酯的血药浓度，托吡酯也可降低苯妥英钠和口服避孕药的疗效。剂量相关的不良反应为厌食，注意力、语言、记忆障碍，感觉异常、无汗。长期治疗的不良反应为肾结石、体重下降。特异体质不良反应为急性闭角型青光眼（罕见）。对妊娠的影响达到 FDA 妊娠安全分级 C 级。

加巴喷丁：加巴喷丁用于 12 岁以上及成人的部分性癫痫发作和 GTCS 的辅助治疗。不经肝代谢，以原型由肾排泄。起始剂量为 100mg，3 次/天，维持剂量为每天 900～1800mg，分 3 次服用。该药抗癫痫作用较弱，但不良反应温和，与其他药物无相互作用，且对焦虑、抑郁和睡眠障碍等有效，故在老年患者中具有优势。剂量相关的不良反应为嗜睡、头晕、疲劳、复视、感觉异常、健忘。长期治疗的不良反应较少。罕见特异体质不良反应。对妊娠的影响达到 FDA 妊娠安全分级 C 级。

苯二氮䓬类：目前服用的苯二氮䓬类药物主要是氯巴占和氯硝西泮。直肠给予地西泮、鼻腔和口腔给予咪达唑仑，静脉给予地西泮和劳拉西泮是惊厥性癫痫持续状态（CSE）和失神性癫痫持续状态的首选药物。苯二氮䓬类药物还可作为旅行、经期等特殊情况的一次性预防治疗。50%～80% 的患者在长期药物治疗过程中产生耐药性和依赖性。氯硝西泮起效快，但易出现耐药使作用下降。作为辅助用药，小剂量常可取得良好疗效，成人试用每天 1mg，必要时逐渐加量；小儿试用每天 0.5mg。氯硝西泮的不良反应如下。剂量相关的不良反应为镇静（成人比儿童更常见）共济失调。长期治疗的不良反应为易激惹、攻击行为、多动（儿童）。该药少见特异体质不良反应，偶见白细胞减少。对妊娠的影响达到 FDA 妊娠安全分级 D 级，该药能透过胎盘屏障，可致畸性及胎儿镇静、肌张力下降。

2. 癫痫外科治疗

外科治疗是癫痫治疗的重要部分，癫痫外科治疗是一种有创性治疗手段，必须经过严格的多学科术前评估，确保诊断和分类的正确性。

（1）外科治疗的目的需要明确为提高患者生活质量，终止或减少癫痫发作。当然，具体每一例考虑进行手术治疗的癫痫患者，均需要明确手术的具体目标，包括手术希望终止癫痫发作还是减少癫痫发作，癫痫终止或减轻的概率有多少，是否改善患者生活质量。

（2）目前癫痫手术的适应证尚不统一，切除性癫痫手术的适应证主要是药物治疗失败的且可以确定致痫部位的难治性癫痫、有明确病灶的症状性癫痫，同时，还需要判定切除手术后是否可能产生永久性功能损害，以及这种功能损害对患者生活质量的影响；姑息性手术主要可以用于一些特殊的癫痫性脑病和其他一些不能行切除性手术的患者。不论是切除性手术还是姑息性手术，术前均应该运用可能的各种技术手段，仔细充分评估手术可能给患者带来的获益及风险，并且与患者及其监护人充分沟通手术的利弊，共同决定是否手术及手术方案。

（3）癫痫外科治疗的方法主要包括以下内容：①切除性手术，包括病灶切除术、致痫灶切除术、（多）脑叶切除性、大脑半球切除术、选择性海马-杏仁核切除术。②离断性手术，包括单脑叶或多脑叶离断术、大脑半球离断。③姑息性手术，包括胼胝体切开术、多处软膜下横切术、脑皮层电凝热灼术。④立体定向放射治疗术，包括致痫灶放射治疗、传导通路放射治疗。⑤立体定向射频毁损术。⑥神经调控术等。

（4）癫痫外科治疗的禁忌证。癫痫是否适合手术治疗和患者能否耐受手术，是确定手术禁忌证的前提。禁忌证并非绝对，伴随临床医学科学的进展，能够进行手术治疗的领域还在不断拓展。目前应掌握的外科手术禁忌证主要包括以下内容：①有进展性神经系统变性疾病或代谢性疾病者。②合并严重的全身性疾病者。③合并有严重精神障碍、严重的认知功能障碍者。④由于身体某些器官问题和（或）营养状况不能耐受手术者。⑤确诊为自限性局灶性癫痫者。⑥患者或其家属不同意手术。

3. 生酮饮食

生酮饮食是一种高脂、低碳水化合物和适当蛋白质的饮食疗法。这一疗法用于治疗儿童难治性癫痫已有数十年的历史，虽然其抗癫痫的机制目前还不清楚，但是其有效性和安全性已得到了公认。生酮饮食由于特殊的食物比例配置，开始较难坚持，但如果癫痫发作控制后，患者多能良好耐受。

（1）生酮饮食的适应证：①难治性儿童癫痫，适用于儿童各年龄段的各种发作类型的难治性癫痫患者。②葡萄糖转运体 I 缺陷症，由于葡萄糖不能进入脑内，导致癫痫发作、发育迟缓和复杂的运动障碍。③丙酮酸脱氢酶缺乏症，丙酮酸盐不能代谢或乙酰辅酶 A 导致严重的发育障碍和乳酸酸中毒。

（2）生酮饮食禁忌证。患有脂肪酸转运和氧化障碍的疾病者。

（3）生酮饮食治疗原则：①治疗前全面临床和营养状况评价。在开始生酮饮食前，需要详细的病史和检查，特别是患儿的饮食习惯，给予记录存档，以评价发作类型、排除生酮饮食的禁忌证；估计易导致并发症的危险因素；完善相关检查。②选择合理食物开始治疗。禁食 24～48 小时，监测生命体征及微量血糖、血酮、尿酮，若血糖<2.2mmol/L或血酮>3.0mmol/L，给予生酮饮食。食谱中摄入食物中的脂肪/（蛋白质+碳水化合物）比例为 4∶1。③正确处理治疗初期常见问题。早期常见的副作用包括低血糖、过分酮症、酮症不足、恶心/呕吐、困倦或嗜睡、癫痫发作增加或无效等，需要对症处理。④随访。在开始的阶段应与家属保持较密切的联系，稳定后 3～6 个月随访一次。

（三）特殊人群药物选择

1. 儿童癫痫患者药物选择

儿童期生长发育快，选用抗癫痫发作药治疗的原则与成人基本相同，但要注意以下特点。

（1）在标准体重范围内应按公斤体重计算每日给药量，对于体重高于或低于标准体重的儿童，应参照标准体重给药，并结合临床疗效和血药浓度调整给药剂量。

（2）新生儿和小婴儿的肝脏和肾脏功能发育尚未完全成熟，对药物的代谢和排泄能力差，药物在体内半衰期长，容易蓄积中毒；婴幼儿至学龄前期体内药物代谢速率快，半衰期短，因此，应在药物血浓度监测下根据临床疗效调整剂量。

（3）注意监测药物不良反应，定期查肝功能、血常规等，尤其应注意丙戊酸对年龄小于 2 岁或有遗传代谢病的儿童发生肝损害的危险性增加。

（4）儿童首次发作后是否开始抗癫痫发作药治疗需要考虑癫痫的病因、发作类型、癫痫综合征等。如良性婴儿癫痫首次丛集性发作后，可以暂不用抗癫痫发作药，继续观察，若间隔 24 小时再出现发作，再开始用抗癫痫发作药治疗；儿童良性癫痫伴中央颞区棘波，间隔时间很长的复发，也不一定急于用抗癫痫发作药治疗。但如导致癫痫发作的病因持续存在，首次发作后即应给予 ASMs 治疗，如有明确的围产期脑损伤病史。

（5）儿童正处于生长发育和学习的重要阶段，在选择 ASMs 时，应充分考虑到对患儿认知功能的影响，在用药过程中应注意观察，如药物对患儿认知功能产生严重影响，应权衡利弊，必要时可更换药物。

（6）有些儿童期特殊的癫痫性脑病（如 West 综合征、Lennox-Gastaut 综合征、Landau-Kleffner 综合征等）患者，除口服 ASMs 治疗外，可选用肾上腺皮质激素、生酮饮食等特殊治疗方法。

（7）丙戊酸对于患线粒体病和有机酸血症合并癫痫的患儿易引起肝损害，尽量不选用；对诊断为 Alpers 病合并癫痫的患儿应禁用丙戊酸，因丙戊酸可引起本病患者肝衰竭。

2. 女性癫痫患者药物选择

（1）女性患者尤其关注药物对容貌的影响，长期使用苯妥英可导致皮肤多毛症和齿龈增生，应尽可能避免长期使用。

（2）癫痫女性发生内分泌紊乱、多囊卵巢综合征的概率增加，尤其在服用丙戊酸时尤为明显，进而可能导致体重增加、月经紊乱、不育、性功能减退等，使用时应慎重。

（3）应与育龄期女性癫痫患者（包括青少年女性可能需要治疗到育龄期者）讨论有关抗癫痫发作用药引起胎儿畸形发生的风险和胎儿可能发生的神经发育损害。特别需要讨论的是持续应用丙戊酸对于胎儿可能造成的风险，应当警惕大剂量丙戊酸（超过800mg/天）以及联合丙戊酸的多药治疗，可能造成比较大的风险。

3. 老年癫痫患者药物选择

老年癫痫患者选择 ASMs 治疗的基本原则与青年人一致，但应该特别注意以下几点。

（1）老年人由于生理或病理变化对药效学和药代动力学的影响，通常对 ASMs 较敏感应尽可能缓慢加量、维持较低的有效治疗剂量，加强必要的血药浓度监测。

（2）老年癫痫患者合并慢性病（高血压、糖尿病、心脏病、高血脂等）需服用其他药物的情况很常见，应系统性考虑患者服用的非 ASMs 与 ASMs 的相互作用以及多种 ASMs 联合应用之间的相互作用。

（3）老年患者，尤其是绝经后女性患者容易出现骨质疏松，建议尽可能避免使用有肝酶诱导作用的 ASMs，并可补充维生素 D 和钙剂。

（四）癫痫治疗中的误区

1. 自行加药、减停药

患者在没有医生指导的情况下自行加药、减药或停药是一种非常危险的行为。减药过快或停药过早可能导致癫痫复发，甚至发生严重的癫痫持续状态，对患者的健康造成严重影响。

（1）加药：不应因为一次的发作就自行加药，应先尽可能寻找诱发因素，消除诱因，不应随意加药，药物过量可能导致副反应加重，应及时就诊，由专科医生判断是否加药。

（2）减药：应该基于个体情况和临床判断，大多数患者需要至少 2～5 年的稳定时期才可以考虑减药。减药过程一般是缓慢进行的，通常是每次减少药物剂量的 5～10%，间隔时间一般为 2～6 个月，具体的剂量和时间需要由医生进行调整。

（3）停药：停药是在癫痫病情稳定控制的基础上进行的。根据患者的具体情况，停药时机可能有所不同。通常情况下，癫痫发作已经完全控制，并且 EEG 检查没有异常结果，同时患者至少连续两年没有发作时，可以考虑停药。停药后，患者需要进行长期的随访观察，以及定期进行 EEG 检查，以确保病情的稳定。

2. 认为抽搐就是癫痫

很多人认为抽搐就一定是得了癫痫病，其实不然。抽搐不一定是癫痫病，癫痫也不一定有抽搐症状。抽搐常见的诱发因素，多与患者所患疾病有关，如脑炎、脑膜炎、急性脑血管病、低血糖、高热、中毒等疾病也会引发抽搐。抽搐不一定是癫痫病，但是抽搐可以引发一些疾病的产生，应仔细观察，有条件下记录发作时的情况，可拍摄视频，到正规医院进行必要的检查，特别是脑部检查，及早诊断治疗。

3. 忽视药物的副作用和相互作用

癫痫药物可能会有一些副作用，如头晕、嗜睡、注意力不集中等。患者应该定期与医生进行随访，及时反馈药物的不良反应。此外，一些其他药物、食物或饮品可能会与癫痫药物发生相互作用，影响药物的疗效，因此患者需要在医生指导下进行用药管理。

六、癫痫共患病

癫痫共患其他疾病目前非常常见，广义的癫痫共患病指癫痫病程中发生的其他疾病，约 50%成人活动性癫痫患者至少有一种共病性疾病，儿童患者 70%以上有不同程度的失能和智力障碍。流行病学研究显示，抑郁、焦虑、偏头痛、心脏病、消化性溃疡、关节炎等在癫痫患者中的发生率高于普通人群数倍，提示癫痫与这些疾病可能存在更为密切的关系，也就是狭义的癫痫共患病。癫痫共患病的存在不仅影响癫痫的治疗康复，也加重了患者的生活质量，癫痫综合治疗中了解和认识癫痫共患病越来越重要。

癫痫共患病可以分为神经系统疾病、精神心理疾病和躯体疾病三大类，不同年龄段和不同类型癫痫患者中也有不同侧重，常见癫痫共患病包括偏头痛、脑血管病、神经认知障碍、孤独症谱系障碍、注意缺陷多动障碍、抽动障碍、对立违抗障碍、抑郁障碍、焦虑障碍、双相情感障碍、精神病性障碍、睡眠障碍、哮喘、高血压、糖尿病、心血管疾病、自身免疫性疾病、肿瘤等。

（一）癫痫共患偏头痛

成人癫痫共患偏头痛的比例高达 9.3%～34.7%，其预估发病率相对一般人群比值为 1.4～3.0。癫痫患儿共患偏头痛的现象也不鲜见，国外研究显示癫痫患儿中偏头痛患病率为 14.7%，明显高于一般儿童（2.7%～11%）。癫痫共患偏头痛会增加癫痫发作频率，降低药物治疗反应性，增加难治性癫痫比例和致残率，显著降低患者生活质量。同时合并癫痫时，偏头痛症状往往更严重，发生视觉先兆和畏光畏声的现象也更频繁。

癫痫共患偏头痛的诊断应同时符合癫痫和偏头痛诊断。若癫痫患者的偏头痛发作>72小时，可诊断为癫痫合并偏头痛持续状态。国际头痛协会发布的第 3 版头痛疾病分类中介绍了 3 种与癫痫相关的头痛疾病类型：偏头痛先兆诱发的痫样发作（偏头痛癫痫）癫痫发作期头痛和痫性发作后头痛。可使用 IDMigraine 量表快速筛查偏头痛。临床也可根据头痛症状在癫痫病程中的发生时间进行分类，分为发作前期、发作期、发作后期、发作间期头痛。发作前期头痛开始于癫痫发作 24 小时前，且持续至癫痫发作；发作期头痛在一次单纯部分性发作期间出现；发作后期头痛始于癫痫发作后 3 小时内，且在发作后 72 小时内消失；发作间期头痛始发时间不早于癫痫发作后 3 小时，或者与癫痫发作时间无直接关系。

癫痫共患偏头痛的整体治疗目标：减少癫痫和偏头痛发作频率、严重程度和持续时间，提高患者生活质量。治疗应以药物为主，可在规范的抗癫痫发作药治疗基础上，根据偏头痛的发作情况分为急性期和预防性治疗。急性期治疗推荐以非甾体抗炎药（NSAIDs）为主，并注意与抗癫痫发作药间的相互作用。癫痫患者合并偏头痛持续状态时，可选择静脉给予丙戊酸钠。丙戊酸钠和托吡酯疗效确切且具有良好的耐受性，可做癫痫合并偏头痛患者预防性治疗的优先选择。

（二）癫痫共患抑郁障碍

抑郁障碍是癫痫最为常见的精神共患病之一。抑郁障碍患者患癫痫的风险较普通人群高 3～7 倍。癫痫患者抑郁障碍的终身患病率高达 30%，较普通人群高约 2 倍，癫痫患者的自杀率也较普通人群高 2～3 倍。癫痫共患抑郁障碍不仅具有高自杀风险、影响癫痫预后，而且降低抗癫痫发作药治疗依从性，加重病耻感，降低患者生活质量，应重视对癫痫患者抑郁情绪的筛查识别，积极治疗干预。

临床可采用一些筛查工具用于癫痫共患抑郁高风险患者的筛查。最常用的验证筛查工具是神经障碍抑郁量表（NDDI-E），贝克抑郁量表（BDI，包括改良 BDI、BDI 快速筛查等），医院焦虑和抑郁量表等，当患者有中度或者重度抑郁时，则需要精神专科诊治。目前，推荐对癫痫共患抑郁的患者在服用 ASMs 的同时积极采用抗抑郁药物。某些双相情感障碍 ASMs 如丙戊酸钠、奥卡西平和拉莫三嗪也有稳定情绪作用，对合并抑郁症的癫痫患者，在不违背治疗原则的前提下，可首选这些药物作为单药或添加治疗。而苯巴比妥和普利米酮则可能会加重抑郁症，应避免应用。选择性 5-羟色胺再摄取抑制剂、5 羟色胺和去甲肾上腺素再摄取抑制剂可明显改善癫痫患者的抑郁症状，且对其癫痫发作影响不大，可作为癫痫共患抑郁的一线药物。但应避免使用三环或四环抗抑郁药和去甲肾上腺素多巴胺再摄取抑制剂。由于使用抗抑郁药可能会增加自杀风险，因此使用抗抑郁药物，特别是在滴定或停药期间应密切观察患者反应。

（三）癫痫共患焦虑障碍

焦虑障碍是以焦虑症状为核心表现的一组疾病。癫痫患者共病焦虑很常见，文献报道为 11%～39%。常见癫痫共患焦虑障碍可以表现为广泛性焦虑障碍、惊恐障碍、社交焦虑障碍、创伤后应激障碍和强迫障碍等多种类型。伴有焦虑的癫痫患者还可伴有不同程度的抑郁症状。癫痫共患焦虑障碍自杀率高、成为难治性癫痫风险更高、预后较差，对生活质量影响更大，需要积极关注。

癫痫共患焦虑障碍诊断应该各自符合癫痫和焦虑障碍的诊断，可以采用相关量表进行筛查评估，如广泛性焦虑障碍量表可以用于癫痫共患广泛性焦虑障碍的筛查。诊断中需特别需要与癫痫发作时间时的焦虑表现相鉴别，焦虑障碍与抑郁障碍、双相情感碍及分离转换障碍等精神障碍的鉴别建议请征询精神专科医师的意见。治疗以积极控制癫痫发作治疗为主，合理控制焦虑，提高患者生活质量、预防复发。研究发现，丙戊酸、加巴喷丁、卡马西平等同时具有控制癫痫症状和抗焦虑作用，推荐优选。当患者焦虑症状较轻时，可由神经科医师治疗，当患者患有中度或重度焦虑时，则需精神科专科治疗精神共患病。

（四）癫痫共患睡眠障碍

癫痫与睡眠障碍相互影响，睡眠是癫痫发作和异常放电的重要激活因素，一些癫痫仅在睡眠期发作或在睡眠期间更容易发作，睡眠障碍可增加癫痫发作频率，加重癫痫症状及影响认知功能；癫痫发作及癫痫样放电影响睡眠结构、降低睡眠质量，癫痫患者更易出现梦、睡眠片段化、失眠、觉醒后疲倦与异态睡眠等各种睡眠障碍，对于伴随的睡眠障碍的诊断和治疗不仅可改善睡眠相关症状和生活质量，还可以降低癫痫发作。

癫痫对睡眠的影响癫痫患者浅睡期延长，深睡期和快速动眼期时间缩短，REM睡眠潜伏期延长。癫痫患者夜间觉醒时间增加、总睡眠时间减少、睡眠效率降低、睡眠周期转换频率明显增加。癫痫对睡眠产生影响的相关因素较复杂，受癫痫的类型、发作起源部位发作时间及抗癫痫发作药作用等因素影响。癫痫患者睡眠质量、睡眠结构与正常生物节律易受癫痫发作异常放电影响，导致患者白天嗜睡、疲乏无力、认知功能及行为异常。同时，睡眠结构的改变也会影响癫痫发作的频率，形成恶性循环。对于癫痫共患睡眠障碍的患者，选择ASMs应兼顾两种疾病的治疗。癫痫共患睡眠障碍的药物治疗目标应为控制癫痫发作兼顾改善睡眠质量。ASMs选择首先根据癫痫治疗指南，同时兼顾不加重睡眠障碍选用ASMs。睡眠障碍的药物治疗是在抗癫痫治疗的基础上，针对不不同类型的睡眠障碍应采用去除病因和诱因的治疗，并辅以睡眠卫生建议等综合性治疗方案。也可采用非药物治疗包括睡眠卫生、认知行为疗法、持续正压通气治疗等。

（五）癫痫共患双相情感障碍

双相情感障碍是以临床出现躁狂和抑郁发作的一类疾病。躁狂发作时表现为情感高涨、言语增多和活动增多，而抑郁发作时则出现情绪低落、思维迟缓和活动减少等症状，一般呈发作性病程，躁狂和抑郁常反复循环或交替出现，也可以混合形式存在。癫痫患者双相情感障碍患病率是健康对照组或其他疾病对照组的2.46～3.6倍，双相情感障碍患者非诱发性癫痫患病率是非双相情感障碍患者的2.2～4.2倍。癫痫与双相情感障碍都是发作性疾病并可以转化为慢性病程、抗癫痫发作药治疗均有效，且大多数患者均没有颅脑结构异常。

共病患者双相情感障碍症状较突出的表现为易激惹、愤怒、欣快和夸张。情绪稳定性不良和激惹性增高表现突出，可以在没有明显外界刺激和没有明显意识障碍的情况下出现暴发性的激情发作和攻击行为。可有典型的双相情感障碍发作性病程特点，也可自行缓解或慢性化。癫痫患者中双相情感障碍症状发生率显著增高达12.2%，但疾病诊断上需要鉴别双相情感障碍、发作期焦虑障碍、发作期后躁狂/轻躁狂状态、围发作期焦虑等。治疗癫痫发作药选择上，不仅需要结合患者癫痫病因和发作类型，同时需要结合患者精神行为异常症状特点，尽可能选择具有情感稳定作用的抗癫痫发作药如丙戊酸、卡马西平奥卡西平、拉莫三嗪等，药物加减量及停药过程宜缓慢，并监测抗癫痫发作药的血药浓度，避免使用可能加重患者精神行为异常症状的药物，锂盐因加重癫痫发作并具有神经毒性作用，使用应慎重。心理干预和自我管理，能改善癫痫患者的生活质量和情绪健康状态，减少疲劳症状。当患者明确患有双相情感障碍症时，应由精神科专科治疗其精神共患病。

（六）癫痫共患孤独症谱系障碍

孤独症谱系障碍是一组儿童早期起病的神经发育障碍，以社会互动障碍、语言沟通障碍及反复同一性行为和局限性的兴趣狭窄为核心特征。包括孤独症、阿斯伯格综合征瑞特综合征，非典型孤独症和童年瓦解性障碍等。癫痫共患 ASD 使病情复杂、治疗困难、预后更差，而且癫痫患儿容易漏诊，早期诊断、早期干预可以有效改善共患 ASD 患儿的预后。

5%～37% 的癫痫患者共患 ASD，2.4%～46% 的 ASD 患者共患癫痫。智能障碍是两者共病的重要危险因素；婴幼儿及学龄前期二者共病率高。癫痫共患 ASD 者，癫痫发病年龄多在 5 岁之前和 10 岁之后，呈双峰分布，起病高峰分别为 3.2 岁和 16.7 岁。癫痫表现为局灶性发作多见、难治性癫痫发生率高、精神发育迟滞、运动发育问题和行为症状多见，有更多睡眠问题。癫痫共患 ASD 者，ASD 特征为智力发育障碍及低功能发生率高、发育倒退常见，治疗更为困难。当患儿以 ASD 就诊时，应常规询问癫痫病史和表现，必要时进行脑电图监测；当患儿以癫痫就诊时，应常规询问 ASD 病史和表现，进行相关评估，如孤独症行为评定量表等量表测查。癫痫共患 ASD 治疗时，首先，考虑抗癫痫发作药对癫痫发作的控制疗效，可依据癫痫发作类型和癫痫综合征选择药物；然后，兼顾情绪、行为和认知表现和药物不良反应。研究发现，丙戊酸、卡马西平、拉莫三嗪等抗癫痫发作药在治疗癫痫的同时，可以改善共病患儿的情绪不稳、攻击、冲动、自残、刻板重复行为等 ASD 相关症状。当患者同时患有 ASD 时，则需专科辅助治疗，制定系统化和个体化训练方案，并依据干预效果进行调整。

七、药物难治性癫痫

癫痫患者经过正规的抗癫痫发作药治疗，仍有约三分之一行患者不能完全控制发作。长期癫痫发作、较高频率的癫痫发作或癫痫持续状态会对患者的认知、记忆、生活质量、社会心理及儿童的生长发育等造成严重影响，控制不良的药物难治性癫痫患者发生癫痫猝死风险明显高于其他癫痫的患者。近些年，随着影像学，脑电图、流传学等诊断技术不断提高，多种新型 ASMs 相继问世，癫痫切除性手术的疗效和安全性不断提高，生酮饮食和神经调控技术等抗癫痫措施的进步，使一些药物难治性癫痫患者的预后得到了改善。2010 年国际抗癫痫联盟发表了药物难治性癫痫的定义，并建议此类患者需转诊至癫痫专业诊疗机构，由专科医师根据病因、发作类型、综合征、预后等因素进行治疗和检查评估，同时将患者纳入"评估-治疗-随访-再评估-再治疗-再随访"的动态管理和治疗中。实践证明，药物难治性癫痫定义的深入理解，对临床诊治和临床研究具有实用意义。

（一）药物难治性癫痫定义

药物难治性癫痫目前普遍采用国际抗癫痫联盟 2010 年的定义，即应用正确选择且能耐受的两种抗癫痫发作药（单药或联合用药），仍未能达到持续无发作。

（二）药物难治性癫痫诊断

根据药物难治性癫痫定义，诊断时首先强调"正规"应用。正规应用药物是指选药正确，并应用足够的剂量和足够长的时间。如果未按 ASMs 选药原则，在未达到治疗剂量而停用的药物不能视为正规应用。诊断时，强调应用"两种"药物后即可诊断药物难治，这是因为研究显示，未经治疗新诊断的癫痫患者使用第一种单药治疗后，有 47%能达到无发作，使用第二种药物可有 13%达到无发作，而进一步应用第三种药物治疗后，无发作的概率只有 1%～3%。在药物治疗过程中，出现任何形式的发作（包括先兆），或因睡眠剥夺、月经、发热等因素诱发的发作，均应视为未能达到持续无发作。在药物治疗后多长时间没有发作可以认定为该药物有效，尚存在争议。一般认为使用该 ASMs 治疗方案前最长无发作时长的三倍或 12 个月无发作（取时间更长的一项作为标准），可认为该药治疗后发作完全控制。另外，药物难治性癫痫的发作对患者心理、工作、家庭、儿童智力和运动发育等有较大影响，诊断时应综合评估考虑。

（三）药物难治性癫痫病因

成年人药物难治性癫痫主要是脑结构异常所致的局灶性癫痫。研究显示，局灶性癫痫药物治疗控制不佳的比率为 40%，而特发性癫痫只有 26%。导致药物难治性癫痫的脑结构异常包括海马硬化、皮质发育不良、脑肿瘤、脑血管病、外伤性软化灶等。随着磁共振等影像学技术的发展，越来越多的隐源性癫痫被发现存在局灶性的脑结构异常。儿童药物难治性癫痫的病因较为复杂，有些婴幼儿或儿童期的癫痫综合征是由特定病因引起的，如大田原综合征多由先天发育畸形引起，早发肌阵挛性脂病多由先天代谢异常引起。而有些综合征可继发于多种病因，如婴儿痉挛和 LGS，可能由染色体异常、代谢异常、结构异常、脑炎等引起。药物难治性癫痫病因的确定，有利于进一步有针对性的实施治疗。

（四）药物难治性癫痫早期识别

根据引起药物难治性癫痫的病因和综合征的不同，癫痫患者被诊为药物难治性癫痫的时间是不等的，有些患者很早期就可以诊断（如 LGS 等），有些因发作稀少，观察随诊很长时间才能诊断为药物难治性癫痫。早期识别药物难治性癫痫的危险因素并早期诊断，有利于患者及家属接受相关知识，做好规范化长期治疗准备，有利于基层医师早期转诊及动态评估病情，有利于癫痫专科医师早期考虑除药物治疗外的多种治疗方法，以改善患者的预后。例如，患者诊为颞叶癫痫（尤其是伴有海马硬化的颞叶内侧癫痫），采用手术治疗获得发作完全缓解的概率明显高于长期服用药物治疗的患者，属于手术效果好的可预知的药物难治性癫痫，应尽早诊断、评估和接受手术治疗。

药物难治性癫痫早期识别包括以下几方面：

（1）易发展为难治性癫痫的综合征。临床上有些癫痫患者从诊断一开始就很有可能是难治性癫痫，而不是随病情演变发展而来。这种难治性癫痫主要包括一些特殊类型的癫痫综合征：常见的有早发性癫痫脑病、婴儿痉挛症、Lennox-Gastaut 综合征、Rasmussen 综合征、颞叶内侧癫痫、下丘脑错构瘤发笑发作等。

（2）易发展为药物难治性癫痫的危险因素，包括：①初始 ASMs 治疗效果差。②年龄依赖性癫痫性脑病。③在癫痫诊断和治疗前存在频繁发作。④出现过癫痫持续状态。⑤长期活动性癫痫发作。⑥海马硬化、皮质发育异常、肿瘤、外伤性软化灶、双重病理等明确的病因。

（3）2 岁以下癫痫的患儿，建议按照药物难治性癫痫转诊流程，尽早转至综合儿科癫痫中心进行诊治。2 岁以下患儿，一些病因诊断明确的癫痫，如 Dravet 综合征、葡萄糖转运体 I 缺陷、KCNQ2 基因相关癫痫脑病、结节型硬化症等，如能尽早诊断并采用针对病因的药物、手术、精准治疗等安全有效的手段，不仅有利于更好控制发作，而且可使患儿的认知，发育等得到显著改善。

（五）药物难治性癫痫评估

药物治疗效果不佳的癫痫患者，应转诊到上一级专业癫痫诊疗机构进一步检查、诊断、评估和选择治疗。

（1）癫痫专业医师接诊药物治疗效果不佳的有发作性疾病的患者，应按照以下步骤进行评估：①重新考虑癫痫的诊断和鉴别诊断，排除非癫痫发作事件。②按照药物难治性癫痫定义和诊断要点，综合考虑是否存在易发展成药物难治性癫痫的危险因素，排除假性药物难治性癫痫的可能，确认药物难治性癫痫的诊断。③通过病史和检查，完成药物难治性癫痫的病因诊断、定位诊断、预后评估。④有条件者，评估患者的认知、心理和社会功能损害程度，是否存在记忆力减退、药物严重副作用和焦虑、抑郁、精神障碍等共患病，儿童患者评估发作对患儿智力和生长发育等方面的影响。⑤有局部结构性病灶和实施切除性手术可能的患者，需进一步评估致痫灶与脑重要功能区的关系，考虑切除性手术是否引起患者的功能障碍。⑥根据评估结果，综合考虑各种治疗方法的疗效和可能的不良反应，制定治疗方案。⑦制定随访计划，定期评估治疗效果，确定是否需要再次评估和再次确定治疗方案。

（2）为达到以上评估目的，癫痫专业医师接诊药物治疗效果不佳的有发作性疾病的患者，应按照以下步骤进行详细询问病史和检查：

①详细询问病史。包括发作时的症状（先兆，症状学演变、发作频率、是否有诱因，是否有侧别提示意义，是否有定位提示意义），用药史（种类、剂量、疗程、是否正确选药、患者服药依从性等），出生史，家族史，热性惊厥史，外伤，中枢神经系统感染史、生长发育史、睡眠情况、情绪性格、不良生活习惯（如熬夜、酗酒等）及其他系统疾病史等。②神经系统检查和其他系统体格检查。详细的皮肤检查有利于结节性硬化等神经皮肤综合征的诊断。③实验室检查。除癫痫诊断和鉴别诊断的常规化验检查，药物难治性癫痫，尤其是婴幼儿时期的药物难治性癫痫的病因学诊断还应包括遗传、代谢、免疫/炎症等方面的相关检查。随着基因诊断技术的发展，使一些引起癫痫发作的遗传代谢病的诊断和针对病因治疗成为可能，并使这部分患儿的预后极大改善。④脑电图检查。它是癫痫诊断、鉴别诊断、发作类型和综合征诊断及定位诊断必不可少的工具，根据监测仪器和监测时间不同脑电图阳性发现不同，建议有条件时行长程视频脑电图监测，必要时行发作期脑电监测。需注意的是，有部分非癫痫发作事件，如抽动症、屏气发作、

头晕、非癫痫的精神障碍发作可以有脑电图异常表现，而一些来源于深部皮质的癫痫如额叶内侧面癫痫、下丘脑错构瘤癫痫等头皮脑电图并不一定有阳性发现，这时癫痫的诊断更多依赖于详细的病史。⑤影像学检查。疑为药物难治性癫痫的患者，应尽早行头部影像学检查，以帮助寻找病因。影像学检查首选高分辨率磁共振检查，包括 T1、T2、FLAIR 等序列，轴位、冠状位、海马成像等。必要时，需行薄层扫描。怀疑伴钙化的病变（如结节硬化的室管膜下结节和胚胎发育不良性神经上皮瘤常伴有钙化）可加用 CT 扫描。值得注意的是，除非怀疑有肿瘤等病因，强化扫描不应作为常规选项。另外，20%～30% 的患者考虑为部分性药物难治性癫痫患者，在磁共振扫描上，根据以上结果决定进一步治疗措施。不能发现病灶，需依靠弥散张量成像（DTI）MEG、PET、MRI 等方法帮助定位致痫灶。

（六）药物难治性癫痫治疗

目前，药物难治性癫痫采取的主要治疗措施包括以下几类。

（1）切除性外科手术。对于有明确致痫灶且致痫灶位于脑非重要功能区的、手术风险较低的药物难治性癫痫患者，应尽早考虑切除性手术，包括海马前颞叶切除术、致痫灶切除、脑叶切除、多脑叶切除、大脑半球切除（离断）术等。对于影像学没有结构性改变的部分性药物难治性癫痫患者，如果通过高分辨率磁共振成像、功能性影像或颅内埋藏电极等手段能够定位致痫灶，也可考虑手术治疗。家属暂时不能够接受切除性手术治疗的患者，也应积极进行长程视频脑电监测和影像学检查，或到综合性癫痫中心进行评估，客观评价手术风险和治疗效果，为今后进一步治疗提供依据。

（2）姑息性外科手术。它包括胼胝体切开，软膜下横切等手术，通过阻断癫痫样放电的传导，达到减少发作频率和减轻发作程度的目的。胼胝体切开分为前三分之二段切开和全段切开。对于儿童的"跌倒发作"（包括强直、肌阵挛、失张力等发作形式）和严重影响患儿生长和智力发育的频繁的全面性发作（灾难性癫痫），可应用全段胼胝体切开治疗，可减少发作并减轻患儿因频繁发作导致的运动、语言、智力发育迟缓。如果患儿存在非功能区的局灶性病变，应一并切除，以提高治疗效果。

（3）生酮饮食。它适用于儿童各年龄段发作频繁的癫痫综合征，治疗效果可使38%～50%的患儿减少50%发作。主要不良反应包括便秘、酮症酸中毒、高脂血症、肾结石等，需要在医师和营养师共同指导下应用此疗法。

（4）神经调控。它包括迷走神经电刺激（VNS）、脑深部电刺激（DBS）、脑皮质电刺激、经颅磁刺激、反馈式神经电刺激等。VNS、DBS 和脑皮质电刺激是将刺激仪的电极端缠绕在迷走神经上或植入颅内靶点（丘脑前核、海马等），另一端脉冲发生器植入胸部皮下，通过持续的或反射性的微弱脉冲电刺激达到治疗癫痫的目的。目前报道治疗效果为可使 50%～60% 的患者发作减少 50%。这些手段的治疗目的为减少发作，改善生活质量，但价格昂贵，因此，实施前要慎重评价患者的风险与收益比。

（5）进一步抗癫痫发作药治疗。它包括应用新型抗癫痫发作药和尝试多药联合应用。近二十年来，新的抗癫痫发作药不断出现，有一些和传统抗癫痫发作药机制完全不同的药物投入市场，为难治性癫痫患者再次尝试药物治疗提供了可能。另外，手术、饮食疗法、神经调控等治疗失败的患者，也应该再次尝试药物治疗的可能性。

（6）类固醇皮质激素治疗。主要用于部分儿童药物难治性癫痫，如婴儿痉挛症、Landau-Kleffner综合征，静脉用免疫球蛋白、精准治疗等。

七、癫痫的预后

癫痫的预后影响因素包括癫痫的自然病史、病因、病情和治疗情况等。如果患者在诊断后接受了正规治疗总体看来，大多数癫痫患者抗癫痫发作药治疗的预后较好，约2/3病例可获得长期的发作缓解，其中部分患者可完全停药仍长期无发作。

（一）新诊断的癫痫预后

（1）经治疗的新诊断的癫痫预后。通常情况下，在出现2次及以上非诱发性癫痫发作时才诊断癫痫，并开始药物治疗。在随诊观察10年和20年时，经治疗的癫痫累积5年发作缓解率分别为58%～65%和70%。在随诊50年时，有97.1%的患者经历了至少1年的无发作期，2年、5年和10年无发作缓解率依次为89.5%、77.1%和44.4%。在随诊10年时，经治疗的成人癫痫5年发作缓解率为61%。在随诊12～30年时，经治疗的儿童癫痫3～5年发作缓解率为74%～78%。对于儿童期发病的癫痫患者，在随诊30年时，有64%的患者可以达到5年终点无发作，其中74%的患者停用了药物。

（2）新诊断的癫痫预后。最主要的影响因素是癫痫的病因。总体上，癫痫早期的发作频率少、全面性强直。阵挛发作、无精神共患病者更容易达到发作缓解。在儿童癫痫中，能找到明确癫痫病因，首次发作年龄小的患者预后相对较差。其他影响癫痫预后的因素有脑电图是否有局灶性慢波或癫痫样放电，首次发作后6个月内出现再次发作的次数等。一般认为，性别对预后影响不大。

（3）癫痫综合征的预后。根据综合征的本身性质和对治疗的反应，癫痫综合征的预后大体上可分为如下4种：①预后很好。20%～30%的癫痫病属良性癫痫。通常发作稀疏，可以自发缓解，不一定需要药物治疗。这类综合征包括新生儿良性发作、自限性局灶性癫痫（儿童良性癫痫伴中央颞区棘波/儿童良性枕叶癫痫等）婴儿良性肌阵挛癫痫以及某些有特殊原因促发的癫痫。②预后较好。30%～40%的癫痫发作很容易用药控制，癫痫也有自发缓解的可能性，这类综合征包括儿童失神癫痫、仅有全面强直-阵挛性发作的癫痫和某些局灶性癫痫等。③药物依赖性预后。10%～20%的癫痫病发作抗癫痫发作药控制发作，但停药后容易复发。这类综合征包括青少年肌阵挛癫痫、大多数局灶性癫痫（结构性或病因不明）。④不良预后。20%的癫痫病尽管进行了积极的药物治疗，仍有明显的癫痫发作，甚至出现进行性神经精神功能衰退。这类综合征包括各种癫痫性脑病，进行性肌阵挛癫痫和某些症状性局灶性癫痫。

（4）抗癫痫发作药治疗和癫痫发作的预后。目前的证据显示，抗癫痫发作药治疗通常只能控制发作，不能阻止潜在致痫性（Epileptogenesis）的形成和进展。一线抗癫痫发作药之间没有明显的疗效差别。如果正确选择抗癫痫发作药，新诊断癫痫患者的无发作率能达到60%～70%。使用第一种单药治疗后有49.5%的新诊断癫痫患者能达到无发作，再使用第二种及第三种单药治疗时，则仅有13.3%和3.7%的患者可达到无发作。如果单药治疗效果不佳，可考虑联合用药。但即使经过积极治疗，新诊断的癫痫患者中有 20%～30%的发作最终控制不佳。

（二）停药后癫痫预后

（1）停药后癫痫的复发情况。在减药过程中或停药后，癫痫复发的风险为 12%～66%。既往荟萃分析显示，停药后 1 年和 2 年的复发风险分别为 25%和 29%。在停药后 1 年和 2 年时，保持无发作的患者累积比例在儿童中分别是 66%～96%和 61%～91%，而在成人中则分别是 39%～74%和 35%～57%，这说明成人癫病要比儿童癫痫的复发率高。复发比例在停药后 12 个月内最高（尤其是前 6 个月），随后逐渐下降。

（2）停药后癫病复发的预测因素。停药后癫病复发的预测因素包括发作完全缓解前癫痫病程较长、停药前发作完全控制时间较短、有热性惊史、发作完全缓解前的发作次数较多、非自限性癫痫综合征、发育落后及停药前 EEG 可见痫样异常。

停药后远期无发作（无论是否复发）的预测因素包括发作完全缓解前癫痫病程较短、停药前发作完全控制时间较长、停药前使用抗癫病发作药的种类数较少、男性患者、无癫病家族史、发作完全缓解前的发作次数较少、无局灶性发作、停药前 EEG 无异常。值得注意的是，延缓停药时间（增加停药前无发作年数）可降低复发风险。

八、癫痫的中医认识

癫痫俗称"羊角风"或"羊癫风"。是指脏腑受伤，神机受累，元神失控所致，以突然意识丧失，发则仆倒，不省人事，两目上视，口吐涎沫，四肢抽搐，或口中怪叫，移时苏醒，一如常人为主要临床表现的一种发作性疾病。中医对其临床发作时的表现描述较多，表现为发作性运动、感觉、自主神经、意识及精神障碍等。对于病因的论述比较宏观，分为先天性因素和后天性因素，病机概括为心、肝、脾、肺、肾五脏气血失调，阴阳失衡，气逆痰涌，火炎风动，蒙蔽心窍等。对癫痫的诊断，主要是根据癫痫的病程划分了发作期、休止期与恢复期 3 个阶段。中医药治疗癫痫的历史悠久，有许多常用方剂和中药传承下来，是历代医家宝贵经验的实践总结。

（一）病因病机

中医学认为本病的发生与多种因素有关，分为先天性因素和后天性因素两方面，而且强调"七情"为患。先天性因素又称作"胎痫"，意为胎中带来的，如大脑发育不全，脏腑功能先天不足、遗传等；《素问》："此得之在母腹中时，其母有所大惊，气上而不下，精气并居，故令子发为癫痫。"《活幼心书·痫证》进一步阐述"胎痫者，因未产前，或母食酸咸过多，或为七情所伤，致伤胎气"，这说明情志及胎产失常是先天致病的主要因素。后天因素包含许多，如七情失调，饮食不洁，劳累过度，或精神刺激，或继发于其他脑部疾病。肝、肾、脾亏虚是本病主要病理基础，由此而产生之风阳、痰火、血瘀是本病的病理因素。总以痰为主，每由风、火触动，痰瘀内阻，蒙蔽清窍而发病，其中痰浊内阻、脏气不平、阴阳偏胜，神机受累，元神失控是病机的关键所在。而癫痫之痰，具有随风聚散和胶固难化两大特点，痰聚气逆闭阻清窍则癫痫发作；痰降气顺则发作休止；若风阳痰火逆而不降则见癫痫大发作。因而癫痫之所以久发难愈，反复不止。五脏之中主要责之于心肝，顽痰闭阻心窍，肝经风火内动是癫痫的主要病机特点，久发耗伤精气，可致心肾亏虚；或气血不足而见心脾两虚。

（二）辨证分期

1. 发作期

癫痫发作期的病机主要是脏气不平，营卫逆乱，逆气所生，是"气"功能的紊乱。中医认为，人体内诸气各有其正常的运行规律。如元气行三焦通道分布全身，主宰人体的生命活动；经气行经络之内；卫气行于脉之外；营气行于脉之中；胃气、肺气下行；脾气上升；肝气舒发；肾气潜藏等。若这些气反其道而行之，就可能导致逆气上巅犯脑，迷闭脑窍，引动肝风。脑为逆气所犯，则必生眩晕或跌仆。脑受迷闭而神昏目瞑，引动肝风则抽搐。

2. 休止期

指癫痫停止发作阶段，因病情轻重而异。轻者休止期数月甚至逾年，重者休止期数日甚至按小时或分秒计算。休止期仅仅是逆气暂时消散，但由于痰、热、积、瘀、虫、惊等病因未除，而脏腑、经络、气血的功能未恢复，随时有再次发作的可能。

3. 恢复期

也称缓解期，此期指癫痫停止发作 3 年以上。这个时期将会出现 3 种情况：一是致病因素已除，脏腑、经络、气血功能正常，逆气不再产生，癫痫痊愈。二是致病因素已除，脏腑、经络、气血功能尚处于恢复之中，此时期若无特殊原因，一般也不会再犯病；若突受惊恐或其他精神刺激，感染时疫瘟毒，颅脑受伤，饮食不洁，过劳或月经初潮等，又可能破坏脏腑、经络、气血的平衡，产生逆气，使癫痫复发。三是病因虽除，脏腑、经络、气血功能受到严重影响，已经不可能恢复，其中主要是脑神受蒙，脾肾两亏。

（三）中医治疗

癫痫的中医药治疗原则是发作期以祛邪、开窍醒神为主，恢复期和休止期以祛邪补虚为主。祛邪宜以豁痰息风、开窍定痫法为主；补虚宜以健脾化痰，补益肝肾，养心安神法为主。治疗方法丰富多样，一般内治与外治结合，灵活多变，如药物、针灸、按摩、心理调适、饮食调理等措施，往往根据病情选用几种方法配合应用。

1. 中药治疗

1）发作期

（1）阳痫。主症：病发前多有眩晕，头胀痛，胸闷乏力，喜伸欠等先兆症状，或无明显症状，旋即仆倒，不省人事，面色潮红、紫红，继之转为青紫或苍白，口唇青紫，牙关紧闭，两目上视，项背强直，四肢抽搐，口吐涎沫，或喉中痰鸣，或发怪叫声，甚则二便自遗。移时苏醒，除感疲乏、头痛外，一如常人，舌质红，苔多白腻或黄腻，脉弦数或滑。治法：急以开窍醒神，继以泻热涤痰息风。方剂：黄连解毒汤合定痫丸加减。

（2）阴痫。主症：发作时面色晦暗青灰而黄，手足清冷，双眼半开半合。昏愦，僵卧，拘急，或抽搐发作，口吐涎沫。一般口不啼叫，或声音微小。也有仅见呆木无知，不闻不见，不动不语；或动作中断，手中物件落地；或头突然向前倾下，又迅速抬起；或二目上吊数秒及至数分钟恢复，病发后对上述症状全然无知。多一日频作十数次或数十次。醒后周身疲乏，或如常人.舌质淡，苔白腻，脉多沉细或沉迟。治法：息风涤痰，定痫开窍。方剂：半夏白术天麻汤合涤痰汤加减。

（3）脱证。主症：持续不省人事，频频抽搐。偏阳衰者：伴面色苍白，汗出肢冷，鼻鼾息微，脉微欲绝；偏阴竭者：伴面红身热，躁动不安，息粗痰鸣，呕吐频频。治法：有痰热者，立即灌服安宫牛黄丸，偏阳衰者，加用参附注射液静推或静滴；偏阴竭者，加用清开灵或参麦注射液静滴。抽搐严重者，灌服紫雪丹；喉中痰声沥沥者，用竹沥膏开水化溶后灌服。

2）恢复期

（1）痰火扰神证。主症：急躁易怒，心烦失眠，咳痰不爽，口苦咽干，便秘尿黄，甚则彻夜难眠，日赤，舌红，苔黄腻，脉多沉滑而数。治法：清泻肝火，化痰宁神。方剂：当归龙荟丸加减。

（2）风痰闭阻证。主症：发病前多有眩晕，胸闷，乏力，痰多，心情不悦，舌质红，苔白腻，脉滑有力。治法：涤痰息风，镇痫开窍。方剂：定痫丸加减。

3）休止期

（1）心脾两虚证。主症：反复发痫不愈，神疲乏力，心悸失眠，面色苍白，体瘦，纳呆，大便溏薄，舌质淡，苔白腻，脉沉细。治法：补益心脾为主。方剂：归脾汤加减。

（2）肝肾阴虚证。主症：痫病频作，神思恍惚，面色晦暗，头晕目眩，两目干涩，耳轮焦枯不泽，健忘失眠，腰膝酸软，大便干燥，舌红苔薄黄，脉沉细而教。治法：滋养肝肾为主。方剂：大补元煎加减。

2. 针灸治疗

1）发作期

取穴百会、风府、大椎、后溪、腰奇。配穴方面，若正在发作或昏迷者加人中、十宜、涌泉；牙关紧闭加下关、颊车；夜间发作加照海；白天发作加申脉，小发作可配内关、神门、神庭；局限性发作，配合谷、太冲、阳陵泉、三阴交；精神运动性发作，配间使、神门、丰隆、巨阙和中脘。根据病情酌情选用4～5个穴，正在发作时用强刺激法，发作过后每天或隔天一次，亦可配合使用电针治疗。

2）休止期和恢复期。

（1）虚证。取穴神门、内关、足三里、阴陵泉、三阴交、太溪、中脘、巨阙。

（2）实证。取穴风府、大椎、鸠尾、丰隆、太冲。配穴方面，发作频繁后神情倦怠加气海，用灸法。智力减退、表情呆滞加肾俞、关元均用灸法。每次治疗，酌情选用4～5个穴，巨阙、鸠尾用平刺浅刺。

3. 其他治疗

还可进行按摩。发作期急则治标，豁痰顺气为主；可用手指按压四关（双合谷、太冲）人中、少商、十宜及足蹈趾、中趾、小趾侧旁敏感点，最后按压二风门、承浆，发作休止期以治本为主，健脾化痰、补益肝肾、养心安神，可用手指揉按中府、中脘、关元，重压三阴交、公孙、足三里、肺俞、心俞，并结合辨证选择有关穴位加减。

常用外治法还包括埋线、灸治、揿针、耳穴压豆、穴位注射、熏洗、割治、拔罐等，都可以酌情应用。

九、癫痫的日常管理

癫痫疾病严重影响了患者的日常生活，如求学、就业、交友、婚育、经济收入等。长期的担心、照顾癫痫患者也给其家庭成员的心理和生活带来了巨大的压力。癫痫不仅需要临床医师的专业诊治知识，还需要患者、患者家属及朋友和其他照顾者的积极参与，使患者的健康状况全面改善或恢复，即在最大限度控制发作与提升患者生活质量之间找到一个最佳平衡点。因此，癫痫患者的管理模式是以患者为中心，以抗癫痫治疗为基础，整合临床医师、照料者、社会组织等多种力量，帮助患者提高自我管理的技能，从而改善健康和提高生活质量。

（一）影响癫痫患者生活质量因素

1. 身体健康

癫痫的频繁发作是影响生活质量的独立因素，发作频率与生活质量呈负相关。癫痫的反复发作，特别是全面性发作，会造成患者的生理功能损害，产生头痛、头昏、胃肠不适、四肢乏力、疲乏等躯体症状，导致日常生活能力下降。发作时还可能引起身体的意外损伤，如舌咬伤、烫伤、烧伤、颅脑外伤、骨折和软组织伤等，甚至会因高处坠落、溺水等导致意外死亡。

2. 认知功能

癫痫患者中 30%～40%的人有认知功能方面的损害，这是影响生活质量的重要因素。未用抗癫痫发作药的新诊断的癫痫患者，可已有明确的认知功能方面的损害，包括词语学习能力、言语记忆、情景记忆、记忆策略、言语命名，视觉搜索能力及精神运动速度等方面的减退，其中以词语延迟回忆的损害最为显著，而其空间结构记忆、注意力及抗干扰能力则未受影响。痫样放电可以对认知功能造成严重损害。一次癫痫发作可引起数小时至数天的认知功能下降，称为发作后认知功能损害。其后症状可以部分恢复，所残留的认知功能减退称为发作间歇期认知功能损害。全身强直阵挛发作对于认知功能的损害最为明显，其次为复杂部分性发作和由部分性发作继发全身强直阵挛性发作，言语功能损害明显。一些癫痫综合征，如婴儿痉挛症（West 综合征）、Lennox-Gastaunt 综合征、Sturge-Weber 综合征等往往是脑部病理改变的外在表现，伴有严重的认知损害。枕叶癫痫主要表现为注意力、记忆力的下降。额叶癫痫主要为计划与执行功能的减退，记忆功能则不受影响。颞叶癫痫则以近、远期记忆障碍为主。左侧（优势）半球的亚临床发作倾向于造成词语功能下降，右侧半球病变的患者则表现为处理非语言材料的能力下降。癫痫发作频率越高、持续时间越长对认知的影响也越大。发病年龄早，是认知功能预后不良的重要因素之一。早年发病者认知损害严重，而成年期以后发病的患者认知损害轻微。癫痫患者病程越长对其认知损害越明显，尤其体现在言语记忆及情景记忆方面。

应用抗癫痫发作药的患者存在较广泛的认知损害，包括注意力、言语记忆、情景记忆、空间结构记忆、词语学习能力、抗干扰能力与精神运动速度等方面，其中以词语延迟回忆、注意力以及精神运动速度的损害最为明显。在传统抗癫痫发作药中，卡马西平、苯妥英钠和丙戊酸钠对认知功能影响相似，苯巴比妥对认知功能的影响大于上述三者；在新型抗癫痫发作药中，加巴喷丁、拉莫三嗪对认知功能的影响少于卡马西平，托吡酯（如合适的剂量）的认知功能损害稍重于丙戊酸钠。认知功能损害程度与用药种类和癫痫患者认知损害程度成正比，尤其体现在记忆力、注意力以及精神运动能力上。

3. 精神/心理

癫痫患者精神/心理状况与生活质量的相关性远远超过发作频率及疾病的严重程度，即时在癫痫发作得到完全控制之后，患者的孤立感、社会隔绝感、被歧视和羞耻感等心理反应仍可能长期存在。

（二）癫痫患者综合管理模式

1. 自我管理

自我管理是患者及家属对癫痫发作和日常生活的管理策略。包括患者及其家庭建立自我管理技能和行为所需的信息和资源，以便他们能够积极参与以患者为中心的护理过程。其核心要素包括知识、态度、技能和行为、个人对发作的处理能力、药物治疗的安全性考虑、医患沟通和生活方式的选择等。自我管理必需的知识和技能有 2 类，即癫痫特定的管理和慢性病保健管理。癫痫特定的管理涉及癫痫发作、药物治疗、安全性问题、发作的诱发因素和合并症等方面的管理。慢性病保健管理包括保持健康的生活方式、积极建立与医师的合作关系、培养独立生活技能等。获得癫痫自我管理的知识和技能有助于癫痫患者及其家庭成员建立自信，了解自身需求和调动资源以满足需求，提升生活质量，获得最优质的幸福生活。坚持用药是对患者的巨大挑战。导致患者服药依从性差的原因主要是对副作用的恐惧、忘记服药和认为有段时间不发作就可以停药等。提高依从性的方法有加强对副作用的监测、做服药记录、使用有日期的药盒、使用提醒便签和闹钟、为方便服药而调整生活作息等。癫痫日记可以帮助患者更好的了解自己的病程，患者和家属记录的癫痫日记比单纯靠回忆更加客观准确，较详细的日记有助于发现患者癫痫发作的诱因，明确患者有无口服抗癫痫药物的副作用。

2. 加强沟通

对癫痫的危险性、可能的治疗副作用和自我管理的重要性的讨论是临床医师、患者、家属之间有效沟通的主要内容。临床医师应在癫痫疾病确诊后即明确地告知患者及其家属癫痫的危险性，包括癫痫发作本身和药物副作用对身体的影响、癫痫发作所导致的意外伤害、自杀等。目前，癫痫猝死（SUDEP）在西方国家引起极大的重视，在我国还需要进一步引起关注。经常性的有效沟通能使患者及家属了解癫痫相关危险的信息，并学会如何在最大限度上降低风险，提高自我管理能力。有条件的话，可以聘请专业护士、自我管理能力较好的现（曾）患者和家属、志愿者等来帮助沟通，能取得更好的效果。

3. 辅助疗法

一些辅助的治疗方法也有利于控制癫痫、教育患者进行自我管理和改善生活质量。行为治疗通常教育患者如何识别发作的诱发因素，并改变不健康的行为（如睡眠缺乏、闪光、过度劳累，饮用酒类、咖啡、浓茶等）。由于害怕发作，癫痫患者的家人往往过度限制其外出活动，使得患者社交能力降低，社交圈减小，加重了自我封闭和焦虑抑郁等心理障碍的发生，从而影响生活质量。适当的、有陪护的户外集体活动有利于改善注意力、情绪调适，并有助于患者增强体质，如保龄球、乒乓球、慢跑、步行、瑜伽等。另外，其他的行为治疗方式包括听音乐、弹琴、绘画、书法、做手工、冥想、心理咨询、利用聚会的形式交流等都能在一定程度上稳定患者的情绪、陶冶情操。

4. 疫苗接种

目前数据显示，癫痫患者接种疫苗的不良反应发生率与普通人群相当，而感染疾病对癫痫患者带来的损伤远大于疫苗潜在的不良反应风险。接种疫苗后可能引起发热，这将降低癫痫发作阈值，甚至诱发发作。接种疫苗后 48 小时应密切监测体温，如有发热，常规应用退烧药（如对乙酰氨基酚）能降低癫痫发作风险。出现以下情况建议暂缓接种疫苗，待情况恢复正常后再行接种：暂时的频繁发作；正在感染或发热；免疫性疾病急性发作期。对疫苗成分过敏或者首剂疫苗过敏者。

（三）癫痫患者日常注意事项

1. 常见药物

（1）感冒药。大多数感冒药比较安全，是非处方药物，患者可自行购买使用。然而，对癫痫患者，感冒药里的有些成分有导致发作的风险，因此使用时须小心：①退热止痛药。有些癫痫患者高热时还可能伴有癫痫发作次数增加。布洛芬、对乙酰氨基酚是最常使用的退热药物，癫痫患者可正常使用。然而，如散列通、新康泰克等还会加入咖啡因，目的是收缩脑血管、缓解头痛，协同退热药的镇痛作用。但是咖啡因可引起神经兴奋、失眠，有可能会诱发癫痫，并且它还可加速一些药物的代谢，导致药效变化。②止咳平喘药。麻黄碱和伪麻黄碱可收缩上呼吸道毛细血管，消除黏膜充血和肿胀，可缓解鼻塞、鼻充血，使呼吸畅快，但它们是中枢神经系统兴奋剂，癫痫患者慎用。右美沙芬可抑制延脑咳嗽中枢而产生镇咳作用，作用强效，在感冒药片泰诺和一些咳嗽药水联邦克立停、史达德中都可找到它的身影。癫痫患者需要严格按照说明书剂量使用，一旦发生异常，立即停药。

另外，一些中成药由酒精（乙醇）提取，例如复方甘草口服溶液、藿香正气水等，癫痫患者也需注意适度服用。

（2）抗生素。抗菌药物中诱发癫痫发作的主要为青霉素类、头孢菌素类和喹诺酮类这几类药物，其中青霉素类的发生率最高。青霉素类诱发的癫痫与用药剂量和给药途径相关，大剂量静脉滴注青霉素很容易引起癫痫发作，另外，患者严重肾功能不全时，给予正常剂量也可诱发癫痫发作。青霉素大剂量应用、肾功能不全、癫痫病史是诱发癫痫的重要危险因素。喹诺酮类药物中环丙沙星、左氧氟沙星、诺氟沙星诱发的癫痫发作较为常见，喹诺酮类诱发癫痫发作呈剂量依赖性，且多是可逆的。患有癫痫及脑梗塞等中枢神经系统疾病的患者，应用喹诺酮类药物更易发生不良反应，该类患者应慎重使用；老年人及肾功能不全患者，也应在充分评估其肝肾功能的基础上慎重使用；另外，喹诺酮类药物与茶碱类药物和非甾体抗炎药合并使用时，容易诱发癫痫发作，应避免联合使用。

（3）其他药物。除了上面介绍的这些药物，还有很多药物可以引起癫痫发作，如心内科常用的抗心律失常药维拉帕米、美西律；呼吸科常用到的氨茶碱；消化科常用的西咪替丁，抗肿瘤药长春新碱、甲氨蝶呤、紫杉醇等。

临床上可以诱发癫痫的药物很多，在临床使用时，一定要养成勤查说明书的习惯。同时，在选用药物治疗时，要综合考虑，权衡利弊，特别是要注意患者有无癫痫病史、是否患有脑器质性病变，同时，还要考虑患者的肝肾功能情况，避免血药浓度异常升高诱发癫痫发作。除此之外，在临床上还要做到规范合理用药，联合用药时，注意药物的相互作用，用药期间，还要严密观察，出现情况及时处理。

2. 饮食管理

癫痫病患要注意避开可能诱发癫痫的食品，改掉挑食等不良习惯。过度饥饿、饮食过饱以及暴饮暴食都可能会诱发癫痫，因此，病患要养成一日三餐规律饮食的习惯，选择清淡、营养丰富且容易消化的饮食。不大量引用浓咖啡、浓茶、可口可乐等含咖啡因及其他中枢神经系统兴奋剂饮料。尤其是不能饮酒，饮酒可导致癫痫发作，禁止饮用白酒、红酒、黄酒等酒类饮料。

3. 睡眠管理

睡眠与癫痫的关系十分密切，癫痫发作影响睡眠质量，睡眠问题反过来也会诱发癫痫。睡眠不足或睡眠质量过差都会使大脑兴奋性增高，因此，癫痫病患一定要规律作息，保证充足的睡眠，避免熬夜、避免过度劳累。睡觉时注意保持正确的睡眠姿势，避免由不必要的压迫造成的呼吸困难而引起癫痫发作。

4. 情绪管理

情绪的大起大落是诱发癫痫的重要因素，保持情绪平稳对于癫痫的控制有一定的作用。因此，在日常的生活中，癫痫病患应控制情绪的大幅波动，避免负面情绪。当病患处于过度兴奋、紧张、焦虑、激动、愤怒的状态时，会下意识地呼吸加快，出现过度换气，这种情况极易诱发癫痫。

5. 锻炼运动

目前，尚无证据表明癫痫患者体育锻炼和旅游会增加癫痫发作风险。对智力正常、病情稳定的癫痫患者，应鼓励参加适宜的体育运动，但不宜参加如长跑、搏击类等运动；不宜玩危险游戏，如过山车。

韩慧编

第十六章 丛集性头痛

一、概述

丛集性头痛（CH）是三叉神经自主神经性头痛（TACs）中的一种亚型，又被称为"自杀性头痛"。三叉神经自主神经性头痛（TACs）是一组以单侧头痛、通常伴有显著同侧头面部副交感自主神经症状的原发性头痛。丛集性头痛（CH）作为其中的一种亚型，临床表现为严格单侧眼眶、眶上和/或颞部的极重度疼痛，伴痛侧自主神经症状和（或）不安、躁动感，由于其发作时疼痛程度剧烈，又被称为"自杀性头痛"。CH 易并发焦虑、抑郁和攻击性行为，并可能出现多种并发症（如心血管疾病和自杀倾向等），导致了患者的极大疾病负担。同时，由于 CH 的低患病率，许多医师对该病的认识程度欠缺，常导致 CH 患者无法被正确诊断。

（一）丛集性头痛的定义

丛集性头痛多为急性起病的严重单侧头痛，累及单侧眼眶、眶上和/或颞部，如无特殊治疗，单次发作可持续 15～180 分钟，且发作频率可从隔日 1 次到每天 8 次，发作常具有周期性。

（二）丛集性头痛的流行病学

丛集性头痛于任何年龄均可发病，终生患病率为 124/10 万，年患病率为 53/10 万，目前有研究表明，CH 患者占头痛门诊就诊总量的 5.3%。CH 患者的男女患者比例为（3.8～7.1）：1，亚洲患者的男性优势更为明显，但总体呈下降趋势。我国 2022 年男女患者比例降至 4.6：1。CH 发病高峰年龄为 20～30 岁，而慢性 CH 发病年龄相对较晚。研究表明，西方国家 5%～17% 的 CH 患者存在家族史，而亚洲数据显示其比例明显低于西方国家，我国研究显示，CH 患者阳性家族史占 6.7%。

（三）丛集性头痛的主要危害

丛集性头痛好发于中青年男性，发作时疼痛剧烈，甚至难以忍受，患者描述的 CH 头痛多为"此生经历过的最糟糕的头痛发作"。反复 CH 发作会造成患者工作能力低下，情绪低落，使用药物及住院费用加大等，对患者日常生活质量影响较大。其中近 20%，患者因病丧失行为能力而失业，55% 的患者具有自杀倾向。

二、丛集性头痛的临床表现

特征性表现是急性发作 CH 表现为发作性单侧的眼眶、眶上和（或）颞部的重度或极重度疼痛，疼痛剧烈时可波及前额、顶、枕或面部，多表现为锐痛、搏动样痛、挤压痛或炸裂痛，可突发突止。头痛部位始终固定于一侧是其重要特征（亚洲人群出现右侧疼痛频率较高），但也有部分患者出现不同丛集期之间或同一个丛集期内头痛侧别的转换。

1. 丛集性头痛分期

根据诊断标准定义分期。

（1）前驱期（剧烈头痛前）。开始出现疼痛症状、自主神经症状或其他症状至出现重度或极重度疼痛。

（2）发作期。根据 ICHD 诊断标准，即出现严重或极严重的眶周和（或）颞部疼痛合并伴有症状或躁动的时间段。

（3）发作后期（剧烈头痛后）。疼痛由轻中度至消失以及自主神经症状或其他症状完全消失。

2. 丛集性头痛症状分类

症状分为 3 类：疼痛症状（包括发作部位疼痛、耳部胀满感、颈部疼痛或其他部位疼痛），自主神经症状（包括结膜充血、流泪、流鼻涕、眼睑下垂、面部出汗等），其他症状（包括难以集中注意力、心情变化、体力改变、畏光、畏声等）。头痛性质包括刺痛、钝痛、胀痛和跳痛等。

三、丛集性头痛的病因学

丛集性头痛的发病机制仍未完全明确，目前认为其主要缘于三叉神经血管通路、三叉神经-自主神经反射、下丘脑三大重要组成部分的同步异常活动。

（一）三叉神经血管通路

三叉神经血管系统由三叉神经脊束核、三叉神经节与神经及其所支配的脑膜血管组成。三叉神经节作为假单极神经元，其外周突投射至硬脑膜及颅骨血管，中枢支集中投射至脑干的三叉神经颈复合体，成为将外周神经元连接至中枢系统的中继站；其可激活由三叉神经颈复合体至丘脑的三叉神经血管通路，引起 P 物质、降钙素基因相关肽（CGRP）、神经激肽 A 等血管活性神经肽的释放，从而导致参与疼痛处理的皮质结构被激活，如额叶皮质、岛叶和扣带回皮质等。

（二）三叉神经-自主神经反射

三叉神经-自主神经反射在三叉神经末梢受到刺激时被激活，反射性产生副交感神经症状，如结膜充血、流泪、鼻塞等。所涉及颅脑副交感神经系统通路起源于脑桥的上泌涎核，支配上面部的泪腺和血管，当三叉神经眼支受到疼痛刺激时，可引起颅脑副交感神经传出纤维的反射性激活，从而出现相应血管的舒张以及结膜充血、流泪或鼻塞等自主神经症状。在自发性 CH 发作期间，颈静脉血液中 CGRP（三叉神经激活标志物）和垂体腺苷酸环化酶激活肽（PACAP）和血管活性肠肽（VIP）（副交感神经激活标志物）浓度的增加，这可提示三叉神经血管系统和颅脑副交感神经系统在发作期被激活。同时，颅脑副交感神经激活的自主神经症状可出现在 CH 发作之前，提示其可能是中枢神经系统来源的自主神经失调，即伴发于下丘脑功能紊乱出现。当 CH 发作时，除了副交感神经系统激活的症状外，常可出现头痛同侧面部交感神经功能降低的症状，通常表现为不完全的霍纳综合征（如瞳孔缩小、上睑下垂等）。目前认为，上述症状的发生缘于副交感神经过度活跃导致神经血管扩张和血管周围水肿，两者压迫或牵拉位于颈内动脉外膜的眼交感神经纤维丛，从而引发交感神经受损症状。鉴于头痛发作前同时伴有交感神经张力的异常，有学者认为，CH 患者交感神经功能抑制症状可能来自下丘脑功能异常所引发的中枢源性自主神经功能失调。

（三）下丘脑

丛集性头痛发作的季节性及昼夜节律性，表明其可能与生物钟系统有关，提示下丘脑可能参与了 CH 的病理生理学过程。神经内分泌学相关研究表明，在 CH 发作期和缓解期，下丘脑和垂体调节相关激素（如褪黑素、皮质醇、泌乳素、睾酮和生长激素）的 24 小时分泌模式均发生改变；相关功能和结构影像学研究所证实的下丘脑显著变化更直观地表明了 CH 的发病与下丘脑密不可分，在头痛发作时，下丘脑被激活并与多个脑区具有解剖、功能联系。同时，通过对 CH 患者发作期及发作间期的功能影像学研究发现，在 CH 发作期，下丘脑的弥漫性功能连接障碍主要集中在与疼痛处理和调节有关的脑区，而发作间期则主要涉及包括疼痛系统和视觉系统在内的广泛大脑区域；从治疗效果看，靶向下丘脑相关区域的深部脑刺激术对 CH 治疗的有效性，也进一步支持下丘脑在 CH 发病机制中具有关键性作用的观点。随着神经影像学技术的发展，越来越多的证据支持下丘脑在 CH 发病机制中不可或缺。如磁共振成像检查常可发现 CH 患者下丘脑后部异常或发育不全，正电子发射计算机断层显像检查发现 CH 患者发作期同侧下丘脑后部灰质被激活。一项基于体素的磁共振成像对照研究发现，与健康对照组比较，CH 患者下丘脑后下部灰质区域体积密度和体积均增加。磁共振成像的研究也发现，CH 患者有明显的同侧下丘脑激活现象。另外，CH 患者前扣带回皮质、后扣带回皮质、前额皮质、岛叶皮质以及其他参与疼痛处理和调节的大脑区域也发生了变化，这些受累的脑区可能与 CH 的疼痛处理和调节有关。

四、丛集性头痛的诊断

参照 2018 年第 3 版《头痛疾病的国际分类（ICHD-III）诊治指南》，该病起病急，常有诱因，发作具有特征性表现，分为发作性丛集性头痛（eCH）、慢性丛集性头痛（cCH）及很可能的丛集性头痛。

（一）临床特点

1. 时间特点

CH 发作常有一定的季节节律性，具体表现为季节交替时容易发生，如春秋季多发、冬季少发。大多数 eCH 患者丛集期的发生频率为每年 1～2 次，而我国的研究发现，eCH 发作频率相对较低，多为每 1～2 年发作 1 次。CH 患者的丛集期持续时间存在明显东西方差异，如德国 CH 患者丛集期平均持续 8.5 周，英国患者平均持续 8.6 周，而亚洲（如中国、韩国）则具有较短的丛集期，分别为 4 周和 5.8 周。在相邻丛集期之间，eCH 缓解期超过 3 个月，而 cCH 至少 1 年无缓解期或缓解期小于 3 个月。在丛集期内，CH 患者每次头痛的持续时间为 15～180 分钟，头痛频率为隔天 1 次至每天 8 次，多为每天 1～2 次。同时，CH 发作具有昼夜节律性特点，多数患者的每天头痛发作时间相对固定，故有"闹钟性头痛"之称。

2. 发作特点

（1）诱因。在丛集期内，饮酒、天气变化、气味刺激、情绪因素、精神压力、睡眠不足、药物（组胺、硝酸甘油）等均可诱发发作，其中最常见的诱因是饮酒、天气变化及睡眠不足。

（2）发作前（前驱）症状。CH 发作前 10～20 分钟可出现头痛侧的不适症状、颅脑自主神经症状等前驱症状，我国的多中心研究发现，82.3% 的 CH 患者存在前驱症状，最常见为头面部不适、颈部僵硬感、焦虑、情绪低落、畏光等，同时前驱症状持续时间以小于等于 10 分钟（55%）居多，其次为 10～30 分钟、大于 60 分钟和 30～60 分钟。

（3）先兆症状。先兆症状偶可见于 CH，但亚洲与西方人群相比出现比例较低，仅部分亚洲地区报告了 CH 先兆症状的存在，其中视觉先兆是 CH 患者中最常见的类型，东西方的差异可能与种族或遗传因素有关。

（4）头痛特点。CH 表现为发作性单侧的眼眶、眶上和/或颞部的重度或极重度疼痛，疼痛剧烈时可波及前额、顶、枕或面部，多表现为锐痛、搏动样痛、挤压痛或炸裂痛，可突发突止。头痛部位始终固定于一侧是其重要特征，头痛时伴有同侧自主神经症状是 CH 的重要特征，超过 90% 的 CH 患者至少伴有下述症状之一：结膜充血、流泪、鼻塞、流涕、眼睑浮肿、上睑下垂、瞳孔缩小、面部出汗及潮红等。亚洲 CH 患者多出现流泪、结膜充血及流涕；与 eCH 相比，cCH 更多表现为瞳孔缩小、眼睑浮肿，而鼻塞较少见。

3. 共病

CH 患者常伴有抑郁、睡眠障碍等脑功能障碍性疾病。有研究表明，eCH 的抑郁患病率可达 6.3%～24%，而 cCH 共病患病率更高，中国台湾数据显示，女性 CH 患者更容易共病抑郁症，提示了对 CH 共病管理的重要性。值得注意的是，3%～5% 的 CH 患者发作时缺乏自主神经症状，与有自主神经症状的患者相比，其头痛程度较轻，焦虑、抑郁等共病发生较少。

（二）丛集性头痛分类及诊断标准

1. 丛集性头痛诊断标准

ICHD-3 中 CH 的诊断标准如下：①符合 2～4 发作 5 次以上。②发生于单侧眼眶、眶上和（或）颞部的重度或极重度的疼痛，若不治疗疼痛持续 15～180 分钟。③头痛发作时至少符合下列 2 项中的 1 项，至少伴随以下症状或体征（和头痛同侧）中的 1 项：a 结膜充血和/或流泪。b 鼻塞和/或流涕。c 眼睑水肿。d 前额和面部出汗。e 瞳孔缩小和（或）上睑下垂，烦躁不安或躁动。④发作频率隔天 1 次至每天 8 次。⑤不能用 ICHD-3 中的其他诊断更好地解释。

2. 发作性 CH 诊断

丛集期持续 7 天至 1 年，头痛缓解期至少持续 3 个月。诊断标准：①发作符合 CH 诊断标准，且在丛集期内发作。②至少 2 个丛集期持续 7 天至 1 年（未治疗），且头痛缓解期大于等于 3 个月。

3. 慢性 CH 诊断

丛集期头痛至少 1 年内无缓解期或缓解期小于 3 个月。诊断标准：①发作符合 CH

诊断标准，且符合标准②。②至少1年内无缓解期或缓解期小于3个月。cCH较eCH相对少见，但可互相转化，15%的CH患者可由一种亚型过渡至另一种亚型。

4. 很可能的丛集性头痛的诊断

（1）符合丛集性头痛诊断标准中除1项以外的全部标准。

（2）不符合ICHD-3中其他类型的头痛诊断标准。

（3）不能用ICHD-3中的其他诊断更好地解释。这类患者或者典型发作次数不够（例如，丛集性头痛只有第1个丛集期），或者发作次数符合标准，但是不符合其他诊断标准中的某1项。

由于原发性头痛的发病率较高，头痛的诊断是可以多种头痛同时存在的。当存在多种头痛诊断时，应根据所诊断头痛对患者影响程度的大小进行排序。丛集性头痛的分类标准分为两层（第一层是丛集性头痛；第二层是发作性丛集性头痛/慢性丛集性头痛），因此，头痛专病门诊或头痛中心需要给出更明确的诊断。

（三）丛集性头痛的诊断方法

CH的诊断是基于仔细的病史问诊及神经科查体之上的。CH患者常有典型的病史，如病灶范围为重度或极重度单侧眶、眶上和/或颞部疼痛。另外，其头痛持续时间、同侧伴随症状、发作周期等均有明显的临床特征。

1. 病史资料

病史资料包括起病方式、诱发因素（酒精、组胺、硝酸甘油制剂、香水、油漆等诱发）、发展过程、加重或缓解因素、痛的特征（部位、性质、疼痛程度、频率、持续时间、伴随症状）既往史及基础疾病（是否有伴随疾病、近期是否有创伤、当前的用药情况）生活工作习惯（睡眠、运动、体质量、工作或生活方式的变化、避孕方式的改变、月经周期和外源性激素的影响）和家族史。特别需要注意的是，在症状不典型的原发性头痛临床诊断中，阳性家族史常能给出重要提示。

2. 体格检查

体格检查包括一般情况检查和神经系统检查。一般情况检查中需要注意生命体征（体温、血压、脉搏）、疾病面容、意识水平、头颈部外伤表现、颞动脉搏动异常或压痛、下颌关节触诊、颈肩部肌肉触诊等。神经系统检查中需仔细排查是否有任何新发的局灶或非局灶性神经系统体征，特别注意颅神经检查、眼底检查、脑膜刺激征检查以及运动、反射、小脑和感觉检查的对称性等。

多数主诉头痛的患者体格检查和神经系统检查完全正常。但一些原发性头痛类型可能有特定的异常表现。部分偏头痛和紧张型头痛的患者可能会有颅周肌肉压痛。由于三叉神经血管系统外周或中枢敏化，偏头痛患者可能出现皮肤痛觉过敏和触诱发痛。以丛集性头痛为代表的三叉神经自主神经性头痛在体格检查时可能发现自主神经激活的表现。体格检查时发现其他异常，则应怀疑有继发性头痛疾病。

3. 辅助检查

大多数原发性头痛的患者不需要影像学检查来诊断，例如，偏头痛发作模式稳定、神经系统检查正常的患者。但近期有新情况，如头痛模式改变、伴随其他表现、出现新的体征时，需要进行影像学检查。需要提到的是，影像学检查可能会意外发现其他与头痛无关的病灶，如血管病变、小肿瘤、钙化灶等。三叉神经痛、鼻窦和一些牙源性疾病（如牙髓炎、异位牙）也可表现为单纯头痛和面部头痛，通常需针对关注部位做影像学检查（血管神经成像检查、鼻窦 CT 检查、鼻内镜和牙 X 线片检查）。考虑脑静脉窦血栓形成时，应行磁共振静脉成像检查。临床上怀疑头痛由感染、炎症或肿瘤引起，或考虑蛛网膜下腔出血但头颅 CT 检查阴性时，应行腰椎穿刺抽取脑脊液检测。颞动脉炎的患者，实验室检查可见红细胞沉降率和（或）血清 C 反应蛋白升高，但金标准是颞动脉活检。

CH 诊断应在诊断标准基础上，结合我国 CH 患者临床特点综合考虑。例如，我国 CH 患者男性优势更明显，以颞部及眼眶疼痛多见，cCH 较 eCH 患病率更低，疼痛多集中于三叉神经第一支分布区域，烦躁不安及躁动感发生率较低等，以上均可作为 CH 诊断时的问诊线索。

（四）从集性头痛的鉴别诊断

CH 的诊断需首先排除继发性原因，并与其他三叉神经自主神经性头痛相鉴别，如阵发性偏侧头痛、短暂单侧神经痛样头痛发作伴结膜充血和流泪（SUNCT）等，同时需区分伴有同侧自主神经症状的偏头痛、睡眠性头痛等原发性头痛。常见鉴别诊断如下。

1. 继发性头痛

继发性头痛的部分颅脑器质性损害表现可类似 CH，单凭症状往往不能将其区分开来，需要进行综合诊断评估。对于新发生的疑似 CH 患者，如伴随任何神经系统局灶性症状或体征，均应警惕继发性头痛。病史中若出现不符合 CH 诊断标准的情况，如缺乏自主神经症状、头痛缺乏周期性、持续时间过短或过长、疼痛突然加重（如出现"有史以来最严重的头痛"）、非典型的 CH 发病年龄、女性患者、疼痛部位的改变、药物治疗无效等，都是指向头痛可能并非 CH 的潜在线索，需要进一步评估。目前，已报道的继发性原因包括垂体瘤、血管性疾病、静脉窦血栓形成、颈内动脉夹层和闭塞、椎动脉夹层、动脉瘤、脑动静脉畸形、海绵状血管瘤、锁骨下动脉盗血综合征、感染、炎症、眶内肌炎、韦格氏肉芽肿、副鼻窦霉菌感染、多发性硬化、脑膜瘤、恶性肿瘤转移、海绵窦占位病变、鼻咽癌、青光眼等。对于首次出现的头痛，需警惕可能的继发性原因，同时，药物治疗效果在一定程度上可反映其是否为继发性头痛，但治疗有效不能完全排除继发，治疗无效时更应警惕；若发现了可能的继发性原因，需进一步确定继发性因素与头痛症状是否具有时间相关性。因此，对所有疑似丛集样头痛症状的患者都应该进行神经影像学检查，并建议根据具体情况行头颅 MRI 及增强扫描检查、检查头颈部血管检查、眼科及耳鼻喉科相关检查，以排除垂体、海绵窦、三叉神经出颅处等易继发丛集样头痛部位的病变。

2. 其他三叉神经自主神经性头痛

当 CH 发作时，大多数患者伴随三叉神经自主神经症状，因此，需要根据头痛相关特点将三叉神经痛与阵发性偏侧头痛、持续偏侧头痛、SUNCT 等进一步鉴别，如头痛的持续时间、频率以及对吲哚美辛的治疗反应等。不同类型头痛的持续时间之间可能重叠，因此，临床需要结合其他特点进行综合分析。不同的三叉神经自主神经性头痛对急性和预防性治疗药物的反应有所不同，如持续偏侧头痛和阵发性偏侧头痛对吲哚美辛绝对有效，SUNCT 对拉莫三嗪反应良好，维拉帕米、锂剂和托吡酯能有效预防 CH 等；但三者对治疗的反应也会有重叠，如吲哚美辛对部分 CH 也有一定的效果，维拉帕米和托吡酯可能对阵发性偏侧头痛和 SUNCT 有效，因此需多维度考量。

（1）阵发性半侧颅痛的诊断标准。①至少 20 次发作符合标准②～④。②伴眼眶，眶上，颞部的重度单侧头痛，持续 2～30 分钟。③为至少伴有以下颅自主症状或体征之一，同时伴有同侧头痛：结膜充血和/或流泪；鼻塞和（或）流涕；眼睑水肿；额面部出汗；额面部潮红；耳闷胀感；瞳孔缩小和（或）上睑下垂。④发作频率超过每天 5 次占一半的时间。⑤治疗剂量的吲哚美辛可完全预防发作。⑥不能归因于其他疾病。

（2）短暂单侧神经痛样头痛。短暂单侧神经痛样头痛，包括短暂伴结膜充血和流泪单侧神经痛样头痛（SUNCT）和短暂单侧神经痛样头痛伴自主颅神经症状（SUNA），后者为新增加的亚型。SUNCT 结膜充血或流泪症状同时出现，SUNA 可出现结膜充血或流泪症状中的一种，但不会同时出现。SUNCT 和 SUNA 通常是触发的，没有不应期，这与三叉神经痛形成对照，它通常在每次发作后都有不应期。短暂单侧神经痛样头痛的诊断标准：①至少 20 次发作符合标准②～④。②伴眼眶、眶上、颞部和（或）其他三叉神经分布部位的中度或重度单侧头痛，持续 1～600 秒的单一刺痛，连串刺痛或锯齿波模式的刺痛。③为至少伴有以下颅自主症状或体征之一，同时伴有同侧头痛：结膜充血和（或）流泪；鼻塞和（或）流涕；眼睑水肿；额面部出汗；额面部潮红；耳闷胀感；瞳孔缩小和（或）上睑下垂。④为当疾病活跃时，发作时长至少超过 1 天中的一半时间。⑤为不能归因于其他疾病。

（3）连续性半侧颅痛：连续性半侧颅痛在国际头痛分类中被分类在三叉自主神经性头痛中，以前包含在其他头痛疾病中，实际上该头痛是否属于三叉自主神经性头痛一直存在争议。有学者认为，连续性半侧颅痛对吲哚美辛的反应性证实其应为不同于三叉自主神经性头痛的另一种头痛。也有学者认为，连续性半侧颅痛主要表现为阵发性、波动性、单侧锁定性头痛，位于眼眶部、前额部、颞部，伴随同侧自主神经功能障碍（流泪，球结膜充血），这些都与三叉自主神经头痛类似。此外，与阵发性半侧颅痛类似的对吲哚美辛的反应性，提示二者具有相同的核心病理生理机制。疼痛通常是单侧的，畏光、畏声等偏头痛症状通常出现在连续性半侧颅痛中。其诊断标准：①单侧头痛符合标准②～④。②持续超过 3 个月，逐渐加重的中重度疼痛。③为符合以下一条或两条：A.至少伴有以下症状或体征之一，同时伴有同侧头痛，a.结膜充血和（或）流泪；b.为鼻塞和（或）流涕；c.为眼睑水肿；d.为额面部出汗；e.为额面部潮红；f.为耳闷胀感；g.为瞳孔缩小和（或）上睑下垂。B.坐立不安或烦躁，或运动后疼痛加剧。④为对吲哚美辛的治疗剂量有反应。⑤为不能归因于其他疾病。

3. 其他原发性头痛

（1）偏头痛。偏头痛与 CH 之间有时可存在一定的表型重叠，易导致误诊。若偏头痛发作呈严格单侧，或与同侧颅脑自主神经症状并存，或者丛集样头痛发作存在头痛侧别转换、出现先兆症状、伴有畏光畏声、恶心或呕吐等，均需对两者进行仔细鉴别。CH和偏头痛还可能具有其他共同的特征，例如，相似的触发因素，如睡眠障碍、饮酒、紧张、高海拔、天气变化、对某些药物（降钙素基因相关肽、曲普坦等），以及神经调节治疗有效等。但有研究报道，CH和偏头痛之间可能存在遗传学联系。此外，15.6%的CH患者与偏头痛共病，CH与偏头痛共病时其临床特征保持不变，可能会存在cCH患者发作频率相对偏高的情况。当出现以下情况时，更支持此头痛为偏头痛：①未经治疗的情况下，头痛持续时间较长。②日常体力活动会加重头痛或因头痛而避免日常活动（临床上很多偏头痛患者于头痛发作时选择卧床而非继续活动或工作，相反，CH患者于头痛发作时常常躁动不安）。③疼痛严重程度有所不同，偏头痛常为中、重度疼痛，而CH常为极重度疼痛。但当存在很明显的周期规律发作时，头痛更支持为CH。

（2）睡眠性头痛。睡眠性头痛仅在睡眠时发作，多出现在凌晨1:00～3:00，故偶可与CH混淆。睡眠性头痛发作常较频繁，每月可达10次，持续超过3个月，常导致患者睡眠中痛醒，痛醒后头痛持续15分钟以上，可长达4小时；通常表现为轻、中度疼痛，有五分之一的患者为重度头痛。其与CH的区别在于前者女性患者占优势，女性与男性比例为1.7∶1；发病年龄偏大，常于50岁以后出现；疼痛多为双侧而非单侧；缺乏自主神经症状，且睡眠性头痛严格睡眠时出现，而CH白天也可发生；在治疗方面，睡眠性头痛与CH的相似之处在于睡眠性头痛对碳酸锂治疗亦有效，但睡眠性头痛睡前服用咖啡因、吲哚美辛和盐酸氟桂利嗪可能有效，此为与CH的不同之处。

（五）丛集性头痛诊断中的注意事项

CH的诊断应结合诊断标准及病史特点，如头痛严重程度、头痛侧别、发作部位、发作频率、持续时间、伴随症状等。对于CH发病过程中的发作前（前驱）症状、伴随症状、发作后症状应进行区分，避免漏诊及误诊。同时，部分轻微症状可在两次丛集期之间持续存在，尤其对于每天多次发作的CH患者，此时可能存在持续的背景性疼痛，应注意正确诊断。

五、丛集性头痛的治疗

丛集性头痛的治疗分为3种：急性期治疗、预防性治疗和过渡性治疗，近年来，一些新型药物及神经调控技术也逐渐用于CH的治疗。目前，治疗根据疾病分期及神经功能缺损程度等进行，主要包括基础药物、中医中药等。

（一）急性期治疗

急性期患者头痛剧烈，常常难以忍受，所以急性期治疗目的是快速缓解头痛，尽早终止急性期头痛发作。

1. 常用的评价治疗有效性标准

①15分钟内无痛。②30分钟内头痛程度由中重度或极重度疼痛转化为轻度或无疼痛。③疼痛改善持续时间达60分钟。④治疗15分钟内无须再次服药。

2. 急性期治疗推荐及评价

（1）曲普坦类药物。曲普坦类药物为5-HT1B/1D受体激动剂，主要包括舒马普坦、佐米曲普坦、利扎曲普坦、那拉曲普坦、阿莫曲坦、夫罗曲坦等。其中舒马普坦和佐米曲普坦常用于 CH 急性期治疗。舒马普坦有口服（片剂、速释剂）针剂（皮下注射）、鼻喷剂及肛门栓剂。具体内容如下：①皮下注射舒马普坦。患者急性发病时，皮下注射舒马曲坦可能是最快速有效的。舒马曲坦属于高选择性的 5-羟色胺受体激动剂，通过调节三叉神经颈复合体缓解头痛。皮下注射舒马曲坦 2～6mg 对大多数患者有效，在 15 分钟内达到最大血药浓度，其口服制剂则需要 2 小时，故不推荐急性发作时使用口服制剂。本药对大多数患者是安全的，其有效性不会随着时间推移而降低，主要副作用包括注射部位局部反应、恶心、胸部不适、焦虑、血压波动、嗜睡、疲劳及远端感觉异常等。舒马曲坦禁忌用于有高血压病、心梗病史、卒中病史等心脑血管疾病以及具有糖尿病、高脂血症、吸烟史及年老等危险因素的患者。②佐米曲普坦有鼻喷剂（5mg 和 10mg），口服片剂（2.5mg 和 5mg），在随机安慰剂对照试验中，30 分钟内 5mg 佐米曲坦经鼻喷入使至少 40% 的患者头痛缓解，使至少 60% 的患者头痛缓解，同时可减轻伴随症状。该药物亲脂性高，可透过血脑屏障，生物利用度高口服 40～60 分钟起效，鼻喷剂较口服剂起效更快，15～30 分钟起效，治疗 30 分钟可达到较好疗效，且耐受性良好。根据目前国内曲普坦类药物现状，CH 急性发作推荐佐米曲普坦 5mg 或 10mg 喷鼻。佐米曲坦鼻喷雾剂对于发作性患者的反应优于慢性 CH 患者。常见的不良反应包括恶心、胸闷、嗜睡、鼻腔不适及口腔异味等。口服佐米曲坦 10mg 可以缓解头痛，但较鼻喷效果缓慢。对曲坦类药物而言，其药物及治疗方式选择顺序为皮下注射舒马曲坦、佐米曲坦鼻喷剂、舒马曲坦鼻喷雾剂、口服佐米曲坦。

（2）吸氧。急性期尽早吸入每分钟 6～15L 的医用纯氧，大约 15 分钟后，头痛完全缓解，有效率达 80%，研究表明，高流量较低流量更有效。考虑其安全性，妊娠期和哺乳期患者急性期可首选吸氧治疗。对于高流量吸氧，需要配置无重复呼吸面罩，或需求阀面罩以及可以增加流量的调节器。

（3）利多卡因。利多卡因通过阻滞蝶腭神经节的神经传导发挥作用。在曲普坦和吸氧治疗均无效或有禁忌时（高血压、心脑血管疾病等），可选用 10% 利多卡因滴鼻，将利多卡因滴入或喷入患者头痛同侧鼻孔，可在 10 分钟内缓解疼痛。该方法较为安全，除可能引起鼻黏膜不适，利多卡因的不良反应主要包括头晕等，其他不良反应尚未见报道。但目前相关研究较少，缺乏随机对照研究，循证证据不足。

（4）生长抑素及其类似物。人体内源性生长抑素已被证明可以抑制大量 CGRP 等血管活性肽（VIP）的释放，奥曲肽是人工合成的生长抑素的八肽衍生物，与生长抑素具有相同的生理作用。一项双盲、安慰剂对照研究表明，在发病 15 分钟内皮下注射奥曲肽 100μg，可有效终止 CH 急性发作，主要不良反应为腹泻、腹胀、恶心等胃肠道不适及注射部位相关不良反应。由于奥曲肽具有抑制缩胆囊素、胰岛素及胰高血糖素等多种生理激素的分泌的作用，对于糖尿病、胆石症或胰腺功能异常者要慎用。对 5-HT1B/1D 受体激动剂和氧气无反应或不耐受的患者，可选用该治疗。

（5）急性期非药物治疗。它包括迷走神经刺激和蝶腭神经节刺激等。

（二）丛集性头痛预防性治疗

发作性及慢性丛集性头痛患者，均应在诊断成立后给予预防性治疗。预防性治疗通常不能终止头痛发作，但其具有降低发作频率和强度的作用而使患者受益。

1. 预防性治疗目的

预防性治疗目的为降低丛集期内的头痛发作频率，减轻发作程度，并提高急性期治疗的疗效。

2. 预防性治疗的有效性指标

预防性治疗的有效性指标包括丛集期内头痛发作频率降低、头痛持续时间减少、头痛程度减轻以及对急性治疗的反应转佳等。

3. 预防性治疗指征

当 CH 致使患者出现以下情况时应考虑预防性治疗：①患者的生活质量、工作或学业严重受损（根据患者本人判断）。②丛集期内头痛发作频繁。③急性期药物治疗效果欠佳或患者无法耐受。

4. 预防性治疗药物

（1）维拉帕米。维拉帕米属于钙通道阻滞剂，目前被认为是 CH 预防性治疗的一线治疗药物。可对 70%的患者有效。维拉帕米开始治疗剂量为每天 120～140mg，处方剂量为每天 360～560mg，对于某些重症患者，剂量可增加至每天 960mg。研究表明，维拉帕米 360mg 可有效降低每天的发作频率，最大治疗剂量为每天 960mg。维拉帕米的给药时间应为既往丛集期 1.5 倍，用药后 2～3 周可达到最佳疗效。因维拉帕米引起的心脏传导阻滞发生率相对较高，治疗期间增加剂量前后应行心电图检查，服药期间应密切监测心率和血压。

（2）锂盐。锂是治疗精神类疾病的主要药物，多项研究证明，其可用于 CH 的预防性治疗。锂可能通过影响多种神经递质、调节下丘脑对 CH 的参与及干扰睡眠觉醒节律等发挥预防性作用。对于维拉帕米治疗失败、不能获得维拉帕米或因为不良反应不能使用维拉帕米的患者，锂盐可作为预防性治疗二线药物。其主要不良事件包括甲状腺功能减退、尿崩症、嗜睡及震颤等，且不宜与利尿剂或非甾体抗炎药同时使用，会造成锂血药浓度的升高或其他副作用。且目前国内备有此药物的医院较少。

（3）褪黑素。下丘脑与 CH 的相关性及 CH 发作的昼夜节律性，均支持褪黑素治疗的可行性。但相关研究结果存在矛盾之处，一项小样本随机对照研究表明，10mg 褪黑素可降低 eCH 患者发作频率（P 小于 0.001），对 cCH 患者则无效；而部分个案报道其对于 cCH 患者亦有效。

（4）华法林。华法林对于 CH 患者的有效性可能通过抑制维生素 K 合成影响细胞信号转导，从而影响下丘脑神经元及减少 CGRP 或其他参与三叉神经级联炎症反应的物质释放。其主要副作用为鼻出血及皮肤瘀血。但是，目前华法林对于 CH 的有效性多是来源于参与患者少、持续时间短的临床试验，没有更完善长期的数据明确在保证安全的前提下使用药物的持续时间。

（5）其他药物。托吡酯对 CH 的预防性治疗证据尚不充足，仅在维拉帕米或锂盐治疗失败或无药时使用。不同研究的剂量不同，每天治疗剂量范围为 25～400mg，口服给药应缓慢滴定，以减少不良反应。常见的不良反应包括认知障碍、感觉异常、言语障碍等，肾结石患者禁用。在使用维拉帕米、锂等治疗失败后，使用加巴喷丁及丙戊酸钠可能使患者症状缓解。加巴喷丁可能通过增加人体内 GABA 含量及抑制下丘脑中谷氨酸活性而对 CH 患者有效，可减少发作的频率、强度及持续时间。加巴喷丁耐受性好，副作用为嗜睡、便秘、头晕等。丙戊酸钠对 CH 患者同样有预防效果，有效剂量为 500～2000mg，常见不良反应为恶心、疲劳、震颤及脱发等。

（三）过渡性治疗

过渡性治疗是治疗 CH 不可或缺的一个步骤。过渡性治疗也称为短期预防性治疗或桥接治疗，预防性治疗药物由于可能存在的不良反应，需要缓慢增量，当不能达到有效治疗的血药浓度时，患者可能出现短时间的头痛发作，对于每天头痛频率大于等于 2 次的高频发作患者，在预防性药物开始使用或增加剂量时，可使用过渡性治疗，降低 CH 发作的严重程度、频率及持续时间。此外，当一种预防药物无效时，过渡性治疗能够缩短另一种预防性药物发挥疗效的潜伏期。治疗周期通常持续不超过 2 周。多数过渡性治疗使用皮质类固醇。皮质类固醇具有抗炎、昼夜节律效应及调节下丘脑-垂体-肾上腺轴等作用，且短期使用皮质类固醇可降低患者体内 CGRP 水平。皮质类固醇有多种用药方式，枕大神经类固醇注射是目前指南中的 A 级推荐。

1. 过渡性治疗的有效性指标

过渡性治疗的有效性指标包括 CH 的发作频率、头痛持续时间、头痛程度、发作急性期用药的次数、丛集期时间。

2. 过渡性治疗的药物评价及推荐

（1）皮质类固醇。CH 的治疗可采用枕下注射或口服片剂皮质类固醇。研究表明，枕大神经（GON）阻滞对于 eCH 患者较 cCH 患者效果更佳。不同研究显示的枕大神经阻滞的皮质类固醇使用方法不同，可合并或不合并使用局部麻醉药，其不良反应主要为注射部位的疼痛。长期口服皮质类固醇存在潜在的严重不良事件，仅推荐短期使用，使用方法为口服泼尼松，每天 1mg/kg，连用 3～5 天后逐渐减停；国外一项最新的研究推荐口服泼尼松起始剂量为每天 100mg，连续 5 天，每 3 天减 20mg，同时，逐渐加用维拉帕米进行预防性治疗。

（2）麦角胺。有回顾性分析支持其在 CH 中的应用，但仍缺乏随机安慰剂对照试验验证疗效。不良反应主要为软组织坏死、远端感觉异常和溃疡等、恶心、呕吐等。

（四）其他治疗

有研究表明，丛集性头痛的产生可能与下丘脑和中枢神经系统疼痛相关区域，以及与周围结构如三叉神经血管复合体、副交感神经有关。所以，一些有创性及无创性神经调节技术，可能是丛集性头痛的有效预防甚至是急性期治疗方法。

（1）治疗目的。对于药物治疗无效的难治性 CH 或患者对常规治疗不耐受时，可使用无创或有创的神经调控治疗，以减少头痛对于患者的严重不良影响以及致残性。

（2）常用的神经调控治疗方法：①蝶腭神经节射频消融术。蝶腭神经节（SPG）参与 CH 的病理生理过程，经皮蝶腭神经节射频消融术已被证明不仅可改善 eCH，对 cCH 也具有一定治疗效果。一项开放性研究表明，cCH 患者经皮蝶腭神经节射频消融术治疗后，平均发作强度、平均发作频率以及术前和术后长达 18 个月的疼痛残疾指数均显著降低。目前尚未明确相关并发症，可作为 CH 治疗选择之一，但仍需进一步随机对照试验验。②蝶腭神经节刺激。蝶腭神经节刺激可阻断副交感神经传出，抑制 SPG 的激活。通过影像学植入蝶腭神经节神经调节器于翼腭窝内，电刺激参数因人而异，治疗参数范围在 60～120Hz。另一项开放性研究表明，受 SPG 刺激后，65% 的患者的疼痛可缓解，50% 的患者的疼痛可消失，35% 的患者 24 个月后与基线相比，头痛发作频率降低百分比大于等于 50%。常见不良反应包括围手术期疼痛、肿胀、感染和神经分布区域的感觉异常。不良反应发生率为 15.6%。③非侵入性迷走神经刺激。随机对照研究结果表明，非侵入性迷走神经刺激（nVNS）对于 eCH 患者疗效优于 cCH 患者，可缓解急性期头痛发作。一项开放标签研究结果表明非侵入迷走神经刺激联合预防性药物，可显著降低头痛发作频率。常见不良反应包括刺激部位皮肤的疼痛感；接触部位皮肤过敏、红斑口唇或面部下垂、抽搐；味觉异常。④下丘脑深部刺激术。下丘脑参与 CH 的启动，靶向下丘脑的深部刺激（DBS）神经调控技术已被用于治疗药物难治性 CH 患者，已有案例报道该治疗可减少头痛发作频率和降低头痛强度。常见不良反应包括短暂性眩晕、恶心、间歇性复视、眼球震颤。最严重的不良反应是致命性脑出血。⑤枕神经刺激术（ONS）。经皮是一种微创且可逆的侵入性治疗方法，通过在枕下区的颈肌筋膜表面放置电极达到治疗效果。两项回顾性研究评估了难治性 CH 及耐药性慢性 CH 患者接受 ONS 后的发作情况，提示患者发作频率及口服预防性药物显著减少，且整体感知明显改善。本方法具有较高的并发症风险，如术后过度疼痛、感染、刺激相关不良事件等，由于具有高并发症且价格昂贵，目前主要应用于进一步的临床实验和严重的、多种药物治疗不能缓解的难治性患者。

（五）新型治疗药物

CGRP 单克隆抗体：CH 患者较健康对照血清 CGRP 水平升高，CH 患者丛集期内 CGRP 水平高于缓解期，同时，CGRP 可以诱导 CH 发作。恩加乐作为一种 CGRP 的单克隆抗体，已于 2019 年 6 月在美国批准治疗 eCH，且研究表明，300mg 皮下注射对 eCH 的预防性治疗具有一定疗效，但该药物的远期疗效和安全性仍需进一步研究。

六、丛集性头痛的预后

发作性丛集性头痛和慢性丛集性头痛患者的长期结局有所差异。eCH 与 cCH 之间可相互转化，eCH 如控制不佳，通常易转化为 cCH，而 cCH 在规范管理下，可转为预后较好的 eCH。研究表明，发病年龄晚、男性、病程超过 20 年可能为影响 CH 预后的关键因素。

七、丛集性头痛的中医认识

丛集性头痛可归属中医学"头痛""厥阴头痛""头风"等范畴，古代文献中并没有明确的丛集性头痛病名，但根据其临床表现及丛集性头痛部位以眶部或眶上为主的特点，就可发现与其相符合的名称有"眉头痛、眉眶痛、眉棱骨痛、眉骨痛、风眩头痛"等。《甲乙经》："风眩头痛，鼻不利，时嚏，清涕自出，风门主之……眉头痛，善嚏，目如欲脱，汗出，寒热，面赤，颊中痛，颈椎不可左右顾，目系急，攒竹主之。""手足清，烦热汗不出，手肢转筋，头痛如锥刺之，循循然不可动，……窍阴皆主之。"这些都描述了丛集性头痛发病时伴鼻塞、眼眶疼痛、汗出、头痛如锥刺等特点。

（一）病因病机

丛集性头痛病因病机复杂，历代医家对头痛的发生，主要从外感、内伤 2 个方面立论，外感因素不外乎风、火、痰、瘀，以风邪为主，易兼夹它邪循经入络，阻滞气血运行，瘀阻脑络，脑失所养则可发为头痛；或夹邪上犯巅顶，阻遏清阳，脑脉瘀阻而致头痛。内伤主要涉及肝、肾、脾。头为"诸阳之会""清阳之府""髓海之所在"，五脏六腑之精气皆上会于头以荣养清窍，髓海的充盈依赖于肝肾精血、脾胃运化水谷精微及心肺输布气血的濡养，故肝、脾、肾脏腑功能失调则可致头痛发生。《临证指南医案·头痛》："头为诸阳之会，与厥阴肝脉会于巅，诸阴寒邪不能上逆，为阳气窒塞，浊邪得以上距，厥阴之风火乃能逆上作痛。"《素问·藏气法时论》："肝病者……遂至充塞于脑中血管而作疼作晕也。"《丹溪心法·眉眶痛六十九》："痛有二证，眼属肝，有肝虚而痛，才见光明则眶骨痛甚……"李用粹《证治汇补》："木生于春，病在肝，目者肝之窍，肝风动则邪害孔窍也。故有年久头痛，便燥目赤眩晕者，乃肺经乘肝，气郁血壅而然……"王叔和《脉经·头痛》："足厥阴与少阳气逆，则头目痛"，认识到气运行逆乱，肝胆气逆是引起头痛的重要原因。《外台秘要·头风及头痛方》提出脾虚生湿，痰湿上蒙而致头痛。若劳逸失度，饮食不节，伤及脾胃，脾失健运，痰浊内阻，影响脏腑气化，阻碍气机，防碍气血运行，导致脑脉不通，发为头痛；或因脾虚失于运化，气血生化乏源，脑失清阳、精血之充，脉络失养，不荣则痛。若起居失常，烦劳太过，或房事不节，损伤精气，肾精亏虚，髓海不足，脑失所养，则亦发为头痛。其他脏腑功能失调亦可导致肾之阴精不足，而致头痛变证发生。

由此可见，引起本病的病因病机复杂，主要是肝脾肾的功能失调和风、火、痰、瘀阻络所致，且外感、饮食、情志、劳倦等因素亦能诱发本病。

（二）中药辨证论治

根据其病因病机，本病主要与肝脾肾关系密切，临床辨证时还需区别肝郁、肝阳、肝火、肝风之间的关系，气郁可化火，肝火、肝阳可引动肝风，同时虚考虑脾虚、肾虚等。故治疗丛集性头痛时在兼顾气、火、阳、风、痰、瘀方面等的基础上，谨守病机，以整体观念为指导。

1. 肝经风热证

肝为风木之脏，肝失疏泄，气机郁滞，气有余便是火，火与风邪相合，炽于血脉，肝经血热上扰清窍致头痛暴作。肝开窍于目，肝经风热上扰清阳，可导致一系列症状，如一侧眶部、结膜充血、流泪等眼部不适症状。丛集性头痛发作迅速，时发时止的特点亦与"风善行数变"的特性相符合。肝经风热者当以清肝泻火为法，辅以疏风，用清肝泻火之品，降其上炎之火，平其上冲之气，以使气血运行通畅，如栀子、夏枯草、青箱子、薄荷、蔓荆子、黄芩等。或咸寒凉血之品，如玄参、牡丹皮、羚羊角、赤芍等。配以风药引经，但风药性多偏燥，久服易耗血伤阴，故用药应中病即止，必要时加用养阴润燥或养血和营之品，以防升散太过。

2. 肝气郁结证

肝为刚脏，主疏泄，性喜条达而恶抑郁，具有调畅全身气机，舒畅情志的功能。《类证治裁》："凡上升之气，皆从肝出。"《证治准绳·杂病》："怒气伤肝及肝气不顺，上冲于脑，令人头痛。"《景岳全书·妇人规·血癥》："或怒伤肝气，逆而血留；或忧思伤脾气，虚而血滞。"若七情五志失调，易致肝失条达，气机失和，肝气循经上逆巅顶而致头痛。肝气郁结者当以疏肝解郁为法，选用辛温香窜之品，如柴胡、青皮、香附、郁金、川楝子、玫瑰花、白芍、刺蒺藜等。朱建贵认为肝失疏泄，气机郁滞则清阳不展，以疏肝解郁为法，方用逍遥散合甘麦大枣汤加减。

3. 肝阳上亢证

肝疏泄太过，肝气亢逆，生发太过，耗损肝阴，阴不制阳，肝木失和，或肾水不足，水不涵木，致肝肾阴虚，阳亢于上，扰乱清空而发头痛。《类证治裁·头痛》："肝阳上冒，震动髓海而致头痛。"《血证论·瘀血》："风者，肝阳之所生也。"《临证指南医案·中风》："因精血衰耗，水不涵木，木少滋荣，故肝阳偏亢，内风时起"，肝阳上亢者当以平肝熄风为法，用重镇平肝之品，如天麻、钩藤、石决明、珍珠母、牡蛎、龟板、牛膝等。

4. 瘀阻脑络证

气机郁结，气滞日久，则血行不畅，清窍闭塞，不通则痛；或因病久不愈，气血阴阳亏虚，无力推动血行，瘀血滞留肝经，肝经经气不利，清阳不能上荣，因虚致瘀，脑失所养而发头痛。《素问·调经论》："血气不和，百病乃变化而生"，说明其头痛与血瘀有关。《医学汇海》："血郁头痛者，乃头痛久不得愈，目赤眩晕，或目昏，或目束，二便燥结，此郁血积而不散也"，认为丛集性头痛发作时伴目赤、眩晕、大便干燥，是由气滞血瘀所致。叶天士亦明确指出："初为气结在经，久则血伤入络。"头风之证，久病者入血，久痛者入络，头痛必有血瘀气滞。瘀阻脑络者当以活血通络为主，兼以疏肝、养肝，选用活血化瘀通络之品，如川芎、丹参、赤芍、桃仁、红花等，方用血府逐瘀汤加减。

5. 肝肾阴虚证

肝藏血，肾藏精，精血皆由水谷之精化生和充养，精血相互滋生，肝肾同源，若肝藏血功能失调、肝阴不足，致肾阴亏虚、精血不足、肝经失养、脑络失荣而发头痛。肝肾阴虚者当以滋养肝肾为法，选用滋阴补肾之品，如生地黄、女贞子、枸杞子、龟板、鳖甲等。药方可用杞菊地黄丸等加减。

（三）针灸治疗

头为"诸阳之会""清阳之府"，三阳经脉均上循于头面，足厥阴肝经与督脉会于巅顶，五脏六腑之精气皆上注于头，故凡脏腑经络之病变，均可直接或间接影响头部而发生头痛。

1. 丛集性头痛与经络

头痛的发生，与经脉循行关系密切。金代张从正《儒门事亲》："夫头痛不止，乃三阳之受病也，三阳者各分部知，头与项痛者，是足太阳膀胱之经也；攒竹痛，俗呼为眉棱痛者是也；额角上痛，俗呼为偏头痛者，是少阳经也；如痛久已，则令人丧目。"而丛集性头痛发作具有一定的规律性，发作时间和疼痛部位相对固定，常在某个固定时间复发，其疼痛部位多在太阳经（目内眦至后项）、阳明经（前额至眼眶）、少阳经（头侧及鬓角）。督脉为"阳脉之海"，循行于脊里，入络于脑。当督脉之气受阻时，常可导致清阳之气不能上升入脑，即出现头部疼痛、目赤肿痛、流泪等症。丛集性头痛疼痛部位也与厥阴经脉循行一致，故与足厥阴肝经病变相关，"肝足厥阴之脉……连目系，上出于额，与督脉会于巅""胆足少阳之脉……起于目内眦，上抵头角，下耳后……"，由此可见，肝胆之经脉布及头部的前额、两侧及头顶。

2. 针灸治疗

针刺有调整交感神经，改善局部组织血液循环的功能，从而疏通经络，使其"通而不痛"。丛集性头痛其疼痛部位在太阳、阳明、少阳经。按照中医循经取穴的治疗原则，治宜通调三阳经气，使气血调和。常用穴位有患侧阿是穴、头维、阳白、合谷。疼痛部位在太阳经（目内眦至后项），加睛明、眉冲、通天、玉枕、天柱以疏散太阳；痛在阳明经（前额至眼眶及鼻侧），加承泣、四白、巨髎、地仓、口禾髎、迎香以清泄阳明；痛在少阳经（头侧及鬓角），加瞳子髎、听会、上关、率谷、头临泣、风池以和解少阳。亦可选取穴位：丝竹空透率谷（或悬颅透率谷）百会、风池等。根据病情随证选穴：外感风邪加列缺、合谷，肝阳上亢加太冲透涌泉，风痰上扰加上星、丰隆、阴陵泉、中脘，有热象加外关、曲池，气滞血瘀加血海、三阴交、太冲、膈俞，肝血不足加肝俞、脾俞、肾俞、足三里。针灸治疗，如能辨证准确，取穴精当，手法适宜，均能获得较好效果。

3. 针刺方血治疗

《素问·针解》："菀陈则除之者，出恶血也"，对于丛集性头痛急性发作疼痛，应以通为要，可采用针刺联合放血疗法。针刺的头部取穴为睛明、阳白、太阳、百会、神庭；远端穴位为神庭、内庭、太冲、侠溪，根据病情再加减穴位，留针30分钟。其中选阿是穴、阳白、太阳、印堂等穴点刺放血。且先放血，后针刺，使瘀血去除，便于针刺调气。放血时，用采血针点刺3～5次，刺后用1号玻璃罐拔罐，留罐5分钟，若皮薄肉少者，不强求拔罐，双手用棉球挤压数次出血。头为精明之府，诸阳之会，在阳白、太阳、印堂点刺放血，以醒脑开窍，清利头目，活血通络。临床报道太阳穴、印堂穴放血治疗头痛常有良好疗效。阳白穴和头面的阿是穴均具有疏通头面气血的作用。

（四）其他疗法

1. 耳穴压豆治疗

耳穴心、肝、肾可清心平肝滋肾，神门、皮质下安神镇静止痛。诸穴合用，标本兼顾，对病情恢复起到良好的促进作用，且能持续刺激穴位，发作时可缓急止痛，简便易行。

2. 刮痧治疗

患者取舒适体位，给予头部刮痧，疼痛部位重点刮拭。常用方法：①四神延刮。以百会为中心，向前后左右4个方向进行刮拭，每个方向30次。②颞三片刮。第1片，将刮痧板置患者耳尖前，向下刮至颧弓上；第2片，将刮痧板耳尖上至百会连线之1/2处向下刮拭至颧弓处；第3片，将刮痧板放在百会穴处起板向下刮至颧弓处。每片30次刮拭。③维风双带刮。从前额角至后项部呈弧形状刮拭，分为两带，刮拭时，刮痧板于一侧头维穴，向后刮至风池穴，每边30次。④项丛刮。以项部督脉至脑户、风府、哑门为主要刺激点，刮试30次。刮试过程中及时询问患者的感受，找到相应的痛点、结节点并适度地给予多次刮拭，刮拭时间根据患者疼痛情况而定。头痛间歇期每天进行头部常规刮痧1次，时间为30分钟。

3. 艾灸治疗

灸法具有温经散寒、化瘀散结的功效。百会为督脉主穴，可以通调一身之气；风池为手足少阳与阳维脉交会穴，为治疗头痛要穴，局部刺激并施以艾灸可温补气血、化瘀通络；头维穴为足少阳阳明阳维之会，本穴为胃经向头部输送气血之处，具有息风镇痉，清利头目，止痛的作用；《针灸大成》："面口合谷收，头项寻列缺"，足厥阴肝经之原穴太冲为止痛要穴，配足少阳胆经之足临泣以调理阴阳，通络止痛；足阳明胃经之丰隆为化有形之痰和无形之痰要穴，条畅气机。丛集性头痛常用取穴为百会、头维、风池、合谷、足三里、太冲、足临泣、丰隆等。指导患者采取平卧体位，选用特制艾盒，点燃艾条后，将艾条置于艾灸盒盖上的孔里，距底部约4cm，艾盒上采用锡箔纸隔挡，防治燃烧。在治疗过程中，视温度调节艾条与皮肤的距离，把温灸盒安放于座灸部位的中央，放置穴位处，艾灸过程感觉过热时，艾盒底下用毛巾隔热，治疗时间为40分钟。治疗后，指导患者注意保暖，避风，喝温水。

八、丛集性头痛的日常护理

丛集性头痛若治疗不当会给患者造成巨大痛苦，因此，在制订诊疗计划之前，需要对患者进行疾病教育。它包括建议患者于头痛专病门诊就诊；丛集期记录头痛日记，用于识别头痛诱因并协助临床医师制订诊疗计划；向患者解释头痛的临床特点与发病机制；告知患者可以通过正规治疗控制病情，改善生活质量；合理的应对压力和保持良好的心理状态有助于缓解病情；丛集期的治疗目标是完全控制发作，缩短丛集期；告知患者治疗方法包括急性期治疗、过渡期治疗及预防性治疗等。在丛集期内，饮酒、天气变化、气味刺激、情绪因素、精神压力、睡眠不足、药物（组胺、硝酸甘油）等均可诱发发作，其中最常见的诱因是饮酒、天气变化及睡眠不足，故丛集性头痛患者应尽量避免引起发作的因素。另外，丛集性头痛患者精神负荷较大，长期的精神压力导致产生了紧张、悲伤等负性情绪，应多给予患者鼓励、安慰。

虽然临床上丛集性头痛较偏头痛、紧张性头痛等其他原发性头痛发病率低，但其对患者生活质量影响较大。患者在头痛基础上出现三叉神经功能紊乱，且头痛有昼夜节律发作性质时，需考虑丛集性头痛可能。及早确诊丛集性头痛、及时干预治疗有助于改善患者预后。

韩慧编

第十七章 肥胖症

一、概述

近年来，心血管疾病、糖尿病、部分癌症等慢性非传染性疾病导致的死亡人数占中国居民总死亡人数的近90%，已成为中国乃至全球性的重大公共卫生问题，而超重和肥胖是慢性病的主要危险因素。在过去的20年间，中国超重率、肥胖率，以及相关慢性病的患病率迅速攀升。随着社会经济的发展、人们生活水平的不断提高，生活方式也发生了重大变化，肥胖问题愈加凸显。自2000年以来，世界卫生组织（WHO）呼吁各国采取有力措施遏制肥胖率的上升，尤其倡导要以儿童肥胖防控为着力点。中国制定和实施了一系列与肥胖防控相关的政策策略，但肥胖及相关慢性病的问题尚未得到有效控制。

（一）肥胖的定义

肥胖指由多因素引起的能量摄入超过消耗，导致体内脂肪积聚过多、体重超过参考值范围的营养障碍性疾病。肥胖症是指机体脂肪总含量过多和（或）局部含量增多及分布异常，是由遗传和环境等多种因素共同作用导致的慢性代谢性疾病。肥胖主要包括3个特征：脂肪细胞的数量增多、体脂分布的失调和局部脂肪沉积。2016年美国临床内分泌医师学会（AACE）/美国内分泌学会（ACE）发布了肥胖治疗指南，将肥胖定义为"脂肪组织过多引起的慢性疾病（ABCD）"。

（二）肥胖的流行病学

肥胖已成为一种全球性"流行病"，全球人口的平均体质量指数（BMI）正逐渐增加。2016年，全球超过19亿18岁以上的成人超重，其中超过6.5亿人肥胖，18岁及以上的成人中有39%超重、13%肥胖。《中国居民营养与慢性病状况报告（2020年）》显示，我国超过一半成人超重/肥胖，6~17岁、6岁以下儿童和青少年超重/肥胖率分别达到19.0%和10.4%。自1990年代以来，中国成年人中超重/肥胖患病率平均每年大约增长一个百分点。最新发表的研究预测，至2030年，中国成人（大于等于18岁）超重/肥胖合并患病率将达到65.3%，在学龄儿童及青少年（7~17岁）中将达到31.8%，在学龄前儿童（小于等于6岁）中将达15.6%。超重和肥胖在男性中比女性更普遍，男性中超重的比例为41.1%，而女性为27.7%；男性中肥胖的比例为18.2%，而女性为9.4%。

（三）肥胖的主要危害

超重/肥胖造成的并发疾病与死亡风险密切相关，成为可预防疾病及失能的首要原因。肥胖可导致较高的早期死亡风险，并增加总体死亡率。由于过多脂肪组织的质量效应或其直接的代谢效应，还与各种慢性病的发生相关，包括糖尿病、脑梗死、冠状动脉疾病、高血压、呼吸系统疾病、阻塞性睡眠呼吸暂停、骨关节炎和胆结石等。肥胖甚至还与多种肿瘤的发生相关。此外，已知肥胖对个体可能产生不良心理和社会后果。多项调查研究显示，有超过 200 种与肥胖相关的共存疾病，同时，即使小幅度减重也能改善这些共存疾病。《中国居民营养与慢性病状况报告（2020 年）》显示，我国慢性患者群仍将不断扩大，因慢性病死亡的比例也会持续增加。2019 年，我国因慢性病导致的死亡人数占总死亡人数的 88.5%，其中心脑血管疾病、肿瘤、慢性呼吸系统疾病死亡比例为 80.7%。

1. 肥胖相关的疾病特征

肥胖症可见于任何年龄，男女发病均等。患者多有进食过多和（或）运动不足的特点，常有肥胖的家族史。轻度肥胖多无症状，中、重度肥胖常常引起气短、关节痛，肌肉酸痛等症状，常常并发或伴随多种疾病。

（1）肥胖与代谢性疾病。肥胖相关的代谢性疾病常并发糖耐量异常、胰岛素抵抗和糖尿病、血脂代谢异常、代谢性综合征、高尿酸血症和痛风。中国肥胖数据汇总分析了体重指数（BMI）与相关疾病患病率的关系，BMI 大于等于 $24kg/m^2$ 者，患糖尿病的危险是体重正常者的 2～3 倍，同时患血糖高、血脂紊乱（血总胆固醇高、血甘油三酯高和血高密度脂蛋白胆固醇降低）的风险是体重正常者的 3～4 倍。肥胖导致相关代谢性疾病的机制复杂，其与内脏脂肪堆积，胰岛素抵抗及代谢性疾病的发生、发展均有密切关系。脂肪组织分为白色脂肪和棕色脂肪，白色脂肪组织可分泌瘦素、脂联素、网膜素，血管紧张素受体蛋白等多种脂肪因子，有些脂肪因子参与了血糖、血甘油三酯的异常调节，抑制胰岛素的分泌，加重胰岛素抵抗，或直接损伤血管内皮细胞，导致血管壁脂质沉积，动脉粥样硬化，诱发代谢性疾病。另外，近年来多项研究提出肥胖与肠道微生物群有关，肥胖人群的肠道微生物基因数量明显高于正常体重的人群，可能通过干扰人体内环境平衡而导致肥胖。

（2）肥胖与心脑血管疾病。在心脑血管疾病中，高血压、冠心病、充血性心力衰竭，卒中和静脉血栓形成都和肥胖有密切关系。BMI 大于等于 $24kg/m^2$ 者，患高血压的危险是体重正常者的 3～4 倍。除了 BMI 和腰围以外，近年来有研究提出，肥胖患者的脂肪域与高血压、糖尿病及冠心病的关系密切。脂肪域是指脂肪组织有效储存脂肪的最大能力，每个人都有不同的脂肪储存能力。不同的脂肪域，人体脂肪器官的储存功能和对外界能量负荷的适应性则不同，人体对抑制异位脂肪沉积，或者降低有害脂肪对细胞组织的脂毒性（如胰岛素抵抗、细胞凋亡以及炎症反应）的能力也不同，故不同人群发生糖尿病、高血压、冠心病的风险也不同。而腹部脂肪堆积与心血管疾病、糖尿病的发生风险呈正相关，可能的机制是肥厚的脂肪细胞和免疫细胞相关的脂肪组织可以促进炎性细胞的增殖，从而加速脂肪因子和有活性的脂质体的分泌，脂肪因子和脂质体的作用可以加重心血管代谢性疾病。

（3）肥胖与呼吸系统疾病。肥胖可以引起气短、呼吸困难，与阻塞性睡眠呼吸暂停低通气综合征（OSAHS）哮喘、低氧血症也有密切关系。OSAHS 也是一种常见病，近年来全球的 OSAHS 患病率逐年增高，国内成人 OSAHS 的患病率为 2%～4%，其中 60%～90% 的患者合并肥胖，肥胖是 OSAHS 的独立风险因素。肥胖人群中 OSAHS 的重要发病因素与上气道周围软组织的脂肪增加导致的解剖结构狭窄有关。另外，OSAH 患者多出现缺氧，长期处于低氧状态，容易导致人体细胞和组织损伤，而咽侧壁肌肉的代偿性增厚以及周围软组织增大，又进一步加重气道狭窄。OSAHS与支气管哮喘发病的共同的主要因素之一是肥胖，内脏脂肪堆积，脂肪细胞中的瘦素水平增加，而长期低氧血症可以造成瘦素抵抗。同时，肥胖可以诱发哮喘，可直接引起气道高反应并且导致哮喘难于控制，肥胖与OSAHS、哮喘之间互相影响，互相加重。

（4）肥胖相关性肿瘤。来自全球肿瘤与肥胖的研究数据表明，超重和肥胖发病率高的国家，其新发恶性肿瘤的患者数量明显高于肥胖发病率低的国家。在肥胖患者中，常常患有乳腺癌、食管癌、结直肠癌、肝癌、胆囊癌、胰腺癌、肾癌、白血病等。2016年，国际癌症研究机构提出，肥胖是胃癌、结直肠癌、肝癌、胰腺癌、绝经后女性乳腺癌、甲状腺癌等多种恶性肿瘤的发病危险因素。2015年，英国癌症风险归因分析研究，按年龄、性别和危险因素暴露水平进行分析，结果显示，超重和肥胖归因的癌症占到第二位，仅次于吸烟诱发癌症的风险，比例分别是吸烟为15.1%，超重和肥胖为6.3%。而且美国的一项研究表明，与肥胖相关的癌症正趋于年轻化，新诊断的肥胖相关的肿瘤在65岁以上人群中减少，而在50～64岁的人群有所增加。许多与肥胖相关的癌症也与糖尿病有关，包括乳腺癌、结肠癌、子宫癌、肝癌、胰腺癌等。

（5）肥胖与消化性疾病。普通成人非酒精性脂肪性肝病（NAFLD）患病率为20%～33%，肥胖症患者的NAFLD患病率为60%～90%，全球脂肪肝的流行与肥胖患者的迅速增加密切相关。在肥胖人群中，胆囊炎、胆囊结石、胃食管反流的患病率也比普通人群高。NAFLD是指除外酒精和其他明确病因的肝损害，以肝脂肪变性为主要特征的临床综合征，包括非酒精性单纯性脂肪肝。肥胖患者中，胰岛功能抵抗通过炎性细胞因子增加了游离脂肪酸，导致脂肪组织在肝的沉积，另外，过量的游离脂肪酸、肝细胞的胰岛素抵抗促进和加重脂肪生成，抑制肝β-受体氧化，进一步加重NAFLD。

（6）肥胖与多囊卵巢综合征。多囊卵巢综合征（,PCOS）是目前常见的妇科内分泌代谢性疾病，临床表现高度异质性，但是主要表现为月经稀发或闭经、不孕、肥胖、多毛、高雄激素血症、卵巢多囊样（有时），往往伴有糖尿病、高血压、血脂异常、胰岛素抵抗等疾病，严重影响患者的生活质量、生育及远期健康。在育龄妇女中，其患病率为5%～10%。PCOS患者肥胖的患病率为30%～60%，以腹型肥胖为主。我国PCOS患者合并肥胖的患病率为34.1%～43.3%。肥胖和胰岛素抵抗被认为可以破坏女性卵泡的发育，干扰下丘脑-垂体-卵巢轴，导致慢性不排卵。有研究显示，肥胖的PCOS患者不孕率更高，流产率高，妊娠并发症多。

（7）肥胖与抑郁症。对于肥胖患者，由于体型肥胖，常伴有活动不便、行动困难、不愿意与别人交往，从而引发焦虑、抑郁等不良情绪问题，影响了患者的日常生活工作。有研究显示，肥胖患者抑郁症的患病率为24%～55%，程度由轻度到重度不等，有的甚至会出现以认知功能损害和躯体症状为主要临床特征的心理障碍性疾病。越来越多的研究表明，肥胖和抑郁之间有重要的双向联系，互相影响。肥胖导致心理疾病的发病机制除了与胰岛素抵抗、脂肪因子、炎症因子有关，肥胖的抑郁症患者，其肠道微生物菌群与正常健康人群显著不同，可能的机制是肠道微生物菌群通过肠-脑轴影响了抑郁症患者的生物表型，以及免疫激活、神经可塑性的活动等。

（8）肥胖的相关死因。相对于肥胖相关的疾病，与肥胖相关的死因也已经成为人们关注的焦点。来自国内及英国挪威的多项系统回顾、荟萃分析指出，肥胖导致的死因主要为心脑血管疾病、糖尿病和呼吸疾病及相关的肿瘤，超重及肥胖引起的全因死亡率分别增加 5% 和 9%，心源性猝死的风险增加 1.2～1.5 倍；一项来自瑞典的大型代际、前瞻性研究显示，超重及肥胖引起的全因死亡，其中父系增加 1.29 倍，母系增加 1.39 倍，肥胖相关的肿瘤死因，男性多为膀胱癌、结直肠等，女性多为胆囊癌、肾癌等。

2. 肥胖导致的相关疾病及危险度

肥胖症患者往往有高血压、高血脂和葡萄糖耐量异常；肥胖是影响冠心病发病和死亡的一个独立危险因素。值得警惕的是，中心性肥胖症患者要比全身性肥胖者具有更高的疾病危险，当体重指数只有轻度升高而腰围较大者，冠心病的患病率和死亡率就增加。肥胖症患者多在餐后较长时间内血脂持续在较高水平，富含甘油三酯的低密度脂蛋白（LDL）中的较小而致密的颗粒有直接致动脉粥样硬化的作用。

（1）高血压。随着体重指数（BMI）的增加，收缩压和舒张压水平也较高。高血压病患者是指收缩压大于等于 140mmHg 和（或）舒张压大于等于 90mmHg（1mmHg=0.133kPa），或需要用降压药才能将血压控制在接近正常水平（低于 120/90mm 汞柱）者。肥胖者的高血压患病率高，肥胖持续时间越长，尤其是女性，发生高血压的危险性越大。而控制饮食和增加运动使体重降低时，使血容量、心排血量和交感神经活动下降，血压也随之降低。对我国 24 万人群的汇总分析显示，BM 大于等于 24 者的高血压患病率是 BMI 在 24 以下者的 2.5 倍，BMI 大于等于 28 者的高血压患病率是 BMI 在 24 以下者的 3.3 倍。男性腰围达到或超过 85cm，女性腰围达到或超过 80cm，其高血压患病率是腰围正常者的 2.3 倍。一些减轻体重的试验表明，经减重治疗后，收缩压和舒张压也随平均体重的下降而降低。超重和肥胖引发高血压的机制可能与胰岛素抵抗代谢综合征有关。

（2）糖尿病。体重超重、肥胖和腹部脂肪蓄积是 2 型糖尿病发病的重要危险因素。我国 24 万人群数据的汇总分析显示，如以空腹血糖大于等于每 100mL126mg 或餐后 2 小时血糖仍大于等于每 100mL200mg 者诊断为 2 型糖尿病患者，BMI 大于等于 24 者的 2 型糖尿病的患病率为 BMI 在 24 以下者的 2.0 倍，BMI 大于等于 28 者的 2 型糖尿病患病率为 BMI 在 24 以下者的 3.0 倍。男性和女性腰围分别为大于等于 85cm 和大于等于 80cm 时，糖尿病的患病率分别为腰围正常者的 2～2.5 倍。肥胖症患者的胰岛素受体数减少和受体缺陷，发生胰岛素抵抗（对胰岛素不敏感）现象和空腹胰岛素水平较高，影响到对葡萄糖的转运、利用和蛋白质合成。中心型脂肪分布比全身型脂肪分布的人患糖尿病的危险性更大；肥胖持续的时间越长，发生 2 型糖尿病的危险性越大。儿童青少年时期开始肥胖、18 岁后体重持续增加和腹部脂肪堆积者患 2 型糖尿病的危险性更大。腰围超标、血清甘油三酯和低密度脂蛋白胆固醇升高、高密度脂蛋白胆固醇降低、血压升高和空腹血糖异常高等危险因素中，代谢综合征与胰岛素抵抗密切相关，肥胖、腰围超标和缺少体力活动是促进胰岛素抵抗进展的重要因素。

（3）高脂血症。我国 24 万人群数据的汇总分析显示，BMI 大于等于 24 者的血脂异常（甘油三酯大于等于每 100mL200mg）检出率为 BMI 在 24 以下者的 2.5 倍，BMI 大于等于 28 者的血脂异常检出率为 BMI 在 24 以下者的 3.0 倍，腰围超标者，高甘油三酯血症的检出率为腰围正常者 2.5 倍。BMI 大于等于 24 和大于等于 28 者的高密度脂蛋白胆固醇降低（小于每 100mL35mg）的检出率分别为 BMI 在 24 以下者的 1.8 倍和 2.1 倍。腰围超标者，高密度脂脂蛋白胆固醇降低的检出率为腰围正常者的 1.8 倍。

（4）脑梗死。我国脑梗死的发病率较高，对 10 个人群的前瞻性分析表明，肥胖者脑梗死发病的相对危险度为 2.2。脑动脉粥样硬化是脑梗死的病理基础。其发病危险因素与冠心病很相似，超重肥胖导致的危险因素聚集是导致脑梗死增高的原因之一。

（5）冠心病和其它动脉粥样硬化性疾病。我国 10 个人群的前瞻性研究显示，体重指数增高是冠心病发病的独立危险因素，冠心病事件（指急性心肌梗死，冠心病猝死和其他冠心病死亡）的发病率随体重指数的上升而增高。前述的高血压、糖尿病和血脂异常都是冠心病和其他动脉粥样硬化性疾病的重要危险因素，而超重和肥胖导致这些危险因素聚集，大大促进了动脉粥样硬化的形成。BMI 大于等于 24 和 BMI 大于等于 28 的个体，有 2 个及以上危险因素聚集者，动脉粥样硬化的患病率分别为 BMI 在 24 以下者的 2.2 和 2.8 倍。腰围超标危险因素聚集者的患病率为腰围正常者的 2.1 倍。以上表明，超重肥胖是促进动脉粥样硬化的重要因素之一。

（6）睡眠呼吸暂停症。肥胖引起睡眠中呼吸暂停，是由于在脖颈、胸部、腹部和横膈部位的脂肪堆积过多，使胸壁的运动受阻，在躺下时上呼吸道变窄和气流不通畅引起的呼吸困难。因血液二氧化碳浓度过高和血氧低可抑制呼吸中枢，出现暂时窒息现象，如伴有严重呼吸道疾病，则容易产生肺动脉高压、心脏扩大和心力衰竭等。

（7）骨关节病和痛风。临床上常观察到肥胖者患膝关节疼痛和负重关节的骨关节病较多。肥胖者痛风的发生率较高，这与高尿酸血症直接相关。痛风性关节炎是在关节内由尿酸盐形成的痛风石引起反复发作的急性炎症。但体重增加与尿酸水平上升的关系还不太清楚，这可能与肥胖引起的代谢变化（内源性核酸分解代谢产生嘌呤并合成尿酸较多）和饮食因素（含嘌呤较多的动物性食品）有关。

二、肥胖的临床表现

轻度肥胖症多无症状，仅表现为体重增加、腰围增加、体脂百分比增加超过诊断标准。较为严重的肥胖患者可以有胸闷、气急、胃纳亢进、便秘、腹胀、关节痛、肌肉酸痛、易疲劳、倦怠以及焦虑、抑郁等。肥胖症患者常合并血脂异常、脂肪肝、高血压、糖耐量异常或糖尿病等疾病。肥胖症还可伴随或并发阻塞性睡眠呼吸暂停、胆囊疾病、胃食管反流病、高尿酸血症和痛风、骨关节病、静脉血栓、生育功能受损（女性出现多囊卵巢综合征，男性多有阳痿不育、类无睾症）及社会和心理问题。肥胖症患者某些癌症（女性乳腺癌、子宫内膜癌，男性前列腺癌、结肠和直肠癌等）发病率增高，且麻醉或手术并发症增多。

三、肥胖的病因学

超重和肥胖症是能量的摄入超过能量消耗以致体内脂肪过多蓄积的结果。科学研究发现，不同个体对能量摄入、食物的生热作用和体重调节反应不同，受遗传特点（如生理、代谢）和生活方式（如社会、行为、文化、膳食、活动量和心理因素）影响。即使存在遗传因素影响，肥胖的发生、发展也是环境因素及生活方式等多种因素间相互作用的结果。也就是说，肥胖症是一种多因子引起的复杂疾病，不能简单地用单一因素来解释肥胖的病因。

（一）遗传因素

遗传因素是肥胖的最主要影响因素之一，遗传性的肥胖可占肥胖发病率的40%～80%。全基因组关联研究（GWAS）已识别超过200个与肥胖相关的基因位点，如Leptin、FTO、GPR120、CRTC3等。遗传因素不仅影响肥胖的程度，还影响脂肪分布的类型，特别是对内脏脂肪的影响尤为显著。遗传因素还可影响个体的基础代谢率、食物热效应和运动能量消耗速率，此外，人们摄入蛋白质、碳水化合物及脂肪的比例也会受遗传影响。

（二）膳食因素

当前，中国居民的膳食模式已从传统的以粗粮和蔬菜为主的植物性膳食，逐渐转变为西式膳食模式，其中，动物源性食品、精制谷物、深加工食品、含糖饮料和油炸食品等高糖高脂食品消费量逐渐增加。有研究表明，中国膳食模式的整体转变使中国成年人、儿童和青少年发生肥胖的风险显著增加。工业发达国家的肥胖症患病率远远高于不发达国家，其原因之一是发达国家人群的能量和脂肪摄入（尤其是饱和脂肪的摄入量）大大高于不发达国家。随着我国的经济发展和食物供应丰富，人们对食物能量的基本需求满足以后，高蛋白质、高脂肪食物的消费量大增，能量的总摄入往往超过能量消耗。与我国传统的膳食模式相比，很多城市，尤其在大城市中，人们摄入富含高能量的动物性脂肪和蛋白质增多，而谷类食物减少，富含膳食纤维和微量营养素的新鲜蔬菜和水果的摄入量也偏低。已有研究证明，含脂肪多而其他营养素密度低的膳食，引起肥胖的可能性最大。因此，限制总能量和脂肪摄入量是控制体重的基本措施。进食行为也是影响肥胖症发生的重要因素。不吃早餐常常导致其在午餐和晚餐时摄入的食物较多，而使一日的食物总量增加。我国的膳食指南提出，三餐的食物能量分配及间隔时间要合理，一般早、晚餐各占30%，午餐占40%。晚上吃得过多而运动相对较少，会使多余的能量在体内转化为脂肪而储存起来。现在，很多快餐食品因其方便、快捷而受人们青睐，但快餐食品往往富含高脂肪和高能量，而其构成却比较单调，经常食用会导致肥胖，并有引起某些营养素缺乏的可能。胖人的进食速度一般较快，而慢慢进食时，传入大脑摄食中枢的信号可使大脑做出相应调节，较早出现饱足感而减少进食。此外，进食行为不良，如经常性地暴饮暴食、夜间加餐、经常吃零食，尤其是感到生活乏味或在看电视时进食过多零食，是许多人发生肥胖的重要原因。由于食物来源比较丰富，在家庭中的备餐量往往超出实际需要量较多，为了避免浪费而将多余的食物吃下，也可能是造成进食过量的原因之一。

（三）生活方式

随着现代交通工具的日渐完善，职业性体力劳动和家务劳动量减轻，人们处于静态生活的时间增加。大多数肥胖者相对不爱活动；坐着看电视是许多人在业余时间的主要休闲消遣方式，成为发生肥胖的主要原因之一；另外，某些人因肢体伤残或患某些疾病而使体力活动减少；某些运动员在停止经常性锻炼后未能及时相应地减少其能量摄入，都可能导致多余的能量以脂肪的形式储存起来。吸烟、饮酒、睡眠及生物钟节律异常等也对肥胖的发生有影响。

（四）心理因素

随着社会经济快速发展，人们的心理压力和焦虑/抑郁急剧上升，不良的社会心理状况可能是导致中国居民超重/肥胖发生率升高的因素之一。有研究表明，心理健康障碍和各种消极的情绪会导致饮食行为异常和久坐等不良生活方式，继而增加肥胖风险。

（五）社会因素

全球肥胖症患病率的普遍上升与社会环境因素的改变有关。经济发展和现代化的生活方式对进食模式有很大影响。在中国，随着家庭成员减少、经济收入增加和购买力提高，食品生产、加工、运输及贮藏技术有改善，可选择的食物品种更为丰富。随着妇女更广泛地进入各行各业，在家为家人备餐的机会日益减少；加上家庭收入增加，在外就餐和购买现成的加工食品及快餐食品的情况增多，其中不少食品的脂肪含量过多。特别是经常上饭店参加宴会和聚餐者，常常进食过量。在遇到烦恼、愤怒等不顺心事时，有人往往以食消愁。此外，经常性的吃肉过多（尤其是猪肉，含较多脂肪和蛋白质），容易导致消化器官（肠道、肝脏）和肾脏负担过重，使脂肪在体内蓄积，也不利于健康。政策、新闻媒体、文化传统以及科教宣传等，对膳食选择和体力活动都会产生很大影响。新闻媒体（包括电视、广播和印刷的宣传材料）在现代消费群体中有举足轻重的作用，电视广告对儿童饮食模式的影响甚至占第一位。然而，广告中所宣传的食品，许多是高脂肪、高能量和高盐的方便食品和快餐食品。有些广告对消费者，尤其是对儿童饮食行为的误导不容忽视。

四、肥胖的诊断

随着我国社会经济发展和生活方式的改变，儿童的超重和肥胖率持续上升，6～17岁儿童超重和肥胖的患病率分别由1991—1995年的5.0%和1.7%，上升至2011—2015年的11.7%和6.8%。2009—2019年肥胖率增长速度减缓，但超重率仍呈上升趋势，整体超重和肥胖人群基数继续扩大。41%～80%的儿童肥胖可延续至成年，所以肥胖诊断标准分为儿童和成人。

（一）肥胖程度的评估

肥胖症患者的一般特点为体内脂肪细胞的体积和细胞数增加，体脂占体重的百分比（体脂%）异常高，并在某些局部过多沉积脂肪。如果脂肪主要蓄积在腹壁和腹腔内，被称为"中心型"或"向心性"肥胖，此类肥胖对代谢影响很大。中心性肥胖是多种慢性病的最重要危险因素之一。无内分泌疾病或找不出可能引起肥胖的特殊病因的肥胖症为单纯性肥胖。单纯性肥胖者占肥胖症总人数的 95% 以上。对人体外表的观察通常可以大致估计肥胖及消瘦的程度，适用于初筛，但无法定量。在临床上和流行病学调查中，估计肥胖程度的最实用的人体测量学指标是体重指数和腰围。尽管还有其他方法（如计算机体层摄影术和核磁共振成像术等）可以较精确地测定体脂的百分含量，但这些仪器设备比较昂贵，无法普遍采用。

1. 体重指数

目前常用的体重指数简称 BMI，又译为体质指数。它是一种计算身高别体重的指数。具体计算方法是以体重（公斤，kg）除以身高（米，m）的平方，即 BMI=体重/（身高·身高）（kg/m²）。在判断肥胖程度时，使用这个指标的目的在于消除不同身高对体重指数的影响，以便于人群或个体间比较。研究表明，大多数个体的体重指数与身体脂肪的百分含量有明显的相关性，能较好地反映机体的肥胖程度。但在具体应用时还应考虑到其局限性，如对肌肉很发达的运动员或有水肿的患者，体重指数值可能过高。老年人的肌肉组织与其脂肪组织相比，肌肉组织的减少较多，计算的体重指数值可能过低。相等 BMI 值的女性的体脂百分含量一般大于男性。如有适当仪器条件时，同时测定体脂百分含量（体脂%）会有助于判断肥胖程度。WHO 诊断标准：BMI18.5～25.0kg/m² 为正常体质量，25.0～29.9kg/m² 为超重，大于等于 30kg/m² 为肥胖。1999 年 WHO 发布针对亚洲人的 BMI 分级标准，将 BMI25～29.9kg/m² 诊断为 I 度肥胖，BMI 大于等于 30kg/m² 诊断为 II 度肥胖。中国肥胖工作组和中国糖尿病学会将 BMI 小于 18.5kg/m² 定义为体质量过低，BMI18.5～23.9kg/m² 定义为正常体质量，BMI24.0～27.9kg/m² 定义为超重，BMI 大于 28.0kg/m² 定义为肥胖。

2. 腰围

腰臀比和腰围身高比是反映中心性肥胖的间接测量指标，可用于预测疾病发生率和死亡率。在大型流行病学研究中，腰围和臀围容易测量。腰围是定义代谢综合征的关键标准之一，被广泛使用，并被认为是比 BMI 更便捷、更有效、与健康风险更紧密相关的测量指标。腰臀比的解释较复杂，而臀围的生物学意义不太明确，近年来已不推荐使用。腰围身高比适用于不同种族和年龄的人群，近年来，其使用有增加的趋势，尤其是在儿童中。

中国目前参考 WHO 标准：成年男性腰围大于等于 90cm、成年女性腰围大于等于 85cm，或男性、女性腰臀比大于 1.0，即可诊断为腹型肥胖。

3. 体脂含量

体脂含量指体内脂肪的含量或脂肪占总体质量的百分比，可初步评估体质脂肪成分的多少及分布，正常成年男性的脂肪含量占体质量的 10%～20%，女性为 15%～25%。目前测定脂肪含量的方法有双能 X 线吸收法（DEXA）、生物电阻抗法（BIA）、超声检查法、皮褶厚度法、水下称重系统法。DEXA 可较为准确地评估脂肪、肌肉、骨骼的含量及分布，是目前公认的检测方法；BIA 存在误差，可作为初步筛查应用。目前多以男性体脂含量大于等于 25%、女性体脂含量大于等于 30% 作为肥胖的判定标准。

4. 内脏脂肪面积（VFA）

VFA 作为腹型肥胖诊断金标准，可以准确直观地反映内脏脂肪聚积，常用的方法有腹部 CT 和 MRI 检查，并且可同时测量皮下脂肪面积（SFA），从而较为精准地反映脂肪分布。但由于费用昂贵，限制了临床推广，中国参考 WHO 标准，将 VFA 大于等于 $80cm^2$ 诊断为腹型肥胖。

5. 标准体质量百分率

标准体质量百分率常用于儿童及特殊人群的肥胖症判断，标准体质量百分率=被检者实际体质量/标准体质量×100%。标准体质量百分率大于等于 120% 且小于 125% 为轻度肥胖，大于等于 125% 且小于 150% 为中度肥胖，大于等于 150% 为重度肥胖。

6. 其他

基于人体学测量指标计算出的相关参数也可用于肥胖的评估，如身体形态指数（ABSI）=腰围/（BMI×身高），ABSI 作为 2012 年提出的人体学参数，联合 BMI 可更好预测心血管事件在内的肥胖相关风险，且 ABSI 与 VFA 呈显著正相关。内脏脂肪的质地（CT 检查图像特征）在肥胖患者代谢疗效、手术干预疗效预判中，均具有较强的指示意义。

（二）肥胖分类及诊断标准

1. 肥胖的分类

由于肥胖的发生、发展非常复杂，影响因素众多。因此，肥胖的确切病因在临床上很难明确。肥胖可根据发生的原因，分为原发性肥胖和继发性肥胖，目前，临床上多根据肥胖发生的时间及部位进行分类，如单纯性肥胖和获得性肥胖、中枢性肥胖和外周性肥胖、均匀性肥胖和内脏性肥胖。近年，提出根据肥胖伴发的疾病分为代谢正常性肥胖和代谢异常性肥胖，或根据 BMI 将肥胖分级，也可以根据肥胖伴发的代谢异常和并发症分为轻、中、重度肥胖。随着人工智能在临床的应用，国内外学者也在尝试人工智能辅助下的肥胖症分类。国内一项多中心研究采用人工智能机器学习方法，提出肥胖症新的代谢分型，将肥胖症分为代谢健康型肥胖、高代谢型肥胖-高尿酸亚型、高代谢型肥胖-高胰岛素亚型和低代谢型肥胖，这 4 种肥胖亚型临床特点和并发症发病风险各异，并具有良好的可重复性和稳定性。最新美国临床内分泌医师协会/美国内分泌学会（AACE/ACE）联合建议使用新的肥胖症诊断体系——基于脂肪增多的慢性病（ABCD）分型。A 组编码代表肥胖的病因，B 组编码代表 BMI，C 组编码代表肥胖相关并发症，D 组编码代表并发症严重程度。肥胖 ABCD 分型最大的改进是在诊断中引入肥胖病因和并发症，有利于医护人员针对病因治疗，也可以更好地对肥胖相关并发症做出全面评估，从而使患者得到更好的治疗。此外，ABCD 分型可以改变人们关于"肥胖是因为吃太多导致"的刻板印象，鼓励肥胖症患者及时寻求医疗帮助。然而，ABCD 分型并非完美无缺，部分 BMI 正常（体质量正常的代谢性肥胖症）患者，由于体内脂肪分布异常也可出现系列肥胖并发症，如高血压病、糖尿病等，这部分患者不会被 ABCD 分型纳入诊断体系。

（1）原发性肥胖和继发性肥胖。按病因不同，肥胖可分为原发性肥胖和继发性肥胖两大类。原发性肥胖又称单纯肥胖症，指单纯由遗传及生活行为因素造成的肥胖，原发性肥胖可能与遗传、饮食和运动习惯等因素有关。继发性肥胖约占肥胖的 1%，指由于其他明确诊断的疾病，如下丘脑、垂体炎症，肿瘤及创伤，库欣综合征，甲状腺功能减退症，性腺功能减退症，多囊卵巢综合征等所致的肥胖。医源性肥胖指在治疗其他疾病过程中因为药物和治疗手段导致的肥胖。

（2）外周性肥胖和中心性肥胖。脂肪分布与内分泌、代谢相关性较强，因此，临床上根据脂肪积聚部位不同将肥胖分为外周性肥胖（亦称全身性肥胖、均匀性肥胖）或中心性肥胖（亦称腹型肥胖、内脏性肥胖）。外周性肥胖患者脂肪主要积聚在四肢及皮下，下半身脂肪较多，也称为"梨形肥胖"，女性多见。中心性肥胖以脂肪聚集在躯干部和腹内为主，内脏脂肪增加、腰部变粗、四肢相对较细，多称为"苹果形肥胖"，此类肥胖更易发生糖尿病等代谢综合征，男性多见。内脏脂肪蓄积与代谢紊乱及心血管疾病相关性较强，亦称病态肥胖，会同时导致脂肪心、脂肪肝、脂肪肾、脂肪胰等器官功能异常。

2. 儿童肥胖诊断指标

建议年龄大于等于 2 岁的儿童使用体质指数（BMI）来诊断。BMI 与体脂相关且相对不受身高的影响。2～5 岁儿童可参考"中国 0～18 岁儿童、青少年体块指数的生长曲线"中制定的中国 2～5 岁儿童超重和肥胖的 BMI 参考界值点。6～18 岁儿童可参考"学龄儿童青少年超重与肥胖筛查"中 6～18 岁学龄儿童筛查超重与肥胖的性别年龄别 BMI 参考界值点。在 18 岁时，男女性的 BMI 均以 24kg/m² 和 28kg/m² 为超重、肥胖界值点，与中国成人超重、肥胖筛查标准接轨。年龄小于 2 岁的婴幼儿，建议使用"身长的体重"来诊断，根据世界卫生组织 2006 年的儿童生长发育标准，参照同年龄、同性别和同身长的正常人群相应体重的平均值，计算标准差分值（或 Z 评分），大于参照人群体重平均值的 2 个标准差（Z 评分大于+2）为"超重"，大于参照人群重平均值的 3 个标准差（Z 评分大于+3）为"肥胖"。

3. 成人肥胖诊断指标

（1）以体质指数（BMI）诊断肥胖：临床上采用 BMI 作为判断肥胖的常用简易指标。BMI（kg/m²）=体重/身高²。

（2）以腰围诊断中心型肥胖。测量腰围可以诊断中心型肥胖和周围型肥胖。腰围测量方法为被测量者取立位，测量腋中线肋弓下缘和髂嵴连线中点的水平位置处体围的周径。中心型肥胖较为精确的诊断方法为采用 CT 检查或 MRI 检查，选取第 4 腰椎与第 5 腰椎间层面图像，测量内脏脂肪面积含量，中国人群脂肪面积大于等于 80cm² 被定义为中心型肥胖。

（3）以体脂率诊断肥胖。生物电阻抗法测量人体脂肪的含量（体脂率）可用于肥胖的判断。一般来说正常成年男性体内脂肪含量占体重的 10%～20%，女性为 15%～25%。男性体脂率大于 25%，女性大于 30%，可考虑为肥胖。但生物电阻抗法测量的精度不高，测定值仅作为参考。

腰围诊断中心型肥胖的标准（cm）

分类	男性腰围	女性腰围
中心型肥胖前期	85～90	80～85
中心型肥胖	大于等于 90	大于等于 85

BMI 值诊断肥胖的标准

分类	BMI 值（kg/m^2）
肥胖	大于等于 28.0
超重	24.0～28.0
体重正常	18.5～24.0
体重过低	小于 18.5

（三）肥胖的诊断方法

仔细的病史询问和体格检查对肥胖症的诊断及鉴别诊断非常重要。这包括肥胖起病年龄、进展速度等。

既往史：是否有继发性肥胖相关疾病病史等。

药物应用史：抗精神病类药物、激素类药物，如皮质激素或避孕药、胰岛素和磺脲类降糖药物、某些α-受体和β-受体阻滞药等降压药物。

生活方式：进食量、进食行为、体力活动、吸烟和饮酒等情况。

家族史：一级亲属是否有肥胖史。

（四）肥胖的鉴别诊断

肥胖症诊断确定后需结合病史、体征及实验室检查等排除继发性肥胖症。常见鉴别诊断如下。

1. 皮质醇增多症

主要临床表现有向心性肥胖、满月脸、多血质、紫纹、痤疮、糖代谢异常、高血压、骨质疏松等。需要测定血尿皮质醇，根据血尿皮质醇水平、皮质醇节律及小剂量地塞米松抑制试验结果等加以鉴别。

2. 甲状腺功能减退症

患者可能由于代谢率低下，脂肪动员相对较少，且伴有黏液性水肿而导致肥胖，可表现为怕冷、水肿、乏力、嗜睡、记忆力下降、体重增加、大便秘结等症状，需测定甲状腺功能以助鉴别。

3. 下丘脑或垂体疾病

患者可出现一系列内分泌功能异常的临床表现，宜进行垂体及靶腺激素测定和必要的内分泌功能试验，检查视野、视力，必要时需做头颅（鞍区）MRI 检查。

4. 胰岛相关疾病

由于胰岛素分泌过多，脂肪合成过度。此类病包括 2 型糖尿病早期、胰岛 β 细胞瘤、功能性自发性低血糖症等。临床表现为交感神经兴奋症状和（或）神经缺糖症状，交感神经兴奋症状包括饥饿感、心悸、出汗、头晕、乏力、手抖，神经缺糖症状包括精神行为异常、抽搐、意识改变。应进一步完善血糖、胰岛素、C 肽、延长口服葡萄糖耐量试验（OGTT），必要时行 72 小时饥饿试验，胰腺薄层 CT 扫描等检查。

5. 性腺功能减退症

患者可有性功能减退、月经稀发/闭经、不育、男性乳房发育等。部分肥胖女性合并有多囊卵巢综合征，表现为月经稀发/闭经、多发痤疮（尤其是下颌和胸背部痤疮）、多毛、卵巢多囊样改变等。建议检查垂体促性腺激素和性激素，做妇科 B 超检查、睾丸 B 超检查等。

五、肥胖的防治

肥胖的防治原则遵循常见的慢性病的管理模式，以疾病的三级预防和治疗为基本原则。一级预防就是针对容易发生肥胖的高危人群，通过生活方式干预，以预防超重/肥胖的发生，例如，通过科普教育、改造环境、促进健康的饮食和规律运动等行为。二级预防就是通过筛查，对已经确诊为超重/肥胖的个体进行并发症评估，通过积极的生活方式干预阻止体质量的进一步增加，并防止肥胖相关并发症的发生，必要时，可考虑使用药物减轻体质量。三级预防就是采用生活方式干预、膳食管理联合减重治疗的方式，实现减轻体质量或改善肥胖相关并发症、预防疾病进一步发展的目标，必要时，可采用代谢性手术治疗。

（一）肥胖症的预防

1. 一般人群的普遍性干预

首先是群体预防，把监测和控制超重与预防肥胖发展以降低肥胖症患病率作为预防慢性病的重要措施之一，进行定期监测抽样人群的体重变化，了解其变化趋势，做到心中有数，积极做好宣传教育，使人们更加注意膳食平衡，防止能量摄入超过能量消耗。保证膳食中蛋白质、脂肪和碳水化合物摄入的比例合理，特别要减少脂肪摄入量，增加蔬菜和水果在食物中的比例。在工作和休闲时间，有意识地多进行中、低强度的体力活动；生活中戒烟、限酒和限盐；经常注意自己的体重，预防体重增长过多、过快。成年后的体重增长最好控制在 5kg 以内，超过 10kg 则罹患相关疾病危险将增加。要提醒有肥胖倾向的个体（特别是腰围超标者），定期检查与肥胖有关疾病危险的指标，尽早发现高血压、血脂异常、冠心病和糖尿病等隐患，并及时治疗。

2. 高危人群的选择性干预

有肥胖症高危险因素的个体和人群，应重点预防其肥胖程度进一步加重，预防出现与肥胖相关的并发症。高危险因素指存在肥胖家族史、有肥胖相关性疾病、膳食不平衡、体力活动少等。对高危个体和人群的预防控制超重肥胖的目标，是增加该群体的知识和技能，以减少或消除发生并发症的危险因素。其措施包括改变高危人群的知识、观念、态度和行为；应让他/她们了解，在大多数情况下，不良环境或生活方式因素对肥胖症的发生可起促进作用并激活这一趋势，而改变膳食、加强体力活动对预防肥胖是有效的。可以通过对学校、社团、工作场所人群的筛查发现高危个体。要强调对高危个体监测体重和对肥胖症患者进行管理的重要性和必要性。

3. 对肥胖症和伴有并发症患者的针对性干预

对已有超重和肥胖并有肥胖相关疾病的高危个体，主要预防其体重进一步增长，最好使其体重有所降低，并对已出现并发症的患者进行疾病管理，如自我监测体重，制定减轻体重的目标，以及指导相应的药物治疗方法。通过健康教育，提高患者对肥胖可能进一步加重疾病危险性的认识，并努力提高患者的信心。要使已超重或肥胖者意识到，期望短期恢复到所谓的"理想体重"往往不太现实，但是即使在一年之内比原有体重减少 5%～10%也会对健康有极大好处。要使患者了解到，在短期内过度限食可能见到一些暂时效果，但如果不长期坚持减少膳食中的热量，也不积极参加体力活动，则很难保证体重保持在已降低的水平。个别患者的体重甚至会进一步增长，超过减重前的原始水平。减肥反复失败会使患者失去信心。可组织"胖友"座谈会交流减肥或控制体重的经验，举办讲座，讲解肥胖可能带来的危害及预防的方法；争取家属配合，创造减肥氛围；在医疗单位的配合下，监测有关的危险因素；引导重点对象做好膳食、体力活动及体重变化等自我监测记录及对减重计划的综合干预，并定期随访。

肥胖症的防治只有个人的积极性往往是不够的，还需得到政府的政策支持，个人的努力才能收到事半功倍的效果。有关部门应为控制体重超重创造良好的支持环境：①制订防治肥胖症的规划和对策。②将预防和控制肥胖的措施纳入宏观的公共卫生项目。③鼓励生产能量密度低而富含营养的食品，宣传合理营养知识。④引导群众进行体育锻炼，在学校、机关、社区和团体创造进行体力活动的环境、机会和氛围，尽可能增加活动场地和器械，有计划地或不定期地组织活动；要求在建筑、居住小区、学校、公园、购物中心的设计中考虑让公众有体力活动的机会和条件。⑤规定在住宅设计中应优化楼道照明和环境，以利居民能适当放弃乘电梯而步行上下。⑥普及有关肥胖会损害健康的知识等。

（二）规范化治疗流程

为保证体质量管理各环节操作的科学性和可行性，达到理想体质量，需要建立规范化流程。流程应包括个体多维度评估、三级预防措施的选择、体质量与相关指标的监测和随访计划的制订。成人和儿童肥胖患者的规范化干预流程见下图。

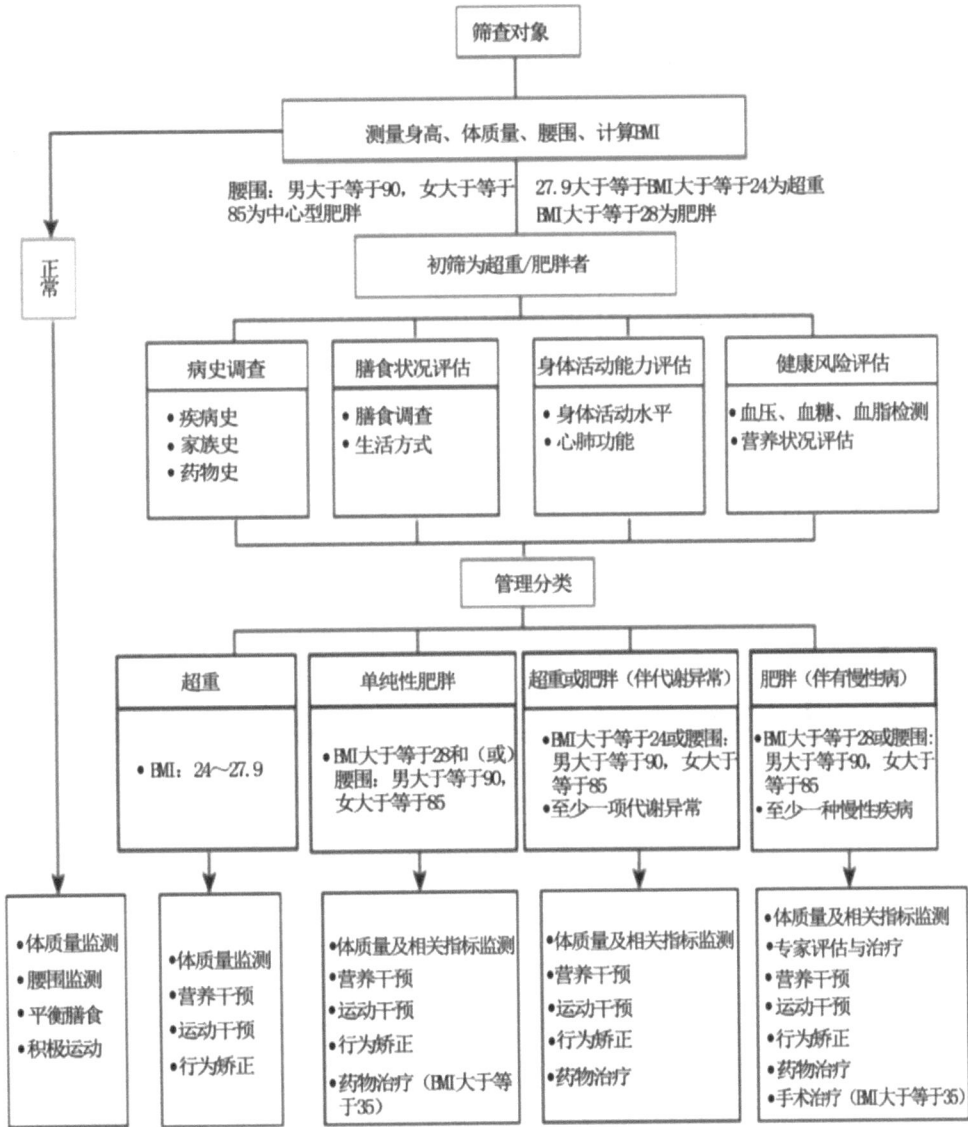

超重/肥胖成年人规范化治疗流程图

注：BMI 为身体质量指数，单位为 kg/m² ；腰围单位为 cm。根据《中国肥胖预防和控制蓝皮书(2019)》相关流程图进行了改进。

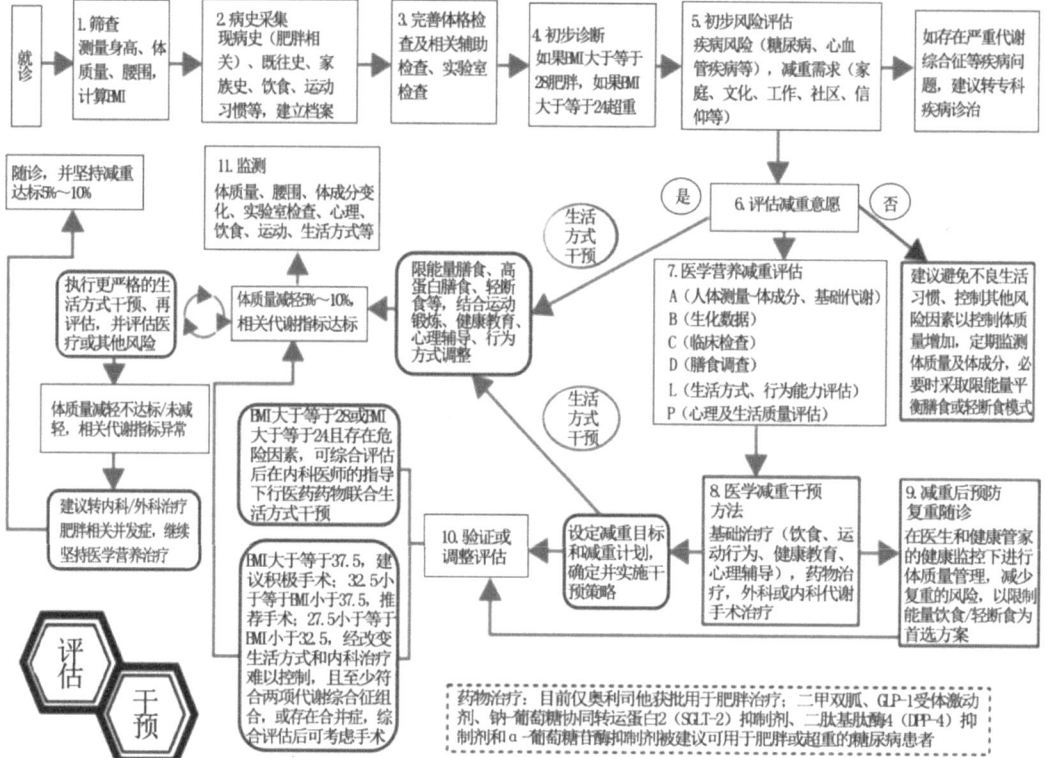

成年人肥胖症临床评估干预方案

注：BM1 为身体质量指数，单位为 kg/m²，腰围单位为 cm。根据《中国超重/肥胖医学营养治疗指南(2021)》相关流程图进行了改进。

```
                          ┌─────────────┐
                          │  0～6岁儿童  │
                          └──────┬──────┘
                                 │
              ┌──────────────────┴──────────────────────┐
              │   测量体质量、身高、计算身高和体质量（WH）或BMI │
              └──────────────────┬──────────────────────┘
   WH/BMI大于等于WHO标准的              WH/BMI大于等于WHO标准的
      超重临界点                         肥胖临界点
        ┌──────────────┐        ┌──────────────┐
小于2岁  │2～6岁：初筛为超重儿│        │2～6岁：初筛为肥胖儿│
        └──────────────┘        └──────────────┘
```

询问调查	膳食状况评估	身体活动评估	健康风险评估
·妊娠期疾病孕期增重 ·胎儿发育与出生状况 ·母乳喂养与辅食添加 ·家族史与个人疾病史	·膳食调查 ·生活方式调查 ·睡眠评估	·身体活动水平评估 ·心肺功能评估	·营养状况评估 ·性早熟监测评估 ·大于等于3岁：血压、血脂、脂肪肝监测

管理分类

超重	单纯肥胖	肥胖（伴有并发症）
·2～5岁：WH/BMI 2SD～3SD ·6岁：BMI 1SD～2SD	·2～5岁：WH/BMI 3SD ·6岁：BMI 大于等于2SD ·无并发症	·2～5岁：WH/BMI 大于等于3SD ·6岁：BMI 大于等于2SD ·至少1项并发症

小于2岁	超重	单纯肥胖	肥胖（伴有并发症）
·监测身高体质量 ·监护人教育 ·坚持母乳喂养 ·适时添加辅食 ·营养平衡 ·适量运动 ·睡眠充足	·监测身高体质量 ·血压测量 ·监护人教育 ·膳食营养平衡 ·适量运动 ·睡眠充足	·监护人教育 ·监测身高、体质量、体成分、血压 ·营养干预 ·运动干预 ·行为方式干预	·监护人教育 ·监测身高、体质量、体成分、血压 ·专科评估和治疗 ·营养干预 ·运动干预 ·行为方式干预

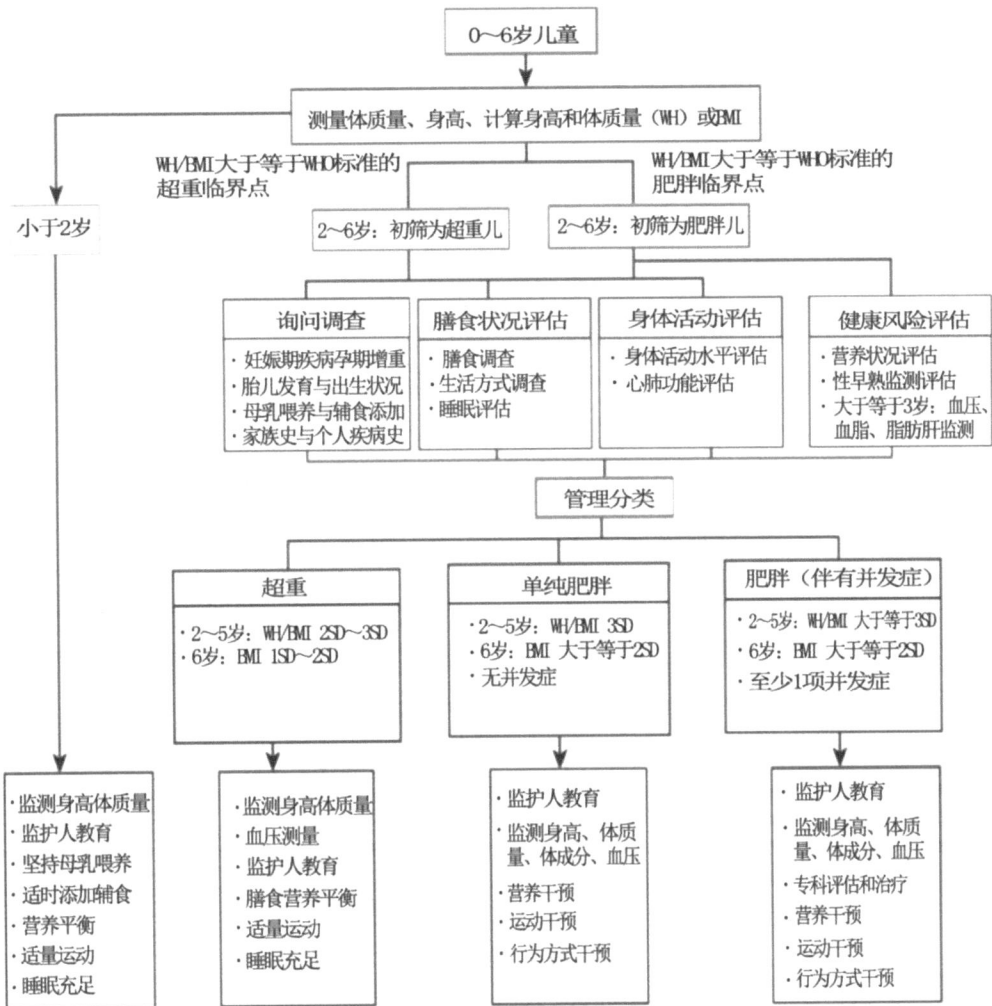

超重/肥胖学龄前儿童规范化治疗流程图

注：身高别体质量（WH），身体质量指数（BMI），单位为 kg/m²，世界卫生组织（WHO）。根据《中国肥胖预防和控制蓝皮书(2019)》相关流程图进行了改进。

```
                        6～17岁儿童（学龄阶段）

                    测量体质量、身高、腰围，计算BMI和WHtR

        腹型肥胖：WC大于等于P₉₀或        BMI大于等于超重临界点（WS/T 586-2018）
        WHtR大于等于0.48

体质量正常              初筛为超重或肥胖儿童

        询问调查          膳食状况评估       身体活动评估        健康风险评估
      ·出生、喂养与发育史   ·膳食调查        ·身体活动水平评估    ·性早熟监测评估
      ·家族史            ·生活方式调查      ·心肺功能评估       ·血压、血糖、血脂测量
      ·疾病史            ·睡眠评估                           ·脂肪肝监测（超声，肝功）
      ·肥胖资料史

                            管理分类

        超重              单纯肥胖        肥胖（伴有代谢异常）   肥胖（伴有疾病）
·超重临界点大于等于BMI小于肥胖临  ·BMI大于等于肥胖临界点和  ·BMI大于等于肥胖临界点或WC大  ·BMI大于等于肥胖临界点或WC大
 界点和（或）P₇₅小于等于WC小于P₉₀  （或）WC大于等于P₉₀    于等于P₉₀或WHtR大于等于0.5  于等于P₉₀或WHtR大于等于0.5
 或0.48小于等于WHtR小于0.5    或WHtR大于等于0.5    ·至少一项轻度并发症（高血压）  ·至少一项中、重度并发症（高血压）
·家族史阴性：不做健康风险评估   ·无并发症           Ⅰ级，IFG或IGT，高TG，轻度脂   Ⅱ级，DM，混合型高脂血症、中
·家族史阳性：继续健康风险评估                      肪肝、性早熟             度以上脂肪肝、性早熟

·BMI、腰围测量    ·体成分、血压测量    ·体成分、血压测量     ·体成分、血压测量      ·体成分、血压测量
·平衡膳食        ·平衡膳食          ·营养干预          ·建议专科评估和医学治疗   ·专科评估和医学治疗
·适量运动        ·适量运动          ·运动干预          ·营养干预            ·营养干预
·促进身高发育     ·促进身高发育       ·行为方式干预       ·运动干预            ·运动干预
                                ·促进身高发育       ·行为方式干预          ·行为方式干预
```

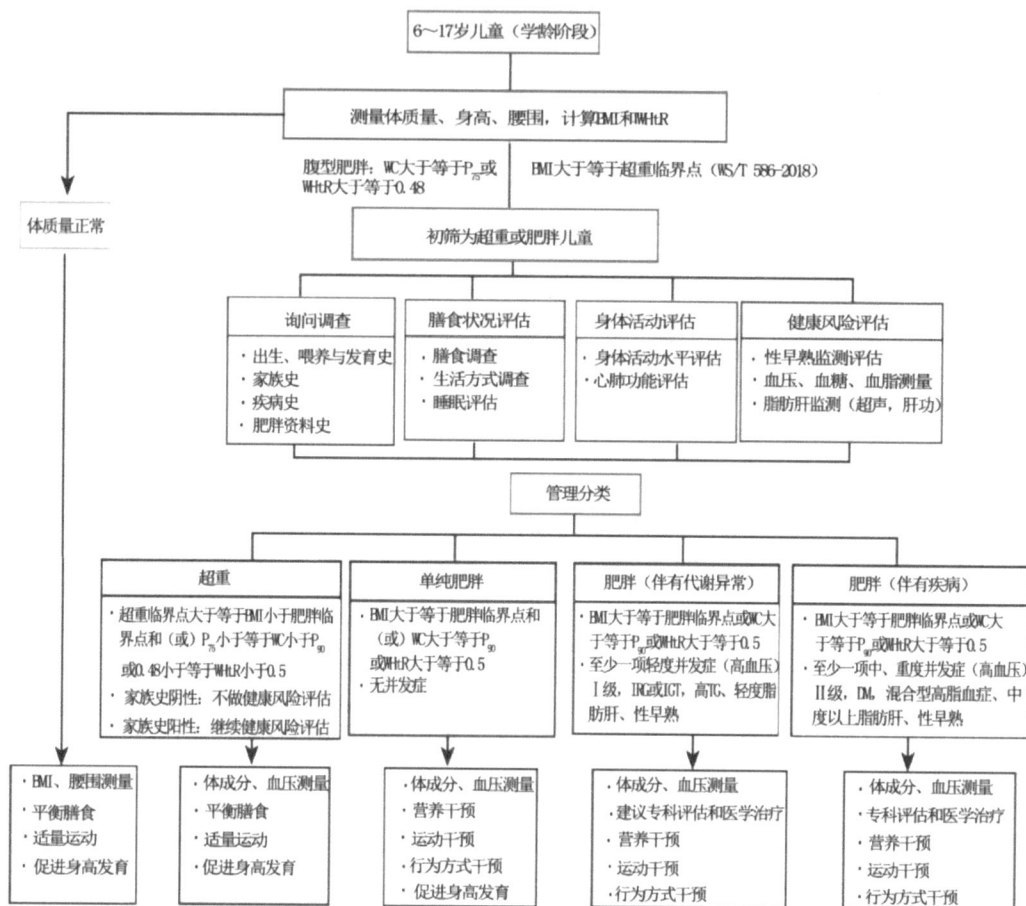

超重/肥胖学龄儿童规范化治疗流程图

注：腰围（WC，单位为cm），以90百分位作为判定腹型肥胖的临界点；腰围身高比（WHR），以WHtR大于等于0.5作为判定腹型肥胖的临界点；空腹血糖受损（IFG）；糖耐量受损（IGT）；糖尿病（DM）；三酰甘油（TG）；超重、肥胖判定采用《学龄儿童青少年超重与肥胖筛查》（WS/T586—2018）。根据《中国肥胖预防和控制蓝皮书。（2019）》相关流程图进行了改进。

（三）生活及行为方式治疗

生活及行为方式治疗是指对超重/肥胖者实施多种生活方式策略，主要包含营养、运动和行为方式干预等。

1. 营养干预

营养干预是生活方式干预的核心。营养干预的核心原则是基于能量的精准评估，使患者的能量代谢负平衡。建议依据代谢率实际检测结果，分别给予超重和肥胖个体85%和80%的平衡能量的摄入标准，以达到能量负平衡，同时能满足能量摄入高于人体基础代谢率的基本需求。

合理膳食包括改变膳食的结构和食量。应避免吃油腻食物和吃过多零食，少食油炸食品，少吃盐；尽量减少吃点心和加餐，控制食欲，七分饱即可。尽量采用煮、煨、炖、

烤和微波加热的烹调方法，用少量油炒菜。适当减少饮用含糖饮料，养成饮用白水和茶水的习惯。进食应有规律，不暴饮暴食，不要一餐过饱，也不要漏餐。减重膳食构成的基本原则为低能量、低脂肪、适量优质蛋白质、含复杂碳水化合物（如谷类）、增加新鲜蔬菜和水果在膳食中的比重。合理的减重膳食应在膳食营养素平衡的基础上，减少每天摄入的总热量；既要满足人体对营养素的需要，又要使热量的摄入低于机体的能量消耗，让身体中的一部分脂肪氧化以供机体能量消耗所需。注意饮食的能量密度（能量密度系指一定体积的食物或膳食所产生的能量），即选择体积较大而所含的能量相对低一些的食物，因 1g 脂肪提供 9kcal 能量，而 1g 蛋白质或 1g 碳水化合物只提供 4kcal 能量。50g 煮鸡块要比 50g 炸鸡块的能量低得多。蔬菜和水果的体积大而能量密度较低，又富含人体必需的维生素和矿物质，以蔬菜和水果替代部分其他食物，能给人以饱腹感而不致摄入过多能量。在平衡膳食中，蛋白质、碳水化合物和脂肪提供的能量比，应分别占总能量的 15%～20%、60%～65% 和 25% 左右。不要认为限食就是单纯限制谷类主食量，不吃或少食谷类主食的观点和做法是不可取的。谷类中的淀粉是复杂的碳水化合物，有维持血糖水平的作用，不致使进食后血糖升高太快，也不致很快出现低血糖。低血糖会导致饥饿感而使进食的食物量加大。富含淀粉的谷类食物也富含膳食纤维，对降低血脂和预防癌症也有一定好处。减少总的食物摄取量时，也要相应减少谷类主食量，但不要减少谷类食物占食物总量的比例。限制和减少能量摄入应以减少脂肪为主。血脂异常者，应限制摄入富含饱和脂肪和胆固醇的食物（如肥肉、内脏、蛋黄）。适当注意选择一些富含优质蛋白质（如瘦肉、鱼、蛋白和豆类）的食物。优质蛋白质含必需氨基酸较多，适量优质蛋白质可以与谷类等植物蛋白质的氨基酸起互补作用，提高植物蛋白质的营养价值。在能量负平衡时，摄入足够蛋白质可以减少人体肌肉等瘦组织中的蛋白质被动员作为能量而被消耗。

超重和肥胖症的"治疗"应以限制和调配饮食为基础，但只限制饮食而不合并增加体力活动或不采取其它措施时，减重的程度和持续效果均不易达到令人满意的程度。建议采用中等降低能量的摄入并积极参加体力活动的做法，使体重逐渐缓慢地降低到目标水平。因此，最好使其每天膳食中的热量比原来日常水平减少约 1/3，这是达到每周能降低体重 0.5kg 的一个重要步骤。低能量减重膳食一般设计为女性每天 1000～1200kcal，男性每天 1200～1600kcal，或比原来习惯摄入的能量低 300～500kcal。避免用极低能量膳食（即能量总摄入低于每天 800kcal 的膳食），如有需要，应在医护人员的严密观察下进行。在用低能量饮食时，为了避免因食物减少引起维生素和矿物质不足，应适量摄入含维生素 A、维生素 B_2、B_6、维生素 C 和锌、铁、钙等微量营养素补充剂。可以按照推荐的每天营养素摄入量设计添加混合营养素补充剂。

2. 运动干预

针对不同年龄人群，应采取不同的运动方法。推荐超重/肥胖患者根据自身健康状况和运动能力，在专业医师的指导下制订运动计划，根据个性化原则和循序渐进原则，采用有氧运动结合抗阻运动为主，还可以通过变换运动方式或采用高强度间歇运动，在保障安全的前提下，提高运动收益。有氧运动多为动力型的，并有大肌肉群（如股四头肌、肱二头肌等）参与的运动，例如，走路、骑车、爬山、打球、慢跑、跳舞、游泳、划船、滑冰、滑雪及舞蹈等。因为中等或低强度运动可持续的时间长，运动中主要靠燃烧体内脂肪提供能量，没有必要进行剧烈运动以减肥。在上述中、低强度活动/运动时，机体的氧消耗量增加，运动后数小时内氧消耗量仍比安静水平时的氧消耗量大，表明运动可以增加能量代谢。不同运动水平增加的能量消耗占总能量消耗的比例有差别，极轻体力劳动可能提高总能量消耗仅3%，而重体力劳动或剧烈运动可达40%。采用增加体力活动与限制饮食相结合的减体重措施，其总体效益优于单独限制饮食。在维持能量负平衡的条件下，体力活动或运动能维持RMR不降低或降低较少，能消耗更多体脂，并多保留FFM，适当控制饮食加体力活动有利于长期保持减重后体重不反弹。要使肥胖者提高体力活动量，就需要提高他们对体力活动，或运动与健康关系的认识，需要使他们对进行的体力活动产生兴趣。只有体力活动或运动的内容和方式可行，才能够持之以恒。

（1）创造尽量多活动的机会，当代科技的发展，使人们每天生活所需的体力活动在不知不觉中逐渐减少。应把体力活动看成是提高身体素质和保证健康的必要条件。尽量创造更多的活动机会，并把增加活动的意识融于对生活的安排之中，一定程度地改变每天的生活习惯，尽量选择较多体力活动以替代较为省力的方式。

（2）根据设计的减体重目标，每天安排一定时间进行中等强度的体力活动。中等强度体力活动消耗的能量，男、女分别为每分钟4.8～7.0kcal和每分钟3.3～5.1kcal，而低强度活动则分别是每分钟1.9～4.6kcal和每分钟1.4～3.2kcal。如用心率来大致区分，进行中等强度体力活动时的心率为每分钟100～120次，低强度活动时心率则为80～100次/分钟。每天安排进行体力活动的量和时间应按减体重目标计算，对于需要亏空的能量，一般多考虑采用增加体力活动量和控制饮食相结合的方法，其中50%（40%～60%）应该由增加体力活动的能量消耗来解决，其他50%可由减少饮食总能量和减少脂肪的摄入量来解决，以达到需要亏空的总能量。增加体力活动的时间，可以有意识地结合日常活动来安排。

（3）增加体力活动量应循序渐进，先从一些日常活动开始，可以每天进行快步走、慢跑、打羽毛球、打乒乓球等活动，因为体力活动总量与坚持活动的时间、强度和频率有关，能坚持较长时间的中等量活动（如快步走）或短时间的剧烈活动（如跑步）都可达到消耗能量的效果，对于超重和肥胖者应选择有氧运动，1天快步走30～45分钟可以消耗能量100～200kcal，是一种可行而安全的运动处方，应尽量减少静坐（如看电视、看书、写字、玩电脑游戏等）的时间，也可在静态生活中穿插一些做操或家务劳动等体力活动。

（4）对运动量和持续时间安排要恰当，进行体力活动时，应有准备活动和放松活动，需要注意在哪些情况下应停止活动。在制定运动量、运动强度和类型时，应满足个体化的特点和需要，可以调换运动的方式和内容以引起兴趣，便于长期坚持。与一般健身运动相比，以减肥为目的的运动时间应延长些；但是运动量可循序渐进，由小运动量开始，每天安排30分钟，待适应后再逐步增加至所应达到的目标。每天30～60分钟，甚至更多时间的活动，不要求一定是连续的，每次活动的总时间可以累加，但每次活动时间最好不少于 10 分钟。

实施运动计划过程中，应注意逐渐增加运动量和强度，避免过量，以预防急性和慢性肌肉关节损伤，过量的运动负荷会使免疫功能下降。对有心、肺疾病或近亲中有严重心血管病史者，在决定进行剧烈活动前，最好按照医生的建议逐步增加活动量。在剧烈活动前，应有充分的热身和伸展运动，逐渐增加肌肉收缩和放松的速度，可改善心肌氧供应，增加心脏的适应性；运动后要有放松活动，让体温慢慢下降，使肌张力逐渐降低，以减少肌肉损伤和酸痛的机率。

3.认知和行为干预

认知行为干预的目的在于改变患者对肥胖和体质量控制的观点和知识，建立信念，采取有效减轻并维持健康体质量的行为措施。建立节食意识，每餐不过饱；尽量减少暴饮暴食的频度和程度。注意挑选脂肪含量低的食物。细嚼慢咽以延长进食时间，使在进餐尚未完毕以前就对大脑发出饱足信号，这样有助于减少进食量。另一种方法就是进食时使用较小的餐具，使得中等量的食物看起来也不显得单薄；也可按计划用餐，即在进餐前将一餐的食物按计划分装，自我限制进食量，使每餐达到七分饱；也可使漏餐者不致在下一餐过量进食。餐后加点水果可以满足进食欲望。改变进食行为常常有助于减少进食量而没有未吃饱的感觉。医疗保健人员应协助肥胖患者制订规划并支持和指导减肥措施的执行。医务人员需要了解肥胖者的肥胖史，曾做过哪些措施，减肥措施受到过哪些挫折、存在的问题，以及肥胖症对其生活有何影响，以示对患者的关心；应向肥胖症患者说明肥胖对健康带来的可能危险，建立共同战胜肥胖症的伙伴关系；应让患者采取主动、积极参与制订改变行为的计划和目标，不能由医疗保健人员单方面决定。

（四）药物治疗

药物治疗是肥胖治疗的重要手段之一。生活方式干预效果不佳时，经评估有明显胰岛素抵抗或其他相关代谢异常的患者，可考虑用药。2016 年版《美国临床内分泌协会和美国内分泌学会肥胖诊疗指南》指出，针对 BMI 大于等于 30kg/m² 或 BMI 大于等于 27kg/m² 合并肥胖相关并发症的成年患者，建议在生活方式和行为干预基础上应用药物减重治疗。2021 年版《中国超重/肥胖医学营养治疗指南》建议，成年人群当 BMI 大于等于 28kg/m² 或 BMI 大于等于 24kg/m² 且合并高血糖、高血压、血脂异常等危险因素，经综合评估后，可在医生指导下选择药物联合生活方式干预。

1. 药物治疗指征

患者食欲旺盛，餐前饥饿难忍，每餐进食量较多，合并高血糖、高血压、血脂异常和脂肪肝，合并负重关节疼痛，肥胖引起呼吸困难或有阻塞性睡眠呼吸暂停综合征，BMI 大于等于 24 有上述合并症情况，或 BMI 大于等于 28 不论是否有合并症，经过 3～6 个月单纯控制饮食和增加活动量处理仍不能减重 5%，甚至体重仍有上升趋势者，可考虑用药物辅助治疗。

2. 设定药物减重目标

包括为比原体重减轻 5%～10%，最好能逐步接近理想体重；减重后维持低体重不再反弹和增加；使与肥胖相关症状有所缓解，使降压、降糖、降脂药物能更好地发挥作用。

3. 减重药物的选择

肥胖的病因可能因人而异，不同人对药物的反应也可能不同。过去曾有人用中枢性作用药物芬氟拉明和芬特明等降低食欲，由于芬氟拉明对心脏瓣膜损害的副作用已得到证实，有些国家（如美国）已禁用。目前，我国国家药品监督部门尚未对此作出决定，但卫生部已规定在保健食品中禁止加芬氟拉明。目前，仅奥利司他获批为非处方药，该药可作为用于肥胖治疗的处方药，需要在医生指导下使用，如 GLP-1 受体激动剂（如利拉鲁肽、司美格鲁肽等）、钠-葡萄糖协同转运蛋白 2（SGLT-2）抑制剂被建议用于治疗肥胖/超重的糖尿病患者。二甲双胍、二肽基肽酶 4（DPP-4）抑制剂和α-葡萄糖苷酶抑制剂可用于适当减轻或不增加体质量。另外，新《中华人民共和国医师法》规定，在完善评估并知情告知前提下，部分药物可以遵循指南超适应证使用，为未来针对肥胖的药物治疗提供更多选择。

奥利司他是一种针对肠道胰脂肪酶的选择性抑制剂，它不抑制食欲而是阻断进食的脂肪在肠内吸收，摄入的脂肪中约有 1/3 因不能被吸收而从肠道排出，从而达到减重目的。常用剂量为进餐前 1 次口服 120mg，3～6 个月可减重 7～10kg。其最常见的反应是使大便量和油脂排出量增加。副作用是有时会因肛门排气带出脂便而污染内裤，或排便较急。如在治疗中注意减少膳食脂肪，则这些症状可以缓解。而这些症状往往成为给患者需要减少脂肪摄入的"信号"。排便次数增加对某些职业（如司机）可能造成不方便。使用较长时间后，上述这些症状可能减轻。因奥利司他本身仅有 3%从肠道吸收，几乎无全身性副作用，也无心血管方面的副作用。老年人使用很安全，老年便秘者服用后尚可缓解便秘。如能在 3～6 个月服药期间养成良好的饮食习惯，则在减重后的体重反弹较少。由于脂肪吸收减少，是否影响脂溶性维生素吸收的问题值得关注。奥利司他 4 年临床观察数据显示，血液中脂溶性维生素水平仅有轻微改变，均能维持在正常范围内。但在用此药时适当补充些脂溶性维生素，如维生素 A、维生素 D、维生素 E 等更好。

（四）手术治疗

手术治疗是针对重症肥胖的治疗手段。减重与代谢手术通过外科或内镜方式改变胃肠道的解剖和/或连接关系，以调整营养摄入、吸收、代谢转化，以及肠道激素分泌，从而减轻体质量，逆转肥胖相关代谢异常，延长患者预期寿命。2019 年发布的《中国减重手术指南》（针对成年患者）推荐，当 BMI 大于等于 37.5kg/m² 时，建议采取手术经生活方式干预和药物治疗体质量难以控制，且至少伴有两项代谢综合征组分，或存在肥胖相关并发症时，也推荐手术治疗。现行的减重代谢手术主要包括袖状胃切除术（SG）、Rounx-en-Y 胃旁路术（RYGB）或联合术式等。目前，中国普遍采用 SG 和 RYGB 两种术式，这两种术式都能实现显著的体质量减轻和 2 型糖尿病缓解，患者 BMI 通常在术后 1 年时达到稳定水平，平均下降 8.78kg/m²，术后 1 年糖尿病的缓解率达 73.5%。SG 胃肠道并发症、不良反应及贫血等远期营养不良等较 RYGB 更少。手术主要适用于成人或 16 岁以上重度肥胖个体，术前需对患者进行多维度评估，术后要坚持长期随访，继续科学的生活方式干预管理，代谢手术的疗效可长期维持。从卫生经济学的角度，代谢手术可提高生活质量，降低医疗支出。

（五）精神-心理方面

超重、肥胖或减重失败等经历会带来自卑、自责等负面心理感受，易诱发焦虑、抑郁障碍等精神异常，会进一步加重肥胖患者的过量进食行为。此外，减重所引起的能量储备降低和负平衡也会使中枢和外周调节因素发生改变，导致减重者食欲的增加和能量消耗的减少，从而使减重成功后容易复重。因此，肥胖治疗应包括心理疏导、支持以及对相关精神疾患（如焦虑、抑郁等）的针对性治疗。

1. 心理评估

肥胖者常见的心理因素如压力、沮丧、抑郁等，容易导致过度进食并引发罪恶感而陷入恶性循环中，此类患者更可能会因为各种心理社会原因而拒绝寻求减重帮助，甚至引发自杀等高危行为。此外，减重所引起的能量负平衡和能量储备的降低会促使中枢和外周调节因素发生改变，从而导致减重者食欲的增加和能量消耗的减少，引起减重后复重。在医疗活动中，对肥胖患者表达充分的尊重，仔细倾听并建立信任，通过心理评估及时发现可能存在的心理问题并给与积极的引导、干预，能够增加患者减重治疗的信心，提高治疗效果。

2. 认知行为疗法（CBT）

它是通过调整超重和肥胖患者的生活环境及心理状态，帮助患者理解和认识体重管理、肥胖及其危害，从而做出积极的行为改变。其中包括自我监控、控制进食、刺激控制、认知重建和放松技巧等。行为干预包括对其激励、支持，指导自我监控（饮食、运动和情绪管理），从而更有利于保持减重效果。通过小组和面对面个人辅导的干预可以从不同方式进行指导，以维持远期减重效果。

3. 人际心理治疗

这是一种以改善患者的人际关系为重点的短程心理治疗。肥胖者人际关系多较为敏感，超重和肥胖儿童、青少年感受到的压力更大，自我意识水平、社会交往能力及自尊水平更低，其消极的心理状态又会进一步加深超重和肥胖程度。人际关系的改善能够明显提高肥胖患者的心理、精神状态，具有更低的复发率。

4. 家庭治疗

它是以家庭为基础的综合干预方案，强调借助家庭的力量，充分调动肥胖患者本身的内在潜能，形成良好饮食、运动和生活习惯。家庭成员的饮食习惯和静态活动为主的生活方式是肥胖发生的易感环境，可增加肥胖发生的危险性。儿童处于饮食行为及生活习惯形成的重要时期，父母的行为习惯对儿童饮食习惯的形成有很强的协同作用。家庭干预后，肥胖儿童的 BMI 降低、体重下降，血压、体脂等生理指标下降。

5. 社会支持

来自家庭成员、亲戚朋友、医护人员及其他社会群体的社会支持通过积极效应、自我价值和行为塑造等模式，能够对肥胖患者的健康行为产生影响。对同伴和婚姻关系更加焦虑的患者会更容易产生不受控制的饮食行为、更低的身体活动水平和更高的 BMI。通过以社会支持为基础的家庭干预不仅可以改变患者的健康行为，还会对整个家庭的体质量、饮食习惯、活动水平等健康相关行为产生积极影响。

六、肥胖的中医认识

传统医学对肥胖的认识和治疗历史悠久，《黄帝内经》系统论述了肥胖症的病因病机及症状，并将其分为"脂人、肥人、膏人、肉人"等类型。揭示肥胖发生主要病因为过食肥甘、缺乏运动、情志所伤、先天禀赋、年老体弱等导致的湿浊痰瘀内聚；主要病位在脾，与肾关系密切；主要病机为本虚标实，本虚多为脾肾气虚，标实多为痰湿膏脂血瘀内停，形成"肥人多痰""肥人多湿""肥人多气虚"等观点。病程中可出现虚实之间的转化、病理产物之间的转化、变生他病等3种转归趋势。国内多位学者在继承传统医学的基础上，结合现代医学技术手段及中西医联合诊治，对肥胖症进行了更详细、精确的分类，使肥胖的诊疗更为合理和具有针对性，如以《黄帝内经》"膏人、脂人、肉人"的形体特点进行辨证作为肥胖分型的定量判别标准，结合患者的形体表征、代谢水平及中医证候特征，将肥胖分为代谢正常性肥胖（脂人）、高代谢性肥胖（肥人）、低代谢性肥胖（膏人）、炎症代谢性肥胖（肉人）4种肥胖类型。或从体质学入手，将肥胖分为气虚肥胖、痰湿肥胖和血瘀肥胖3种类型，这些都为临床诊疗提供了一定帮助。

（一）肥胖与中医体质

中医学认为，体质是指在人体生命过程中，在先天禀赋和后天获得的基础上所形成的形态结构、生理功能和心理状态方面综合的、相对稳定的固有特质，表现为结构、功能、代谢以及对外界刺激反应等方面的个体差异性。研究表明肥胖与中医体质有着紧密的关联，早在《黄帝内经》中就有多处肥胖与体质的相关论述，如《灵枢·阴阳二十五人》中有关于体质分型和肥胖的记载，确立了金、木、水、火、土5种形态，再以五色和五声进行区分，将体质分为"二十五人"，其中对土形人描述为"圆面""大头""大腹""多肉"等，与今天所说的肥胖十分形似，对土形人"敦敦然"的性格描述符合当今形体肥胖痰湿人群温和敦厚的个性特点。而《黄帝内经》中"肥贵人，则高粱之疾也"与"必数食甘美而多肥也"等对于肥胖人饮食特征的描述，也符合如今痰湿人群喜食肥甘厚味的特点。此外，《灵枢·逆顺肥瘦》把人分为5种，即肥人、瘦人、常人、壮士和婴儿，每种都有不同的针刺要点。《灵枢·卫气失常》中又根据皮肉气血之区别将肥胖人分为"膏者""肉者"和"脂者"3种类型。其他古代医籍中也有不少体现肥胖者体质特点的论述，如宋代《仁斋直指方》中记载"肥人气虚生寒，寒生湿，湿生痰……故肥人多寒湿"，说明了肥胖人气虚导致了寒湿滋生；朱震亨提出"肥白人多痰湿"与"肥白之人，沉困怠情是气虚"的观点；清代陈修园认为"大抵素禀之盛，从无所苦，惟是痰湿颇多"，可见肥胖者的体质类型多偏于痰湿和气虚及湿热。而痰湿是肥胖的关键病机，饮食不节，或暴饮暴食，或嗜食醇酒厚味，日久脾胃受损，壅湿生痰，可发为肥胖。脾胃虚弱，运化功能不及，日久则水精不布，膏脂不化，聚湿生痰，也可发为肥胖。情志不调，水液失衡，酿生痰湿，或气机失常，营血津液停滞郁而化火，灼津炼液成痰，痰湿壅于皮下，则发为肥胖臃肿。

（二）肥胖病因病机

1. 先天禀赋

体质的差异对中医来说，是与先天禀赋不可分割。在《皇帝内经》中关于肥胖，提出先天禀赋致胖，并做了详细的描述："水形之人……黑色，……小肩，大腹……"，这与现代腹型肥胖的人相当，特点是面部肤色较平和人黑，窄肩，腹部显大；"土形之人……黄色……多肉"，这与现代全身型肥胖的人相当，特点为头大、肌肉壮实、腹部壮满膨隆。无论水形还是土形，都与先天禀赋相关。《皇帝内经》即认识到肥胖与人的体质有关。

2. 饮食不节

如长期的进食量过多，脾胃的受纳和运化功能会被影响。饮食五味失去了运行，水谷停滞不化，聚湿生，痰沉积在体内，导致脂肪增厚，进而形成肥胖。清代叶天士在《临证指南医案》中指出，肥胖发病是因为患者在饮食方面，对肥甘厚味过度食用，"湿从内生者，必其人膏粱酒醋过度……其人色白而肥，肌肉柔软……"。这说明油腻、甜腻的食品导致肥胖。中医古书籍的记载均阐述了长年累月的饮食不当、饮食过度，使水谷不能化生为精微物质，全身的这些水谷就会慢慢积聚成脂，从而发为肥胖。

3. 劳逸失调

《望诊遵经》："富贵者……身体柔脆，肌肤肥白……"该书中重点阐述的是养尊处优容易肥胖，说明生活条件对肥胖的发生也关系密切，富贵之人，生活条件都很好，但是生活作息不规律，缺少体力劳动，导致气机失调，化为肥膏停于体内。《素问宣明五气论》："久卧伤气，久坐伤肉"，这些情况最终导致机体气虚脾，水谷代谢失去正常的调节，痰浊就会因此产生，导致了膏脂积聚，发展成肥胖。

4. 情志异常

脾胃升降有序，肝调畅气机共同维护气机动态平衡。情志被外界所影响，导致脾胃的受纳、运化出现异常，亦可引起肥胖。肝有主疏泄，调节情志的作用，它会因为脾胃升清降浊的变化而变化。《养性延命录》："……喜怒无常，过之为害。"在情绪糟糕的状况下，首先，气机失调，津液输布失去了正常秩序，水湿积聚体内；其次，会使肝郁，木不达土，导致脾不健，积聚痰湿，久之，成为肥胖。综上所述，情志对肝的调节功能很重要。如果情志不受外界影响，五脏六腑也会正常运作。

（二）中药辨证论治

在临床中，多数医家也认为肥胖与痰湿相关，多从痰湿角度进行论治，尤其注重气虚和痰湿的调理。根据中医证候表现，常将肥胖分为胃热火郁证、痰湿内盛证、气郁血瘀证、脾虚湿困证、脾肾阳虚证五种分型。临床常以"化痰祛湿"和"益气健运"为法配伍应用，取得良好效果。对于痰湿质肥胖，要逐层分消，常用药物有昆布、橘红、莱菔子、荷叶、生山楂、生薏仁。而对于痰湿挟瘀质肥胖，则要活血消瘀，加用蒲黄、五灵脂、姜黄、熟大黄等。对于气虚质肥胖，则要避免一味祛邪攻伐、伤其正气，应采用"加法"补足正气使脾胃健运，从而增强机体自身运化痰饮水湿的能力方用，如山药、莲子、茯苓、陈皮、黄精、白扁豆、肉桂、大枣、甘草等。在针对气滞、血瘀、阳虚的继发病理表现之时要佐以消痰之法。

（三）针灸治疗

针灸等传统中医药疗法在中国被用作减重的补充疗法，针灸治疗单纯性肥胖的经穴取穴原则以调理脏腑为主，且主要与脾胃相关，多选用胃经、膀胱经及脾经的腧穴，体现了单纯性肥胖重点为从脾（胃）论治。在刺灸法方面，其选择丰富，疗效显著。针刺不仅可以从释放方面促进新陈代谢，而且可以从摄入方面使肥胖患者食欲减退、进食减少，进而加强体内储存脂肪的分解转化，既保证了机体的正常生命活动，又不会使机体产生疲倦、乏力的感觉，使患者在治疗的过程中有更好的生活体验。

1. 针灸治疗肥胖的可能作用机制

（1）对糖、脂代谢和激素调节的影响。研究发现，针灸可以对胰岛素抵抗起到有效的缓解作用，提高胰岛素在体内的利用效率，加速脂肪消耗和分解，促进糖与脂肪代谢。

（2）对植物神经系统的影响，研究表明，针灸治疗后，患者的肥胖程度明显减轻且植物神经平衡指数（y）明显升高，这说明针灸可能通过调整植物神经功能而达到减肥效果。另外，针灸后，患者 NA、DA 浓度升高及唾液淀粉酶（S-Am）和 AchE 活性下降，NA 浓度回升与 S-Am 活性下降的程度、DA 浓度升高的程度、疗效有关。植物神经系统对人体活动、摄食及物质能量代谢的调节影响巨大，与肥胖也有着密不可分的关系。由此可见，针灸可以通过控制周围媒介的浓度来控制自主神经的生理功能，进而治疗单纯性肥胖。

（3）对内分泌系统的影响，近年来，内分泌紊乱已被广泛认为是单纯性肥胖的重要致病因素。相关临床研究表明，未经临床干预的肥胖患者表现为更明显的内分泌紊乱和复杂的代谢机制。针灸可以有效减轻体重，并在患者正常功能受损后恢复部分胃饥饿素（Ghrelin）的生理功能。随机对照针灸对肥胖女性进行的研究显示，在治疗 6 周后，瘦素水平下降，饥饿激素显著增加。

（4）针灸促进单纯性肥胖患者的消化，接受针灸治疗的肥胖受试者在进行 20～30 分钟后出现 S-Am、血清胃蛋白酶（SPG）和血清淀粉酶（B-Am）的减少，所有受试者均接受针灸治疗，连续 1 个月，这表明针灸治疗可能是抑制胃肠消化吸收过度活跃的功能的有用方法。

2. 针灸治疗

针灸治疗肥胖多辨证分型为脾虚湿阻、胃热湿阻和气滞血瘀。在传统的中医脏腑辨治和经络取穴之外，发汗、祛湿、化痰、利尿、通便被认为是针灸治疗肥胖的 5 个基本环节。肺失宣降、表实无汗者需发汗解表，脾阳不足、水湿不运者需健运脾阳，以此化除体内水湿；脾虚聚而生痰者需健脾除湿、化痰通络；肺肾气虚或脾肾阳虚、小便不利者需温补肺脾肾，胃肠实热或气阴两虚、大便不利者需清泻胃肠实热、滋养肾阴、润肠通便，二便通利从而帮助减重。临床肥胖患者大多为实证，或虚实夹杂，这些方式虽然以脏腑辨证为基础，实际上是从祛邪扶正的角度达到治疗肥胖的目的。主穴选取天枢（双侧）、维道（双侧）、石关（双侧）、大巨（双侧）、中脘、丰隆、足三里等。配穴选取脾虚湿阻配阴陵泉、三阴交、章门；胃热湿阻配梁丘、带脉、丰隆、曲池、太虚；气滞血瘀配血海、太冲。

（1）天枢穴，属胃经腧穴。《素问·六微旨大论》："天枢之上……天枢之下……""居阴阳降之中，是为天枢。"天枢位居中焦，为疏通气机之枢纽，又是大肠经的募穴，具备双向调节作用，有调和脾胃，化痰祛湿之能。研究表明，大鼠的胃和空肠运动通过针刺天枢进行抑制，进而抑制食欲，这样可以减少食物热量的摄入，同时促进结肠运动，进而促进了排便功能。

（2）中脘穴，属任脉，是小肠、三焦及胃三经的交会穴。既是胃之募穴，可和理胃气，又是腑会，通腑化滞，胃气降以利于脾气升。"或针痰，先针中脘……"提示中脘治痰的疗效确切，有祛湿化痰的功效。研究表明，针刺中脘对肠道屏障功能起到了恢复作用，胰岛素抵抗也随之改善，其机理是对肥胖大鼠进行针灸，下调了肝脏和脂肪组织炎性因子的表达，提高其敏感性，加速了脂肪分解。

（3）丰隆穴，属胃经络穴，胃络脾，足阳明经多血多气，可疏通两经气血。"丰隆者，阳血聚之而隆起……，故名丰隆"。"丰"指的是丰富，富饶之意，"隆"为水湿化去时轰隆之意。《玉龙歌》指其"痰多宜向丰隆寻"，可豁痰理气，健运脾胃。研究表明，针刺丰隆穴可改善内质网应激与炎症反应状态，促进脂肪细胞更新代谢，同时降低了大鼠体质量以及 TG 的水平。

（4）足三里穴，属胃经合穴、胃之下合穴。"合治内腑""肚腹三里留"故为调理脾胃之主穴，有通经活络，行气祛痰的功效。《针灸大成》："饮食失节，及劳役形质……则元气乃伤，当于三里穴中推而扬，以伸元气。"通过在足三里区针灸的刺激，改善了微血管灌注量和神经及淋巴管的血液运行。研究表明，针刺足三里，可降低肥胖大鼠的体重，调节 D-木糖醇，促进了外周围组织产热耗能和代谢功能，进而达到减重的作用。

（5）三阴交穴，属足太阴经，为脾、肝、肾三经气血交汇之处。"经脉所过，主治所及"，因此，三阴交可调和三经气血，健脾和胃，调补肝肾，利水渗湿。脾主运化水谷精微，肝主情志的疏泻，肾主水液的蒸腾气化，均与肥胖的发生密切相关。研究表明，针刺三阴交可以促进胃肠的蠕动，对胃的排空率也有显著增加，固护脾胃。

3. 耳穴治疗

耳针临床应用较常见，耳穴的使用仅次于膀胱经和胃经穴位的使用频次，耳穴的选择基于对单纯性肥胖的现代医学机制和中医学病机的双重认识，主要选取与脏腑相关的穴位，并且此类穴位均位于耳甲腔和耳甲艇，该区主要受迷走神经耳支的支配，对此区域的刺激能通过耳迷走神经影响相关内脏功能。在临床治疗中，针刺、穴位埋线和注射等可能会造成患者疼痛、皮肤瘀青等不良事件，使一部分患者对针灸疗法敬而远之，影响了对针灸疗法的接受度，而耳针疗法的刺激手段丰富，除毫针刺、电针、皮内针、放血等治疗外，还包括贴压耳豆、按摩等非侵入性治疗，具有安全、有效、方便、持续性刺激等独特优势，这种非侵入性穴位刺激疗法治疗单纯性肥胖，对推广针灸防治单纯性肥胖具有重要意义。刺激耳穴可以调节交感及迷走神经，刺激迷走神经可抑制食欲。而刺激交感神经则有促脂肪分解、提高能量消耗并减少能量摄入的作用。从摄入和释放双反面来调节，从而达到减重的目的。耳穴疗法治疗单纯性肥胖，除了对穴位周围肌肉、神经的刺激外，更重要的是对穴位所对应的脏腑有调节作用。取穴，脾、胃以助健脾祛湿；对屏尖以驱风止痒，清热解毒，取肺、肾、三焦以助行气利水；取内分泌和皮质下以调节神经系统和内分泌功能。上述穴位共同作用，以补气健脾、祛湿、化浊、降脂。

4. 眼针治疗

眼针疗法的基础溯源：眼针是一种新型的微针疗法，系彭静山教授发明。受王肯堂《证治准绳·目门》卷七启发："目形类丸……谓心、肺、脾、肝、肾，命门各主其一；中络八，谓胆、胃，大小肠，三焦、膀胱各主其一；外有旁支细络，莫知其数。皆悬贯于脑，下连脏腑，通畅血气往来以滋于目。故凡病发，则有形色丝络显现，而可验内之何脏腑受病也……"这段论述表明眼部丝络分3种，每种络脉受相应脏腑支配。所有脉络均循行于脑部，向下连接各个脏腑，皆循行于目，将眼与各个脏腑关联起来，并将充足的气血提供给眼睛。通过观察眼丝可以预测各个脏腑的生理状态，与"眼-脑-脏"系统密切相关。基于三者关系，临床上观察眼球变化可以反映内部状态，刺激相应穴位可以调节各经络气和血。基于三者的关系，临床观察眼络变化可以反映脏腑的内部状态，刺激眼部穴位可以调节脏腑的气血津液。眼针疗法具有用针小且轻，选穴精且少，操作简且易，见效快且适应证广的特点。《皇帝内经》："五脏六腑之精气皆上注于目。"所以，眼针疗法对目前各类疾病均有很好的疗效。

眼针取穴依据：眼针选取穴区为中焦穴区（双）、脾胃穴区（双）、上焦穴区（双）、下焦穴区（双）。本研究的患者为脾虚湿阻证，治以健脾益气、祛湿化痰。选取中焦、脾胃穴区意在调畅中焦，加强脾胃生理功能。脾为气血生化之源，若脾虚胃弱，运化功能失职，则人体所摄入水谷精微不能充分吸收，且精微物质不能输布全身，一则脏腑空虚，正气不足，易致邪气侵袭；二则气血津液运行不畅，久之则聚而生痰，阻滞气机，气不行则血不行，血流不畅，进而化瘀内阻。上、中、下三焦相辅相成，三焦通调周身津液运行，其气化不利，则水液代谢亦出现问题，对全身津液起到一个总领调节的作用，针刺上、中、下三焦亦可调节全身脏腑功能。

5. 穴位埋线

穴位埋线是现代科技技术与传统针灸相互结合所形成的产物，将可吸收性外科缝线缝合入相应的穴位当中，使得其能够防治疾病并且发挥出长效的刺激作用，穴位埋线具有操作容易、毒副作用小和刺激作用长效、持久等优点。在穴位埋线治疗之前，要从年龄、肥胖程度、病因和并发症等方面界定肥胖的情况，确定穴位埋线治疗肥胖的适应证。埋线治疗肥胖比较适合的年龄段为18～65岁。18岁以下的青少年不宜采用埋线治疗肥胖。埋线治疗主要针对原发性肥胖，而对于继发性肥胖和药源性肥胖，单纯的埋线治疗效果不佳。在埋线治疗肥胖过程中，中医临床多以辨证治疗为主，根据患者的临床症状，肥胖可分为脾虚湿阻证、胃热湿阻证、肝郁气滞证、脾肾阳虚证、阴虚内热证。埋线治疗肥胖的诊断多以上述症状为基础，按照上述脏腑辨证来分类来取穴。在处方配穴思路方面有辨证分型取穴、主穴＋辨证配穴、主穴＋症状取穴等方式，但实际在用穴方面基本一致。核心穴位主要分布在腹部、下肢和背部，分布在胃经、任脉、膀胱经、脾经、大肠经。在这些穴位的配伍上，天枢和中脘的相关频率最高，其次是天枢和足三里，丰隆和天枢。此外，因为肥胖的部位有不同，根据《黄帝内经》"经脉所过，主治所及"的治疗思想，身体肥胖的部位均应在相应的经络循行部分开展治疗，例如，腹部肥胖，应在腹部任脉、胃经、脾经、肾经所过取穴，背部肥胖应在膀胱经所过取穴，腰部肥胖应在带脉所过取穴……从经络循行的角度出发,在肥胖局部或远端进行取穴治疗。

6. 穴位贴敷

穴位贴敷比起上述疗法创伤较小,对于不能够接受针刺、穴位埋线和推拿疗法的患者,穴位贴敷是一个不错的选择。中药穴位贴敷治疗单纯性肥胖不仅疗效确切,而且穴位贴敷使用方便,无疼痛及毒副作用,患者依从性好。为追求更好的疗效,穴位贴敷结合其他的治疗方式效果更佳。

7. 艾灸治疗

麦粒灸是通过热传导,重在刺激皮肤神经,通过温热和药物对穴位进行刺激。

运用麦粒灸直接作用于穴位表面或局部区域,进行治疗脾虚湿阻型单纯性肥胖,采用不同的选穴方法,两组交替选穴,一组取穴天枢、滑肉门等,另一组取穴外陵、大横等穴。还会根据患者随症配穴,如眩晕者(百会)、脘腹胀满者(中脘)、便秘者(支沟)等。疗效方面显著,且麦粒灸法能够温通经脉,化痰祛湿。

七、肥胖日常管理

肥胖管理的基础是生活方式干预(饮食习惯、体育锻炼等)。全生活方式管理是指对超重/肥胖者同时实施多种生活方式干预策略,主要包含饮食管理、体育锻炼和行为干预 3 个要素。超重/肥胖者,可采用自身能坚持的饮食方式配合体力活动,每周进行不少于 150 分钟的运动,并通过适当的行为干预,如自我检测、目标设定等方式,以个人或小组面对面交谈的形式开展干预,是减重综合管理的有效方式。保持 6 个月内不少于 14 次随诊并持续 1 年,可使超重/肥胖者平均减重 8kg。全生活方式管理优于单纯的饮食干预或运动干预,可以发挥良好的减重作用。除减重作用外,全生活方式管理还能为超重/肥胖者带来多重健康效应。

研究显示,强化生活方式干预可以在 52 周内使体重平均下降 7%~10%。长期保持体重不反弹是一个挑战。对于长程管理,多数监管机构规定,减重药物按最大剂量使用 12 周后减重小于 5%,就应停药,除非有低于预期减重的具体原因。目前,对减重药物的长期安全性和有效性的研究仍很少,需要进一步研究明确长期使用的最佳治疗方案。手术治疗后体重反弹者不建议进行再次手术。利拉鲁肽已被证明能在术后促进体重减轻或逆转体重反弹。

马啸编

第十八章 三叉神经痛

一、概述

三叉神经痛（TN）是较常见的颌面部慢性疼痛疾病，是临床最常见的脑神经疾病，表现为面部某一区域自发的、电击样或针刺样的阵发性疼痛，是颌面部头痛的常见病因。发作时，患者会出现难以忍受的剧烈疼痛，严重影响患者的生活质量。三叉神经痛的病因尚未完全明确，临床治疗虽可有效缓解疼痛，但均存在一定的复发率，无法完全治愈。

（一）三叉神经痛的定义

"三叉神经痛为局限于三叉神经分布区的一种反复发作性、短暂性、阵发性剧烈疼痛。根据病因和发病机制，可以分为原发性和继发性三叉神经痛。

（二）三叉神经痛的流行病学

三叉神经痛的终生患病率为0.16%～0.3%，年发病率为4～29/10万人。女性发病率高于男性（男女发病比为2：3），发病率随年龄增长而增加，平均发病年龄为53～57岁，成人发病年龄常见为24～93岁。经典型（原发性）是最常见的类型，占全部病例的75%。

（三）三叉神经痛的主要危害

三叉神经痛常累及上、下颌的牙齿，患者往往首先就诊口腔科，由于诊断、治疗的不规范，常导致牙齿不可逆性的治疗或拔除。同时，随时间的延长，三叉神经疼痛发生频率增加，疼痛时间延长，严重影响患者的生活质量，一部分患者会出现抑郁、焦虑等精神症状，严重者可导致患者自杀。

二、三叉神经痛的临床表现

有研究者详细描述原发性和继发性三叉神经痛的疼痛部位、疼痛特点、持续时间、诱发因素和发病年龄等临床特点，并根据疼痛症状，将三叉神经痛分为典型和非典型三叉神经痛，同时，对二者的主要区别进行阐述。原发性三叉神经痛多为典型三叉神经痛，好发于40岁以上人群；继发性三叉神经痛多为非典型三叉神经痛，好发于40岁以下人群。在临床实践中，单纯根据上述特点鉴别诊断原发性与继发性三叉神经痛是远远不够的，常规头部CT和MRI检查不可或缺，鉴别诊断表现为非典型三叉神经痛的原发性三叉神经痛与表现为典型三叉神经痛的继发性三叉神经痛具有重要价值。

1. 原发性三叉神经痛

原发性三叉神经痛表现为三叉神经分布区域内反复发作的短暂性疼痛。疼痛呈针扎样、刀割样或电击样，疼痛特点呈间歇性，发作时间从几秒钟至几分钟不等。两次发作之间疼痛缓解甚至消失。随着疾病发展，疼痛时间越来越长，间歇期越来越短。疼痛可自发，也可由说话、咀嚼、刷牙和洗脸等面部随意运动或触摸上唇、鼻旁、眼眶上下和口腔牙龈等处被诱发，这些敏感部位称为"扳机点"。严重时，可伴有同侧面肌抽搐、面部潮红、结膜充血、流泪、出汗、流涎以及鼻腔分泌液增多等症状，也称为痛性抽搐。

2. 继发性三叉神经痛

临床表现为疼痛时间延长甚至为持续性疼痛，但可有阵发性加重；无"扳机点"现象；出现了三叉神经功能减退的表现，如面部麻木、感觉减退、角膜反射迟钝、咀嚼肌无力和萎缩。

三、三叉神经痛的病因学

目前，三叉神经痛的病因及发病机制认识尚没有达到共识。原发性 TN 的病理生理学假说认为，TN 的发病机制是由血管（动脉或静脉）近端压迫脑干附近的三叉神经感觉根引起的（微血管压迫学说）。由于外周施万细胞髓鞘向少突胶质细胞形成的中央髓鞘的转变，神经根进入区被认为是易发生脱髓鞘的脆弱区域。血管压迫可能启动局灶性脱髓鞘和再髓鞘化过程，这个过程可能由微血管缺血损伤介导。这些局部的变化降低了受影响神经纤维的兴奋性阈值，并促进了向邻近纤维的不适当的突触传播。从而导致来自淀粉样蛋白（Aβ）纤维的触觉信号可以直接激活缓慢的伤害性（Aδ）纤维，引起 TN 的高频发作。几秒钟后，这些重复性放电会自动消失，然后是一段短暂的不活动期，称为"不应期"，在这段时间内，触发动作不会引起疼痛。近年的研究表明钠离子通道阻滞剂在 TN 中的显著临床效果，表明电压门控钠离子通道的异常表达亦是经典型和特发性 TN 的重要病理生理变化。研究发现，钠离子通道相关的 Nav1.7、Nav1.3 和 Nav1.8 等蛋白在 TN 中异常表达，这可能与动作电位的快速激活、失活以及维持有关。触觉 Aβ 纤维的过度长时间敏感性可能导致背角 V 层和三叉神经核团的二级相关的神经元的高敏感性。而这些二级相关神经元可接收来自触觉（Aβ）和疼痛感受（Aδ 和 C）纤维的会聚信息从而导致其敏感性提高，提高其对皮肤刺激的疼痛感知。在原发性及特发性 TN 中，伴有持续性疼痛 TN 与单纯阵发性疼痛的 TN 在病理生理学上是不同的。既往曾认为伴随有持续性疼痛的 TN 是阵发性疼痛的重复发作，而目前一项前瞻性研究表明，伴随有持续性疼痛的 TN 一般在阵发性疼痛发作时或发作之前就已经发生。与阵发性 TN 相比，伴有持续性疼痛的 TN 在女性常见，且有更明显的感觉异常。研究显示，三叉神经损伤性感觉障碍往往与异常的伤害性眨眼反射及疼痛相关诱发电位有关，这表明，过度激活中枢感觉传导是引起持续面部疼痛的潜在机制。最近的一项神经影像学研究使用 MR 分别对纯阵发性 TN 和伴发持续性疼痛 TN 患者进行三叉神经根检测，结果表明，伴发持续性疼痛患者的三叉神经根萎缩程度比单纯阵发性疼痛患者更严重，研究者推测，持续性疼痛的发病机制可能与去神经的三叉神经二级神经元的轴突丢失和异常活动有关，这与既往 TN 发病机制的神经变性学说的理论相似。既往的理论中，关于 TN 发病机制还有癫痫学说、病灶感染和牙源性学说等理论，因其近年来这些方面的研究进展较少。

四、三叉神经痛的诊断

参照 2018 年第 3 版《头痛疾病的国际分类（ICHD-Ⅲ）诊治指南》，该病起病急，常有诱因，发作具有特征性表现。分为发作性丛集性头痛（eCH）、慢性丛集性头痛（cCH）及很可能的丛集性头痛。

（一）三叉神经痛分类

1. 根据发病的原因，TN 可分为经典型（原发性）继发性及特发性

经典型（原发性）是最常见的类型，占全部病例的 75%。无论是在 MR 检查还是在手术时，当发现三叉神经血管压迫并伴有疼痛同侧的形态学改变时，即可诊断为经典型，而单纯三叉神经接触而无形态学改变的常见神经影像学表现不支持此诊断。同时，前瞻性三叉神经 MR 研究表明，在症状侧经典型 TN 与神经血管压迫并伴有形态学改变（扭曲、萎缩）有关，而在无症状侧这些形态学改变很少见。继发性（占病例的 15%）往往可归因于一种可明确的潜在神经疾病（三叉神经血管压迫除外），多为已知可引起 TN 的桥小脑角肿瘤、动静脉畸形及多发性硬化等疾病，其改变三叉神经根进入区或以其他方式压迫颅外神经。有 2% 的多发性硬化症患者有与经典型 TN 相似的症状。而当无法找到 TN 的明显原因时，即可诊断为特发性类型，占病例的 10%。

2. 根据发作间期是否存在持续疼痛、特发性和经典性 TN 可进一步细分为亚类

伴有持续疼痛的 TN 发生在 14%～50% 的患者中。最近的研究表明，伴有持续性疼痛 TN 与单纯阵发性疼痛 TN 在病理生理学上是不同的，且伴有持续性疼痛 TN 的治疗效果不佳，因此，临床上有必要区分这 2 种亚型头痛程度较轻，焦虑、抑郁等共病发生较少。经典型 TN 和继发性 TN 的临床特征相似，但继发性 TN 患者通常更年轻，更可能出现面部感觉丧失，更容易出现双侧疼痛。由于三叉神经痛的 3 种形式在临床上可能不易识别，建议在最初诊断时进行磁共振成像（MRI）检查，以排除多发性硬化症和桥小脑肿块。

（二）三叉神经痛的诊断标准及诊断考量因素

2018 年，《国际头痛障碍分类（第 3 版，ICHD-3）》中规定的 TN 诊断标准如下：①反复发作的单侧面部疼痛，部位局限于三叉神经分布的区域。②疼痛具有以下所有特点：持续时间从 1 秒至 2 分钟；严重强度的疼痛；伴有电击、枪击、刺伤或尖锐刺激样疼痛。③由三叉神经分布区域内的无害刺激诱发。触发性阵发性疼痛是三叉神经痛特有的症状，91%～99% 的患者报告了这种症状，表明这种症状可能是三叉神经痛的病理特征。三叉神经痛多由日常生活中常见的无痛性接触引发，而这些触发因素，如餐巾接触上唇、甚至微风吹过面部敏感区域，均可诱发疼痛，且疼痛的位置并不一定与激痛点一致。临床上常见下唇及周围的刺激可能会诱发太阳穴疼痛，或者鼻子外侧接触可导致前额或上唇周围的电击性疼痛。

《国际头痛分类（第 3 版，ICHD-3）》中"经典的三叉神经痛"，即原发性三叉神经痛的诊断标准如下：①符合②和③标准的单侧面痛至少发作 3 次。②出现在三叉神经 1 个或多个分支分布范围内，无三叉神经分布区域外的放射痛。③疼痛至少符合下列 4 项中的 3 项：a.阵发性、反复发作，持续时间瞬间到 2 分钟不等。b.具有一定的严重程度。c.疼痛性质呈放射性的触电感或尖锐刺痛。d.患侧面部可因轻微触碰等非伤害性刺激引发疼痛。④除血管压迫因素以外，没有显著临床证据表明有神经系统损害。⑤不能用 ICHD-3 中的

其他诊断更好地解释。根据上述标准可以诊断 PTN，同时，也可以排除继发性三叉神经。

目前，因没有明确的实验室检测指标，TN 的诊断主要基于病史。病史采集应特别注意可能导致误诊的因素，如疼痛的症状、原因、牙源性疼痛和相关的自主神经症状。收集病史应特别关注疼痛的开始时间。如果疼痛先于或同步同侧三叉神经分布的带状疱疹皮疹引起的疼痛，则应考虑急性带状疱疹引起的疼痛性三叉神经病变。侵入性牙科操作或骨折等创伤可引起三叉神经区域的疼痛，诊断为创伤后疼痛性三叉神经病变更为合理。研究表明，创伤后三叉神经病变中的疼痛可与短暂、强烈触发痛 TN 的疼痛程度相当，但前者通常存在明确的感觉异常及与受损的周围神经相对应的感觉功能丧失。采集病史时，疼痛的位置也很重要，定位明确的或弥漫性牙齿疼痛应由口腔科医师进行评估。如牙裂的牙齿可能会在咀嚼硬食物引起 TN 样疼痛。而对于双侧颞下颌区的持续性疼痛，应考虑紧张型头痛、颞下颌关节紊乱和特发性持续性面部疼痛。如果短暂、剧烈刺痛仅限于头皮或枕部，则应考虑诊断为枕神经痛、原发性刺痛性头痛和阵发性偏头痛。舌咽神经痛多位于舌背、软腭和咽部，中间神经痛位于耳深处。

头颅 CT 或脑部磁共振检查，是排除占位性病变导致的继发性三叉神经痛的必要检查方法。PTN 患者的检查结果通常无明显异常。三叉神经薄层磁共振检查可以发现三叉神经根部血管与神经伴行、血管骑跨或压迫神经，甚至神经根萎缩或移位。

（三）三叉神经痛的鉴别诊断

共识主要阐述原发性三叉神经痛的鉴别诊断，对鉴别诊断原发性与继发性三叉神经痛提出 4 项建议。

（1）三叉神经反射电生理学检测可能有助于诊断原发性三叉神经痛（B 级证据）。

（2）存在三叉神经分布区感觉减退或双侧同时发病，可能是继发性三叉神经痛（B级证据）。但是由于特异性较差，不存在上述特征的患者也不能排除继发性三叉神经痛。

（3）术前影像学检查（包括头部 CT 和 MRI）有助于明确诊断继发性三叉神经痛（C 级证据）；而对于原发性三叉神经痛，术前影像学检查（包括头部 CT 和 MRI）并不能明确诊断或排除是否存在责任血管压迫，但仍推荐三叉神经痛患者术前行影像学检查。

（4）发病年龄较早、异常三叉神经诱发电位、药物治疗效果欠佳、三叉神经 V1 支分布区疼痛并不提示原发性三叉神经痛（B 级证据）。由此可见，电生理学和影像学检查对鉴别诊断原发性与继发性三叉神经痛具有重要意义。临床上应注意与原发性三叉神经痛相鉴别的疾病，主要包括继发性三叉神经痛、牙痛、三叉神经炎、舌咽神经痛和蝶腭神经痛等。熟练掌握上述疾病的特征，三叉神经痛的诊断与鉴别诊断不难。

（四）三叉神经痛诊断中的注意事项

在进行诊断过程中需要将舌咽神经痛、蝶腭神经痛、中间神经痛和耳颞神经痛等神经源性疼痛与之鉴别，还需要与牙源性疼痛、邻近组织的疾病、慢性头痛以及颅内病变诱发的颌面部疼痛相区分。临床上也可能 2 种甚至 2 种以上疾病并存，还可能需要进行诊断性治疗进行疾病的排除。

五、三叉神经痛头痛的治疗

专家共识对药物治疗原发性三叉神经痛给予充分的肯定，尤其是首次发作的原发性三叉神经痛。药物治疗失败的患者应尽早考虑外科治疗。

（一）药物治疗

目前，抗惊厥药物卡马西平和奥卡西平被认为是控制三叉神经痛患者阵发性疼痛的首选治疗药物。临床应用效果显示，在90%的患者中，这些药物可明显控制疼痛，可取得良好的治疗效果。其机制主要是药物可阻断电压门控钠离子通道，从而稳定过度兴奋的神经元膜并抑制竞争性放电。卡马西平和奥卡西平可以减少电击样发作的高频放电，但这些药物对持续性疼痛的作用通常是有限的。此外，抗惊厥药物（钠离子通道阻滞剂）治疗往往伴有多种并发症，包括头晕、复视、共济失调以及氨基转移酶升高，其中一种或多种并发症可导致23%的患者退出治疗。与卡马西平相比，奥卡西平的不良反应更少，药物相互作用更小，患者的耐受度更高，奥卡西平愈来愈受到患者的选择。

此外，临床研究证明，加巴喷丁、普瑞巴林和抗抑郁药在治疗以持续疼痛为特征的神经病变方面有效，可与奥卡西平或卡马西平等钠离子通道阻滞剂联合应用于临床。普瑞巴林和加巴喷丁的作用机制相同，主要是通过抑制中枢神经系统电压依赖性钙通道的亚基 $\alpha 2\delta$ 蛋白，减少钙离子内流，减少兴奋性递质的释放，使过度兴奋的神经元恢复正常状态。临床经验表明，加巴喷丁对三叉神经痛的疗效略逊于卡马西平和奥卡西平，但不良事件发生率低，可尝试作为单一疗法或附加疗法应用于三叉神经痛的治疗。

1. 卡马西平

患者三叉神经发作性疼痛多在服药24小时内好转或消失，初始治疗有效率可达90%以上，需长期用药方可维持疗效，但长期用药后疗效降低，需增大剂量。

用法用量：症状较轻或早期患者初始口服每天100mg，后根据止痛效果酌情增加用药剂量及次数，2周内可增至每天800mg，但每天应用最大剂量为1600mg。通常服用卡马西平后6小时达血浆最高浓度，半衰期为13~17小时，经肝脏代谢后排出体外。

不良反应：常见不良反应有眩晕、嗜睡、皮疹、恶心、白细胞减少等。为减少不良反应，应在止痛前提下控制用药剂量及次数（间断用药），同时，找到患者的最小有效剂量维持应用。

2. 奥卡西平

奥卡西平为第二代抗癫痫药物，结构类似于卡马西平，一项对比奥卡西平与卡马西平疗效的研究发现，两种药物的有效率等同，88%的PTN患者疼痛发作次数减少大于50%。目前，多数学者推荐奥卡西平作为PTN的一线治疗药物或作为不能耐受卡马西平患者的替代治疗方案。

用法用量：起始剂量为每天200mg，每天最高剂量为1200mg，且应注意用最小有效剂量维持，以减少不良反应的发生。

不良反应：常见头晕、头痛、复视。过量后可出现共济失调。少见视力模糊、恶心、嗜睡、鼻炎、感冒样综合征、消化不良、皮疹和协调障碍等。与卡马西平相比，奥卡西平不良反应较少且老年患者的耐受性更好。

3. 加巴喷丁

加巴喷丁被多数指南推荐为神经病理性疼痛的一线治疗药物，疗效果与卡马西平相当，不良反应较少，是一种相对安全的药物。临床研究表明，加巴喷丁治疗手术后复发PTN患者也有良好的效果。目前多数学者推荐加巴喷丁作为PTN药物治疗的一种选择，通常用于二线治疗或补充用药。

用法用量：常用剂量为每天600～1200mg，每天最大剂量为2400mg。

不良反应：常见的为嗜睡、眩晕、运动失调、疲劳、眼球震颤、头痛、震颤、复视、鼻炎及恶心与呕吐。一般继续用药后这些反应可见减轻。偶有惊厥、咽炎、发音不良、体重增加、消化不良、遗忘、神经过敏等。极少发生胰腺炎、肝功能受损和史-约综合征。

（二）手术治疗

根据国际指南，建议"如果任何一种钠通道阻滞剂无效，合理的治疗将是转诊咨询手术治疗"。同时，当药物虽然有效，但由于服用足量的药物可引起严重不良反应时，也应考虑进行手术。推荐的外科治疗方法主要包括微血管减压术、立体定向放射治疗、经皮三叉神经半月节射频热凝术、Meckel囊球囊压迫术等。

1. 微血管减压术

目前，微血管减压术已成为大多数三叉神经痛患者（药物治疗无效）的首选外科治疗方法。适应证如下：①诊断明确的原发性三叉神经痛。②药物治疗无效的原发性三叉神经痛。③经皮三叉神经半月节射频热凝术、Meckel囊球囊压迫术、立体定向伽马刀放射治疗无效的原发性三叉神经痛。④微血管减压术后复发的典型原发性三叉神经痛。⑤青少年期发病的典型原发性三叉神经痛。该手术需要开颅及后颅窝探查，确定受影响的三叉神经和识别压迫三叉神经根的血管，必要时，将其从神经下方移到神经上方，并通常插入一小块海绵，使搏动动脉与神经根分离。与其他外科手术相比，微血管减压术可获得更长的无疼痛持续时间。研究表明，微血管减压是治疗经典三叉神经痛最有效的手术干预。术后1～2年，68%～88%的患者疼痛缓解，61%～80%的患者在4～5年时疼痛缓解。与手术相关的平均死亡率为0.3%，脑脊液漏发生率为2.0%，脑干梗死或血管瘤发生率为0.6%，脑膜炎发生率为0.4%，2.9%的患者面部三叉神经感觉部分或全部丧失。另据报道，5年后，73%的患者疼痛得到显著缓解；2%～7%的患者出现新的疼痛或灼痛、感觉丧失和其他轻微或短暂的颅神经功能障碍等轻微并发症。MVD主要并发症，如颅神经功能异常（2%）、卒中（0.3%）和死亡（0.2%）在临床上少见。近年来，显微血管减压术、内镜下血管减压术等微创技术在临床逐步推广使用。显微镜难以观察责任动脉时，神经内镜可以清楚显示三叉神经根部解剖情况，明确责任动脉。神经内镜可提供更多的观察角度，辅助显微血管减压术治原发性三叉神经痛的效果良好。

2. 立体定向放射治疗

立体定向放射外科（"伽玛刀"）治疗需要在三叉神经根进入桥脑之前准确识别其位置并采用辐射束进行精准的照射，可损伤三叉神经根从而起到治疗的目的，避免损坏桥脑。适应证如下：①年龄大于70岁。②全身状况较差（合并糖尿病、高血压、心脏病等慢性疾病）而无法耐受手术。③害怕或拒绝开颅手术，担心出现手术并发症。④继发性三叉神经痛，原发病灶已处理或原发肿瘤较小。⑤经其他外科方法治疗后无效或疼痛复发。伽玛刀立体定向放射外科术需要6～8周的时间缓解疼痛作用，24%～71%的患者在术后1～2年仍有持续疼痛缓解，33%～56%的患者在术后4～5年可持续缓解疼痛。据报道，16%的患者出现面部麻木，而疼痛没有得到有效缓解。一项荟萃分析结果显示，34%的患者在1年后疼痛无缓解，需要重新接受治疗。术后5年的复查结果显示，"伽玛刀"手术对50%的患者有效，同时感觉丧失（12%～50%）咀嚼障碍并发症（球囊压迫高达50%）和新的烧灼样疼痛（12%）等轻微并发症相对普遍。

3. 经皮微创介入治疗

经皮射频热凝术、球囊压迫术等技术可对梅克尔腔中的三叉神经节或颅神经节的现有分支产生损伤或撕脱。）适应证如下：①年龄大于70岁。②全身状况较差（合并心脏、肺、肝脏、肾脏或代谢性疾病等）而无法耐受手术。③微血管减压术无效或疼痛复发。④拒绝行开颅手术。⑤带状疱疹后神经痛（PHN）。⑥鼻咽癌相关三叉神经痛。射频热凝术优先损伤小直径疼痛纤维，为防止传入神经阻滞引起角膜炎，术中要避免损伤三叉神经的第一分支眼神经。球囊压迫优先损伤大的有髓神经纤维。这些治疗方法可立即缓解疼痛，据报道，68%的患者采用球囊压迫（随访4.2～10.7年），58%的患者采用射频热凝（随访3.0～9.3年），28%的患者采用甘油神经毁损术（随访4.5～8.0年）。球囊压迫术后三叉神经感觉缺失通常是短暂的，但射频热凝后感觉丧失更严重，持续时间更长。经皮射频热凝术的原理是局部射频加热到70～75℃，可导致三叉神经中传导痛觉的无髓纤维（Aδ和C类纤维）变性，而主导传导触觉的有髓粗纤维可耐受高温不发生变性，因此，局部控制温度可以有选择的破坏痛觉纤维，从而缓解或消除疼痛，达到治疗的目的。经皮球囊压迫术采用介入微创的方法可选择性导致中、大型有髓鞘痛觉神经纤维的损伤，而有髓鞘和无髓鞘神经纤维免受损伤，可有效切断三叉神经传导通路，从而明显缓解疼痛。球囊压迫时间对疼痛控制及并发症产生有很大影响。有学者指出，压迫时间大于10分钟，可导致患者面部感觉发生严重障碍，压迫时间1～3分钟，在疗效上并无显著性差异，但压迫超过3分钟，就有可能会增加患者术后并发症发生率。文献证实，该技术术后即刻的有效率为82.0%～93.8%，4年内疼痛控制率为69.4%，10年内复发率为31.9%。复发患者可再次采用球囊压迫术，可获得一定效果，83.0%～93.8%的复发患者即刻疼痛缓解，5年内54.5%的患者疼痛完全缓解。

（三）其他治疗

其他治疗包括三氧注射治疗、富血小板血浆（PRP）注射和等离子治疗。三氧是一种强氧化剂，具有较好的抗炎、杀菌和镇痛等作用。三氧注射（OT）对于难治性三叉神经痛的治疗安全有效，一般采取传统Hartel或改良Hartel前入路，在CT引导下将三氧气体注入患者梅克尔（Meckel）腔内，通过抗炎和修复Meckel腔内的神经纤维而达到镇痛的目的。三氧注射具有疗效好、创伤小、并发症少等优点。对于需要保留面部正常感觉和肌肉功能的患者尤其适用。PRP含有大量生物活性生长因子，能够促进组织修复和周围神经再生，消除创伤愈合不良所导致的慢性外周神经源性疼痛。

六、三叉神经痛的预后

三叉神经痛影响了患者触摸面部、进食、交流等基本的生理和社会需求。全世界每年发病率为（4.3～28.9）/10 万人，呈现逐年上升的趋势。目前，其治疗方法主要有口服卡马西平、局部注射 A 型肉毒素、外科手术，但复发率高，药物不良反应较多，病情易迁延反复。

七、三叉神经痛的中医认识

三叉神经痛在中医学古籍中没有与之完全对应的病名。根据其临床症状，其病症归属于"面痛""颔痛""口齿痛""颊痛""面游风"和"头风"等范畴。《黄帝内经·素问》中对"厥逆"的描述就类似三叉神经痛的症状。之后在《难经》《张氏医通》《本事方》《儒门事亲》和《证治准绳》等 20 余部古籍文献中均有对类似病症的描述。清代医家魏之琇的《续名医类案》："患忽一日连唇口颊车发际皆痛、不开口、难言语，饮食亦妨，在额与颊上，常如糊，手触之则痛作"，所述更是与现代所说的三叉神经痛的症状极为类似。中医理论认为三叉神经痛的病因多与外感邪气、情志不调等因素有关。风寒之邪侵袭面部阳明、太阳和少阳六条经脉，导致筋脉凝滞，气血痹阻；或因风热毒邪侵袭面部，经脉气血壅滞，运行不畅；或情志不调，或外伤久病，致使面部经络气血痹阻，经脉不通而产生"面痛"。

（一）病因病机

三叉神经痛发病常与肝经风火上扰阳明或胆胃郁热有关。再者，脾胃表里相关，脾病也多影响及胃，故本病又多与肝胆脾有涉。病涉于肝；足厥阴肝经，"连目系，上出额……其支者，从目系下颊里，还唇内"（《灵枢·经脉》）。肝为风木之脏，"诸风掉眩，皆属于肝"，若因情志内伤，肝失条达，肝经风火上扰，气血失和，可致面痛。病涉于胆：足少阳胆经"起于目锐眦，上抵头角，下耳后……其支者，从耳后入耳中，出走耳前，至目锐眦后；其支者，别锐眦，下大迎，合于手少阳，抵于䪼，下加颊车"（《灵枢·经脉》）。胆具风木之性，内寄相火，胆火内郁，循经上扰，经气不利，也见面痛诸症。病涉于脾：脾主运化，与胃相表里，饮食劳倦伤脾，运化失司，一则痰湿内生，气血瘀滞；二则中虚卫外不固，易致风邪外袭，邪滞阳明经脉而致病。

外因以风邪侵袭阳明经脉为主。三叉神经痛发病突然，与风性迅疾的致病特性一致。风为百病之长，风邪致病，常挟寒热邪气，或与内伤之痰瘀相合，邪随风动，上壅阳明经脉，致其营卫失和，气血痹阻而发生面痛。内因当分正虚与邪滞两端。正虚之所即是受邪之处，经云："邪之所凑，其气必虚。"阳明经本为多气多血之经，若胃虚脾弱，则阳明脉虚，气血无以上荣，一则易招邪气上僭，络阻气滞；二则络虚失养，筋脉绌急，而致面痛发生。邪滞主要表现为风火痰瘀痹阻阳明经脉。风火虽可因于外感，然得之于内伤者尤多，其中又以胃火炽盛或肝胆风火窜扰阳明最为常见。若内伤饮食，脾胃失健，或因情志之变，火热灼津，则痰浊内生，痰为阴邪，必借风力乃可上犯头面，痰随风动，壅塞阳明脉络，即为风痰阻络之候；若气滞血阻，或久病入络，则成瘀阻脉络证。诸因中也有风火痰瘀共患为病，或兼胃腑实火湿热循经上犯为患者，则病情更为复杂。

（二）中药辨证论治

针对三叉神经痛，常采用辨病与辨证相结合，明辨虚实寒热及风火痰瘀等实质要素，随症加减，对症治疗，亦能收到良好效果。常见辨证分型如下。

1. 风寒外袭

常因感风受凉而诱发，发作时头面呈刀割样剧痛，面肌紧束感，畏惧风冷，局部喜暖，遇凉则痛剧，口淡不渴，舌质淡，苔薄白，脉浮紧。治宜疏风散寒，宣痹通络。方以《伤寒论》中葛根汤加味，药用葛根、桂枝、白芍、麻黄、白芷、当归、川芎、细辛、制川乌、炙甘草、生姜、大枣等。

2. 风热上犯

常由风热而引发，面部痛如火灼，遇热加重，得凉稍舒，口干喜冷，大便干，小便黄，舌边尖红，苔薄黄，脉浮数或弦。治宜疏风清热，通络止痛。方以《阎氏小儿方论》中的升麻葛根汤加味，药用升麻、葛根、白芍、钩藤、蔓荆子、僵蚕、蝉蜕、金银花、荆芥穗、天麻、甘草等。

3. 胃火上冲

患者素有蕴热，更因嗜食辛热炙煿之品，或为风热之邪内犯，致阳明火邪内燔，循经上炎于面。症见面颊呈阵发性灼痛，日晡甚，或伴牙龈肿痛，面部潮红，口臭便秘，舌红苔黄，脉弦滑数或洪数。治宜清胃泻火，佐以祛风通络。方以《兰室秘藏》中的清胃散合《景岳全书》二辛煎加味，药用黄连、升麻、生地黄、当归、牡丹皮、石膏、细辛、黄芩、大黄、露蜂房等。

4. 气虚血弱

患者素体气弱，对季节气候变化的适应性较差，常因感触外邪，邪滞阳明经脉，络虚失养而发面部疼痛，伴见面色不华，精神不振，体倦食少，舌质淡，苔白，脉细弱。治当益气补虚，养血通络。方以《脾胃论》中的益气聪明汤化裁，药用黄芪、人参、升麻、葛根、白芍、蔓荆子、黄柏、当归、苏木、全蝎、甘草等。

5. 风痰阻络

此证多见于形胖体丰的患者，责之中焦失健，脾胃升降逆乱，痰浊内生，随阳明乖戾之气上逆，阻滞脉络。常因进食发生一侧面部胀闷剧痛，或痛处麻木不仁，头昏而重，口干不欲饮，舌胖暗淡，苔白腻，脉弦滑。治宜祛风化痰，活络止痛。方以《医学心悟》中的半夏白术天麻汤合及《杨氏家藏方》中的牵正散加减，药用半夏、白术、天麻、陈皮、茯苓、蔓荆子、白附子、全蝎、僵蚕、天南星、地龙等。

6. 胆胃郁热

此证因情志怫郁，肝胆风火相煽，上扰于阳明经脉，症见颜面电击样闪痛，连及口唇、耳周等部位，伴咽干口苦，烦躁时呕，胁胀耳鸣，夜寐不宁，大便坚如羊屎，舌质红，苔黄，脉弦数。治宜清胆和胃，降泄热结。方以《伤寒论》中的大黄黄连泻心汤合及《伤寒温疫条辨》中的升降散为主，药用大黄、黄连、黄芩、蝉蜕、僵蚕、姜黄、川芎、地龙、蔓荆子、槟榔等。

7. 胃阴不足

患者素体阳盛阴亏，或三叉神经痛经久不愈，耗损营阴，则多见胃阴亏虚证。症见颜面疼痛，时重时轻，面萎不泽，伴口干唇裂，恶热心烦，饥而不欲食，舌红乏津，脉细或细数。治宜滋养胃阴，祛风和营。方以《温病条辨》中的加减玉女煎化裁，药用生石膏、知母、生地黄、麦门冬、石斛、白芍、蔓荆子、葛根、僵蚕、蝉蜕、丹参、甘草等。

8. 瘀阻脉络

患者久病入络，面痛经久不愈，多见此证。患者头面痛如锥刺刀割，部位固定不移，夜间痛剧，舌边尖有瘀斑或瘀点，苔薄白，脉沉涩。治宜逐瘀通络。方以《伤寒论》中的抵当汤加减，药用水蛭、虻虫、桃仁、大黄、葛根、牛膝、白芷、当归、川芎、枳壳、穿山甲等。

（三）针灸治疗

针灸治疗三叉神经痛的原则是以毫针刺法为主，结合其他刺灸法，通过刺激人体腧穴从而达到调和阴阳、祛邪扶正、活血通络、缓急止痛、恢复神经正常功能的目的。在各种外治疗法中，针刺镇痛的机制最为明确。针刺疗法发挥镇痛效应的机制还有促进炎性反应、局部内啡肽的分泌及上调外周阿片受体的表达；抑制内源性致痛物质的产生；干预脊髓背角神经元的细胞内信号转导通路；抑制痛觉敏化以及调节离子通道功能等。

1. 穴位选取原则

针灸治疗三叉神经痛以局部选穴为主，循经选穴、辨证选穴为辅。头为诸阳之会，三阳经皆上于头面。据《灵枢·经脉》所述"膀胱足太阳之脉，起于目内眦，上额""大肠手阳明之脉……贯颊……交人中……上夹鼻孔""胃足阳明之脉，起于鼻……还出夹口，环唇……循发际，至额颅""小肠手太阳之脉……从缺盆循颈，上颊……别颊上䫏，抵鼻，至目内眦"，由此可见，本病多与三阳经受邪相关，眼支痛与足太阳经联系最密切，上颌支痛、下颌支痛与手、足阳明和手太阳经关系密切相关，治疗本病的关键在于疏通手足阳明经、太阳经经气。因此，常选用病变所属分支附近的穴位，体现"腧穴所在，主治所在"的理论。

根据三叉神经分支组成，针刺所选腧穴位置临近所属神经支干，甚至直接位于相应的神经支干上，如鱼腰穴浅层分布有眶上神经，深层有眶上动、静脉的外侧支；睛明穴上方为鼻睫神经分支；夹承浆穴浅部有颏神经分布，深层为颏孔的外侧；下关穴正当面神经颧眶支及耳颞神经分支，最深层即为下颌神经分支，布有下牙槽神经、舌神经，其局部深层组织与三叉神经节、脑干的三叉神经中脑核以及三叉神经运动核等有直接通路投射；其他常用腧穴中，阳白穴、攒竹穴分别有眶上神经、额神经分布，四白穴、地仓穴、颧髎穴分别有眶下神经、颊神经、面神经分布。针感的产生、传导均依赖于神经反应，通过穴位刺激深部的神经能够抑制神经元兴奋性而发挥重要的止痛作用。因此，针刺三叉神经局部经穴，能作用于部分三叉神经分支，使神经阻滞对痛觉的传导而止痛。

2. 针灸治疗

（1）按照疼痛部位。第1支近端取穴太阳、攒竹、阳白、鱼腰等；第2支为下关、四白、迎香、听会、颧髎；第3支为地仓、颊车、夹承浆、翳风、大迎等。

（2）辨证分型远端配穴。风寒袭表证取风池、列缺、合谷；风热袭表证取风池、曲池；胃火上攻证取内庭、足三里、合谷；肝火上炎证取太冲、太溪、风池；气滞血瘀证取膈腧、内关、太冲、合谷；风痰阻络证取足三里、丰隆；气血亏虚证取气海、足三里阴虚阳亢证复溜、太溪穴。

（3）操作手法。面部腧穴沿三叉神经分支选取2~3穴，将1~2寸（1寸≈3.33cm）毫针斜刺或平刺入皮内0.5~1寸，刺针得气后行小幅捻转泻法，以患者产生酸、麻、重、胀感或触电样感传为度。远端配穴合谷、内庭、足三里等穴。疼痛持续发作难以缓解的则将合谷、足三里穴作为主穴行强刺激。

3. 电针治疗

电针具有多靶向性的镇痛效应，其镇痛机制多用闸门控制学说、内啡肽释放理论等来解释，电针还可以促使针灸的得气，加强针灸对腧穴的刺激，有效地缓解疼痛，对腧穴局部肌肉有调整作用，从而改善肌张力，以提高镇痛效果。常先在远端取穴，毫针针刺得气后接一组电针，用疏密波，电流强度稍强；然后在近端取穴，得气后接电针，用疏密波，强度稍弱。主穴有下关、攒竹、四白、地仓、合谷、下关、内庭、太冲等。

4. 艾灸治疗

艾灸能够缓解血管痉挛，消除神经炎症，起到温经散寒、疏通经络、活血化瘀、通络止痛的作用。使用艾条温和灸风池、翳风、太阳、四白、下关、听会、地仓、百会穴或痛点，每次灸30分钟。

八、三叉神经痛的日常预防

为了预防三叉神经痛的发生并减少其反复发作，需要积极向患者进行预防保健措施的宣教。首先，要树立治疗疾病的信心及战胜疾病的决心，正确面对各种压力和变故，切忌情绪冲动、发怒或抑郁寡欢。学习自我放松方法，努力保持心情舒畅平和。其次，要养成良好的饮食习惯。饮食讲究三要二忌一宜。三要，即要饮食规律、要营养丰富、要容易消化。二忌，即忌刺激性食物、忌烟酒。一宜，即宜清淡；再次，要注意日常生活细节，包括：①营造健康规律的生活方式，保持正常作息和睡眠，避免熬夜和过度劳累。②注意头面颈部保暖，避免风吹日晒。③洗脸、刷牙、理发等要用温水，动作轻柔。④早晚刷牙、饭后漱口，保持良好口腔卫生。⑤积极治疗已有的系统性疾病，尤其要维持稳定的血压。⑥适当参加体育运动，增强个人抗病能力。⑦听音乐、看报纸、读幽默故事等分散注意力。⑧适度娱乐，培养兴趣爱好。最后，要加强自我保健，如采用梳头、头面部以及手足穴位按摩等方法，可以起到有效缓解疼痛的作用。

马啸编